脾胃病临证荟萃

PIWEIBING LINZHENG HUICUI

张明香　司永仁　主编

黑龙江科学技术出版社
HEILONGJIANG SCIENCE AND TECHNOLOGY PRESS

图书在版编目（CIP）数据

脾胃病临证荟萃 / 张明香，司永仁主编. -- 哈尔滨：
黑龙江科学技术出版社，2024. 10. -- ISBN 978-7-5719-
2642-7

Ⅰ．R256.3

中国国家版本馆 CIP 数据核字第 20248PD127 号

脾胃病临证荟萃
PIWEIBING LINZHENG HUICUI

张明香　司永仁　主编

责任编辑	赵雪莹	
封面设计	刘　彬	
出　　版	黑龙江科学技术出版社	
	地址：哈尔滨市南岗区公安街 70-2 号　邮编：150007	
	电话：（0451）53642106　传真：（0451）53642143	
	网址：www.lkcbs.cn	
发　　行	全国新华书店	
印　　刷	三河市金兆印刷装订有限公司	
开　　本	787 mm×1092 mm　1/16	
印　　张	20.25	
字　　数	400千字	
版　　次	2024年10月第1版	
印　　次	2024年10月第1次印刷	
书　　号	ISBN 978-7-5719-2642-7	
定　　价	98.00元	

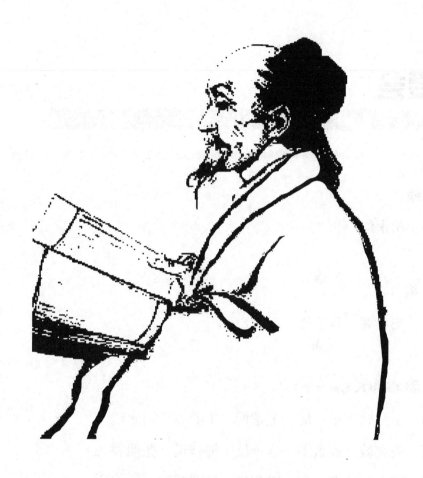

脾胃内伤，百病由生。

——李东垣

编委会

主　编

张明香　司永仁

副 主 编

王婧博　史业骞　贺　虹

编　　委（以姓氏笔画为序）

万俊阳　王　妍　王　琦　王婧博　史业骞　司永仁

齐子慧　齐文诚　齐敬阳　李令仪　邹佳运　张明香

张普尧　贺　虹　秦　宇　班亭玉　徐翠瑜

前　言

　　中医学是中华传统文化的重要组成部分，博大精深，源远流长，为中华民族的繁衍昌盛作出了不可磨灭的巨大贡献。中医学有着完整理论和实践科学的独立体系，而不仅仅是对西方主流医学的补充。中医学是一种先进的系统生命科学认知体系，也是一门将信息调控作为医疗手段的医学。早在 20 世纪 50 年代，毛主席就指出："把中医中药的知识和西医西药的知识结合起来，创造中国统一的新医学、新药学。"随着时代的进步、科学技术的迅猛发展，将中医学基础理论与西医学的科学理论互相融合，在中西医结合的临床实践中，学术上取长补短、互相配合，达到提高临床疗效的目的。中西医结合是历史赋予医学界的责任，期望经过几代人的共同努力，真正实现中西医结合，创造出"中国统一的新医学、新药学"。

　　中医药学治疗脾胃病有着相当大的优势，本着"继承不泥古，发扬不离宗"的观点，我们组织一线工作的医师们编撰《脾胃病临证荟萃》一书。本书选择了临床上最常见的消化道疾病作为论证的切入点进行阐述，企望对中医药现代化进行有益的探索。在保持中医特色的基础上，充分吸收现代医学科学技术知识，探求脾胃病中西医结合治疗的方法。本书以西医诊断为纲，中医诊断和治疗为目，从联合治疗出发，逐渐达到中西医结合的目的。

限于作者的学识水平，又文出多人，稿经数易，终得集合众长，统一条理，成为一家之言，不当之处，望同道不吝批评指正；对有争议的学术观点，希望共同探讨。

张明香

2023 年 12 月 26 日

目录

第一章　概　述

第一章　概　述

中医医学源远流长，博大精深，是中华文化的重要文化载体，是中华民族优秀传统文化的代表，被称为世界科学发展史上的奇迹。中医学具有独特的医学和哲学交融的整体观念，能实现"异病同治，同病异治"的辨证的、灵活的、多元化的医学模式，形成中医学的优势和特色，虽经历了数千年绵延不断的发展过程，仍然具有强盛的科学生命力。

随着医学科学环境的深刻变革，疾病谱发生了巨大变化，在我国中西医并存的客观现实临床诊疗的实践中对新医学的迫切需求的任务面前，现代中医学将面临创立中国新医学派的历史任务。

一、中国医药学发展史简要回顾

中医药学发展史可追溯至公元前1000余年。中医药学的起源，是人类在与自然界斗争中为了求得生存，经历了"神农尝百草""伏羲制九针"3000余年的漫长历史时期，通过经久的反复实践，终于形成了极具中国特色的中医药学医疗保健体系，成为世界科学发展史上的奇迹。根据中医药学理论体系的发展史，人为地划分成几个历史阶段。

（一）中医药学奠基阶段

中医药学理论体系的形成，是我国古代医学家们长期与疾病斗争实践的总结，是中华民族传统文化的重要组成部分。西汉时期的刘向等整理的《汉书·艺文志》中记载了据说是商代初期伊尹所著的《汤液经法》。从春秋战国时期到西东两汉之际，社会的变革和学术上的百家争鸣，奠定了中医学发展的深厚文化基础。先秦时期诸子百家的论述中，都涉及医学理论的记载，《周礼·天官》中便有"以五气、五声、五色视其死生"的记载。成书于战国时期的《黄帝内经》，是中医药学发展的里程碑，标志着中医学理论体系已经基本形成。在这个历史阶段中，出现了多部经典著作。《黄帝内经》首先论述了中医学"四诊"的基本内容，强调了诊断疾病必须结合内外因素、全面考量的整体观念的哲学思想，体现出辨病与辨证相结合的诊断思路，奠定了中医学的理论体系基础。《难经》论述了脏腑、经络、腧穴、针法、生理、病理、诊断和治疗等中医学基础理论，补充和发展了《黄帝内经》的理论体系。《神农本草

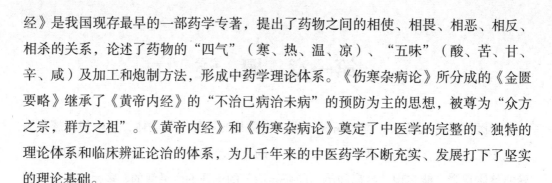

经》是我国现存最早的一部药学专著，提出了药物之间的相使、相畏、相恶、相反、相杀的关系，论述了药物的"四气"（寒、热、温、凉）、"五味"（酸、苦、甘、辛、咸）及加工和炮制方法，形成中药学理论体系。《伤寒杂病论》所分成的《金匮要略》继承了《黄帝内经》的"不治已病治未病"的预防为主的思想，被尊为"众方之宗，群方之祖"。《黄帝内经》和《伤寒杂病论》奠定了中医学的完整的、独特的理论体系和临床辨证论治的体系，为几千年来的中医药学不断充实、发展打下了坚实的理论基础。

（二）中医药学继承阶段

在魏晋南北朝、隋唐至五代阶段，是中医学发展的承前启后的重要历史时期，涌现了许多名医名著，使中医学学科分化逐渐成熟。先后问世的医学专著，在继承中发展了中医药学的临床实践和理论，一批中医学分支学科在分化中日趋成熟。晋·王叔和的《脉经》是第一部脉学专著，总结了前人的脉学知识，提倡"寸口诊法"，论述了病脉的脉象和所主病证。晋·皇甫谧的《针灸甲乙经》是第一部关于针灸学的专著，全面论述了脏腑、经络、腧穴、刺法、诊法、治法等内容。隋·巢元方的《诸病源候论》是中医学第一部病因、病机、证候学专著，对疾病的诊断和辨证论治起到极大的推动作用。唐·孙思邈的《备急千金要方》和《千金翼方》，可称为中医学最早的医学百科全书，提出"大医精诚"的医学道德理念，开创了中国医学伦理学之先河。在这个历史时期，中药学先后传到日本、朝鲜和东南亚各地，同时也融入了印度、波斯等国的医药知识，丰富了中医药学的内涵。

（三）中医药学发展阶段

历史发展到宋、金、元时期，中医药学已经有了良好的基础，积累了丰富的实践经验。同时，程朱理学思想建立的背景，推动中医药学迅速发展，因而成为流派纷呈、各专科体系相继确立的发展时期。更注重基础理论研究和经验的总结，众多专著问世，极大地推动了中医学理论的创新和发展，使中医药学处于世界医学发展的领先地位。南宋·陈言的《三因极一病证方论》，以病因与病证相结合的方法，对后世的病因学发展影响极为深远。被后世誉为"金元四大家"的刘完素（在《素问玄机原病式》中提出外感病的主要病机是"六气皆从火化"，而内伤病中"五志过极皆能生火"的火热论）、张从正（在《儒门事亲》中主张"病由邪生""邪去正自安"，治疗中多以攻邪为主）、李东垣（在《脾胃论》中主张"百病皆由脾胃衰而生"，善用温补脾胃之法）和朱震亨（在《格致余论》中主张"阳常有余，阴常不足"，治疗上善用"滋阴降火"之法，创造性地阐明了相火有常有变的规律）是当时的卓有成效的学派代表，对中医学理论和实践有突破性创新，改变了以往"泥古不化"的保守局面，起到里程碑式的发展作用。

明清时期是中医药学理论的综合汇通和深化发展阶段，对前期的中医学理论和临床经验进行综合整理，出现大批集成性医学全书、丛书和类书，如《证治准绳》《景岳全书》《医宗金鉴》等旷世著作。也涌现出一大批医学家，创造性发展中医药学理论。明朝的张介宾、赵献可等医家，创新性提出对"命门"概念及其功能的认识；明·吴有性的《温疫论》、清·叶天士的《温热论》、清·薛雪的《湿热病篇》、清·吴瑭的《温病条辨》等温病学派的崛起，是此时期对中医药学理论的创新和突破；明·李时珍的《本草纲目》，乃是集中国医药之大全，在世界范围内影响至今的旷世巨著；清·王清任的《医林改错》，纠正了古典医籍的一些解剖学上的错误，发展了瘀血理论，对中医学气血理论作出了贡献。

晚清和民国时期，随着西医学理论的传入，中西医学理论和实践都出现对撞，同时也出现了相互交融，形成中西医理论发展与并存的局面。在民国期间中医药学虽然受到了冲击和迫害，但中医药学以其几千年的深厚社会基础、临床实践强而有力地证明了中医药学的科学性，仍然保持着旺盛的生命力。在这个历史时期，曹炳章主编的《中国医学大成》，整理和汇总先贤的学术成果，是一部集古今中医药学大成的巨著；唐宗海的《中西医汇通医经精义》和张锡纯的《医学衷中参西录》，汇通了从理论到临床的中西医观点，开启了新的尝试。

（四）中医药学开拓阶段

新中国成立后，毛泽东提出："中国医药学是一个伟大的宝库，应该努力发掘，加以提高。"由于受到党和国家的高度重视，"它以特有的理论体系和卓越的诊疗结果，独立于世界医学之林，是世界科学发展史上的奇迹""中国对世界的伟大贡献，中医是其中一项"（毛泽东）。因而，于1955年成立了中国中医研究院，后各省相继成立了中医学院，2005年中国中医研究院升格为中国中医科学院。体系上获得保证，中医药理论的继承完善、创新发展是理论体系建设的重要任务。发展创新必须从高度的文化自觉和文化自信出发，珍惜中医药学文化的原创思维，大胆吸收一切有利于中医药学理论体系发展创新的科学理论和先进技术，实现在新时代背景下的进一步兴盛繁荣。

经过几十年和几代人的艰苦努力，在继承前人先贤理论体系和临床实践的基础上，对藏象、经络、精气血津液神、病因和病机等理论相关的基本概念、基本知识、基本规律，应用现代医学的先进技术进行继承性和创新性地深入研究，使得中医药学理论体系获得突破性的进展，形成中医学、西医学和中西医结合医学的并行发展的繁荣局面，孕育着中医药学的又一次新的腾飞。

（五）中医药学创新阶段

进入21世纪以来，对中医药科学又进行了新一轮的全面深入研究。"2004年中医药科学论坛"，与会的各类科学家对中医药学的诸多方面问题进行了深入的探讨，认为中医哲学思维是全部中医文化的理论基础，占有其中的核心地位。因此，要深入发掘中医药学原始创新的系统观。中医药学的人体科学系统观体现在整体观，将人体以"五脏"为中心，分成五大系统，"五脏六腑"之间通过经络及精、气、血和津液把全身的组织器官联系在一起，构成统一的整体维持人体的生命活动。万物分"阴阳"，是古人用以认识及解释世界的世界观和方法论，是事物性质和变化的根本法则，成为中医药学说理方法之一，贯穿于中医药学基础理论的各方面。

中医药学是实践性很强的医学科学，其核心价值只能在实践中实践，继承与发展是中医学术研究的永恒的主题，要在传承中发展，在发展中传承。新中国成立和改革开放以来，在方法学上，"学经典，用经方"也是当前中医药学界的共识。对经典著作进行校勘、注释、出版，中医药学杂志如雨后春笋般出刊达几百种，每年有几千篇中医药学论文发表。同时，引进现代医学的各种检查手段，丰富"四诊"的内容，为"辨证论治"提供新的证据，也为中医药学科研提供了先进手段，为创造现代中医学作出贡献。

二、中医学基础理论概要

中医药学的基础理论体系包括天人相应的哲学思想、元气论自然观、阴阳五行学说、藏象和经络学说、营卫气血津液的生理功能。中医药学理论以阴阳五行学说和气一元论，建立了对事物和现象的统一性、完整性和联系性认识的整体观念，形成朴素的对立统一论。藏象学说是以脏腑为基础、五脏为中心，研究脏腑的形态结构、生理功能、病理变化以及与精、气、血、营卫津液的相互关系。

（一）气一元论学说

气一元论亦称元气论，是中国古代哲学的物质观，其核心思想是用一元论来统一认识世界，能够充分反映出中华民族的传统理念。中国古代哲学的气一元论应用于中医药学领域，阐述了人体与自然界的关系、人的生命活动、健康与疾病、防治与康复等，成为中医药学认识世界和生命运动的世界观和方法论，与医学科学相结合，形成了中医药学的元气论。

1.气的含义

气的哲学含义：把"气"作为具有动态功能的客观实体，具有抽象与具体、一般与个别的双重意义，这是中国古代哲学气范畴的重要特点之一。气是人们对世界物质本质及其现象的高度概括，是天地万物统一的基础，是生成万物的本原、天地万物存在的根据。气是物质，又是主观的道德精神，兼容并包，错综复杂。自然界一切有形的具体事物，均由无形之气变化而成。

气的医学含义：中医药学以"气一元论"为其宇宙观和方法论，理论体系体现出中国古代哲学气范畴的特点。中医药学在阐述生命运动的规律时，往往是抽象的哲学概念和具体的科学概念并用，具有鲜明的整体性和模糊性。就生命物质系统的气、血、精、津、液而言，气是构成人体和维持人体生命活动的，活力很强、运动不息、极其细微的物质，是生命物质与生理机能的统一。

2.气一元论的基本内容

"气"通常是指一种极细微的物质，它是构成世界万物的本原，广泛存在于宇宙中。气一元论认为自然界一切有形的具体事物，均由无形之气演化而成。"无形"即"气"的弥散状态，"有形"即"气"的聚合状态。"无形"和"有形"之间，随时处于转化之中。

（1）气是构成万物的本原："气"是世界物质的本原，气和物是统一的，故《素问·气交变大论》曰："善言气者，必彰于物。"气是物质性的实体，是构成自然万物的最基本元素。中医学认为气也是生命的本原，是构成生命的基本物质。《素问·宝命全形论》曰："人生于地，悬命于天，天地合气，命之曰人。"《难经·八难》，"气者，人之根本也"，人体是一个不断发生着升降出入的气化作用的机体。《景岳全书·传忠录·虚实》指出："神气者，元气也。元气完固，则精神昌盛无待言也。若元气微虚，则神气微去；元气大虚，则神气全去，神去则机息矣。"《素问·六节脏象论》："气和而生，津液相成，神乃自生。"《医权初编》曰："人之生死，全赖乎气。气聚则生，气壮则康，气衰则弱，气散则死。"人体之气又称"人气"。血、精、津液等亦为生命的基本物质，它们皆由气所化生，气是构成人体和维持人体生命活动的最基本物质。

（2）气是不断运动与变化的：气的运行不息是气的基本属性，具有动态功能的客观实体，气始终处于运动变化之中，或动静、聚散，或氤氲；清浊、升降、屈伸，以运动变化作为自己存在的条件或形式。《素问·天元纪大论》称气的运动为"变""化""物生谓之化，物极谓之变"。《素问·六微旨大论》："物之生，从乎化；物之极，由乎变。变化之相薄，成败之所由也。"自然界一切事物的变化，无不根源于气的运动。

（3）气的胜复作用：气本身具有克制与反克制的能力，是气自身运动的根源。《素问·六微旨大论》："气有胜复，胜复之作，有德有化，有用有变。"气分阴阳，阴阳相错，而变由生，是气运动变化的根本原因。气的阴阳对立统一运动形式，《素问·六微旨大论》中曰："出入废，则神机化灭；升降息，则气立孤危。故非出入，则无以生、长、壮、老、已；非升降，则无以生、长、化、收、藏。"中医学的"形""气"转化理论，对中国古代哲学史产生了深远的影响。

（4）气是维系万物相互联系的中介：气别阴阳，以成天地，天地交感，以生万物。气贯通于天地万物之中，具有可人性、渗透性和感应性。未聚之气稀微而无形体，可以和一切有形无形之气相互作用和相互转化，能够衍生和接纳有形之物，成为天地万物之间的中介，把天地万物联系成一个有机整体。气是阴阳的对立统一体，它们是一切运动变化的根源。气之阴阳两端相互感应而产生了事物之间的普遍联系。中医学基于气的相互感应思想，认为人体的五脏六腑与生理功能，以及生命物质与精神活动之间，相互影响、相互作用，在差异中具有统一性，遵循共同的规律，是一个统一的有机整体。《灵枢·经水》曰："人与天地相参。"《论衡·论死》："阴阳之气，凝而为人；年终寿尽，死还为气。"

3.气一元论在中医药学中的应用

中医药学认为人体是一个不断发生着"形""气"转化的升降出入气化作用的运动着的有机体，人体内部气化运动的规律论述了生命运动的基本规律。

（1）诊断方面：在中医诊断学中，审察五脏之病形，可知真气之虚实。正气的盛衰可以从面色、形态、声音、神志、脉象等方面表现出来。神以精气为物质基础，是脏腑气血盛衰的外露征象。望气色又可知内脏之盛衰、气血之虚实、邪气之浅深。《四诊抉微》曰："神者，正气也。"《景岳全书·传忠录·虚实》指出："神气者，元气也。元气完固，则精神昌盛无待言也。若元气微虚，则神气微去；元气大虚，则神气全去，神去则机息矣。"五脏六腑皆赖气为之用。气贵于和，又喜宣通。《灵枢·脉度》曰："气血以流，腠理以密"（《素问·生气通天论》），"气之不得无行也，如水之流，如日月之行不休。"《金匮钩玄·卷一·六郁》："气血冲和，万病不生，一有怫郁，诸病生焉。"《素问·举痛论》谓："百病生于气也。"《景岳全书·诸气》："凡病之为虚为实，为寒为热，至其病变，莫可名状，欲求其本，则止一气足以尽之。盖气有不调之处，即病本所在之处也。"《难经·十四难》

曰："脉有根本，人有元气，故知不死。"中医诊断审查"胃气"如何，是决定疾病顺逆、生死的关键。有胃气则生，无胃气则死。

（2）治疗方面：中医药学认为疾病的发生取决于邪气和正气矛盾斗争的结果，故《内经》曰，"正气存内，邪不可干""邪之所凑，其气必虚"。《难经·八难》亦云："气者，人之根本也。"因此，治疗的原则不外乎扶正和祛邪。祛邪为了扶正，扶正即所以祛邪。治疗目的旨在疏其血气，令其和平。气得其和为正气，失其和为邪气。通过各种治疗方法来调整脏腑的阴阳失调，使机体重新建立阴阳气血升降出入的动态平衡，即"谨察阴阳之所在而调之，以平为期"。

（3）预后方面：气在于人，和则为正气，不和则为邪气。《素问·六节脏象论》："气和而生，津液相成，神乃自生。"元气充盛，推动气血之运行，维护脏腑各种功能活动，使精气血津液生化不息，从而维持机体内部各器官、系统间活动的相对平衡以及机体与周围环境的动态平衡。应用气一元论，从形、气关系来判断疾病的轻重顺逆和预后，是中医诊断学中的重要内容。元气是疾病顺逆的根本，形以寓气，气以充形，《素问·玉机真脏论》："形气相得，谓之可治""形气相失，谓之难治"。《素问·方盛衰论》："度事上下，脉事因格，是以形弱气虚死；形气有余，脉气不足死；脉气有余，形气不足生。"

（二）阴阳学说

阴阳学说是在气一元论的基础上建立起来的中国古代的朴素的对立统一理论，属于中国古代唯物论和辩证法范畴。《灵枢·病传》认为："明于阴阳，如惑之解，如醉之醒。"《景岳全书·传忠录·阴阳》则指出："设能明彻阴阳，则医理虽玄，思过半矣。"

1.阴阳的含义

中医药学用阴阳学说阐明生命的起源和本质，认识人体的生理功能、病理变化、疾病的诊断和防治的根本规律，贯穿于中医的理、法、方、药，成为中医药学理论体系中的重要组成部分。

阴阳的哲学含义：阴阳属于中国古代哲学的基本范畴。气，一物两体，分为阴阳，具有对立统一属性和对立统一的意思，正如《类经·阴阳类》所谓："阴阳者，一分为二也。"阴阳的对立、互根、消长和转化构成了阴阳的矛盾运动的辩证关系，成为阴阳学说的基本内容。

阴阳的医学含义：阴阳学说是中医学理论体系的基石，为最基本的医学概念。阴阳是自然界的根本规律，标示事物内在本质属性和形态特征的范畴，既标示两种对立特定的属性，如明与暗、表与里、寒与热等，又标示两种对立的特定的运动趋向或状态，如动与静、上与下、内与外、迟与数等。阴阳主要表示各种物质特性之间的对立统一关系。《素问·阴阳应象大论》有曰："阴阳者，天地之道也，万物之纲纪，变化之父母，生杀之本始。"

2.阴阳学说的基本内容

阴阳学说阐述了病证矛盾统一体中，阴阳两个方面的对立制约、相互消长、互相转化达到新的统一的内在因素和外部条件等内容。阴阳双方的对立是绝对的，对立是阴阳二者之间相反的一面，统一则是二者之间相成的一面。阴阳两个方面的相互对立，主要表现于它们之间的相互制约、相互斗争。阴与阳相互制约和相互斗争的结果取得了统一，即取得了动态平衡。只有维持这种关系，人体才能维持正常的生理状态；否则，人体就会发生疾病。

人体生命现象的主要矛盾用阴阳来表述，生命物质为阴（精），生命机能为阳（气）。其运动转化过程则是阳化气，阴成形。生命形体的气化运动，其本质就是阴精与阳气、化气与成形的矛盾运动，即阴阳的对立统一。阴阳在对立斗争中，取得了统一，维持着动态平衡状态，即所谓"阴平阳秘"，机体才能进行正常的生命活动。

因为阳根于阴，阴根于阳，阴与阳相互依赖，缺少任何一方，则另一方也就不复存在了。各种人体生理功能活动（阳）的产生，必然要消耗一定的营养物质（阴），这就是"阳长阴消"的过程；而各种营养物质（阴）的化生，又必然消耗一定的能量（阳），运动变化是中医学对自然和人体生命活动认识的根本出发点。阴阳学说把人体正常的生理活动概括为"阴平阳秘""阴阳匀平"。人体内的阳气和阴液，一方的不足可以引起另一方的亏损，阳损可以耗阴，阴损可以耗阳。

阴阳在一定条件下可以相互转化，"阴阳消长"是一个量变过程，"阴阳转化"则是一个质变过程。在阴阳消长过程中，事物由"化"至"极"，阴阳之理，极则生变。如《素问·阴阳应象大论》所说："重阴必阳，重阳必阴""寒极生热，热极生寒"。在人体生命活动过程中，营养物质（阴）不断地转化为功能活动（阳），功能活动（阳）又不断地转化为营养物质（阴）就是阴阳转化的表现。在疾病的发展过程中，阴阳转化常常表现为在一定条件下，表证与里证、寒证与热证、虚证与实证、阴证与阳证的互相转化等。明确这些转化，不仅有助于认识病证演变的规律，而且对于确定相应的治疗原则有着极为重要的指导意义。

3.阴阳学说在中医学中的应用

阴阳学说贯穿于中医理论体系的各个方面，用来说明人体的组织结构、生理功能、病理变化，并指导临床诊断和治疗。

（1）说明人体的组织结构：阴阳学说在阐释人体的组织结构时，认为人体的一切组织结构，既是有机联系的，又可以划分为相互对立的阴、阳两部分。正如《素问·宝命全形论》所说："人生有形，不离阴阳。"对人体的部位、脏腑、经络、形气等的阴阳属性，都作了具体划分。如：就人体部位来说，人体的上半身为阳，下半身属阴；体表属阳，体内属阴；体表的背部属阳，腹部属阴；四肢外侧为阳，内侧为阴。按脏腑功能特点分，心肺脾肝肾五脏为阴，胆胃大肠小肠膀胱三焦六腑为阳。五脏之中，心肺为阳，肝脾肾为阴；心肺之中，心为阳，肺为阴；肝脾肾之间，肝为阳，脾肾为阴。而且每一脏之中又有阴阳之分，如心有心阴、心阳，肾有肾阴、肾阳，胃有胃阴、胃阳等。在经络之中，经属阴，络属阳，而经之中有阴经与阳经，络之中又有阴络与阳络。就十二经脉而言，就有手三阳经与手三阴经之分、足三阳经与足三阴经之别。在血与气之间，血为阴，气为阳。在气之中，营气在内为阴，卫气在外为阳等。

（2）说明人体的生理功能：阴阳学说提出了维持人体阴阳平衡的理论。机体阴阳平衡标志着健康。健康包括机体内部以及机体与环境之间的阴阳平衡。

人体生理活动的基本规律可概括为阴精（物质）与阳气（功能）的矛盾运动。营养物质（阴）是产生功能活动（阳）的物质基础，而功能活动又是营养物质所产生的机能表现。没有阴精就无以化生阳气，而生理活动的结果，又不断地化生阴精。物质与功能，阴与阳共处于相互对立、依存、消长和转化的统一体中，维持着物质与功能、阴与阳的相对的动态平衡，保证了生命活动的正常进行。

气化活动是生命运动的内在形式，是生命存在的基本特征。升降出入是气化活动的基本形式。阳主升，阴主降。阳升阴降是阴阳固有的性质，阳降阴升则是阴阳交合运动的变化。人体阴精与阳气的矛盾运动过程，就是气化活动的过程，也是阴阳的升降出入过程。

（3）说明人体的病理变化：机体阴阳平衡是健康的标志，阴阳失调是疾病发生的基础。

①分析邪气和正气的阴阳属性：所谓邪气，就是各种致病因素的总称。正气泛指人体的机能活动，常与邪气对立。疾病的发生发展取决于正气与邪气的关系。邪气有阴邪（寒邪、湿邪）和阳邪（风邪、火邪）之分。正气又有阴精和阳气之别。

②分析病理变化的基本规律：疾病的发生发展过程就是邪正斗争的过程。邪正斗争导致阴阳失调，而出现各种各样的病理变化。无论外感病或内伤病，其病理变化的

基本规律不外乎阴阳的偏盛或偏衰。阳盛则热，是因为阳盛往往可导致阴液的损伤，"阳盛则阴病"。阴盛则寒，阴盛往往可以导致正气（阳气）的损伤，故曰"阴盛则阳病"。阴阳偏衰即阴虚、阳虚，是属于阴阳任何一方低于正常水平的病变。阳虚不能制约阴，则阴相对偏盛而出现寒象了，所以称"阳虚则寒"。阴虚是人体的阴液不足，阴虚不能制约阳所以称"阴虚则热"。阳虚至一定程度时，不能化生阴液，同时出现阴虚的现象，称"阳损及阴"；阴虚至一定程度时，不能化生阳气，同时出现阳虚的现象，称"阴损及阳"。"阳损及阴"或"阴虚及阳"最终导致"阴阳两虚"。阴阳两虚是阴阳的对立处在低于正常水平的平衡状态，是病理状态而不是生理状态。在疾病的发展过程中，阴阳偏盛偏衰的病理变化可以在一定的条件下各自向相反的方向转化。阴证和阳证虽然是对立的，但这种对立又互相渗透，阳证和阴证之间可以互相转化。

（4）用于指导疾病的诊断与治疗：中医诊断疾病的过程。诊察疾病和辨别证候都应先别阴阳，《素问·阴阳应象大论》中言"察色按脉，先别阴阳"，通过四诊收集来的临床资料和辨别证候。在临床辨证中，只有分清阴阳，才能抓住疾病的本质，做到执简驭繁。在治疗上，调节阴阳是治疗的原则，"热者寒之""寒者热之""实者泻之""虚则补之"，在调整阴阳的偏盛时，应注意有无相应的阴或阳偏衰的情况存在。

（三）五行学说

五行学说是先民长期对自然界的观察，而获得的对自然界万事万物的认识和概括，对中原地区五时气象特征的抽象认识。在纷繁杂乱的事物中归纳出来的五种木、火、土、金、水基本元素，认为宇宙间的一切事物，都是由木、火、土、金、水五种物质元素所组成，自然界各种事物和现象的发展变化，都是这五种物质不断运动和相互作用的结果。在春秋末期，形成了五行的相生相胜的概念，后于战国时期邹衍总结归纳，提出"木生火、火生土，土生金，金生水，水生木"之相生关系和"水胜火，火胜金，金胜木，木胜土，土胜水"之相胜关系。时至今日形成了五行学说。

中医学把五行学说应用于医学领域，阐述了人体局部与局部、局部与整体之间的有机联系，以及人体与外界环境的统一，加强了中医学整体观念的论证，成为中医学理论体系的哲学基础之一和重要组成部分，揭示了机体内部与外界环境的动态平衡的调节机制，阐明健康与疾病、疾病的诊断和防治的规律。目前多数学者认为五材五行说和五时五行说更易被人接受。现行版《中医基础理论》多从五时的气象、生化特点来解释五行的含义以及五行的生克制化关系。

1.五行的含义

五行的哲学含义：是指木、火、土、金、水五种物质的运动变化。"五行的概念，不是表示五种特殊的物质形态，而是代表五种功能属性，是五种强大的力量不停地循环运动而不是消极无动性的基本物质"（英·李约瑟《中国科学技术史》），是自然界客观事物内部阴阳运动变化过程中五种状态的抽象，属于抽象的概念，也是中国古代朴素唯物主义哲学的重要范畴。

五行的中医学概念：是将中国古代哲学五行范畴与中医临床医学相结合的产物，旨在说明人体结构的各个部分，以及人体与外界环境是一个有机整体，即归属"天人合一"范畴，属医学科学中的哲学概念。标示着物质世界，不论自然还是生命都是物质形态的多样性统一；标示着中医学整体思想中的一种多元结构联系的思维形态、多元结构联系的整体思维，用以说明人体以及人与自然环境的统一性。

2.五行的特性

五行的特性，如《尚书·洪范》中曰："五行，一曰水，二曰火，三曰木，四曰金，五曰土。水曰润下，火曰炎上，木曰曲直，金曰从革，土爰稼穑。润下作咸，炎上作苦，从革作辛，稼穑作甘。"

"木曰曲直"代表生发力量的性能，标示宇宙万物具有生生不息的功能。凡具有这类特性的事物或现象，均可归属于"木"。

"火曰炎上"代表生发力量的升华，光辉而热力的性能。凡具有温热、升腾、茂盛性能的事物或现象，均可归属于"火"。"土爰稼穑"引申为具有生化、承载、收纳作用的事物，"四象五行皆藉土"。五行以土为贵。凡具有生化、承载、受纳性能的事物或现象，皆归属于"土"。

"金曰从革"代表固体的性能，凡物生长之后，必会达到凝固状态，用金以示其坚固性。引申为肃杀、潜能、收敛、清洁之意。凡具有这类性能的事物或现象，均可归属于"金"。

"水曰润下"代表冻结含藏之意，水具有滋润、趋下、闭藏的特性。凡具有寒凉、滋润、趋下、闭藏性能的事物或现象都可归属于"水"。

3.五行的调节机制

五行学说的结构系统具有两种调节机制：一为正常情况下的生克制化调节机制，一为异常情况下的胜复调节机制。通过这两种调节机制，形成并保障了五行结构系统的动态平衡和循环运动。

（1）五行的正常调节机制：在正常情况下，五行中存在相生、相克和制化规律。

①相生规律：五行之间互相滋生和促进的关系称作五行相生，次序是木生火，火生土，土生金，金生水，水生木。在相生关系中，任何一行都有"生我""我生"两方面的关系，《难经》把它比喻为"母"与"子"的关系。"生我"者为母，"我生"者为"子"，故又称"母子关系"。

②相克规律：五行之间相互制约、抑制的关系。五行相克的次序是木克土，土克水，水克火，火克金，金克木。这种克制关系也是往复无穷的，皆气化自然之妙用。在相克的关系中，任何一行都有"克我""我克"两方面的关系，《黄帝内经》称之为"所胜"与"所不胜"的关系。

③制化规律：五行之间生中有制、制中有生、相互生化、相互制约的生克关系，称之为制化。相生与相克是不可分割的两个方面，相反相成才能维持和促进事物相对平衡协调和发展变化。协调平衡的循环运动，不断地推动着事物的变化和发展。

（2）五行的异常调节机制：五行结构系统中，在异常情况下的自动调节机制为子母相及和乘侮胜复。子母相及是指五行生克制化遭到破坏后所出现的不正常的相生现象。相乘相侮是反常情况下的相克现象。超过了正常制约的程度，使事物之间失去了正常的协调关系。《素问·五运行大论》中说："气有余，则制己所胜而侮所不胜，其不及，则己所不胜侮而乘之，己所胜轻而侮之。"胜复规律指胜气和复气的关系。《素问·至真要大论》曰："有胜之气，其必来复也。"故《素问·天元纪大论》曰："形有胜衰，谓五行之治，各有太过不及也。故其始也，有余而往，不足随之，不足而往，有余。"通过胜复调节机制，使五行结构系统整体在局部出现较大不平衡的情况，进行自身调节，继续维持其整体的相对平衡。

4.五行学说在中医学中的应用

五行学说在中医学领域中的应用，加强了中医学关于人体以及人与外界环境是一个统一整体的论证，使中医学所采用的整体系统方法更进一步系统化。

（1）五脏与五行的关系：中医学借助于五行学说，将五脏系统之间的五行相生、相克、相互制约关系，时刻维持机体的动态平衡，并借以说明脏腑的生理功能及其病因病机的相互间关系。

心在五行属火，主血脉和主神志。心在腑合小肠。小肠受盛和化物，泌别清浊，精微物质输布全身，糟粕下归大肠，无用水液泌渗入膀胱。

肺在五行属金，主宣发肃降，通调水道，朝百脉，主治节，协助心君调节气血运行。肺主气属卫，具有宣发卫气，输津于皮毛等。肺在腑合大肠，主传导糟粕。

脾在五行属土，主运化，依靠脾气运化水谷和运化水湿；脾气主升，升清精微物质的上升布散。主统血，能统摄、控制血液在脉内循行。脾在腑合胃，主受纳腐熟水谷，以降为和。

肝在五行属木，主疏泄，促进气、血、水的正常运行；主藏血，具有调节血量的功能。肝在腑合胆，胆是贮存和排泄胆汁，《灵枢》认为胆为"中精之府"，内藏清净之液。

肾在五行属水，主藏精，包括"先天之精"和"后天之精"两部分。亦称肾精为肾阴，称肾气为肾阳，又称"元阴"和"元阳"；主水液，通过肾的气化作用调节人体的水液代谢；主纳气，具有摄纳肺所吸入之清气而调节呼吸的功能，保证体内外气体的正常交换。肾在腑合膀胱，膀胱的主要生理功能是贮存和排泄尿液。

（2）五脏之间的相互关系：五脏之间无论在生理上还是在病因病机上，多存在相辅相成和相互制约的密切关系。

心与脾的关系体现在血液的生成和运行两方面。心主血，脾生血、统血。《灵枢·决气》云："中焦受气取汁，变化而赤是谓血。"《明医指掌》曰："血者，水谷之精也，生化于脾，总统于心。"《血证论》说："食气入胃，脾经化汁上奉心火，心火得之，变化而赤，是之谓血。"脾为气血化生之源，脾气健运，化源充足，心主之血则能充盈。血行脉中要靠心气推动，其动力来自宗气。"荣气不能自动，必借宗气之力以运之。"心与肝的关系表现在血液的运行调节、调和情志活动两个方面。心主血，肝藏血。心的气血旺盛，血行通畅，则肝有所养，肝才能充分发挥调节血量的作用。心主神明，肝主疏泄，都与精神情志活动有关。肝的疏泄正常，肝气条达，气血和畅，心情才能舒展愉快。心与肾的关系主要表现在心阳与肾阴，心藏神，与肾藏精、精血互相资生等方面。心阳与肾阴，亦即所说的"水火相济"的关系。心居上焦属火，肾居下焦，属水性。在正常情况下心火必须下降于肾，以资肾阳，共同温煦肾阴，使肾水不寒；肾水上济于心，以助心阴，共同奉养心阳，使心阳不亢。这种现象称为"水火既济"或"心肾相交"。

肺脾的关系表现在气与水液的代谢上。肺为主气之枢，脾为生气之源。肺主气，脾益气，两者相互促进，形成后天之气。脾主运化，为气血出化之源，但水谷之气必赖肺气的宣降方能输布全身。《薛生白医案》所谓的"脾为元气之本，赖谷气以生；肺为气化之源，而寄养于脾者也"。脾应运化水湿，肺应通调水道。人体的津液由脾上输于肺，再通过肺的宣发和肃降而布散至周身及下输膀胱。脾之运化水湿，赖肺气宣降的协助，参与体内水液代谢。肺与肝的关系主要表现在气机的升降。肺为五脏六腑之华盖，其气以清肃下降为顺；肝为阴中之阳脏，其经脉由下而上，贯膈注于肺，其气升发。升发与肃降，相互制约，相互协调，维持气血的上下贯通。肺与肾的关系主要表现在水和气两方面。肺主一身之气，水液只有经过肺气的宣发和肃降，才能达到全身各个组织器官并下输膀胱，故称"肺为水之上源"。肾主水液，肾阳的气化作用又有升降水液的功能，肺肾相互合作，共同完成正常的水液代谢，故《素问·水热穴论》说："其本在肾，其标在肺。"肺为气之主，肾为气之根。肺司呼吸，肾主纳气，呼吸虽为肺主，但需要肾主纳气作用来协助。肺有辅助君主护之功，与心一起共同维持脏腑的生理功能，心与肺的关系主要表现在气血相互为用上。血液的运行，要有气的推动；而气必须依附于血，方能通达全身，所以说"血为气之母，气为血之帅""气行则血行，气滞则血瘀"。

肝主疏泄而藏血，脾主运化而统血。脾胃的升降和纳运功能，有赖于肝气的疏泄和条达。肝的功能正常，疏泄调畅，则脾胃升降适度，健运不息。肝藏血，肾藏精。肝血有赖肾精的滋养，肾精也不断得到肝血所化之精的填充。由于精血相互演生，所以有"精血同源"或"肝肾同源"的说法。肝肾阴阳之间，也是相互联系的，即肝血可以资助肾阴的再生，肾阴又能涵养肝阴，使肝阳不致上亢。

肾为先天之本，脾为后天之本，"先天生后本，后天济先天"。脾的运化功能，必须借助肾中阳气的温煦，而肾中所藏的先天之精，又需脾胃水谷精微的不断滋养，因此脾与肾的生理功能是相辅相成、互相促进的。

（3）五脏病变的传变规律：五脏外应五时，所以六气发病的规律，一般是主时之脏受邪发病。五脏疾病的发生，受着自然气候变化的影响。太过之气的发病规律，不仅可以反侮其所不胜之脏，而且还要乘其所胜之脏；不及之气的发病规律，不仅所胜之脏妄行而反侮，即使是我生之脏，亦有受病的可能。

人体是一个有机整体，内脏之间又是相互滋生、相互制约的。因而在病理上必然相互影响。本脏之病可以传至他脏，他脏之病也可以传至本脏，这种病理上的相互影响称之为传变。从五行学说来说明五脏病变的传变，可以分为相生关系传变和相克关系传变。相生关系传变包括"母病及子"和"子病犯母"两个方面。相克关系的传变包括"相乘"和"反侮"两个方面。相乘是相克太过为病，病邪从相克方面传来，侵犯被克脏器。相侮又称反侮，是反克为害，病邪从被克脏器传来，此属相侮规律传变，生理上既制约于我，病则其邪必微，其病较轻，故《难经》谓："从所胜来者为微邪，"有"顺传""逆传"之说。

（4）指导疾病的诊断：当内脏有病时，人体内脏功能活动及其相互关系的异常变化，可以反映到体表相应的组织器官，出现色泽、声音、形态、脉象等异常变化。由于五脏与五色、五音、五味等都以五行分类归属形成了一定的联系，这种五脏系统的层次结构，为诊断和治疗奠定了理论基础。因此，在临床诊断疾病时，就可以综合望、闻、问、切四诊所得的材料，根据五行的所属及其生克乘侮的变化规律，来推断病情。

（5）指导疾病的防治：五行学说在治疗上的应用，体现于药物、针灸、精神等疗法之中。但是，不要机械地生搬硬套五行生克这一规律，在临床上既要正确地掌握五行生克的规律，又要根据具体病情进行辨证施治。运用五行子母相及和乘侮规律，可以判断五脏疾病的传变发展趋势。根据五行的生克乘侮规律，来调整其太过与不及，控制其传变，使其恢复正常的功能活动。应注意五脏虚则传，实则不传。

五行学说不仅用以说明人体的生理活动和病理现象，综合四诊，推断病情，而且也可以确定治疗原则和制定治疗方法。临床上运用相生规律来治疗疾病，多属母病及子，其次为子盗母气。其基本治疗原则是补母和泻子，《难经·六十九难》：谓"虚者补其母，实者泻其子"之说。常用滋水涵木法、益火补土法、培土生金法、金水相生法等。

根据相克规律确定治疗原则。相克太过，抑制其强者，则被克者的功能自然易于恢复，治疗当以"运""和"为主；相克不及，治宜"和"为主，兼顾健运，以加强双方的功能。运用五行生克规律来治疗，必须分清主次，或是治母为主，兼顾其子；治子为主，兼顾其母常用抑木扶土法、培土制水法、佐金平木法、泻南补北法。这种属于一脏本身水火阴阳的偏盛偏衰，不能与五行生克的水不克火混为一谈。

（6）指导脏腑用药取穴：中药以色味为基础，以归经和性能为依据，按五行学说加以归类是脏腑选择用药的参考依据。针灸医学将手足十二经四肢末端的穴位分属于五行，即阳经井、荥、输、经、合五种穴位属于木、火、土、金、水。临床根据不同的病情以五行生克乘侮规律进行选穴治疗。

（四）脏腑学说

中医学的藏象学说不仅是形态结构的脏器，还具有某些生理学和病理生理学系统，又是中医学临床运用哲学思维，以整体观的方法认识脏腑的生命活动规律和病理变化的基础。人体脏腑按生理功能可分为三大类，五脏的共同特点是贮藏精气，六腑的共同特点是受盛化物和转化水谷，奇恒之腑形体似腑，功能上类似脏。

1.五脏：

心、肺、脾、肝、肾称为五脏，其中心包络附属于心。五脏具有化生和贮藏精气的共同生理功能，同时又各有专司，且与躯体官窍有着特殊的联系，形成了以五脏为中心的特殊系统。

（1）心："君主之官"，开窍于舌，心主脉。

心主血脉。血是血液，脉又称经脉，为血之府，是血液运行的通道。《医学入门·脏腑》中曰："人心动，则血行于诸经，……是心主血也。"心主血脉包括行血、生血，其正常运行主要依赖于心之阳气作用。

心主神志，又称心藏神。神是机体生命活动的外在反映，也指人们的精神、意识、思维活动，为人体生命活动的中心。《灵枢·平人绝谷》曰："神者，水谷之精气也。"《类经·疾病类》："心为五脏六腑之大主，而总统魂魄，兼赅意志。"

心包络，简称心包，是心脏外面的包膜，为心脏的外围组织，其上附有脉络，是通行气血的经络，合称心包络。有保护心脏，代心受邪的作用。《灵枢·邪客》曰："诸邪之在于心者，皆在于心之包络。"

（2）肺："相傅之官"，开窍于鼻，肺主皮。

肺主气是肺主呼吸之气和肺主一身之气的总称。《素问·五脏生成论》中说："诸气者，皆属于肺。"肺通过呼吸运动，吸入自然界的清气，呼出体内的浊气，实现体内外气体交换的功能。肺有主持、调节全身各脏腑之气的作用，即肺通过呼吸而参与气的生成和调节气机的作用。肺的呼吸调匀是气的生成和气机调畅的根本条件，保证了正常的血液运行和津液的输布排泄。

肺主行水，是指肺的宣发和肃降对体内水液输布、运行和排泄的疏通和调节作用。《血证论·肿胀》曰："肺为水之上源，肺气行则水行。"肺主行水的作用，是通过肺气的宣发和肃降来实现的，由肺、脾、肾，以及小肠、大肠、膀胱等脏腑共同完成。

肺主宣发是指肺气向上升宣和向外布散的功能，气机运动表现为升与出。肺主肃降是指肺气清肃、下降的功能，其气机运动形式为降与入。通过肺的气化作用吸清呼浊，将脾所转输的津液精微输布到全身和濡养五脏六腑；宣发卫气，调节腠理之开阖，并将代谢后的津液化为汗液，由汗孔排出体外。

肺主治节是指肺辅助心脏治理调节全身气、血、津液及脏腑生理功能的作用，体现于肺主呼吸、肺主气、助心行血、宣发肃降，治理和调节津液的输布、运行和排泄。

（3）脾："仓廪之官"，开窍于口，脾主肉。

脾主运化功能是将水谷化为精微，并将精微物质转输至全身各脏腑组织的功能。

其功能是在脾胃、肝胆、大小肠等多个脏腑共同参与下的一个复杂的生理活动，其中脾起主导作用。脾的运化功能主要依赖脾气升清和脾阳温煦的作用。运化水湿又称运化水液，是指脾对水液的吸收和转输，脾配合肺、肾、三焦、膀胱等脏腑，调节人体水液代谢的作用。

脾主生血是指脾有生血的功能。水谷精微是生成血液的主要物质基础，《景岳全书·血证》谓之："血……源源而来，生化于脾。"脾主统血，指脾具有统摄血液，使之在经脉中运行而不溢于脉外的功能。脾为气血生化之源，气为血帅，血随气行。脾统血，实际上是气对血作用的具体体现。

脾主升清是指脾具有将水谷精微等营养物质，通过心肺的作用化生气血，以营养全身，并维持人体内脏位置相对恒定的作用。脾之升清，是和胃之降浊相对而言的。脏腑之间的升降相因、协调平衡是维持人体内脏位置相对恒定的重要因素。

（4）肝："将军之官"，开窍于目，肝主筋。

肝主疏泄，是指肝具有疏通、舒畅、条达以保持全身气机疏通畅达、通而不滞、散而不郁的作用，保证了机体多种生理功能正常发挥的重要条件。人体脏腑经络、气血津液、营卫阴阳，无不赖气机升降出入而相互联系，维持其正常的生理功能。肝通过其疏泄功能对气机的调畅作用，可调节人的精神情志活动。人的精神情志活动，除由心神所主宰外还与肝的疏泄功能密切相关，辅佐心神参与调节思维、情绪等神经精神活动。肝的疏泄功能正常，是保持脾胃升降枢纽能够协调的重要条件。《血证论·脏腑病机论》曰："木之性主乎疏泄。食气入胃，全赖肝木之气以疏泄之，则水谷乃化。设肝不能疏泄水谷，渗泄中满之证在所难免。"肝的疏泄能直接影响气机调畅。只有气机调畅，才能充分发挥心主血脉、肺助心行血、脾统摄血液的作用，从而保证气血的正常运行。肝主疏泄，能调畅三焦的气机，促进上、中、下三焦，肺、脾、肾三脏调节水液代谢的机能，即通过促进脾之运化水湿、肺之布散水津、肾之蒸化水液，以调节水液代谢。胆附于肝，内藏胆汁。胆汁是肝之余气积聚而成的。肝的疏泄功能正常，则胆汁能正常地分泌和排泄。肝主疏泄可调节冲任二脉的生理活动。

肝藏血是指肝脏具有贮藏血液、防止出血和调节血量的功能，故有肝主血海之称。肝藏血是疏泄的物质基础，疏泄是藏血的功能表现。肝内贮存一定的血液，既可以濡养自身，以制约肝的阳气而维持肝的阴阳平衡、气血和调，又可以防止出血，即所谓"人动则血运于诸经，人静则血归于肝脏"。血液的运行不仅需要心肺之气的推动和脾气的统摄，而且还需要肝气的调节才能保证气机的调畅而使血行不致瘀滞。

肝主生血是指肝参与血液生成的作用。《张氏医通·诸血门》则曰："气不耗，归精于肾而为精。精不泄，则归精于肝而化清血。"肝以血为体，以气为用。《温病条辨·卷六》曰："肝主血，肝以血为自养，血足则柔，血虚则强。"肝生血，血足则肝体自充。刚劲之质得为柔和之体，通其条达畅茂之性，则无升动之害。

（5）肾："作强之官"，开窍于耳及二阴，肾主骨。

肾藏精是指肾具有贮存、封藏人身精气的作用。《读医随笔·气血精神论》曰："精有四：曰精也，血也，津也，液也。"禀受于父母的生命物质，为先天之精；获得于水谷之精，为后天之精，同藏于肾，二者相互依存，相互为用，相辅相成，在肾中密切结合而组成肾中所藏的精气。肾中精气不仅能促进机体的生长、发育和繁殖，而且还能参与血液的生成，提高机体抵御外邪侵袭的抗病能力。

肾主水液的功能是依靠肾阳对水液的气化来实现的。人体的水液代谢与肺、脾胃、小肠、大肠、膀胱、三焦等脏腑有密切关系，而肺的宣肃，脾的运化和转输，肾的气化则是调节水液代谢平衡的中心环节。其中，以肺为标，以肾为本，以脾为中流砥柱。肾的气化作用贯穿于水液代谢的始终。

肾主纳气，是指肾有摄纳肺吸入之气而调节呼吸的作用。《类证治裁·卷之二》说："肺为气之主，肾为气之根，肺主出气，肾主纳气，阴阳相交，呼吸乃和。"肾主纳气，是肾的封藏作用在呼吸运动中的体现。《医学入门·脏腑》："故曰化精，为封藏之本。"肾主闭藏的生理特性体现在藏精、纳气、主水、固胎等各方面。

肾主一身阴阳，为五脏六腑之本。五脏六腑之阴，非肾阴不能滋助；五脏六腑之阳，非肾阳不能温养。肾阴充则全身诸脏之阴亦充，为全身诸阴之本；肾阳旺则全身诸脏之阳亦旺盛，为全身诸阳之根。

2.六腑

六腑，是胆、胃、小肠、大肠、膀胱、三焦的总称。它们的共同生理功能是"传化物"，其生理特点是"泻而不藏""实而不能满""六腑以通为用，以降为顺"。

（1）胆：胆属于奇恒之腑之一，"中正之官"。《灵枢·本脏》谓："中精之腑。"《千金要方》云："清净之腑。"《难经·三十五难》曰："中清之腑。"

胆主要生理功能是贮存和排泄胆汁，《脉经》说："肝之余气，泄于胆，聚而成精。"《医学见能》曰："胆者，肝之腑，属木，主升清降浊，疏利中土。"

胆主决断，确保脏器之间的协调关系。《素问·灵兰秘典论》中曰："胆者，中正之官，决断出焉。"《类经·脏象类》曰："胆附于肝，相为表里，肝气虽强，非胆不断。肝胆相济，勇敢乃成。"

胆合于肝，助肝之疏泄，以调节脏腑气机，故《杂病源流犀烛》谓："十一脏皆赖胆气以为和。"肝气条达，气机调畅，则脏腑气机升降有序，出入有节，而阴阳平衡，气血和调。胆为腑，肝为脏。肝主谋虑，胆主决断。肝胆互为表里、相互为用。胆之决断必须在心的主导下，才能发挥正常作用。

（2）胃：《灵枢·玉版》谓之："人之所受气者，谷也，谷之所注者，胃也。胃者水谷之海也。"《类经·脏象类》则称："胃司受纳，故为五谷之府。"

胃主受纳是指胃接受和容纳水谷的作用，故称胃为"太仓""水谷之海"。胃主受纳功能取决于胃气的盛衰。胃主腐熟指胃将食物消化为食糜的作用。《难经·三十一难》说："中焦者，在胃中脘，不上不下，主腐熟水谷。"《注解伤寒论》说："脾，坤土也。坤助胃气消腐水谷，脾气不转，则胃中水谷不得消磨。"脾胃密切合作，使水谷化为精微，以化生气血津液，供养全身，故脾胃合称为后天之本，气血生化之源。《素问·平人气象论》说："人以水谷为本，故人绝水谷则死。"胃气也泛指人体的精气，"人以胃气为本"，胃气强则五脏俱盛，胃气弱则五脏俱衰。《脾胃论·脾胃虚则九窍不通论》认为："胃气者，谷气也，荣气也，运气也，生气也，清气也，卫气也，阳气也。"

胃主通降与脾主升清相对。《灵枢·平人绝谷》中称："胃满则肠虚，肠满则胃虚，更虚更满，故气得上下"，胃贵乎通降，以下行为顺。脾宜升则健，胃宜降则和，脾升胃降，彼此协调。胃之通降是降浊，降浊是受纳的前提条件。《四圣心源》曰："胃以阳体而合阴精，阴精则降"。胃气下降必赖胃阴的濡养，阴阳互济，保证脾升胃降的动态平衡。

（3）小肠：《医原》曰："入纳水谷，脾化精微之气以上升，小肠化糟粕传于大肠而下降。" 小肠主受盛化物是小肠主受盛和主化物的合称，将水谷化为精微由此而出，糟粕由此下输于大肠，即"化物"作用。

小肠主泌别清浊是分别水谷精微和代谢产物的过程。分清，是将饮食物中的精华吸收，再通过脾之升清散精的作用，上输心肺，输布营养全身。别浊，是将饮食物的残渣糟粕传送到大肠，形成粪便排出体外；再将剩余的水分经肾脏气化作用渗入膀胱，形成尿液，经尿道排出体外。《诸病源候论·诸淋候》："膀胱与肾为表里，俱主水，水入小肠，下于胞，行于阴，为溲便。"小肠在泌别清浊过程中，参与了水液代谢，故有"小肠主液"之说。小肠化物而泌别清浊，升降相因，清浊分别，小肠则司受盛化物之职。小肠之升清降浊，实为脾之升清和胃之降浊功能的具体体现。

（4）大肠：大肠为"传导之官""传导之腑"。《脾胃论·大肠小肠五脏皆属于胃胃虚则俱病论》认为："大肠主津，小肠主液，大肠、小肠受胃之荣气，乃能行津液于上焦，灌溉皮肤，充实腠理。"

大肠主传导糟粕是指大肠接受小肠下移的饮食残渣，再吸收其中剩余的水分和养料，使之形成粪便排出体外。大肠的传导功能，主要与胃的通降、脾之运化、肺之肃降以及肾之封藏有密切关系。六腑以通为用，以降为顺，尤以大肠为最。

大肠重新吸收津液水分，参与调节体内水液代谢的功能，称之为"大肠主津"。大肠在脏腑功能活动中，表现为积聚与输送并存，实而不能满的状态，以降为顺，以通为用，通降下行为大肠的重要生理特性。

（5）膀胱：《笔花医镜》云："膀胱者，州都之官，津液藏焉，气化则能出矣。然肾气足则化，肾气不足则不化。人气不化，则水归大肠而为泄泻。出气不化，则闭塞下焦而为癃肿。小便之利，膀胱主之，实肾气主之也。"膀胱称之为"津液之腑"。

在人体津液代谢过程中，"津液之余"者，下归于肾。经肾的气化作用，升清降浊，清者回流体内，浊者下输于膀胱，变成尿液。《诸病源候论·膀胱病候》中说："津液之余者，入胞脬则为小便""小便者，水液之余也"，说明尿为津液所化。

膀胱具有司开合的生理特性。膀胱为人体水液汇聚之所。膀胱赖其开合作用，以维持其贮尿和排尿的协调平衡。肾合膀胱，开窍于二阴。所谓膀胱气化，实际上属于肾的气化作用。

（6）三焦：《素问·灵兰秘典论》认为："三焦者，决渎之官，水道出焉。"《类经·脏象类》中所说："三焦者，确有一腑，盖脏腑之外，躯壳之内，包罗诸脏，一腔之大腑也。"三焦作为六腑之一，有"孤府"之称。

对三焦解剖形态的认识，至今仍存在"有名无形"和"有名有形"之争，但对三焦生理功能的认识，基本上还是一致的。中医学将三焦单独列为一腑，是根据生理和病理现象的联系而建立起来的一个功能系统。三焦者，膈以上为上焦，包括心与肺；膈以下到脐为中焦，包括脾与胃；脐以下至二阴为下焦，包括肝、肾、大小肠、膀胱、女子胞等。其中肝脏，按其部位来说，应划归中焦，但因它与肾关系密切，故将肝和肾一同划归下焦。三焦的功能实际上是五脏六腑全部功能的总体。

元气为脏腑气化活动的动力，以先天之气为基础，又依赖后天水谷之精的培育。三焦是元气运行的通道，元气通过三焦而输布到五脏六腑，充沛于全身，以激发、推动各个脏腑组织的功能活动。《中藏经》曰："三焦者，人之三元之气也，……总领五脏六腑营卫经络，内外上下左右之气也。三焦通，则内外上下皆通也。其于周身灌体，和调内外，营左养右，导上宣下，莫大于此者也。"

三焦能"通调水道"，调控体内整个水液代谢过程，在水液代谢过程中起着重要作用。上焦之肺，为水之上源，以宣发肃降而通调水道；中焦之脾胃，运化并输布津液于肺；下焦之肾、膀胱，蒸腾气化，使水液上归于脾肺，再参与体内代谢，下形成尿液排出体外。三焦在水液代谢过程中的协调平衡作用，称之为"三焦气化"。三焦通行水液的功能，实际上是对肺、脾、肾等脏腑参与水液代谢功能的总括。三焦运行水谷。《难经·三十一难》认为："三焦者，水谷之道。"《灵枢·决气》曰"上焦开发，宣五谷味，熏肤，充肌，泽毛"，有输布精微之功；《灵枢·营卫生会》云：中焦"泌糟粕，蒸津液，化其精微，上注于肺脉"，有消化吸收和转输之用；《灵枢·营卫生会》云：下焦则"成糟粕而俱下入大肠，循下焦而渗入膀胱"，有排泄粪便和尿液的作用。三焦运化水谷协助消化吸收的功能，是对脾胃、肝肾、心肺、大小肠等脏腑完成水谷消化吸收与排泄的功能的概括。

三焦的生理特性：①上焦如雾，是指上焦主宣发卫气，敷布精微的作用，通过心肺的宣发敷布，布散于全身，又称"上焦主纳"。②中焦如沤，是指脾胃运化水谷，化生气血的作用。由脾之运化而形成水谷精微，以此化生气血，并通过脾的升清转输作用，将水谷精微上输于心肺以濡养周身，故称"中焦主化"。③下焦如渎，是指肾、膀胱、大小肠等脏腑主分别清浊、排泄废物的作用。残渣糟粕传送到大肠，变成粪便排出体外。体内剩余的水液，通过肾和膀胱的气化作用变成尿液，从尿道排出体外。故称"下焦主出"。

3.奇恒之腑

脑、髓、骨、脉、胆、女子胞，总称为奇恒之腑，都是贮藏阴精的器官，似脏非脏，似腑非腑，故《素问·五脏别论》中称："脑、髓、骨、脉、胆、女子胞，此六者，地气之所生也，皆藏于阴而象于地，故藏而不泻，名曰奇恒之腑。"奇恒之腑的形态似腑，多为中空的管腔性器官，而功能似脏，主藏阴精。其中除胆为六腑之外，其余的都没有表里配合，也没有五行的配属，但与奇经八脉有关。

4.形体和官窍

形体官窍，是人体躯干、四肢、头面部等组织结构或器官的统称，主要包括五体和五官九窍，以及五脏外华等内容。脏象学说认为，形体官窍虽为相对独立的组织或器官，各具不同的生理功能，但它们又都从属于五脏，分别为某一脏腑功能系统的组成部分。形体器官依赖脏腑经络的正常生理活动为之提供气血津液等营养物质而发挥正常的生理作用。脏象学说采用以表知里的方法，着重通过活动的机体的外部表征来推导人体内部脏腑组织的运动规律，从而确定"象"与"脏"的关系。形体官窍的状态，准确地反映着人体脏腑经络气血的健康情况。

官窍，泛指器官和孔窍。官指舌、鼻、口、目、耳等五个器官，简称五官，为五脏之外候。《灵枢·五阅五使》："鼻者，肺之官也；目者，肝之官也；口唇者，脾之官也；舌者，心之官也；耳者，肾之官也。"五脏外华，即"心其华在面""肺其华在毛""脾其华在唇四白""肝其华在爪""肾其华在发"。

（五）精、气、血、津液学说

中医学认为人体的精、气、血、津液等是生命的基本物质，既是脏腑经络及组织器官生理活动的产物，又是脏腑经络及组织器官生理活动的物质基础，其运动变化规律也是人体生命活动的规律。

精、气、血、津液的生成和代谢，有赖于脏腑、经络及组织器官的生理活动调节，而脏腑经络及组织器官的生理活动，又必须依靠气的推动、温煦等作用，达到精、血、津液的滋养和濡润，与脏腑、经络的生理和病理有着密切关系。

气与精、血、津液分阴阳。气为阳，精、血、津液为阴。气聚而成形，散而无形，而精、血、津液有质。气与精、血、津液的相互化生与转化，体现在生命活动中。精、津液化而为血，血涵蕴精与津液。故人体生命活动的基本物质又常以气血概称。《医宗必读·古今元气不同论》："气血者，人之所赖以生者也。"

1.精

在中医学上，精或称精气是一种有形的、多是液态的精微物质。

（1）精的含义：精气即是气，是最细微而能变化的气，是最细微的物质存在，是世界的本原，是生命的来源。

精的哲学含义：中医学的精的概念，滥觞于中国古代哲学气一元论中的"精气说"。

精的医学含义：在中医学上，精（精气）是一种有形的、多是液态的精微物质。其含义广泛：泛指构成人体和维持生命活动的基本物质，《素问·金匮真言论》"夫精者，身之本也"；指生殖之精，即先天之精。系禀受于父母，与生俱来，为生育繁殖，构成人体的原始物质；指脏腑之精，即后天之精。脏腑之精来源于摄入的饮食，通过脾胃的运化及脏腑的生理活动，化为精微，并转输到五脏六腑，故称为五脏六腑之精；指精、血、津、液的统称，《读医随笔·气血精神论》"精有四，曰精也，曰血也，曰津也，曰液也"；指人体正气，《素问·通评虚实论》"邪气盛则实，精气夺则虚"，《类经·疾病类》"邪气有微甚，故邪盛则实；正气有强弱，故精夺则虚"。

（2）精的生成：人之精根源于先天而充养于后天，《景岳全书·脾胃》"人之始生，本乎精血之原；人之既生，由乎水谷之养。非精血，无以充形体之基；非水谷，无以成形体之壮"。

先天之精，主要秘藏于肾。脾胃为人生后天之根本，《幼幼集成》"水谷之精气为营，悍气为卫，营卫丰盈，灌溉诸脏。为人身充皮毛，肥腠理者，气也；润皮肤，美颜色者，血也"。人体之精主要藏于肾中，虽有先天和后天之分，《景岳全书·脾胃》云"命门得先天之气也，脾胃得后天之气也，是以水谷之精本赖先天为之主，而精血又必赖后天为之资"，两者相互依存，相互促进，借以保持人体之精气充盈。

（3）精的生理功能：生殖之精具有生殖以繁衍后代的作用，是繁衍后代的物质基础，肾精充足；人出生之后，犹赖于精的充养，才能维持正常的生长发育；肾藏精，精生髓化血，《素问·阴阳应象大论》："肾生骨髓。"《景岳全书·血证》"人之初生，必从精始……血即精之属也，但精藏于肾，所蕴不多，而血富于冲，所至皆是"，故有精血同源之说；水谷精微不断地输布到五脏六腑等全身各组织器官之中，起着濡润滋养脏腑作用。其剩余部分则归藏于肾，储以备用。《怡堂散记》："肾者，主受五脏六腑之精而藏之，故五脏盛乃能泄，是精藏于肾而非生于肾也。五脏六腑之精，肾实藏而司其输泄，输泄以时，则五脏六腑之精相续不绝。"

2.气

气在中国哲学史上是一个非常重要的范畴，是构成世界万物的本原。《黄帝内经》继承和发展了先秦气一元论学说，并将其应用到医学中来，逐渐形成了中医学的气学理论。

（1）气的基本概念：以生理之气为核心的气论思想，不仅促进了中医学理论体系的形成和发展，而且对中国传统哲学气范畴和气论思想的发展也作出了重要贡献。

气的哲学含义：气是构成宇宙和天地万物的最基本元素。运动是气的根本属性，气的阴阳对立统一（胜复作用），是物质世界运动变化的根源。气和形及其相互转化是物质存在和运动的基本形式，天地万物的发生、发展和变化，皆取决于气的气化作用。

气的医学含义：中医学认为人是天地自然的产物，由气构成。人体是一个不断发生着形气转化、升降出入气化作用的运动着的有机体，并以此阐述了人体内部气化运动的规律。生命的基本物质，除气之外，尚有血、津、液、精等，均是由气所化生的。在这些物质中，《类经·脏象类》："精、气、津、液、血、脉，无非气之所化也"。中医学中的气不仅有生命物质的含义，而且常常有功能的含义。

（2）气的生成：人体之气，"生之来谓之精"，有了精才能形成不断发生升降出入的气化作用的机体，则精在气先，气由精化。人体的气，源于先天之精气和后天摄取的水谷精气与自然界的清气，通过肺、脾胃和肾等脏腑生理活动作用而生成。

水谷精微，输布于全身，滋养脏腑，化生气血，成为人体生命活动的主要物质基础。故《脾胃论·脾胃虚传变论》曰："人之所受气者谷也。"《素问·平人气象论》："人以水谷为本，故人绝水谷则死。"人自有生以后，无非天地之为用。非水谷，无以成形体之壮；非呼吸，无以行脏腑之气。

人体的气，是由先天之精气、水谷之精气和自然界的清气三者相结合而成的。气的生成有赖于全身各脏腑组织的综合作用，其中与肺、脾胃和肾等脏腑的关系尤为密切。

肺脏通过吐故纳新，吸清呼浊，化生宗气，进而生成一身之气，并总统一身之气机的升降出入运动，从而保证了气之生生不息。宗气走息道以行呼吸，贯心脉而行气血，通达内外，以维持脏腑组织的正常生理功能，从而又促进了全身之气的生成。

胃脾一纳一运，生化精气，脾胃为气血生化之源。脾将化生为水谷精气，通过转输和散精作用，把水谷精气上输于肺，再由肺通过经脉而布散全身，以营养五脏六腑、四肢百骸，维持正常的生命活动。

肾贮藏精气为生命之根。《医述》引《怡堂散记》云："肾者，主受五脏六腑之精而藏之，故五脏盛乃能泻，是精藏于肾而又非生于肾也。五脏六腑之精，肾藏而司其输泄，输泄以时，则五脏六腑之精相续不绝。"《医宗金鉴·医方论·删补名医方论》中曰："故后天之气得先天之气，则生生而不息；先天之气得后天之气，始化而不穷也。"

（3）气的分类：基于"气本一元"之说，可分为源于父母之精的元气，是对人体的代谢和机能起推动和调节作用的最根本的气；宗气、营气、卫气均来自后天的水谷精气与清气，根据其主要组成部分，分布部位和功能特点不同而称谓各异，能供给人体以营养和动力。《医碥·气》认为："气一耳，以其行于脉外，则曰卫气；行于脉中，则曰营气；聚于胸中，则曰宗气。名虽有三，气本无二。"《医门法律·明胸中大气之法》："身形之中，有营气，有卫气，有宗气，有脏腑之气，有经络之气，各为区分。"

（4）气的生理功能：《素问·五常政大论》曰："气始而生化，气散而有形，气布而蕃育，气终而象变，其致一也。"《难经·八难》："气者，人之根本也。"《医权初编》："人之生死，全赖乎气。气聚则生，气壮则康，气衰则弱，气散则死。"

气是活力很强的精微物质，能激发和促进人体的生长发育以及各脏腑、经络等组织器官的生理功能，能推动血液的生成、运行，以及津液的生成、输布和排泄等，是推动生命活动的根本动力。《素问·六微旨大论》："气有胜复，胜复之作，有德有化，有用有变。"《素问·阴阳应象大论》："变化之父母，生杀之本始。"人体的脏腑经络，赖气的推动以维持其正常的机能。《血证论·吐血》："气为血之帅，血随之而运行。"血为气之配，气升则升，气降则降，气凝则凝，气滞则滞。

气分阴阳，具有温煦作用者谓之阳气。《难经·二十二难》曰："气主煦之。"气是机体热量的来源，血得温则行，气可化水，血和津液等液态物质，都需要在气的温煦作用下，才能正常循行。

人体机能总称正气。中医学用"正气"代表人体的抗病能力，用"邪气"标示一切致病因素。《素问·刺法论》曰："正气存内，邪不可干。"《素问·评热病论》："邪之所凑，其气必虚。"《医门法律·先哲格言》："气得其和则为正气，气失其和则为邪气。"气的生成和升降出入运动处于阴阳和谐的动态平衡状态，就是气之"和"或"和谐"。

气的固摄作用，指气对血、津液、精液等液态物质的稳固、统摄作用。《素问·生气通天论》："凡阴阳之要，阳密乃固。……阳强不能密，阴气乃绝。"气能摄血、气能摄津、固摄精液、固摄脏腑经络之气，以维持脏腑经络的正常功能活动。

气的营养作用，水谷精气为全身提供生命活动所必需的营养物质；通过卫气以温养肌肉、筋骨、皮肤、腠理。通过营气化生血液，以营养五脏六腑、四肢百骸；通过经络之气，起到输送营养，濡养脏腑经络的作用。《灵枢·脉度》曰："其流溢之气，内溉脏腑，外濡腠理"。

气化即阴阳之气的变化，是生命活动的本质所在。中医学的气化指自然界六气的变化；泛指在气的作用下，脏腑的功能活动，精气血津液等不同物质之间的相互化生，以及物质与功能之间的转化和能量转化等过程；阳化气，阴成形。阳主动，阴主静。阴阳动静的相互作用是气化作用的根源。气化运动是生命的最基本特征。

3.血

血是循行于脉中的富有营养的红色的液态物质，是构成人体和维持人体生命活动的基本物质之一。血主于心，藏于肝，统于脾，布于肺，根于肾，有规律地循行脉管之中，在脉内营运不息，充分发挥灌溉一身的生理效应。脉是血液循行的管道，又称"血府"。血液不能在脉内循行而溢出脉外时，称为出血，即"离经之血"。

（1）血的生成：血是脾胃化生的物质。《妇人良方·调经门》曰："血者水谷之精气也……故虽心主血脾和胃，血自生矣"。中焦受气取汁，变化而赤，肝藏血，亦皆统摄于脾。由于脾胃化生的水谷精微是血液生成的最基本物质，所以有脾胃为"气血生化之源"的说法。

营气是血液的组成部分，《读医随笔·气血精神论》："夫生血之气，营气也。营盛即血盛，营衰即血衰，相依为命，不可分离也"。

精髓也是化生血液的基本物质。《景岳全书·血证》认为"……血即精之属也"。《侣山堂类辨·辨血》："肾为水脏，主藏精而化血。"《诸病源候论·虚劳病诸候下》："肾藏精，精者，血之所成也。"

津液可以化生为血，不断补充血液量，以使血液满盈。《灵枢·邪客》："营气者，泌其津液，注之于脉，化以为血。"《读医随笔·气血精神论》："津亦水谷所化，其浊者为血，清者为津，以润脏腑、肌肉、脉络，使气血得以周行通利而不滞者此也。凡气血中，不可无此，无此则槁涩不行矣。"

（2）血的循行：脉为血之府，血液在脉管中按一定方向运行不息，流布于全身，以营养人体的周身。血液循行的方式为"阴阳相贯，如环无端""营周不休"。《医宗必读·新著四言脉诀》中明确指出"脉者血脉也，血脉之中气道行焉。五脏六腑以及奇经，各有经脉，气血流行，周而复始，循环无端，百骸之间，莫不贯通"。血液循行的具体方向，《素灵微蕴》："……此雾气由脏而经，由经而络，由络而播宣皮腠，熏肤充血泽毛……阴性亲内，自皮而络，自络而经，自经而归趋脏腑。"

血液正常循行必须具备脉管系统的完整性，全身各脏腑发挥正常生理功能，特别是与心、肺、肝、脾四脏的关系尤为密切。

心为血液循行的动力，《医学入门·脏腑》："人心动，则血行诸经"。脉是血液循行的通路，血在心的推动下循行于脉管之中。全身的血液，依赖心气的推动，通过经脉而输送到全身，发挥其濡养作用。

肺朝百脉，司呼吸而主一身之气，调节着全身的气机，辅助心脏，推动和调节血液的运行。《医易一理》中曰："肺主气，心主血。肺之呼吸以行脏腑之气；心因之一舒一缩，以行经络之血。……人身之血脉运行，周而复始也。"

五脏六腑之血全赖脾气统摄，脾之所以统血，与脾为气血生化之源密切相关。由于脾气之固摄作用，血液就不会逸出脉外。

肝主藏血，具有贮藏血液和调节血流量，使脉中循环血液维持在一个恒定水平上。血液正常地循行需要推动力和固摄力。推动力具体地体现在心主血脉，肺助心行血及肝的疏泄功能方面。固摄的力量具体地体现在脾的统血和肝藏血的功能方面。这两种力量的协调平衡维持着血液的正常循行。

（3）血的生理功能：血循行于脉内，为全身各脏腑组织的功能活动提供营养、滋润全身，《难经·二十二难》概括为"血主濡之"。如《金匮钩玄·血属阴难成易亏论》中曰："目得之而能视，耳得之而能听，手得之而能摄，掌得之而能握，足得之而能步，脏得之而能液，腑得之而能气。是以出入升降，濡润宣通者，由此使然也。"

神志活动的物质基础，《灵枢·营卫生会》认为："血者，神气也"。血液与神志活动有着密切关系，是神志活动的物质基础。

4.津液

津液是人体一切正常水液的总称，包括各脏腑组织的正常体液和正常的分泌物，也包括代谢产物中的尿、汗、泪等。《读医随笔·气血精神论》曰："汗与小便，皆可谓之津液，其实皆水也。"津液广泛地存在于脏腑、形体、官窍等器官组织之内和组织之间，起着滋润濡养作用。全身之气以津液为载体而运行全身并发挥其生理作用。

（1）津液的概念：津液以水分为主体，含有大量营养物质，是构成人体和维持人体生命活动的基本物质。《罗氏会约医镜》认为："人禀阴阳二气以生，有清有浊。阳之清者为元气。阳之浊者为火；阴之清者为津液，阴之浊者即为痰。"

津与液虽同属水液，但又有一定的区别。性质清稀，流动性大，主要布散于体表皮肤、肌肉和孔窍等部位，并可渗入血脉，起滋润作用者，称为津；其性较为稠厚，流动性较小，灌注于骨节、脏腑、脑、髓等组织器官，起濡养作用者，称之为液。《灵枢·五癃津液别》："津液各走其道，故三焦出气，以温肌肉，充皮肤，为其津；其流而不行者，为液。"

（2）津液的代谢：津液的生成、输布和排泄，是一个涉及多个脏腑一系列生理活动的复杂的生理过程。《素问·经脉别论》曰："饮入于胃，游溢精气，上输于脾，脾气散精，上归于肺，通调水道，下输膀胱，水精四布，五经并行。"《读医随笔·燥湿同形同病》云："水之入胃，其精微洒陈于脏腑经脉，而为津液。"脾主运化，赖脾气之升清，将胃肠吸收的谷气与津液上输于心肺，而后输布全身。《脾胃论·脾胃胜衰论》曰："津液与气入于心，贯于肺，充实皮毛，散于百脉。"津液的生成是在脾的主导下，由胃、小肠、大肠的参与而共同完成的，但与其他脏腑也有关系。

津液的输布主要依靠脾、肺、肾、肝、心和三焦等脏腑生理功能的综合作用而完成的。心主血脉，津液和血液赖心阳之动力，方能运行环周不休。脾气主运化，将津液上输于肺，由肺的宣发和肃降，使津液输布全身而灌溉脏腑、形体和诸窍，"灌溉四旁"。《素问·厥论》谓："脾主为胃行其津液。"肺主行水，接受脾转输来的津液后，通过宣发作用将津液输布至人体上部和体表，又通过肃降作用，将津液输布至肾和膀胱以及人体下部形体。《素问·逆调论》："肾者水脏，主津液"，对津液输布起着主宰作用。肾中阳气的蒸腾气化作用，是谓"游溢精气"、脾的散精、肺的通调水道，以及小肠的分别清浊等作用的动力，推动着津液的输布；由肺下输至肾的津液，在肾的气化作用下，清者蒸腾，经三焦上输于肺而布散于全身，浊者化为尿液注入膀胱。肝主疏泄，使气机调畅，三焦气治，气行则津行，促进了津液的输布环流。三焦为"决渎之官"，气为水母，气能化水布津，三焦对水液有通调决渎之功，是津液在体内流注输布的通道。

　　津液的排泄主要依赖于肺、脾、肾等脏腑的综合调节作用。肺气宣发，将津液输布到体表皮毛，被阳气蒸腾而形成汗液，由汗孔排出体外。肺主呼吸，肺在呼气时也带走部分津液（水分）。尿液为津液代谢的最终产物，由于肾之气化作用与膀胱的气化作用相配合，共同形成尿液并排出体外。肾在维持人体津液代谢平衡中起着关键作用，"水为至阴，其本在肾"。大肠排出的水谷糟粕所形成的粪便中亦带走一些津液。

　　（3）津液的生理功能：津液的功能主要包括滋润濡养、化生血液、调节阴阳和排泄废物等。

　　津液以水为主体，富含营养物质，具有很强的滋润濡养作用。精、血、津、液四者在人之身，血为最多，精为最重，而津液之用为最大。分布于体表的津液，能滋润皮肤，温养肌肉，使肌肉丰润，毛发光泽；体内的津液能滋养脏腑，维持各脏腑的正常功能；注入孔窍的津液，使口、眼、鼻等九窍滋润；流入关节的津液，能温利关节；渗入骨髓的津液，能充养骨髓和脑髓。

　　津液经孙络渗入血脉之中，成为化生血液的基本成分之一。津液使血液充盈，并濡养和滑利血脉。《灵枢·痈疽》曰："中焦出气如露，上注溪谷，而渗孙脉，津液和调，变化而赤为血。"《脾胃论·用药宜忌论》"水入于经，其血乃成"。

　　津液作为阴精的一部分，对调节人体的阴阳平衡起着重要作用。脏腑之阴的正常与否，与津液的盛衰是分不开的。《灵枢·五癃津液别》："水谷入于口，输于肠胃，其液别为五，天寒衣薄则为溺与气，天热衣厚则为汗"，由此调节机体的阴阳平衡，从而维持人体的正常生命活动。

津液在其自身的代谢过程中，能把机体的代谢产物通过汗、尿等方式不断地排出体外，使机体各脏腑的气化活动正常。若代谢产物潴留于体内，将产生痰、饮、水、湿等多种病理变化。

（六）经络学说

经络学说是中医学理论体系的重要组成部分，也是针灸及推拿学的理论核心。经络学说的形成主要基于阴阳五行学说，与脏象、气血津液等学说互为补充。经络学说能够采用独到的模式深刻解释人体生理活动和病理变化规律，通过针灸、推拿以及气功等治疗方法，进行养生与防治疾病。经络学说对人体经络系统的组成、循行分布、生理功能、病理变化，以及与脏腑、气血相互关系等中医学理论，进行了深入的阐述。

1.经络的概念

经络是经和络的总称，由经脉、络脉及其连属部分构成的。

经，又称经脉，贯通上下，沟通内外，是在机体中纵行的主干。经脉大多循行于人体的深部，且有一定的循行部位。经脉系统：包括十二正经（手三阴经、足三阴经、手三阳经、足三阳经）；十二经别是十二经脉别出的正经，它们分别起于四肢，循行于体内，联系脏腑，上出颈项浅部。阳经的经别从本经别出而循行体内，上达头面后，仍回到本经。阴经的经别从本经别出而循行体内，上达头面后，与相为表里的阳经相合；十二经别加强了十二经脉中相为表里的两经之间的联系，而且联系了某些正经未循行到的器官与形体部位；十二经筋是十二经脉之气"结、聚、散、络"于筋肉、关节的体系，是十二经脉循行部位上分布于筋肉系统的总称，有联缀百骸，维络周身，主司关节运动的作用；十二皮部是十二经脉在体表一定部位上的反应区，是十二经脉的功能活动反映于体表的部位；冲脉、督脉、任脉、带脉、阴跷脉、阳跷脉、阴维脉、阳维脉，合称奇经八脉。奇经八脉具有统率、联络和调节全身气血盛衰的作用。

络，又称络脉，是经脉别出的分支，曰："支而横出者为络。"络脉纵横交错，网络全身，无处不至，形成了一个具有循行规律、作用明确的联系网络系统，能够将人体五脏六腑、肢体官窍及皮肉筋骨等组织紧密地结合为一个整体，保证了人体生命活动的正常进行。经络是运行气血，联络脏腑肢节，沟通内外上下，调节人体功能的一种特殊的通路系统。络脉有别络、孙络、浮络之分。别络有本经别走邻经之意，共有十五支，包括十二经脉在四肢各分出的络，躯干部的任脉络、督脉络及脾之大络。

十五别络的功能是加强表里阴阳两经的联系与调节作用。孙络是络脉中最细小的分支；浮络是浮行于浅表部位而常浮现的络脉。

2.经络的生理功能

构成经络系统和维持经络功能活动的基本物质，称之为经气，又称脉气。经气是人体真气的一部分，在其运行、输布过程中，表现为经脉的运动功能和整体的生命机能。气无形而血有质，气为阳，血为阴，一阴一阳，两相维系，气非血不和，血非气不运。运行于经脉之气，实际上包括了气以及由气化生的血、精、津液等物质，概言之为气血而已。因而，经脉是气血运行的通路。

（1）联系作用：依靠经络系统的沟通、联络作用，使人体的五脏六腑、四肢百骸、五官九窍、皮肉脉筋骨等，机体内外、上下保持协调统一，构成一个有机的协调共济整体。《灵枢·本脏》说："夫十二经脉者，内属于脏腑，外络于肢节。"

（2）感应作用：经络不仅有运行气血营养物质的功能，而且还有传导信息的作用，也是人体各组成部分之间的信息传导网络。经络循行四通八达而至机体每一个局部，从而使每一局部成为整体的缩影。脏腑功能活动的变化也可通过经络而反映于体表。针刺中的"得气"和"行气"现象，就是经络传导感应作用的表现。

（3）濡养作用：气血通过经络循环贯注而通达全身，发挥其营养脏腑组织器官、抗御外邪保卫机体的作用。《灵枢·本脏》说："经脉者，所以行血气而营阴阳，濡筋骨，利关节者也。"

（4）调节作用：经络能运行气血和协调阴阳，使人体机能活动保持相对的平衡。当人体发生疾病时，可运用针灸等治法以激发经络的调节作用，以"泻其有余，补其不足，阴阳平复"（《灵枢·刺节真邪》）。

3.经络学说的应用

（1）阐释病理变化：在正常生理情况下，经络有运行气血，感应传导的作用。病理变化时，经络是传递病邪和反映病变的途径。《素问·皮部论》曰："邪客于皮则腠理开，开则入客于络脉，络脉满则注于经脉，经脉满则入舍于脏腑也。"由于脏腑之间有经脉沟通联系，所以经络成为脏腑之间病变相互影响的途径。通过经络的传导，内脏的病变可以反映于外，表现于某些特定的部位或与其相应的官窍。

（2）指导疾病的诊断：经络能够反映所属脏腑经络的病证，根据疾病所出现的症状，结合经络循行的部位及所联系的脏腑，作为诊断疾病的依据。《灵枢·官能》所言："察其所痛，左右上下，知其寒温，何经所在。"

（3）指导疾病的治疗：经络学说被广泛地用以指导中医各临床科系的治疗。特别是对针灸、按摩和药物治疗，更具有重要指导意义。

针灸与按摩疗法的"循经取穴"，是根据某一经或某一脏腑的病变，而在病变的邻近部位或循行的远隔部位上取穴，以调整经络气血的功能活动，达到治疗的目的。穴位的选取，必须按经络学说进行辨证，断定疾病属于何经后，根据经络的循行分布路线和联系范围来选穴。被广泛用于临床的针刺麻醉，以及耳针/电针、穴位埋线、穴位结扎等等治疗方法，都是在经络学说的指导下进行的，并使经络学说得到一定的发展。

药物治疗也要以经络为渠道，通过经络的传导转输，才能使药到达病之所在，发挥其治疗作用。在长期临床实践的基础上，根据某些药物对某一脏腑经络有特殊作用，确定了"药物归经"理论。金元时期的医家张元素、李东垣按照经络学说，提出"引经报使"药，且能引他药归入各经而发挥治疗作用。

三、中医药学临床应用的辨证思维特色

中医药学是一种先进的系统生命科学认知体系，也是一门将信息调控作为医疗手段的医学。在发展的过程中，必须吸收人类文明的全部成果，要贯彻科学发展观。中医药学临床应用辨证思维的特色，体现在整体论观念，辨证论治的治疗原则，中药讲究药性的应用。

（一）整体观

整体论学说把事物看作是由诸种元素按一定结构形式组成的有机整体，要求用结构的观点、整体的观点去观察事物。整体论学说遵循的原则是事物的整体完整性，内外的统一性，"有其内必形其外""司外揣内"的有机联系性，稳定的结构性，要素的可分性，功能的可控性。

中医哲学是全部中医文化的理论基础，在中医文化中处于核心地位。中医药学在整体观念和辨证论治的思想指导下，经过哲学思想的概括，归类成一组有共同生理病理特点和规律的包括以现代消化系统为主的多器官系统的综合功能单位。在《黄帝内经》成书的时代，就已建立了系统完整的整体观念的理论体系，强调人体内部与外界的完整统一性。《黄帝内经》认为人体就是"天地之气生""天地合气，命之曰人""人与天地相应也""大人合一"，天地人共有同一个阴阳五行之理，保持人与自然的和谐。

中医药学基础理论中的天人相应的哲学思想、元气论自然观、阴阳五行学说、藏象和经络学说、营卫气血津液的生理功能，以阴阳五行学说和气一元论，建立

了对事物和现象的统一性、完整性和联系性认识的整体观念，形成朴素的对立统一论。"天人合一""生气通天"的思想原则，贯穿在中医药学的理论体系中，《素问·六节藏象论》云："天食人以五气，地食人以五味，五气入鼻，藏于心肺，上使五色修明，音声能彰；五味入口，藏于肠胃，味有所藏，以养五气，气和而生，津液相成，神乃自生。"中医药学的整体观，是将人体以五脏为中心的藏象学说为基础，研究脏腑的形态结构、生理功能、病理变化以及五大系统之间通过经络与精、气、血、营卫津液，把全身组织器官联系在一起，组成一个统一的整体维持生理活动。这些基础理论在整体观念的统筹下，相辅相成又互相制约，协调地完成机体的生理功能。

（二）系统论

人体科学一定要有系统观，这正是中医药学的特色。早在《黄帝内经》形成时，中医药学就建立了完整的系统理论体系，既强调人体内部的统一性，又重视人体与外界环境的统一性。阴阳学说是古人用以认识世界和解释世界的一种世界观和方法论，是事物性质和变化的根本法则。中医的阴阳学说是其系统论的体现。阴阳学说贯穿了中药学理论的各个方面，用以阐明人体组织结构、生理功能和疾病发生发展规律，并用以指导临床实践。《黄帝内经》曰："阴平阳秘，精神乃治。"人是阴阳对立的统一整体。阴阳互相调节，在对立中取得动态平衡，使五脏六腑的功能趋于正常。破坏了这种平衡，才会出现阴虚、阳虚、阴盛、阳亢等病理反应，病理变化在一定条件下可以相互转化。

（三）辨证论治

任何疾病的发生、发展都有一定的客观规律，进展过程中常会引起所属系统及整体功能紊乱。无论是诊断或治疗，都需要充分了解局部与整体之间的辨证关系，把握疾病演变过程中的细小变化，制订切合实际的诊治方案。坚持中医学辨证论治的临床思维，对疾病具有系统性和整体性的认识，把握人体的整体状态的调整。

中医诊断学的特点是坚持辨"病"与辨"证"相结合的原则。"病"是反映疾病全过程的总体属性、特征或规律的概念；"证"是反映疾病发展过程中某一阶段或瞬间的本质和内部联系的概念。辨"病"与辨"证"相结合诊断，体现疾病表现的经纬相交的对立统一观念，二者的纵横互补，构成了临床诊断的立体模型。中医诊断的方法学，在辨证施治的精神中，追求同中求异的个体化治疗特征，主张整体水平恢复机体的阴阳平衡，实现"异病同治，同病异治"的灵活性。中医治疗学的特色，集中地体现在整体调控与特效方药的结合上。中医药学有着安全有效的自然疗法，具有显著的效价和性价比；提倡治疗与养生的有机结合，"未病先防，既病防变"的"治未病"思想。所以，辨证论治最符合辩证唯物主义的精髓。

中医认为，同一疾病在不同的发展阶段，可以出现不同的证型；而不同的疾病在其发展过程中又可能出现同样的证型。因此在治疗疾病时就可以分别采取"同病异治"或"异病同治"的原则。"同病异治"即对同一疾病不同阶段出现的不同证型，采用不同的治法。例如，麻疹初期，疹未出透时，应当用发表透疹的治疗方法；麻疹中期通常肺热明显，治疗则须清解肺热；而至麻疹后期，多有余热未尽，伤及肺阴胃阴，此时治疗则应以养阴清热为主，虽然都诊断为麻疹，根据阶段出现的不同证型选用不同的治法。"异病同治"是指不同的疾病在发展过程中出现性质相同的证型，因而可以采用同样的治疗方法。比如，胸痹心痛与闭经是两种完全不同的疾病，但均可出现血瘀的证型，治疗都可用血府逐瘀汤进行活血化瘀。"同病异治""异病同治"正是辨证论治实质的体现。

辨证论治的依据主观指标多为症状，是患者主诉的；面色、舌诊、脉象为客观的指标。现代中医药学在传统望、闻、问、切的基础上，引进现代医学的生化和影像学等检查，增加了"四诊"的客观性，为辨证论治提供了更加科学性、准确性的依据。

中医临床治病的程序常为辨证论治、辨病论治、对症治疗、名医经验。在临床实践中，正虚者有气、血、阴、阳之别，邪结者有气、痰、瘀、湿毒之异，标本虚实有寒热之属。因此，只有准确地辨证，才可有效地论治。论治也有主次之分，先后之别，急者治其标，缓者治其本；治疗方法需要多元整合，综合治疗，如孙思邈云："杂合以治。"

（四）中药讲究药性

中药具有系统性。中药材有四气、五味、归经、升降、浮沉等中药的整体性。建立在辨证论治基础上的方剂组合，是单药的重新组合构成更新一层的系统。《内经·至真要大论》曰："谨察阴阳所在而调之，以平为期。"

临床治疗的科学思维，体现在治疗用药的种种方面。中药治病，由单药发展成药对、复方，是一个由简到繁、由浅入深的认识过程，是中药理论与辨证论治相结合而产生的理论体系。药物的体内代谢都有相应的方式和途径，临床应用的药物都具有双重性，脏腑的病损时，使药物毒副作用的显现，可能加重药物损伤。因此，辨证论治的用药应该体现有效、简单、毒副作用小、实现患者的最大利益化。

中药的系统化应用自《黄帝内经》《神农本草经》始，就讲究中药的药性、药味、用药理论做了论述。《伤寒杂病论》更是开创了中药处方的新纪元，理法方药的理论已经完备成熟，至明代《本草纲目》则是集中药理论之大成。《内经·至真要大论》："主病之为君，佐君之为臣，应臣之为使。"《神农本草经》："药有君、臣、佐、使，以相宣摄，合和宜用一君二臣三佐五使，又可一君三臣九佐使也。"李东垣则云："主病之为君，兼见何病佐使，则以药别之，此制方要药也。"相使配伍，以一主一辅，相辅相成，辅佐增效，辅药能够提高增强主药疗效，这是处方配伍的重要形式。体现了治病用药抓主要矛盾的用药方向。如明代何柏希《医学管见》所云："大抵药之治病，各有所主，主治者，君也；与君相反而相助者，佐也；引经及治病之药至于所病者，使也。"

病证有虚实、寒热、阴阳、表里之别，千变万化，不能拿固定的成方，治疗变化的疾病。在辨证论治的基础上，按"君、臣、佐、使"的组方原则选药。经过几千年的科学沉淀，成方有结构的稳定性，但也要掌握在应用的变化性和成方变化的规律性。"方以法出，法随证立，以法统方""药有个性之专长，方有合群之妙用"，所建立的方药论阐述了中药处方的各种规律及其所构成的重要关系的理论。历代医家总结出"功能用药""标本用药""正邪标本用药""病传标本用药""补泻用药""四时用药""五方用药"等用药理论，并形成经典名方。"方随法立，法从证出""证千变，药亦千变"，一定要以变化的处方治疗变化了的疾病。"古方不能治今病""师其法而不泥其方"。改变了药物间的配伍关系，也就改变了成方的总体功效。主药不变，主治病证不变；加味增加治疗兼证，加量改变原方作用的强度，扩大治疗范围，改变君使关系，主治病证。数方相合，用于治疗复杂之证。

在诊断和治疗的过程中，应辨证客观地看待各项检查指标，围绕主证，分清标本主次。有些异常指标可随着主要指标的好转而改善，不必刻意追求面面俱到，盲目地应用一些非必要的药物，不一定能收到满意的效果。应该知道药物的双重性，就体现在有效性和毒副作用上，减少和避免药物的毒副作用，也是立方遣药必须注意的重要事项。

四、循证医学在中医学中的应用

临床的科学思维包括诊断思维和治疗思维。在临床实践中，按照合理的逻辑推理方式进行诊断和治疗。建立临床诊断的科学思维，是临床医师利用已掌握的医学基本理论、基础知识、基本技能，把所获得的临床资料，进行演绎、推理、归纳、综合的过程。

中医药学从创建和发展的过程中，由于其哲学观念就决定了在临床实践中，不断地在理论和实践上遵循循证的原则，这种朴素的辩证唯物主义思想，贯穿了中医药学的发展史。

（一）循证医学的重要性

循证医学（evidence based medicine，EBM）是用现已存在的最佳医学科学证据指导临床实践，解决临床的实际问题。临床医师从自己的临床经验出发，结合个人的专业技能，慎重、准确和明智地应用当前所能获得的研究成果证实，同时应考虑到患者的愿望和应用价值，将医师、患者和证据三者完美地结合，制定出对患者最佳的治疗措施。EBM时代是要求遵循科学的原则和依据来做临床决策，进行合理的逻辑思维和推理，避免决策陷阱。"拉着EBM的手，跟着《指南》走"，是必须遵守的诊断和治疗的基本原则。

1.医师的业务水平

医师在循证医学的临床实践中，处于中心环节的关键地位。因此，医师业务水平高低就显得非常重要，事关人的生命安全和生活质量。科学技术的迅猛发展，使临床医学各学科高度交叉，互相融合渗透。EBM与传统医学最主要的区别在于所应用的实践证据，所采用的标准进行了严格地分析、评价。一般程序是医师在获得患者准确的临床依据的前提下，根据自己纯熟的临床经验和知识技能，分析并找出患者的主要临床问题（诊断、治疗、预后等），应用最佳、最新的科学证据，作出对患者的诊治决策。

医师应具有科学的思维，是指在科学领域的正确和高效的思维。科学思维的重要性就在于对同一组临床资料，不同的人、不同的思维的角度，可能得出不同的诊断和治疗结论。这除与所掌握的知识面有关外，与每个人的思维方法是否正确有密切相关性。由于出发的基点不同；掌握基础知识深浅不一；思维方法各异，是导致不同结论的关键。所以，正确的思想指导下，科学的思维是作为一个合格医师的基本条件。临床科学思维的特点，是以客观真实为依据。临床医师的主观思维，必须以患者的客观真实为基点，确保所获得资料（信息）的真实客观性，找出疾病发生和发展的特殊性，作出真实客观的判断是核心。科学的思维应从动态变化的视角观察任何一种疾病的发展过程。疾病的变化是绝对的，不变是相对的；在动态变化的过程中，每一个静止点都能反映客观真实；医师的思维必须注意病情动态变化的特点，随时调整诊断和治疗方案。认识疾病具有系统性和整体性，无论是诊断或治疗，都需要充分了解局部与整体之间的辩证关系，把握疾病演变过程中的细小变化，制订切合实际的诊治方案。

2.以患者为中心

患者是医师的服务对象，也是临床思维客体，更是施加各种检查和治疗方案的主体。以患者为中心，应该坚持用最简单的诊疗方法解决最复杂的问题，为患者谋求最大化的切身利益为宗旨。医疗实践既要遵循规则，更要灵活地应用规则，随时补充检查、调整治疗方案是治疗的关键。针对病因治疗，对任何一种疾病都是最恰当的治疗。

3.循证医学证据

循证医学是遵循现代最佳医学研究的证据（科研成果），将其应用于临床对患者进行诊断和治疗。最佳的循证医学证据，来源于精心设计的医学实践和严谨合理设计的医学实验，经过再加工，具有质量高和真实性好，同时具有临床重要的实用价值的证据资源，是循证医学临床应用的重要应用武器。最佳的循证医学证据的特征，具有真实性、重要性和实用性。

科学决策的步骤应遵循5A程序，①提出问题（Ask）；②寻找问题证据（Acquire）；③评价证据（Appraise）；④应用证据（Apply）；⑤评价结果（Assess）。针对临床实践，提出值得深思的问题。在临床实践中，循证医学的5A程序不断循环，形成临床科学思维，从而能作出科学的临床决策，最终达到提高临床诊断和治疗的水平。

（二）临床治疗总体思路

正确的诊断是有效治疗的切入点。以获得的临床资料为基础，用合理的逻辑思维推理方式，本着疾病的诊断先"一元论"后"多元论"的原则，得出初步诊断。再根据疾病的特征性表现，进行有选择性的检查，进一步完善临床诊断。以扎实的基础知识、丰富的临床经验、实事求是的工作态度、依据病理生理学的基础理论，对所获得的临床信息进行处理和循证医学评估，制订最佳治疗方案，经观察初步治疗效果，再进一步完善。

正确的临床决策，必须挖掘疾病（客观真实）的特殊性；运用逻辑思维，使用因果分析的推理方法，寻找病因、临床经过、治疗反应的逻辑关系；运用临床科学思维，作出正确的诊断、选择合理的治疗方案。依据VIP系统（Validity：可信性；Importance：重要性；Practice application：实用性）对循证的依据进行评价、采用。前瞻性随机双盲对照研究，可信度最高。若想达到科学临床决策的完美境界，必须是临床思维的思维真实与自然真实完美和谐的统一。

（三）治疗过程中的科学思维

在治疗过程中，疾病的变化是绝对的，在治疗的初始阶段，抓住主要问题进行了处理；在治疗的过程中，治疗手段为矛盾的可能转化提供了契机，这就需要依据病情的不断变化，对相关指标进行监测和客观地评估，及时修正治疗方案。治疗过程中的治疗手段应受客观检查指标的指导，但要找出影响疾病转归的主要指标，依据循证医学的最新治疗方法进行处理。在纠正异常指标时，要注意可能产生的相关变化，原来处于次要矛盾方面的问题转化为新的主要矛盾。所以，患者主动陈述病情和配合、高素质的医师充分应用自己的知识和新技能，发掘和掌握最佳证据，三者有机结合，方能对患者的诊治作出正确的决策，从而取得最佳治疗效果。

（四）临床应用药物的双重性

临床应用的药物都具有双重性，不适当的用药，可能加重毒副作用的显现。绝大部分的药物都是经肝脏代谢，或经肾脏排出。用药应该体现有效、简单、毒副作用小、实现患者的最大利益化。应辩证客观地看待各项检查指标，有些异常指标可随着主要指标的好转而改善，不必刻意追求面面俱到，盲目地应用一些非必要的药物。临床治疗的科学思维，体现在治疗用药的种种方面，防止药物性损伤。

五、中西医学结合的发展理念

中国医药学经过3000余年的历史发展史，在东西方两个不同的地域，基于不同的社会文化基础和哲学思想，逐渐形成了中医学和西医学截然不同的医学理论体系。中国医学和西方医学都产生于上古时期，人类与自然界的斗争过程中，不断积累经验逐渐形成了医疗知识体系，"神农尝百草，日遇七十毒"就是最好的写照。然而，由于地域的差别，不同的文化背景和哲学思想的差异，形成了不同的医疗体系。

中医药学所构建的独特的医学理论体系，在现代医学迅猛发展的冲击下，仍然保持强大的生命力，吸收了多学科的先进理念、知识和技术，促进了中药学的学术发展与创新，再造了新历史时期的辉煌。在我国具有特色的医疗体系中，有中医、西医并存，中西医结合正在兴起的生气勃勃局面。中西医结合的发展趋势，建立中西医结合的体制，创造现代中医学派。

（一）中西医结合的理念

中医和西医在疾病的认知方法、医学理论体系、诊疗体系的基本属性和特征等方面，都具有很大的差异性。中西医学基础理论的差异，治病和治人，整体和局部，微观的变化，都存在认知的不同。从整体出发，进行辨证是中医治疗疾病的基础和前提，而"证"就是中医治疗的靶标。中医学具有同病异治、异病同治的朴素辩证思维。西医的诊断单元则是疾病，诊断和鉴别诊断以及治疗措施都是以疾病为基础。实现中西医结合，更能提高疗效，全面体现疾病的性质。

中西医结合主要体现在学术上的结合，这是中西医结合的根本。落实在宏观与微观研究相结合，临床观察与实验研究相结合，辨病与辨证相结合，从而建立起中西医双重诊疗体系。中西医的临床指标可以互相印证、补充，但不能互相代替，一定要保持中医学的独立性，不能强行对号入座。

（二）中医学的特色

由于受传统哲学思想和社会文化氛围的深刻影响，中医药学从形成初期理论开始，就具有朴素的辩证唯物主义思想和整体观念的治疗原则。

1. 中医学的多重属性

中医学是世界上唯一经历了数千年绵延不断发展过程的生命科学，已经形成了符合现代医学观点的环境–社会–心理–生物–人伦等多元化的医学模式。中医学具有医学哲学交融的整体观念，在思维方法上以整体观念统领学科，并在整体观念下发展延伸，形成中医学的优势和特色。《黄帝内经》中强调道者需上知天文，下知地理，中知人事，使中医学除具有医学科学的共同特点外，还具有社会性的多重属性的特点。

2. 辨病与辨证相结合的思维

中医诊断学的特点是辨病与辨证相结合的原则。"病"是反映疾病全过程的总体属性、特征或规律的概念；"证"是反映疾病发展过程中某一阶段或瞬间的本质和内部联系的概念。辨病与辨证相结合诊断，体现疾病表现的经纬相交的对立统一观念，二者的纵横互补，构成了临床诊断的立体模型。中医诊断的方法学上，在辨证施治的精神中，追求同中求异的个体化治疗特征，实现"异病同治，同病异治"的灵活性。中医治疗学的特色，集中地体现在整体调控与特效方药的结合上。中医药学有着安全有效的自然疗法，具有显著的效价和性价比；提倡治疗与养生的有机结合，"未病先防，既病防变"的"治未病"思想。

3. 积极预防为主的思想

中医治疗的对象是人体，重点是"治疗未病"，注重对机体的整体调节和积极的预防思想。《素问·四气调神大论》认为："圣人不治已病治未病，不治已乱治未乱，此之谓也。夫病已成而后药之，乱已成而后治之，譬犹渴而穿井，斗而铸锥，不亦晚乎。"体现了积极的预防思想。《内经》提出"正气存内，邪不可干"的免疫预防思想。防止并发症的观念，是任何一种疾病的治疗过程中，都应注意的重要事项。《素问·阴阳应象大论》谓"邪风之至，疾如风雨，故善治者治皮毛，其次治肌肤，其次治六腑，其次治五脏。治五脏者，半生半死也"。汉·张仲景《金匮要略》："夫治未病者，见肝之病，知肝传脾，当先实脾。"清·叶天士提出治病应"先安未受邪之地"，这是既病防变的预防思想。

4. 复方用药的特点：

中药大多数成分复杂，活性成分通常含量极低。同种药物具有治疗意义的两极异常，对相反病证呈现对立的调节效应，几乎是中药广泛存在的共性。所形成的经典名方，经过几千年临床实践的科学积累，已经为历代医家所公认。

5. 中西医的互补性：

中、西医学虽然是两个不同的医疗体系，追根溯源二者在医疗实践中有很强的优势互补性。①西医辨病和中医辨证相结合，可以从不同的体系、不同的层面和角度认识疾病的本质和治疗规律；②西医在微观病原学和组织病理学等具体概念上具有显著的优势，而中医药在提高机体抗力和改善生活质量方面有显著的优势；③中医强调标本缓急，急则治标，缓则治本，因而急性病以西医为主，慢性病则中医调理见长；④西药成分明确，作用靶点显著，具有明显的专一性，而中药的未知数多，可以实现多环节、多靶点、多途径的协调作用，发挥综合治疗作用。

（三）西医学的特点

受西方哲学理念和逻辑概念的影响，西方医学以还原论思维方法为指导，从物化的角度把人体分成若干个局部去探讨生理和病理现象和变化实质。

1. 现代医学的认知方法学

现代医学的认知方法学是对疾病进行深入的纵向分析，直接探讨组织器官产生的生理和病理现象的原因和机制，建立了现代医学的逻辑概念体系。对疾病相关的并发症也采取横向分析的认知方法。

2. 不断探讨生物的微观世界

以还原论为指导，对医学现象不断地进行深入细致的剖析，由机体的整体向微观发展，由组织器官向细胞学及其超微结构深入，从物化的角度去探讨人体生理和病理现象和实质。

3. 医学概念的表达

现代医学对概念和术语的表达，多为直观、直接、具体的描述。概念和术语的形成，基于解剖观察、实验研究、流行病学调查等的结论。

4.结构与功能的关系

西医学的理论发展始终建立在组织器官结构的基础上，依赖于肉眼或借助于仪器设备、化学染色的观察与检测，进行组织细胞结构或/和功能的研究，所以，功能也是结构基础上的功能，体现了结构和功能的统一。

5.疾病诊断的建立

疾病的诊断确立在反映病变的基本性质，在很大程度上决定了疾病的治疗方法，可预示病变的发展趋势和预后。西医学的疾病诊断包括病因学、解剖部位、功能状态。

6.治疗手段的多样化

西医学的治疗手段和方法以祛除病灶为主要目的。分科较细，治疗方法多样化，常根据病变的性质、范围、时限和一些客观条件，决定单一治疗或多种方法、多学科合作治疗。

（四）中西医学结合的发展

西医渐进传入中国只有不足300年的历史，自清代的医家倡导中西医汇通至今，我国的"中西医结合"历经了百余年的争论和斗争，新中国成立后才重新确立了中医药学应有的政治和学术地位。

1.中西医结合发展的历史阶段

中西医结合发展历经了多个阶段。自清末以来，受洋务派"中学为体、西学为用"思想的影响，认为中西医各有所长，主张两种学术汇通，并从理论和临证方面提出一系列的认知和方法，其核心虽在"保"或肯定中医，但亦不否认西医的理论，可以说是中西医临床结合的初步尝试。可称为中西医汇通阶段。

受"五四"新文化运动倡导"科学与民主"思潮的影响，以为中医经验可贵，但理论不科学，主张以科学方式整理、改进中医，使中医学"科学化"。对中医偏激的批评，甚至提出消灭中医的主张。种种歧视限制中医的政策、措施，使得中医在近代中国的发展举步维艰。

新中国成立后，在政府的支持下，承接中西医汇通，中医科学化的余波，开展了有计划、有组织的西医学习中医，中西医结合研究，产生了"中西医结合"概念。1954年毛泽东先后提出"中国对世界的伟大贡献，中医是其中一项""把中医中药的知识和西医西药的知识结合起来，创造中国统一的新医学、新药学""中国医药学是一个伟大的宝库，应该努力发掘，加以提高"。1958年全国各省都成立了中医学院，在全国开办"西学中"班。1980年国务院批准"中医、西医、中西医长期并存，共同发展"的决策，1992年，国家标准《学科分类与代码》（GB/T 13745-1992）将"中西医结合医学"列为一个独立的学科。2016年国务院提出中医药学的15年发展纲要，迎来中西医结合发展的又一个春天。

2. 中西医结合医学的学术价值

中西医结合医学是指综合运用中西医药的理论和方法，使中西医药学相互交叉、相互渗透中产生的新理论与新方法；通过研究人体结构与功能，人体与环境的要求，探索并解决人类健康、疾病与生命问题的科学。

临床是中西医结合研究的重要领域，其研究应该遵循中西医结合研究的一般原则，同时其研究成果应能增强临床诊疗理论与方法的科学性，并要达到提高临床疗效的应用效果。中西医结合临床医学兼容共建了中医学与西医学的长处，客观上成为传统中医学与现代医学的连接点，为两大医学体系相互结合，互补应用，提高了临床诊疗水平，已成为不争的事实。

中西医结合是中国在20世纪对人类医学发展的一大创举和贡献，人类医学特别是各国各民族传统医药发展带来了深刻启迪和深远影响。"结合医学"已为人们普遍接受，成为20世纪人类医学的新概念。40余年的实践表明，中国在世界上首创中西医结合医学，成为我国医学科学和卫生事业的一大优势。几十年来，在心血管、肾阴阳本质探讨、中药防治甲型H1N1流感、血管性痴呆、醒脑开窍针法、运针刺治疗海洛因成瘾、草药雷公藤治疗慢性肾炎、砒霜（三氧化二砷）治疗急性早幼性白血病、络病学说深入研究、青蒿（青蒿素）抗疟药等方面取得了令世人瞩目的巨大成绩。

科学不是空洞的东西，几千年的实践证明；中医学对许多疾病是有疗效的，这就是科学性、真理性最有力的证明；现代化的科学也不是天上掉下来的，而是历史的继承。中医学理论吸取了中国古代多种学科的成就，尽管今天看来还存在着局限性，但它包含的合理内核或科学内涵是否定不了的。

3. 中西医结合的深入发展

中西医结合是中西医两种医学的取长补短，相互渗透。一般来说，中医重视辨证论治，强调具体情况具体分析，注重人体内在的抗病能力，体现了中医学整体观念。西医以辨病为主，重视局部性改变和功能变化，在诊断和治疗方面有许多特长。因此辨证与辨病相结合，即为中西医结合临床研究的基本思路。

（1）辨病与辨证相结合：在西医作出诊断的前提下进行中医辨证论治，是目前中西医结合临床诊断及辨证治疗经常采用的方法。辨证论治作为一种诊疗原则是必要的，但原则实现的程度，还取决于我们对具体环节的认识。"病无定证"是中医学辨证思维的结晶，又是"医者意也"的产物。

病症诊断的结合：简言之是双辨诊断，是对同一患者的疾病状况作出中医病、当时证的诊断；同时又作出西医疾病诊断——这是目前中医医院临床的诊断模式。

病证施治的结合：将西医辨病与中医辨证论治相结合，本身就体现了同病异治的原则。根据临床具体情况（如患者、病种、诊疗条件、病况分析等）按不同的思路，灵活采用中医辨证论治和（或）西医病因治疗，目的必须是提高临床疗效。

（2）宏观辨证与微观辨证相结合：所谓微观辨证，即是临床上收集辨证素材的过程中引进现代医学的先进技术，发挥它们长于在较深入的层次上，微观地认识机体结构、代谢和功能的特点，更完整、更准确、更本质地阐明证的诊断基础。简言之，是试用微观指标认识和辨别证。

（3）功能辨证和形态辨证相结合：功能辨证是指以中医生理功能为依据的临床症状辨证；形态辨证是指以西医解剖结合改变为依据的病理结构改变。两者相结合是将中医传统的辨证方法与西医病理形态变化相结合起来认识疾病和提出相关诊断。

（4）病证舍从：西医治病与中医治证各有其"理"，各有所据。在一般情况下，两者可以并行不悖，相济为用。若两者的治疗理论上发生矛盾，医理有悖时，则只能依据临证当时的具体情况，舍弃次要方面，而依从其矛盾的主要方面，既称为病证舍从。

（5）构建中西医双重诊疗体系：建立中西医双重诊断标准，首先对疾病进行明确诊断，然后根据某些肝病不同阶段不同环节的临床表现，确定相应的中医证型，证型要规范、标准，而后确立治法，选用相应的方药进行治疗。建立科学统一的中西医疗效评估标准，其基本原则是既充分反映现代化医学疗效评估的方法与模式，又要体现中医特点，要做到长期疗效与近期疗效相结合，整体疗效与局部疗效相结合。疗效标准既有质的疗效体现，又有量的变化反映，既反映个体疗效，又反映普遍规律。疗效评估体系还要设计疗程、用药剂量、调方标准、停药标准等，要有近期与远期随访，还要制定出体现生活治疗改善状况的标准。建立脾胃病中医药学对症治疗框架，充分发挥中医药独特的疗效优势，首先体现在改善和消除症状与体征方面，可以作为脾胃病最好的对症治疗。对常见症状发生的性质、程度、久暂、部位、病机规律等进行综合分析，然后确立相应的治法学范围、选用相对固定的方药，形成一个合乎临床规律与中医辨证原则的对症治疗框架，从而使肝病治疗学的内容更加丰富。

中成药已经成为中医药治疗的重要方法，规范化应用中成药，发扬中成药的主要优势，使药物的量效关系相对明确，服用相对方便，依从性相对较好，易于持久发挥药效。中成药选择的基本原则。首先应掌握中成药的功效主治与适应证,明确针对中医病症、针对西医疾病、针对特定治疗、针对某些环节的用药,达到安全有效的目的。

在中西医互相渗透的过程中,要选准切入点和突破口,如治疗脂肪肝就应将调节脂质代谢、减轻肝脏炎症及阻抑肝纤维化的发生和发展作为切入点,目标明确,则可收效可更为快捷。而将肝病研究领域中中西医结合最有希望获得突破的问题进行研究与攻关,如中药复方抗肝纤维化的研究已获得许多可喜的成果,研究前景广阔,以此为突破口则可能取得突破性成果。

4.中西医学结合的展望

中医药学的科学性是属于复杂体系的范畴,不能简单地用西医的方法去界定。现代医学在我国取得了长足进步,有许多专业站在了世界的前列。中西医结合医学是中医学和现代医学碰撞和互相交融所催生的必然产物,经过几代人的努力,会发出璀璨的光芒,立足于世界医学之林。

(1)中西医结合医学存在的必要性和必然性:中西医结合不是中医和西医简单叠加,而是积极利用现代科学技术,在一些疑难疾病等方面深入开展中西医结合研究,发掘祖国医学遗产,取中西医药之长,融会贯通,充分吸收中医、西医两种医学特长,发掘、整理、研究、阐明中医药学的经验真知和理论精华,促进中西医结合医学理论不断向纵深发展,探索并解决人类健康、疾病及生命问题。

(2)中西医结合应建立独立的理论学说:医学研究和服务的对象都是人,它不仅是世界上最复杂的研究个体。而且具有生物、社会和心理的多重属性,所以任何单一的、物理的、化学的或生物的方法均不可能完成对人体的完整研究,而只有开展多学科交叉渗透,才能对人体进行多层次,多角度的综合研究,得到较为完整的认识。中医学、现代医学并存并重是我国的特殊的医疗环境。为此,中西医结合临床医学的诞生,是我国医学发展的历史必然。在当代中西医结合研究中,必然优先开展中西医理论和方法比较研究。通过对中西医结合临床思维的探讨可以表明,无论从理论上还是医疗领域都说明了把中医和西医的长处集中起来,将有着无比的优越性,这种在诊断上相辅相成,在治疗上相互融合,在技术上相互渗透,在药学上互为补充,在理论上融会贯通,共同提高,共同探索医学科学和疾病发生发展及其转归的内在规律,就能够逐步形成中西医结合理论学说。

(3)中西医结合的研究方向:随着现代生活环境和人们生活习惯的改变,疾病也越来越复杂化,无论是中医或是西医都不能单独地取得较好的疗效,而中西医结合可以充分发挥各自的优势，相互补充，互相融合，从而提高对疾病治疗取得特有的疗效。

①重在融合"病""症"与"证"概念研究：现代医学的病名定义严谨，有较明确的病理生理学、病理解剖学系统的理论基础，以及临床表现演变过程及辅助检查等客观量化指标，而传统中医学所普及病名较宏观，内容涉及较广，缺乏特异性、针对性的客观指标。传统中医学的"证"是从客观角度及阐述疾病过程中某一阶段的特征性表现，也缺乏特异性客观指标。所以，在"症"与"证"的概念上，应结合现代医学理论着重进行研究。

②重在研究四诊与现代检查的结合：传统中医学的四诊合参的诊查方法，凝集了两千多年以来历代医学先贤大家的智慧和宝贵经验，是较真实地反映了疾病的病因病机和诊断方法，具有宏观的整体观念反映疾病的本质，其局限性是缺乏对人体疾病微观的具体认识。而现代医学重视对人体的微观研究，却也常忽略宏观人与自然的、社会的协调统一和人体自身的协调统一关系。如能汲取两者之长，辨病与辨证相结合，及时吸取现代医学研究成果，势必减低对疾病认识的盲目性，做出恰当的诊断处理，促进祖国医学的深入发展。

③重在制定统一的"病"与"证"诊断辨证标准：在科学技术飞速发展的今天，传统中医学及现代医学均受到挑战。西医辨病的长处在于不断地通过科学技术进步，反映疾病的本质，增强对疾病病理变化的认知能力；中医辨证的长处能获得机体整体的机能变化，把握机体偏离正常的状态。辨病和辨证的相结合，应该是中西医结合有效的切入点。而建立切实可行的"证"的量化标准，是中西医结合临床研究的重点方向。

④重在恰当使用治疗手段：中西医结合临床治疗是依据某种疾病的病理生理改变及临床表现，根据疾病的不同阶段，采取中医和西医两大医疗体系中有确切疗效的治疗方法进行治疗，以期达到治愈疾病的目的。治疗方法可同时进行或序贯应用，并不是把中药和西药简单地重叠、同时应用于某种疾病的治疗即为中西医治疗。中西医结合临床应用，是一个很复杂的系统工程，在坚持各自理论体系的基础上，需要认真研究，总结经验，找到互相融合的切入点，形成科学的治疗体系。

第二章 《脾胃论》的生理学

　　《脾胃论》是由金元时期的医学家李杲（东垣）所创立，并由其嫡传弟子罗天益整理成书，流传于世。经历代医学家对脾胃病证的病因病机、临床表现、辨证论治等诸方面进行深入的探索，积累了丰富的经验，获得良好的效果。由此脾胃学说成为中医学理论体系的重要组成部分。

一、《脾胃论》对脾胃病诊治的影响

　　李东垣的《脾胃论》使医学思想由原来的以临床经方为主的治学方式，向系统医学理论的方向转化，把中医学理论更加向系统化、哲学化推进。脾胃学说是中医药学理论体系的重要组成部分，为中医理论体系的发展，作出了重大贡献。

（一）《脾胃论》创立的理论基础

　　中医药学创立于先秦时期的《黄帝内经》和《难经》，发展于汉唐时期，成熟于金元时期，明清时期得到进一步完善发展，到了现代更取得了长足进步。所以，脾胃学说经历代医学家对脾胃病证的病因病机、临床表现、辨证论治等诸方面进行深入的探索，积累了丰富的经验，获得良好的效果，因而脾胃学说成为中医学理论体系的重要组成部分。

　　《脾胃论》的产生受到社会背景的影响，是中医药学发展史的必然结果。中国哲学在宋朝明代时期，以理学形式表现出来，宋代为理学发端与集大成的时期，程朱理学家建立了一套理学的道德性命之学。朱熹的《朱子语录》中说："天地之间，有理有气。理也者，形而上之道也，生物之本也。气也者，形而下之器也，生物之具也。"又云："阳中有阴，阴中有阳，错综无穷是也。""统言阴阳，只有两端，而阴中内分阴阳，阳中也有阴阳，……人身气属阳，而气有阴阳；血属阴而血有阴阳。"此源于《素问·阴阳应象大论》"阳根于阴，阴根于阳"的论述。当时的医学也随之《黄帝内经》的五运六气的理论，医学的思想由原来的以临床经验方为主的治学方式向系统医学理论的方向转化，更加地把中医理论哲学化、系统化。另外，由于金元时期的《太平惠民和剂局方》出现，曾流行"可以据证检方，即方用药，不必求医，不必修制，寻贶见成散，病痛即可安痊"。病者便据证"而检方"，医者也忽视了辨证论治的治学方式。李东垣长时间在民间行医，深知这种医疗思想的流弊和这种医疗行径的危害，因而悉心总结创建了脾胃学说。

脾胃学说基于先秦时期形成的《黄帝内经》《难经》对脾、胃的解剖形态部位、脏腑的生物特性、生理功能和病理变化的深刻阐述。《素问·灵兰秘典论》："脾胃者，仓廪之官，五味出焉。"《灵枢·五味》："胃者，五脏六腑之海也，水谷皆入于胃，五脏六腑皆禀气于胃。"《灵枢·脉度》："脾气通于口，脾和则口能知五味矣。"《素问·玉机真脏论》："五脏者皆禀气于胃，胃者五脏之本也。"《素问·阴阳应象大论》："谷气通于脾。六经为川，肠胃为海，九窍为水注之气。九窍者，五脏主之。五脏皆得胃气，乃能通利。"《素问·平人气象论》："人以水谷为本，故人绝水谷则死，脉无胃气亦死。"《黄帝内经》关于脾胃的诸多论述，为《脾胃论》的诞生，奠定了雄厚的理论基础。

《难经》也为脾胃学说提供了理论依据。《难经·十五难》："春脉微弦，曰平。弦多胃气少，曰病。但弦无胃气，曰死。春以胃气为本。夏脉微钩，曰平。钩多胃气少，曰病。但钩无胃气，曰死。夏以胃气为本。秋脉微毛，曰平。毛多胃气少，曰病。但毛无胃气，曰死。秋胃气为本。冬脉微石，曰平。石多胃气少。曰病。但石无胃气，曰死。冬以胃气为本。胃者，水谷之海也，主禀四时，故皆以胃气为本，是谓四时之变病，死生之要会也。脾者，中州也，其平和不可得见，衰乃见耳。来如雀之啄，如水之下漏，是脾之衰见也。"《难经·三十一难》："望而知之者，望其五色，以知其病；闻而知之者，闻其五音，以别其病；问而知之者，问其欲五味，以知其病所在也；切而知之者，诊其寸口，视其虚实，病在何脏也。"《难经·七十七难》云："所谓治未病者，见肝之病，则知巧当传之于脾，故先实其脾气，无令得受肝之邪，故曰治未病焉。"

张仲景"勤求古训，博采众方"，十分重视脾胃功能，从诊断、辨证、治则、方药等诸方面为脾胃学说的产生提供了临床证治基础，在《伤寒杂病论》中明确提出的"四季脾旺不受邪"思想和"辨证论治"的治疗原则。《伤寒论》十六条："观其脉证，知犯何逆，随证治之。"这是辨证论治的高度概括，是《伤寒论》的精髓。《伤寒论》一八〇条："阳明之为病，胃家实是也。"一八五条总结《素问·热论》中有关阳明病形证，并结合自己的临床实践经验，高度概括为"胃家实"，分为"太阳阳明""正阳阳明""少阳阳明"三类。二七三条记载："太阴之为病，腹满而吐，食不下，自利益甚，时腹自痛。"为太阴病的诊断提供了依据。三二六条云："厥阴之为病，消渴，气上撞心，心中疼热；饥而不欲食，食则吐，蛔下之，利不止。"李东垣吸收了《伤寒论》对阳明病病理机制高度概括的思想。

《脾胃论》是李东垣师承张元素的脏腑辨证论治基础上发展而来。《医学启源》中说："胃者，人之根本，胃气壮，则五脏六腑皆壮……胃气绝，五日死。" 张元素开创了中药理论的新纪元，首创的药物归经理论学说。李东垣继承张元素在《伤寒论》六经分证的基础上，发展了业师的药性理论，提出药类法象概念，对后世也产生了深远影响。李东垣结合自己的临床实践，确立新的思维方法，对脾胃的解剖、生理、病理、治疗与预防等方面，在医疗实践中进一步的检验提升，均进行了深刻的论述。在其晚年创立脾胃学说中，强调"调脾胃以安五脏"的治疗原则，提出"脾胃内伤，百病由生"的经典论断流传于世，使脾胃病治疗获得了一个新的发展阶段。

（二）脾胃论的学术发展

脾胃学说对后世的医学发展影响很大。《脾胃论》建立后的明清诸多医学家对脾胃病病证的病因病机、临床表现、辨证论治等又进行了深入探讨，积累了丰富的经验。

王好古继承了张元素和李东垣学术思想，在《阴证略例》中提出"阴证论"，阐发阴证的理法方药，补充了《脾胃论》的未备。《阴证略例·扁鹊仲景例》："有单衣而感于外者，有空腹而感于内者，有单衣空腹而内外俱感者，所禀轻重不一，在人体气虚实之所得耳；岂特内寒饮冷，误服凉药而独得阴证哉。重而不治者，以其虚人，内已伏阴，外又感寒，内外俱病，所以不可治也。"认为阴证的病因是人体脾胃气虚、阴邪内伏，治疗上主张温养脾胃，提倡五脏苦欲补泄用药。李东垣的入室弟子罗天益既继承业师的传统学术思想，又善于汇通张元素和李东垣的学术所长，提出以养胃气为本，以"三焦"论治脾胃病。所著《卫生宝鉴》云："营运之气，出自中焦，中焦者，胃也。胃气弱不能布散水谷之气，荣养脏腑经络皮毛，气行而涩为浮肿，大便消多而浮肿肠鸣，皆湿气盛也。四时五脏皆以胃气为本，五脏有胃气，则和平而安"。在《卫生宝鉴·饮食自倍乃伤治验》说："今饮食失节，肠胃俱实，胃气不能腐熟，脾气不能运化，三焦之气不能升降，故成伤也"。认为审证用药时，辨治热病有"上焦热""中焦热""下焦热"之分，辨治寒病有"上焦寒""下焦寒"之别。用药重在甘辛温补，"甘辛相合，脾胃健而荣卫通"。明·卢之颐《本草乘雅半偈·乘雅半偈采录诸书大意》："脾胃一论，谓其以一脏具五脏体，一气备五气用，发人未发，真千古之卓见也"。明代医学家薛己在《内科摘要》中提出："命门火衰，不能生土，土虚寒使之然也。"认识到命门火衰亦能导致脾胃虚损，强调"人以脾胃为本""人之胃气受伤，则虚证蜂起"。《明医杂著·丹溪治病不出乎气血痰郁》："人以脾胃为本，纳五谷，化精液，其清者入荣，浊者入卫，阴阳得此，是谓生化，故阳则发于四肢，阴则行于五脏。土旺于四时，善载乎万物，人得土以养百骸，身失土以枯四肢。"对脾胃生理的认识多从脾胃与气血的生化立论，认为脾胃是气血之本，脾为统血之脏，生血必以调补脾胃阳气为先。著名医学家张景岳《景岳全书》中倡导"五脏之邪，皆通脾胃。"对六淫犯脾胃，制定了整套治疗大法，"善治脾者，能调五脏，即所以治脾胃也；能治脾胃而使食进胃强，即所以安五脏也。""风邪胜者，宜散之""寒邪胜者，宜温之""热邪胜者，宜寒之""湿邪胜者，宜燥之"。提出"有胃气则生，无胃气则死"的论断。"凡胃气之关于人者，无所不至，即脏腑、声色、脉候、形体，无不皆有胃气，若失，便是凶候。清代名医李中梓在《医宗必读》中提出："肾为先天之本，脾为后天之本"的学术观点。"胃气一败，百药难施，一有此身，必资谷气，谷入于胃，洒陈于六腑而气至，和调于五脏而血生。而人资之以为生者也，故曰后天之本在脾"。叶天士认为："脏宜藏，腑宜通，脏腑之体用各殊也。"因而"胃喜润化恶躁"的观点，并根据李东垣的"湿能滋养于胃，胃湿有余，亦当泄湿之太过，胃之不足，惟温物能滋养"观点，提出"养胃阴"的学术观点。所著《临证指南医案》中云："胃为阳土，非阴柔不肯协和""脾喜刚燥，胃喜柔润""盖胃腑为阳土，阳土喜柔，偏恶刚燥，若四君、异功等，竟是治脾之药，腑宜通即补"。清代温病学家吴鞠通总结出温邪传入脾胃传变规律。《温病条辨·中焦》谓："湿之入中焦，有寒湿，有热湿，有自表传来，有水谷内蕴，有内外相合。其中伤也，有伤脾阳，有伤脾阴，有伤胃阳，有伤胃阴，有两伤脾胃。伤脾胃之阳者，十常八九，伤脾胃之阴者，十居一二。彼此混淆，治不中窾，遗患无穷，临证细推，不可泛论。"作为湿证治疗的总纲，丰富了中焦湿热之邪治疗方药。

（三）脾胃论学术的现代创新

脾胃学说是中医药学中一颗光彩夺目的瑰宝。经过长期实践，已被证明不仅是阐明机体生理活动与病理机制的中心环节，而且也是临床治疗学的理论依据；不仅在消化系统疾病防治方面有重要指导意义，而且在临床各科疾病防治中也得到广泛应用。新中国成立和改革开放以来有许多中医学大家，在脾胃病诊断和治疗理论上，有许多创新发展。

京城的四大名医孔伯华著有《脾病论》，提倡实脾渗湿，临证施治时突出了调整脾胃病变。如朱丹溪所云："实脾土，燥脾湿，乃治痰之本。"

刘渡舟教授提出："阴虚性肝胃不和"证，不能与一般的肝胃不和相提并论。脾胃之阴液，具有节制肝胃之气阳的作用。肝阴虚所致的肝气横逆，以及胃之液亏损所致的胃气失和降，相互影响，造成阴虚性肝胃不和。肝阴虚为主的肝胃不和证，凡阴血虚损不能滋养肝体，肝失所养，变柔为刚，而使肝气横逆，则胃首当其冲。而叶天士："厥阴之气上干，阳明之气失降。"胃阴虚为主的肝胃不和证：胃之阴液不足，不但不能濡养胃阳而使其燥气得逞，还能导致肝失疏泄而风阳发动，即叶天士："胃汁竭，肝风动。"

董建华教授创立了辨治湿热病之期分证的学说：表证期，表里期和里证期，作为辨治湿热病的总纲领。以"通降论"的学术思想，生理上以降为畅，病理上因滞而病，治疗上以通祛疾。以胃为中心，由胃及脾，由脾胃联系其他脏腑气血阴阳，纲目分明。通降是为胃的生理特点的集中体现，"传化物而不藏"，其病理特点是一个"滞学"。调理气血治疗胃病，需分清脏腑经络气血。达到调和中焦气机，胃腑血络的作用。胃病可以及脾，脾病亦可以传胃，提出治疗脾胃病的脾胃合治、脾胃分治两立论。

颜正华教授非常推崇"脾胃为气血生化之源，后天之本"，因而，在临床诊治过程中调护脾胃的思想贯穿于诊治的始终，辨证立法时不忘脾胃，遣药立方顾护脾胃，提倡用药要轻灵平和，以保脾胃之气。

邓铁涛教授在五行学说的基础上提出"五脏相关"学说，在生理状态下，五脏相应的六腑等组织器官，在脏脏、腑脏、腑腑与外界间转化，纵横交错的多维度关系。互相促进、制约，各自发挥不同的生理功能，共同维持机体的协调统一。病理状态下，可转化相乘、相克、相侮的关系。尤为重视脾胃的重要作用，提出"脾胃虚损五脏相关"的理论。

周幕新是儿科名医大家，认为脾胃健则五脏皆荣，脾胃弱则五脏俱损。治儿科病首先要使脾健胃和，方能扶正胜邪。强调"先天之肾无力追补，后天之脾着力助培健，盖脾健则肾强矣"。

国医大师蒲辅周认为：凡病之发生、转归，莫不与脾胃有关。云："体壮实，祛邪即保胃气，邪气除则胃气自然通畅；胃气通则宜养，脾后天滋生有源，中气斡旋得交，疾病始有转机。"治疗中保胃气贯穿始终。

李玉奇教授著有《医门心镜》，精研《脾胃论》，认为"治胃先治降，使脾得运化，为胃行其气，胃得脾气而升降，使药调之，病乃告愈"。提出"以痈论治"理论的核心是用"清热解毒"的方法治疗胃炎，每每取得奇特的疗效。

王道坤教授，创立"风火痰瘀"辨治疑难病的辨证等法，开创敦煌医学研究先河，独树一帜用敦煌禁秘方治疗慢性萎缩性胃炎。提出新脾胃论，反映了多学科交叉、沟通与渗透，充实了脾胃说的研究思路、方法和手段。

（四）脾胃病的现代研究进展

2017年由唐旭东教授等组织众多专家撰写了《常见脾胃病中医临床实践指南》，对17种脾胃病制定了指南和专家共识。站在中西医结合的角度，以循证医学现代方法，规范脾胃病的临床诊断和治疗，是一本有实用价值的工具书，为创造现代中医学作出贡献。

脾胃病的临床症状，多种消化系统疾病互相重叠，缺乏严格的特异性。因此，现代中医学应结合血、尿、便的常规检查，生化学指标，CT、MRI等常规检查，更有助于中医临床分型辨证论治，形成西医现代化检查为用。应用多学科的交叉、沟通与渗透，以期充实中医脾胃学说的研究思路、方法和手段。

二、脾胃的生理学特点

在以五脏为中心的藏象理论体系中，"胃"虽为六腑，却以纳水谷、化精微、滋五脏、通阴阳、调气机的功能，几乎被赋予与五脏同等重要的特殊地位。没有胃的受纳、腐熟水谷、化生精微，与脾胃功能的相关藏象，就无法正常运转。《素问·热论》曰："阳明者，十二经脉之长也，其血气盛，故不知人，三日其气乃尽，故死矣。"指出胃之气血旺盛，即便是五脏已伤，六腑不通，荣卫不行，仍需三日将阳明之气血耗尽，病者乃死。

（一）相关藏象的生理变化

由脾胃主导的消化系统包括脾、胃、小肠、大肠、三焦等脏腑。《灵枢·营卫生会》曰："胆、胃、大肠、小肠、膀胱、三焦，六腑皆为阳。"但是，消化系统功能的完成，需要其他脏腑共同协力实现。《素问·玉机真藏论》云："五脏者，皆禀气于胃。胃者，五脏之本也。藏气者，不能自致于手太阴，必因于胃气，乃至于手太阴也。"《景岳全书·脾胃》亦云："脾为五脏，灌溉四旁，是以五脏中皆有脾气，而脾胃中亦有五脏之气。"

1.脾胃

脾主运化、升清、统血，为气血生化之源。胃主受纳、降浊、腐熟水谷，为水谷之海。《素问·经脉别论》："食气入胃，散精于肝，淫气于筋，食气入胃，浊气归心，淫精于脉。饮入于胃，游溢精气，上输于脾，脾气散精，上归于肺，通调水道，下输膀胱，水精四布，五经并行。"《伤寒论》认为："阳明居中主土，万物所化无所复。"脾为湿土属阴恶湿，胃为燥土属阳恶燥。脾之与胃，燥湿相济，升降相因，才能维持人体正常生理活动。《临证指南医案》有云："纳食主胃，运化主脾，脾升则健，胃降则和。"《医碥·血》："胃中水谷之清气，借脾之运化成血，故曰生化于脾。"《景岳全书·脏象别论》也云："血者水谷之精也。源源而来，而实生化于脾。"《素问·痿论》曰："脾为胃行其津液"。《医学传心·卷一》认为："阳明多气多血，津液所聚而滋养百脉，故阳明以津为本。"由此而知，人体的气血津液均由脾胃受纳、运化，升清、降浊而成。

2.小肠大肠

小肠主受盛、化物和泌别清浊，与心相表里。大肠主传化糟粕，再吸收水分，与肺相表里。在生理功能上，《灵枢·本输》则认为："大肠、小肠，皆属于胃，是足阳明也。"《脾胃论》则说："六腑受气于胃""胃气不及，大肠、小肠无所禀受。"小肠的消化水谷、吸收精微、传化食糜，也是脾胃升清降浊的一部分。大肠以降为顺，以滞为病，与肺的宣肃功能有关。《素问·五脏别论》云："夫胃、大肠、小肠、三焦、膀胱，此五者天气之所生也，其气象天，故泻而不藏，此受五脏浊气，名曰传化之腑，此不能久留，输泻者也。"

3.心肺

心主血脉，藏神。心主血脉，行血以输送营养物质，营养各脏腑，也促进血液的生成；水谷精微通过脾的转输升清作用，上输于心肺，在肺吐故纳新之后，复注于心脉化赤而变成新鲜血液。《侣山堂类辨》说："血乃中焦之汁，流溢于中以为精，奉心化赤而为血。"《医碥·血》曰："血为心火之化，以其为心火所成……故经谓心生血，又云血属于心"。脾胃是气血生化之源。心的气血阴阳要靠脾胃、肝肾和肺来供应，脾胃更要靠心血濡养。从而形成互相依赖，互相协调的关系。

肺主气、宣肃，通调水道，与大肠相表里。肺主一身之气，滋养之气是由肺吸入的清气和脾胃生化的水谷精气相合而成，通过肺宣发和肃降来实现。肺朝百脉、主治节。《灵枢·营卫生会》："中焦亦并胃中，出上焦之后，此所受气者，泌糟粕，蒸津液，化其精微，上注于肺脉，乃化而为血"。脾胃的水谷精微，化生为营气和津液等，通过经脉而汇聚于肺，赖肺的呼吸交换之后方始化而为血。

4.肝胆

肝体阴用阳，主疏泄、藏血，具有疏通和升发全身气、血、津液的功能。疏泄可使全身气机、情志条畅，血、津液畅运，促进脾胃运化及胆汁分泌、排泄。因精血同源，肝藏血充足，故肾亦有所藏，精有所资，精充则血足。《素问·六节藏象论》中云："肝……其充在筋，以生血气"。

胆为"中精之腑"，主贮存胆汁，受肝疏泄功能的调节，与肝同行助脾胃运化功能和直接消化食物，且能温煦诸脏。

5.肾

肾主藏精，主五液。肾精肾气互为生化，共同构成人体的基本物质，也是功能活动的物质基础。精髓也是化生血液的基本物质，故有血之源头在于肾之说。《张氏医通·诸血门》中说："血之与气，异名同类，虽有阴阳清浊之分，总由水谷精微所化。其始也混然一区，未分清浊，得脾气之鼓运，如雾上蒸于肺而为气；气不耗，归精于肾而为精；精不泄，归精于肝而化清血"。五脏之阴非肾气不能滋，五脏之阳非肾气不能化。脾胃及胆、大小肠，均需要肾的滋养和温煦，才能发挥各自正常的生理功能。

6.三焦

三焦主诸气，行水液，总司全身气机和气化功能，疏通水道，运行水液。《灵枢·本枢》："三焦者……一是孤腑也，六腑之所以合者。"《类经·藏象类》云："三焦……脏腑之外，躯体之内，包罗诸脏，一腔之大腑也，""十二脏中，惟三焦独大，诸脏无可与匹者。"三焦虽为一大腑，但包括了五脏六腑。《中藏经》曰："三焦者……总领五脏六腑、荣卫经络、内外左右上下之气也。三焦通则内外左右上下皆通也，其于周身灌体，和内调外，荣左养右，导上宜下，莫大于此也。"

《灵枢·营卫生会》曰："上焦如雾，中焦如沤，下焦如渎。"上焦如雾是指上焦主宣发卫气，敷布精微的作用。上焦接受来自中焦脾胃的水谷精微，通过心肺的宣发敷布，布散于全身，发挥其营养滋润作用，若雾露之溉，故称"上焦如雾"。因上焦接纳精微而布散，故又称"上焦主纳"。中焦如沤是指脾胃运化水谷，化生气血的作用。胃受纳腐熟水谷，由脾之运化而形成水谷精微，以此化生气血，并通过脾的升清转输作用，将水谷精微上输于心肺以濡养周身。因为脾胃有腐熟水谷、运化精微的生理功能，故喻之为"中焦如沤"。因中焦运化水谷精微，故称"中焦主化"。下焦如渎是指肾、膀胱、大小肠等脏腑主分别清浊，排泄废物的作用。下焦将饮食物的残渣糟粕传送到大肠，变成粪便，从肛门排出体外，并将体内剩余的水液，通过肾和膀胱的气化作用变成尿液，从尿道排出体外。这种生理过程具有向下疏通，向外排泄之势，故称"下焦如渎"。因下焦疏通二便，排泄废物，故又称"下焦主出"。综上，三焦关系到饮食水谷受纳、消化吸收与输布排泄的全部气化过程，所以三焦是通行元气，运行水谷的通道，是人体脏腑生理功能的综合，《类经附翼·求正录》谓为"五脏六腑之总司"。

元气运行的通道。《难经·六十六难》云："三焦者，原气之别使也，主通行三气，经历于五脏六腑。"《难经·三十一难》又曰："三焦者，气之所终始也。"《千金方》则称："夫三焦者……主五脏六腑，往还神道，周身贯体。"元气根源于肾，为人体脏腑阴阳之本，元气通过三焦而输布到五脏六腑，充沛于身，以激发、推动各个脏腑气机运行，为协调气机的升降出入提供动力。《中藏经》曰："三焦者，人之三元之气也，……总领五脏六腑营卫经络，内外上下左右之气也。三焦通，则内外上下皆通也。其于周身灌体，和调内外，营左养右，导上宣下，莫大于此者也"。

通调水道。《医学三字经》认为三焦能"通调水道"，调控机体内整个水液代谢过程，在水液代谢过程中起着重要作用。

运行水谷。《灵枢·五癃津液别》曰："津液各走其道，故三焦出气以温肌肉、充皮肤、其为津，其流而不行者为液。"《伤寒论·三十条》曰："上焦得通，津液得下，胃气因和，身濈然汗出而解。"《难经·三十一难》说："三焦者，水谷之道"。三焦具有运行水谷，协助输布精微，排泄废物的作用。

（二）脾胃的生理学特点

脾胃的生理学功能，脾主运化，以升为顺；胃主受纳，以降为通。脾升胃降是一个相辅相成、互相协调的矛盾运动。就其腐熟、运化、升清、降浊、荣养全身的生理功能来说，脾胃处于诸脏腑的核心地位，与之互补为用，相互制约。《医学启源》明确提出："胃者，人之根本，胃气壮，则五脏六腑皆壮，……胃气绝，五日死。"

1.脾胃为生化之源

脾主运化，胃主受纳，《素问·经脉别论》云："饮入胃，游溢精气，上输于脾。脾气散精，上归于肺，通调水道，下输膀胱，水精四布，五经并行，合于四时五脏阴阳，揆度以为常也。"又云："食气入胃，散精于肝，淫气于筋，食气入胃，浊气归心，淫精于脉。饮入于胃，游溢精气，上输于脾，脾气散精，上归于肺，通调水道，下输膀胱，水精四布，五经并行"。《脾胃论·天地阴阳生杀之理生浮降沉之间论》亦云："盖胃为水谷之海，饮食入胃，而精气先输于脾归肺，上行春夏之令，以滋养周身，乃清气为天者也；外已下输膀胱，行冬秋之令，为传化糟粕，输味而出，乃浊阴为地者也。"《脾胃论》阐述了精微之气，脾胃化生的运行："清阳为大，清中清者，清肺以助天真，清阳初上窍，清中浊者，荣华腠理，清阳发腠理，清阳实四肢。浊阴为地。浊中清者营养于神，浊阴出下窍，浊中浊者，坚骨强髓，浊阴走五脏，浊阴归六腑。"

气血津液生化之源在于脾胃。在生理状态下，脾胃受纳与运化功能旺盛，则清阳出于上窍，《灵枢·营卫生会》曰："中焦亦并胃中，出上焦之后，此所受气者，泌糟粕，蒸津液，化其精微，上注于肺脉，乃化而为血。"

脾为太阴湿土之脏，得阳光温煦则运化健旺；胃为阳明燥土之腑，得阴柔滋润则通降正常。脾脏之湿，可济胃腑之阳，胃腑燥土之功，能燥脾土之湿，共成燥湿相济之功，使水谷之精输注于心肺，布散周身。

2.脾胃为元气之本

气是天地万物的本原，是运动着的、至精至微的物质实体。中国古代哲学的气一元论与医学科学相结合，形成了中医学的元气论。中医药学认为源于父母之精的元气，是对人体的代谢和机能起推动和调节作用的最根本的气。《难经·八难》："气者，人之根本也。"元气为脏腑气化活动的动力。《医权初编》说："人之生死，全赖乎气。气聚则生，气壮则康，气衰则弱，气散则死。"

宗气积于胸中之气，是由水谷精微之谷气和肺吸入自然界的清气相结合而生成。《读医随笔·气血精神论》曰："宗气者，营卫之所合也，出于肺，积于气海，行于气脉之中，动而以息往来者也。"宗气积聚于胸中，"助肺司呼吸"，经肺宣发而贯注入心脉之中"助心行血"，经肺肃降蓄于丹田，经气街注入阳明。宗气、营气、卫气，"三气互为体用，有两得而无两离者也"。

营气行于脉中，由水谷精微化生的富有营养作用的气。《读医随笔·气血精神论》说："营气者，出于脾胃，以濡筋骨、肌肉、皮肤，充满推移于血脉之中而不动者也"，是血脉中的具有营养作用的气。营气行于脉中，而又能化生血液，常"营血"并称。宗气运行于脉中者，即为"营气"。营气由脾胃运化的水谷精气中的精粹和肺吸入的自然界清气相结合所化生的。《素问·痹论》说："营者，水谷之精气也，和调于五脏，洒陈于六腑，乃能入于脉也，故循脉上下，贯五脏络六腑也。"营气通过十二经脉和任督二脉而循行于全身，贯五脏而络六腑。营气化生血液，营养全身。《灵枢·邪客》："营气者，泌其津液，注之于脉，化以为血。"

卫气是行于脉外之气，属于阳，与营气相对而言，又称"卫阳"，具有保护机体的功能。《卫生宝鉴》："盖阳气为卫，卫气者，所以温分肉，充皮毛，肥腠理，司开合，此皆卫外而为固也。"《素问·痹论》说："卫者，水谷之悍气也。"卫气也是由水谷精微和肺吸入的自然的清气所化生。《灵枢·营卫生会》说："人受气于谷，谷入于胃，以传与肺，五脏六腑，皆以受气。其清者为营，浊者为卫。营在脉中，卫在脉外。营周不休，五十而复大会。阴阳相贯，如环无端。"卫气浮行于脉外，循皮肤之中，分肉之间，熏于肓膜，散于胸腹。运行方式以相克为序，《灵枢·卫气行》则曰："阳尽于阴，阴受气矣。其始入于阴，常从足少阴注于肾，肾注于心，心注于肺，肺注于肝，肝注于脾，脾复注于肾为周。"卫气的主要功能是护卫肌表，《医旨绪余·宗气营气卫气》曰："卫气者，为言护卫周身，温分肉，肥腠理，不使外邪侵犯也。"温养脏腑、肌肉、皮毛，《读医随笔·气血精神论》中说："卫气者，热气也。凡肌肉之所以能温，水谷之所以能化者，卫气之功用也。"卫气调节控制肌腠的开合、汗液的排泄，以维持人体内环境与外环境的平衡。

营气卫气和宗气，《医门法律·明胸中大气之法》："身形之中，有营气，有卫气，有宗气，有脏腑之气，有经络之气，各为区分。"《医碥·气》则认为"气一耳，以其行于脉外，则曰卫气；行于脉中，则曰营气；聚于胸中，则曰宗气。名虽有三，气本无二"。都是以水谷精气为其主要的物质来源，但在性质、分布和功能上，又有一定的区别。营气行于脉中，具有化生血液，营养周身之功。而卫气其性剽疾滑利，行于脉外，具有温养脏腑，护卫体表之能。营主内守而属于阴，卫主外卫而属于阳，二者之间的运行必须协调，不失其常，才能发挥其正常的生理作用。营卫是互相为用的，营行脉中并非脉外无营，卫行脉外并非脉内无卫，营中有卫，卫中有营。分之则二，合之则一。《医门法律·明营卫之法》曰："营卫同行经脉中，阴自在内为阳之守，阳自在外为阴之护，所谓并行不悖也。"

《脾胃论》系统地阐述了中土清阳之气在人体生理功能和病理变化中的重要性。《脾胃论·脾胃虚则九窍不通论》："真气又名元气，乃先身生之精气也，胃气不能滋之。胃气者，谷气也，荣气也，运气也，生气也，清气也，卫气也，阳气也。又天气、人气、地气，乃三焦之气，分而言之则异，其实一也，不当作异名异论而观之。"《脾胃论·脾胃虚实传变论》说："元气之充足，皆由脾胃之气无所伤，而后能滋养元气，若胃气之本弱，饮食自倍，则脾胃之气既伤，而元气亦不能充，而诸病之所由生也。"《脾胃论·脾胃唯衰论》中云："胃中元气盛，则能食而不伤，过时而不饥。"《脾胃论·阴阳寿夭论》又云："地气者，人之脾胃也，脾立五脏之气，肾主五脏之精，皆上奉于天。"因而，宗气、营气、卫气均来自后天的水谷精气，人以胃气为本。

3.脾胃为气机升降之枢纽

中医学认为"气"也是生命的本原，是构成生命的一种极细微的物质。《难经·八难》云："气者，人之根本也"，血、精、津液等亦为生命的基本物质，它们皆由气所化生，气是构成人体和维持人体生命活动的最基本物质。气的运动称为气机，是以升、降、出、入运动为具体体现的。人体的气处于不断地运动之中，它流行于全身各脏腑、经络等组织器官，无处不有，时刻推动和激发着人体的各种生理活动。气的升降出入运动一旦停止，就失去了维持生命活动的作用，人的生命活动也就终止了。《素问·六微旨大论》曰：气"升降出入，无器不有。故器者，生化之宇。器散则分之，生化息矣。故无不出入，无不升降"。《读医随笔·升降出入论》曰："无升降则无以为出入，无出入则无以为升降。升降出入，互为其枢者也。"升者升其阳，降者降其阴，出者吐其故，入者纳其新。升降侧重里气与里气相回旋，侧重体内的气化过程；出入则侧重里气与外气相交接，侧重人体与外界环境的物质交换。升降出入是机体维持生命活动的基本过程，诸如呼吸运动、水谷的消化吸收、津液代谢、气血运行等，无不赖于气的升降出入运动才能实现。在生命过程中，如《素问·六微旨大论》中谓："非出入则无以生长壮老已，非升降则无以生长化收藏""出入废，则神机化灭；升降息，则气立孤危"。《素问·六微旨大论》谓："死生之机，升降而已"，这是对生命规律的高度概括。

脏腑气机运动遵循一定的规律，"升降浮沉"是气运行的形式。气的升降出入运动，是升其清阳，降其浊阴，摄其所需，排其所弃。升降运动是脏腑的功能特性，人体脏腑经络，精、气、血、津液，均赖气机升降出入而相互联系，维持正常的生理功能。五脏六腑的功能活动及其物质和能量代谢的气机升降趋势亦不尽相同。在内而消化循环，外而视听言行。五脏贮藏精气，宜升；六腑传导化物，宜降。就五脏而言，心肺在上，宜降；肝肾在下，宜升；脾居中而通连上下，为升降的枢纽。左右为阴阳之道路，肝主升发，从左而升，肺主肃降，从右而降，犹如两翼，为气机升降的道路。六腑的气机运动是降中寓升。不仅脏与脏、腑与腑、脏与腑之间处于升降的统一体中，而且每一脏腑本身也有升与降的统一，即升降中复有升降。脏腑的气机升降运动，升中有降，降中有升的特点。各脏腑之间的升降运动又是相互为用、相互制约和相互化生的。

脾为太阴湿土之脏，主运化水湿，得阳气温煦则运化健旺；胃为阳明燥土之腑，得阴柔滋润则通降正常。脾与胃脏腑相配，表里以经络相连，同属中焦，共司消化、吸收功能，合而为后天根本。在生理功能上，脾升胃降是相反相成、互相对立又互相协调的矛盾运动。脾之升有赖于胃之降，胃之降有赖于脾之升。胃气为中土之阳，脾气为中土之阴，脾不得胃气之阳，则多下陷，胃不得脾气之阴，则无转运。胃气是胃的气、神、根，即饮食正常，情志和谐，脏腑功能正常。脾察气于胃，运化胃中水谷之精微，以营养五脏，滋养周身气血。李东垣认为，脾阳之气升发则水谷精微上输于肺，元气充沛，阴火自然戢敛潜藏，生机活跃。否则，脾阳之气不升则水谷变为湿浊而下流于肾，阴火不能戢敛而上乘，元气愈发消灼，生机不振则诸病丛生。因此，胃气是气机运动的始动因素，脾胃是气机升降浮沉运转的枢纽。

三、中医脏腑、精气血津液之间的辩证关系

人体是以五脏为中心，以六腑相配合，以气血精津液为物质基础，通过经络使脏与脏、脏与腑、腑与腑密切联系，外连五官九窍、四肢百骸，构成一个统一的有机整体。五脏是人体生命的中心，与人体各组织器官和生命现象相联系。六腑为五脏之表，与五脏一起分属于五行，并按照五行生克制化，乘侮胜复及五行互藏的规律而运动变化，即"五脏互藏"之意。气一元论学说、阴阳学说、五行学说、脏腑学说、营卫气血学说、经络学说之间互相补充、制约的辩证关系。

（一）脏与脏之间的关系

五脏之间的关系，重要的是它们彼此之间在生理活动和病理变化上有着必然的内在联系，因而形成了脏与脏之间相互资生、相互制约的关系。水谷入口，多以人体内五脏居于核心主导地位。在转化传输的过程中，五脏始终处于主动状态，六腑处于先被动后主动的状态。

1.心与肺的关系

心肺同居上焦。心肺在上，心主血，肺主气；心主行血，肺主呼吸。这就决定了心与肺之间的关系，实际上就是气和血的关系。气为血之帅，气行则血行；血为气之母，血至气亦至。气属阳，血属阴，血的运行虽为心所主，但必须依赖肺气的推动。积于肺部的宗气，必须贯通心脉，得到血的运载，才能敷布全身。

2.心与脾的关系

心主血而行血，脾主生血又统血，所以心与脾的关系，主要是主血与生血、行血与统血的关系。心与脾的关系主要表现在血的生成和运行，以及心血养神与脾主运化方面的关系。《济阴纲目》："脾气入心而变为血，心之所主亦借脾气化生""诸血皆运于脾"。心藏神，在志为喜；脾藏意，在志为思。心血运于脾，心神统于脾。

3.心与肝的关系

心主血，肝藏血；心主神志，肝主疏泄，调节精神情志。所以，心与肝的关系，主要是主血和藏血，主神明与调节精神情志之间的相互关系。心主血，心是一身血液运行的枢纽；肝藏血，肝是贮藏和调节血液的重要脏腑。两者相互配合，共同维持血液的运行，王冰注《黄帝内经·素问》说："肝藏血，心行之。"心主神志，肝主疏泄。人的精神、意识和思维活动，虽然主要由心主宰，但与肝的疏泄功能亦密切相关。血液是神志活动的物质基础。心血充足，肝有所藏，则肝之疏泄正常，气机调

畅，心得血养，神志活动正常。

4.心与肾的关系

心属阳，在五行属火；肾属阴，在五行属水。心肾之间相互依存，相互制约的关系，称之为心肾相交，又称水火相济、坎离交济。心与肾之间是以阴阳、水火、精血的动态平衡为其重要条件的。心主火，其性主动；肾主水，其性主静。心火必须下降于肾，与肾阳共同温煦肾阴，使肾水不寒。肾水必须上济于心，与心阴共同涵养心阳，使心火不亢，这种水火既济的关系，是以心肾阴阳升降的动态平衡为其重要条件，《慎斋遗书》曰："心肾相交，全凭升降。而心气之降，由于肾气之升，肾气之升，又因心气之降。"心主血，肾藏精，精血之间相互资生，相互转化，血可以化而为精，精亦可化而为血。精血之间的相互资生为心肾相交奠定了物质基础。心藏神可以益精；肾藏精能生髓，髓汇于脑。积精可以全神，使精神内守。精是神的物质基础，神是精的外在表现，神生于精，志生于心，亦心肾交济之义。心为君火，肾为相火（命门火）。君火以明，相火以位，君火在上，如明照当空，为一身之主宰。相火在下，系阳气之根，为神明之基础。命火秘藏，则心阳充足，心阳充盛，则相火亦旺。君火相火，各安其位，则心肾上下交济。

5.肺与脾的关系

脾主运化，为气血生化之源；肺司呼吸，主一身之气。脾主运化，为胃行其津液；肺主行水，通调水道，所以，脾和肺的关系，主要表现在气的调节和水的代谢。肺主气，脾益气，肺司呼吸而摄纳清气，脾主运化而化生水谷精气，上输于肺，两者结合化为宗气，故有"肺为主气之枢，脾为生气之源"之说。肺主行水而通调水道，脾主运化水湿，为调节水液代谢的重要脏器。人体的津液由脾上输于肺，通过肺的宣发和肃降而布散至周身及下输膀胱。脾之运化水湿赖肺气宣降的协助，而肺之宣降靠脾之运化以资助。脾肺两脏互相配合，共同参与水液代谢过程。

6.肺与肝的关系

肝主升发，肺主肃降，肝升肺降，气机调畅，气血流行，脏腑安和，二者关系到人体的气机升降运动。肺其气肃降；肝其气升发。肝从左而升为阳道，肺从右而降为阴道。肝升才能肺降，肺降才能肝升，升降得宜，出入交替，则气机舒展人体精气血津液运行以肝肺为枢纽，以维持人体气机的正常升降运动。肝肺的气机升降，实际上也是气血的升降。肝藏血，调节全身之血；肺主气，治理调节一身之气。全身气血的运行，虽赖心所主，但又须肺主治节及肝主疏泄和藏血作用的制约，故两脏对气血的运行也有一定的调节作用。

7.肺与肾的关系

肺属金，肾属水，故肺肾关系称之为金水相生，又名肺肾相生。肺为水上之源，肾为主水之脏；肺主呼气，肾主纳气。"肺为气之主，肾为气之根"。人体的呼吸运动，虽然由肺所主，但需要肾的纳气作用来协助，肺肾相互配合，共同完成呼吸的生理活动。肺为水之上源，肾为主水之脏。在水液代谢过程中，肺与肾之间存在着"其本在肾，其标在肺"的关系。肺与肾之间的阴液也是互相资生的。肾阴为一身阴液之根本，肾阴充足，循经上润于肺，保证肺气清宁，宣降正常，故有"肺肾同源""金水同源"之说。

8.肝与脾的关系

肝与脾的关系主要表现为疏泄与运化、藏血与统血之间的相互关系。肝主疏泄，分泌胆汁，输入肠道，帮助脾胃对饮食物的消化。脾气健运，水谷精微充足，才能不断地输送和滋养于肝，肝才能得以发挥正常的作用。《医宗金鉴·医方论·删补名医方论》中说："肝为木气，全赖土以滋培，水以灌溉"。血液的循行，虽由心所主持，但与肝、脾有密切的关系。肝主藏血，脾主生血统血。脾之运化，赖肝之疏泄，而肝藏之血，又赖脾之化生。肝脾相互协作，共同维持血液的生成和循行。

9.肝与肾的关系

肝肾之间的关系称之为肝肾同源，又称乙癸同源。因肝肾之间，阴液互相滋养，精血相生。肝主疏泄和藏血，体阴用阳。肾阴能涵养肝阴，使肝阳不致上亢，肝阴又可资助肾阴的再生。肝藏血，肾藏精，精血相互滋生。肝血依赖肾精的滋养，肾精又依赖肝血的不断补充，肝血与肾精相互资生相互转化。肝主疏泄，肾主闭藏，二者之间存在着相互为用、相互制约、相互调节的关系。肝之疏泄与肾之闭藏是相反相成的。肝气疏泄可使肾气闭藏而开合有度，肾气闭藏又可制约肝之疏泄太过，也可助其疏泄不及。

10.脾与肾的关系

脾为后天之本，肾为先天之本，脾与肾的关系是后天与先天的关系。后天与先天是相互资助，相互促进的。脾主运化水谷精微，化生气血，为后天之本；肾藏精，主命门真火，为先天之本。《医述》："先天为后天之根"。肾精又赖脾运化水谷精微的不断补充，才能充盛。脾主运化水湿，须有肾阳的温煦蒸化；肾主水，司关门开合，使水液的吸收和排泄正常。但这种开合作用，又赖脾气的制约，即所谓"土能制水"。脾肾两脏相互协作，共同完成水液的新陈代谢。

（二）腑与腑之间的关系

六腑的生理功能虽然各不同，但它们都是化水谷，行津液的器官。饮食物的消化吸收、津液的输布、废物的排泄等一系列过程，就是六腑在既分工又合作的情况下，共同完成的。六腑之间必须相互协调，才能维持其正常的"实而不满"、升降出入的生理状态，故有"六腑以通为用"或"六腑以通为顺"的观点。对于六腑病变的治疗，中医学又有"腑病以通为补""六腑皆以宣通为宜"的说法。

（三）脏与腑的关系

脏与腑的关系，实际上就是脏腑阴阳表里配合关系。由于脏属阴，腑属阳；脏为里，腑为表，一脏一腑，一表一里，一阴一阳，相互配合，组成心与小肠、肺与大肠、脾与胃、肝与胆、肾与膀胱等脏腑表里关系，体现了阴阳、表里相辅相应。脏腑的表里配合关系，是由于经脉络属、结构相连、气化相通、病理相关，称之为脏腑相合。

1.心与小肠的关系

心为脏，故属阴，小肠为腑，故属阳。两者在五行都属火。两者由于手少阴心经属心络小肠，手太阳小肠经属小肠络心，心与小肠通过经脉的相互络属构成脏腑表里关系。心主血脉，为血液循行的动力和枢纽；小肠为受盛之府，承受由胃腑下移的饮食物进一步消化，分清别浊，将清者吸收，通过脾气升清而上输心肺，化赤为血，使心血不断地得到补充。

2.肺与大肠的关系

肺为脏，属阴，大肠为腑，属阳，两者相距甚远，但由于手太阴肺经属肺络大肠，手阳明大肠经属大肠络肺，通过经脉的相互络属，构成脏腑表里关系。大肠的传导功能，有赖于肺气的清肃下降。肺气清肃下降，大肠之气亦随之而降，以发挥其传导功能，使大便排出通畅。肺司呼吸，肺气以清肃下降为顺。大肠为六腑之一，六腑以通为用，其气以通降为贵。肺与大肠之气化相通，故肺气降则大肠之气亦降，大肠通畅则肺气亦宣通。

3.脾与胃的关系

脾与胃在五行属土，经络互相联系而构成脏腑表里配合关系。脾胃为后天之本，在饮食物的受纳、消化、吸收和输布的生理过程中起主要作用。胃的受纳和腐熟，是为脾之运化奠定基础；脾主运化，消化水谷，转输精微，是为胃继续纳食提供能源。两者密切合作，才能完成消化饮食、输布精微，纳运相得，发挥供养全身之用。脾胃为气机上下升降之枢纽。脾的运化功能，借助心肺的作用，升降相因，以供养全身。

脾为阴脏，以阳气用事，脾阳健则能运化，故性喜温燥而恶阴湿。胃为阳腑，赖阴液滋润，胃阴性柔润而恶燥。燥湿相济，脾胃功能正常，饮食水谷才能消化吸收。胃润与脾燥的特性是相互为用，相互协调。

4.肝与胆的关系

肝位于右胁，胆附于肝叶之间。肝与胆在五行均属木，经脉又互相络属，构成脏腑表里。肝与胆在生理上的关系：肝主疏泄，分泌胆汁；胆附于肝，贮藏、排泄胆汁。共同合作使胆汁疏泄到肠道，以帮助脾胃消化食物。肝主疏泄，调节精神情志；胆主决断，与人之勇怯有关。肝胆两者相互配合，相互为用，人的精神意识思维活动才能正常进行。

5.肾与膀胱的关系

肾为水脏，膀胱为水腑，在五行同属水，两者有经络互相络属，构成脏腑表里相合的关系。肾司开合，为主水之脏，主津液，开窍于二阴；膀胱贮存尿液，排泄小便，而为水腑。膀胱的气化功能，取决于肾气的盛衰，肾气促进膀胱气化津液，司开合以控制尿液的排泄。肾与膀胱密切合作，共同维持体内水液代谢。

（四）气、血、精、津液的关系

气、血、津液、精等均是构成人体和维持人体生命活动的基本物质，均赖脾胃化生的水谷精微不断地补充，在脏腑组织的功能活动和神的主宰下，它们之间又相互渗透、相互促进、相互转化。在生理功能上，又存在着相互依存、相互制约和相互为用的密切关系。

1.气与血的关系

气属阳，主动，主煦之；血属阴，主静，主濡之。这是气与血在属性和生理功能上的区别。气血两者关系密切，《难经·本义》曰："气中有血，血中有气，气与血不可须臾相离，乃阴阳互根，自然之理也"，可概括为"气为血之帅"，"血为气之母"。气与血，一阴一阳，互相维系，气为血之帅，血为气之守。《不居集》："一身气血，不能相离，气中有血，血中有气，气血相依，循环不已。"气为血之帅意含着气能生血，气能行血，气能摄血。

气能生血是指气的运动变化是血液生成的动力。从摄入的饮食物转化成水谷精微，从水谷精微转化成营气和津液，从营气和津液转化成赤色的血，其中每一个转化过程都离不开气的运动变化，而气的运动变化又是通过脏腑的功能活动表现出来的。周学海在《读医随笔·气能生血血能藏气》中说："前贤谓气能生血者……人身有一种气，其性情功力能鼓动人身之血。……此一种气，即荣气也，发源于心，取资于脾胃，故曰心生血，脾统血，非心脾之体能生血统血也，以其藏气之化力能如此也。"

气能行血指气的推动作用是血液循行的动力。《血证论·阴阳水火气血论》："运血者即是气。"《素问·五脏生成论》："气行乃血流。"气生成于血中而固护于血外，气为血之帅，血在脉中流行，实赖于气之率领和推动。气行则血行，气止则血止，气有一息之不运，则血有一息之不行。

气能摄血即气对血的统摄作用。气的固摄作用使血液正常循行于脉管之中而不溢于脉外。《血证论·脏腑病机论》："人身之生，总之以气统血""血之运行上下，全赖乎脾"，脾为气血运行上下之总枢，血随之运行不息。

血对气的作用，即血为气之母。血为气母的含义为血能生气。气存血中，血不断地为气的生成和功能活动提供水谷精微，所以血盛则气旺，血衰则气少；血能载气，《血证论·阴阳水火气血论》："守气者即是血""载气者，血也"。血为气之守，气必依附于血而静谧。《医论三十篇》云："气阳而血阴，血不独生，赖气以生之；气无所附，赖血以附之。"气不得血，则散而无所附。

2.气与精的关系

气对精的作用。精依气生，气化为精。精之生成源于气，精之生理功能赖于气之推动和激发。气聚则精盈，气弱则精走。元气亏损，肾失封藏，每见失精之害。"精乃气之子"，精之与气，本自互生，精气充足，则神自旺。

精对气的作用。《类经·阴阳类》："精化为气，元气由精而化也。"精藏于肾，肾精充盛，盛乃能泻，不断地供给五脏六腑，以促进脏腑的生理活动。精盈则气盛，精少则气衰。故元精失则元气不生，元阳不充。

3.气与津液的关系

气属阳，津液属阴，这是气和津液在属性上的区别，但两者均源于脾胃所运化的水谷精微，在其生成和输布过程中有着密切的关系。

气是津液生成与输布的物质基础和动力。津液源于水谷之精气，而水谷精气赖于脾胃之腐熟运化而生成。气推动和激发脾胃的功能活动，使中焦之气机旺盛，运化正常，则津液充足。《血证论·阴阳水火气血论》："水化于气"，《程杏轩医案续录》："气可化水"。津液的生成、输布和排泄均离不开气的作用。

气能行津指气的运动变化是津液输布排泄的动力。气的升降出入运动作用于脏腑，表现为脏腑的升降出入运动。脾、肺、肾、肝等脏腑的升降出入运动完成了津液在体内的输布、排泄过程，《血证论·阴阳水火气血论》谓："气行水亦行。"

气能摄津是指气的固摄作用控制着津液的排泄。体内的津液在气的固摄作用控制下维持着一定的量，保持体内津液不得任意经汗、尿等途径外流。

津液对气的作用。水谷化生的津液，通过脾气升清散精，上输于肺，再经肺之宣降通调水道，下输于肾和膀胱。在肾阳的蒸动下，化而为气，升腾敷布于脏腑，发挥其滋养作用，以保证脏腑组织的正常生理活动，故《素问·经脉别论》云："水精四布，五经并行"。津液是气的载体，气必须依附于津液而存在，否则就将涣散不定而无所归。

4.血与精的关系

精能化血，血能生精，精血互生，故有"精血同源"之说。血能生精，血旺则精充，血亏则精衰。《赤水玄珠·调经门》曰："夫血者，水谷之精气也，和调于五脏，洒陈于六腑，男子化而为精，女子上为乳汁，下为经水。"《读医随笔·气血精神论》："精者，血之精微所成。"血液流于肾中，与肾精化合而成为肾所藏之精。《景岳全书·血证》曰："血即精之属也，但精藏于肾，所蕴不多，而血富于冲，所至皆是"。肾藏精，精生髓，髓养骨，《素问·生气通天论》："骨髓坚固，气血皆从。"精髓是化生血液的重要物质基础，精足则血足，所以肾精亏损可导致血虚。

5.血与津液的关系

血与津液均是液态物质，均有滋润和濡养作用，与气相对而言，二者均属于阴，在生理上相互补充，病理上相互影响。

运行于脉中的血液，渗于脉外便化为有濡润作用的津液。《灵枢·邪气脏腑病形》："十二经脉，三百六十五络，其血气皆上于面而走空窍，……其气之津液，皆上熏于面。"津液和血液同源于水谷精微，被输布于肌肉、腠理等处的津液，不断地渗入孙络，成为血液的组成成分，故有"津血同源"之说。汗为津液所化，汗出过多则耗津，津耗则血少，故又有"血汗同源"之说。血与津液均是周流于全身的液态物质，不仅同源于水谷精微，而且在运行输布过程中相辅相成，互相交会，津可入血，血可成津，《血证论·阴阳水火气血论》："水中有血，血中有水""水与血原并行而不悖"，共同发挥其滋养濡润作用。

四、中医学临床辨证法则

中医学基础是中医学基本理论、基本知识和基本思维方法的知识体系。辨证是中医学诊断疾病的基本方法，利用中医学的基础理论充分分析疾病"症"与"证"之间的逻辑辩证关系。辨：是辨认，辨别。症：是症状，指疾病在某一阶段中反应的个别、表面、外在的现象。证：指证候，是疾病处于某一阶段的病因、病位、病变性质以及邪正双方力量对比等各个方面的病理概括。辨证过程是从整体观念出发，根据四诊收集的资料（病因、症状、体征），运用中医学基础理论进行综合分析，判断疾病的病因、病位、性质、邪正盛衰及其内在联系和各病变间的关系作出诊断。八纲辨证、脏腑辨证、气血津液辨证、卫气营血辨证、三焦辨证、六经辨证为中医辨证的主要内容，是先贤在不同历史时期根据临床实践而逐步发展的理论体系，在中医学中占主导地位。

（一）八纲辨证

八纲辨证是中医辨证的基本方法，根据四诊取得的材料，归纳为阴、阳、表、里、寒、热、虚、实八类证候，进行综合分析，探求疾病的性质、病变部位、病势的轻重、机体反应的强弱、正邪双方力量的对比等情况，归纳于八纲之中。疾病的表现尽管极其复杂，但基本都可以归纳于八纲之中。

疾病总的类别，有阴证、阳证两大类；病位的深浅，可分在表在里；阴阳的偏颇，阳盛或阴虚则为热证，阳虚或阴盛则为寒证；邪正的盛衰，邪气盛的叫实证，正气衰的叫虚证。八纲辨证把千变万化的疾病，按照表与里、寒与热、虚与实、阴与阳这种朴素的两点论来加以分析，使病变中各个矛盾充分揭露出来，抓住其在表在里、为寒为热、是虚是实、属阴属阳的矛盾，这就是八纲的基本精神。

（二）脏腑辨证

脏腑辨证是在认识脏腑生理功能、病变特点的基础上，将四诊所收集的症状、体征及有关病情资料，进行综合分析，从而判断疾病所在的脏腑部位及其病性的一种辨证方法，即以脏腑病位为纲，对疾病进行辨证。早在《黄帝内经》中对脏腑辨证已从理论上进行了阐述。东汉张仲景所著《金匮要略》将脏腑病机制论运用于临床，奠定了脏腑辨证的基础。华佗《中藏经》有专论五脏六腑虚实寒热生死顺逆脉证等篇，使脏腑辨证初具系统性。其后《针灸甲乙经》《诸病源候论》《千金要方》《脏腑虚实标本用药式》《脾胃论》《济生方》《景岳全书》《辨证录》《证治汇补》等名著，从不同角度对脏腑辨证进行了卓有成效的研究，使脏腑辨证得到较大的充实和发展。近几十年的研究、总结，形成了较为完善的脏腑辨证理论体系。

脏腑辨证的基本方法，首先是应辨明脏腑病位。脏腑病证是脏腑功能失调反映于外的客观征象。根据脏腑不同的生理功能及其病理变化来分辨病证，这是脏腑辨证的理论依据。所以熟悉各脏腑的生理功能及其病变特点，则是脏腑辨证的关键所在。其次是要辨清病性，分辨出脏腑病位上的具体性质。病性辨证是脏腑辨证的基础。在脏腑实证中，有寒、热、痰、气滞、血瘀、水、湿等不同；在脏腑虚证中，又有阴、阳、气、血、精、津虚之别，只有辨清病性、病机，才能得出正确的诊断，为治疗立法提供确切依据。

脏腑辨证的意义，是能够较为准确地辨明病变的部位。通过八纲辨证，可以确定证候的纲领；通过病性辨证，则可分辨证候的具体性质，但此时尚缺乏病位的判断，因而并非完整的诊断。由于脏腑辨证的体系比较完整，每一个脏腑有独特的生理功能、病理表现和证候特征，有利于对病位的判断，并能与病性有机结合，从而形成完整的证候诊断。所以，脏腑辨证是中医辨证体系中的重要内容，是临床辨证的基本方法，是各科辨证的基础，具有广泛的辨证适用性。

（三）气血津液辨证

气血津液是人体维持生命活动所必需的营养物质和动力，它们的不足和运行输布的失常是人体患病的基本病机的重要组成部分。运用气血津液理论去辨别分析、判断患者的病情，确定其气血津液的具体病机、证型的思维过程和辨证方法，就是气血津液辨证。气血同病辨证，是用于既有气的病证，同时又兼见血的病证的一种辨证方法。气和血具有相互依存，相互资生，相互为用的密切关系，因而在发生病变时，气血常可相互影响，既见气病，又见血证，即为气血同病。气血同病常见的证候，有气滞血瘀，气虚血瘀，气血两虚，气不摄血，气随血脱等。津液是体内一切正常水液的总称，具有重要的生理功能，津液的化生输布和排泄是维持人体生命不可缺少的代谢活动。津液病辨证是分析津液病证的辨证方法，辨证过程中应注意湿、水、痰、饮等病理产物的传变。

（四）卫气营血辨证

卫气营血辨证是清叶天士所创立的一种适用于外感温热病的辨证方法。在《外感温热篇》中将外感温热病发展过程中，不同病理阶段所反映的证候，分为卫分证、气分证、营分证、血分证四类，用以说明病位的浅深、病情的轻重和传变的规律，指导临床治疗。张仲景创立的六经辨证，及后世医家对温热邪气致病的认识，为卫气营血辨证的形成奠定了理论基础。

叶天士运用《黄帝内经》中关于卫、气、营、血四种物质的分布、功能不同而又密切相关的生理概念，将温热之邪侵袭人体分为由浅入深传变的四个阶段。《外感温热篇》中说："温邪上受，首先犯肺，逆传心包，肺主气属卫，心主血属营。大凡看法，卫之后方言气，营之后方言血。"温热病邪卫分→气分→营分→血分的过程，表明病情逐渐加重。卫气营血辨证就其病位及层次、病变发展趋势而言，卫分证主表，邪在肺与皮毛，为外感温热病的开始阶段；气分证主里，病在胸、膈、胃、肠、胆等脏腑，为邪正斗争的亢盛期；营分证为邪热陷入心营，病在心与心包络，病情深重；血分证则为病变的后期，邪热已深入心、肝、肾等脏，重在耗血、动血，病情更为严重。

（五）三焦辨证

三焦辨证为清代吴鞠通所创立，以上焦、中焦、下焦三焦为纲，对温病过程中的病理变化、证候特点及其传变规律进行分析和概括，确立治疗原则并以此推测预后转归的辨证方法。三焦辨证虽为温病学家吴鞠通所确立，但其理论渊源可以上溯到《黄帝内经》。历代医家对三焦的认识不尽相同，但大多以上、中、下三焦划分人体上、中、下三个部分，即横膈以上的胸部为上焦，包括心、肺两脏；横膈以下、脐以上的脘腹部为中焦，内居脾胃；脐以下为下焦，包括小肠、大肠、肝肾和膀胱等。张仲景在《伤寒论》《金匮要略》中即论述过三焦病证，其后历代医家有所发挥，尚未构成完整的体系，吴鞠通著《温病条辨》，确立三焦辨证。他根据《黄帝内经》有关三焦部位的概念，结合温病发生、发展变化的规律，及病变累及三焦所属脏腑的不同表现，以上焦、中焦、下焦为纲，以温病病名为目，将六经、脏腑及卫气营血辨证理论贯穿其中，重点论述三焦脏腑在温病过程中的病机变化，并以此概括证候类型，按脏腑进行定位、诊断和治疗，创立了三焦辨证的温病辨证纲领。三焦辨证与卫气营血辨证同为温病辨证方法，卫气营血辨证反映由表入里的发展过程，三焦辨证则体现了温病从上而下的传变规律，二者既有联系，又有区别。临床运用则可更全面地指导温病的辨证论治。三焦辨证除运用于温病的辨证外，对内伤杂病也有一定的指导意义。

（六）六经辨证

六经辨证由张仲景创立，在《伤寒论》中，将外感疾病演变过程中的各种证候群，进行综合分析，归纳其病变部位，寒热趋向，邪正盛衰，而区分为太阳、阳明、少阳、太阴、厥阴、少阴六经。几千年以来，它有效地指导着中医学的辨证施治。六经病证，是经络，脏腑病理变化的反映。其中三阳病证以六腑的病变为基础；三阴病证以五脏的病变为基础。所以说六经病证基本上概括了脏腑和十二经的病变。运用六经辨证，不仅仅局限于外感病的诊治，对肿瘤和内伤杂病的论治，也同样具有指导意义。

五、中医治疗的基本原则及治法

整体观念，辨证论治，这是生命与自然之大道，是中医治疗的核心精髓。同时，中医治疗方法源远流长，但使其系统化、规范化基本上是从东汉张仲景的《伤寒论》

开始。《伤寒论》按六经分证，再根据表里虚实寒热的不同、有系统、有规律地突出主要治疗原则和方剂。继《伤寒论》的辨证论治之后，温病论按卫气营血的体变规律论述疾病的发展，后世又拟出汗、吐、下、和、温、清、消、补八法。

（一）治疗的指导思想

中医治疗的中心思想是辩证地看待疾病，既有原则性又有灵活性。指导思想源于阴阳学说，而阴阳学说是中国古代哲学"本根论"一部分。辨证论治的思维是整体的、系统的，措施是灵活的。中医治病是以患者为中心，从整体观念上互相联系，从生理到病理，从病理到治疗。病变虽多、而法归一；就治疗上看，前提是辨证，其后定法；方在法中，法以证出，司古而不泥于古，司其法而不泥于方，在临床中深入浅出，执简驭繁。

（二）治疗方法的选择

疾病的发生发展是复杂的，同一种疾病的不同阶段表现也不尽相同。因此，不同的疾病采用不同的方法，而相同的疾病也可以用不同方法。在临床中各类疾病的出现有着种种因果，我们选择的治疗方法是要解决当前也要利于今后。在明确辨证的基础上，治疗方法的选择应迅速、方便，行之有效。药物、针灸、按摩、正骨等方法，根据选用疗法的优缺点，经医学循证，按序贯或交替互相配合使用，可取得更佳疗效。

（三）治疗法则的具体应用

中医学治疗法则，从张仲景《伤寒论》建立的"辨证论治"原则开始，以六经分证为基础，再根据阴阳、表里、虚实、寒热的不同，有规律地作出各系统主要治疗原则和方剂。清代的温热学派，八法（汗、吐、下、温、清、消、补）的应用，都源于治病求本，标本缓急，正治反治，扶正祛邪，同病异治，异病同治，因地制宜的思想。

治病求本，张隐奄说："本者，本于阴阳也。"人体气血关系是阴阳互根互用关系的体现。疾病发生时都有着不同的病因而产生，不同的病性产生于一定的病位，它们之间互相联系，治疗时就随着证类而变换治疗方法，而变化中的方法，归纳为一点就是调节阴阳的平衡。《黄帝内经》说："邪之所凑，其气必虚。"由于正气虚，才受邪，故以正气为木。从标木上看，正气为本邪气为标，如正气盛邪气微则可补正以祛邪，若邪盛正气微则须祛邪以安正气。张子和专用汗吐下法，认为："治病要攻邪，邪气去则正气自复"。治疗还要注意从缓从急，而从缓从急要注意标本的虚实。治病的缓急需灵活应用，有些久病使用缓药见效不大，可用急药扭转病势。因而，分清标本、标中之标、本中之本，从复杂中见简单，可做到药到病除。

治病方法的选择，要注意以人体为主体。自然界是人类生命的源泉，外环境的变化对人体有一定影响，《灵枢·岁露》说："人与天地相参也，与日月相应也。"立方遣药应注意环境气候的影响。在复杂的病证中治疗应胆大心细。在复杂的病证中，应有先后次序，根据情况，灵活掌握，对一些难辨的病可以用药试病，抓住规律再投大剂，往往效如桴鼓，又以药探病。

第三章　消化系统解剖生理学

为了维持正常的生命活动，人必须不断地从外界摄取营养，以供机体新陈代谢、生长的需要，而营养物质的吸取则由消化系统完成。

一、消化系统解剖形态

消化系统包括消化管和消化腺。消化管由口腔、食管、胃、小肠（十二指肠、空肠、回肠）、大肠（升结肠、横结肠、降结肠、乙状结肠、直肠）组成。消化腺由唾液腺、肝脏和胰腺，还有小消化腺如唇腺、食管腺、胃腺和肠腺等，各司其职，统一完成机体的消化吸收生理功能。

（一）消化管的形态结构

组成消化管器官的解剖形态各异，但组织结构相似，共同完成统一的消化、吸收和排泄的生理功能。

消化管的组织结构一般分为四层，由腔内向外分为黏膜、黏膜下层、肌层及外膜。黏膜由上皮细胞、固有层膜、黏膜肌层组成。在口腔、食管上半部分、肛门为复层鳞状上皮细胞，其余的消化管则覆以单层柱状上皮细胞，内有小消化腺上皮细胞分泌黏液和各种消化酶；固有膜层是一薄层疏松结缔组织，内有丰富的淋巴组织、小消化腺、血管、淋巴管、植物神经和少量的平滑肌纤维；黏膜肌层由内环行及外纵行的一薄层平滑肌组成。黏膜下层由疏松结缔组织构成，内含较大的血管、淋巴管、黏膜下神经丛。肌层为内环行及外纵行的平滑肌（口腔、食管上半部分、肛门为骨骼肌）组成，两层肌肉之间由少量结缔组织和肌间神经丛。外膜是覆盖在消化管外层的结缔组织，构成纤维膜或浆膜。

1.口腔

口腔由唇、颊、腭、咽、舌、牙槽弓和牙齿组成。唇和颊外侧是皮肤，内侧是黏膜，覆盖复层鳞状上皮细胞，有唇腺和唾液腺的开口；肌层较厚为骨骼肌；唇的红部含有丰富的毛细血管。腭分为硬腭和软腭两部分，硬腭的复层鳞状上皮覆有角化层，软腭的结缔组织内有腭腺。咽是口腔的后壁，呈漏斗形与食管相连接，分为鼻咽、口咽、喉咽三部分，黏膜和黏膜下层有丰富的淋巴组织，肌层为骨骼肌。舌由黏膜和骨骼肌组成，黏膜仅有复层鳞状上皮细胞和固有层；黏膜表面有许多隆起的舌乳头，分为丝状乳头，表面的上皮细胞不断角化脱落，与食物残渣混合形成舌苔；菌状乳头上皮细胞不角化，含有丰富的毛细血管；轮廓乳头的四周形成环沟，沟底有味蕾和味腺的开口，分泌浆液，保持味蕾的敏感性；叶状乳头位于舌缘的后部，不发达；味蕾由味细胞和支持细胞组成，味细胞可感知甜、苦、酸、咸的功能。牙有32颗形态不一，分上下两组，埋入齿槽中的为牙根，露出部分称牙冠，共同完成入口食物的切断、咀嚼磨碎、与唾液搅拌后进行吞咽任务。

2.食管

食管呈前后扁平的肌性管状器官，上接咽部，下续胃贲门部，长约25cm，有3处狭窄部。食管的肌层，上1/3为骨骼肌，下1/3为平滑肌，中间部分由骨骼肌和平滑肌混合组成。食管的上皮较厚，为未角化的复层鳞状上皮细胞，在食管与贲门交界处突然变成单层柱状上皮细胞，形成明显的界线。

3.胃

胃是消化管的膨大部分，上接食管，下续十二指肠，容量可达1500mL，有钩型胃、牛角型胃、长型胃、瀑布型胃4种形态。胃的肌层特别肥厚，分为3层，内层为斜行肌层，是由食管环形肌移行而来。胃内黏膜形成许多皱襞，除小弯侧有4~6条纵行皱襞外，液体食物可顺势而下，其余的皱襞多不规则。黏膜上皮为单层柱状上皮细胞，其特点是具有分泌功能的上皮细胞，组成3种胃腺（贲门腺、胃底腺、幽门腺）。固有层内富有胶原纤维、网状纤维、血管、各种功能细胞、腺体细胞。具有吸收水分、盐类、醇类和某些药物的功能。贲门腺为黏液腺，位于贲门附近，分泌黏液、氯化钾、氯化钠和溶菌酶；泌酸腺分布于胃底和胃体部，腺体含有分泌盐酸的壁细胞、分泌胃蛋白酶原的主细胞、分泌黏液的颈黏液细胞，在酸性环境下，胃蛋白酶水解蛋白质成多肽，黏液附着在黏膜的表面，保护胃黏膜；幽门部的幽门腺分泌碱性黏液和电解质，还分泌溶菌酶，一部分腺体内含有壁细胞和内分泌细胞。

4.小肠

小肠是消化管最长的部分，成人全长5~7m，上接胃幽门，下续盲肠，分为十二指肠、空肠、回肠三部分。空肠和回肠之间无明显界线，一般将小肠系膜近侧2/5称为空肠，远侧3/5称为回肠。十二指肠降段内有十二指肠大乳头，为胆管和胰管开口。

小肠腔面内形成环形皱襞，黏膜上有许多向肠腔内突出的微绒毛和绒毛，十二指肠的绒毛呈叶片状，空肠的绒毛呈圆锥状，回肠的绒毛呈指状，黏膜吸收的面积增加了500倍。绒毛的盲端经中央乳糜管汇入黏膜下层的淋巴管。

5.大肠

大肠长1.5m，分为盲肠、阑尾、结肠（升结肠、横结肠、降结肠、乙状结肠）、直肠和肛管五部分。其主要功能是吸收水分、形成和排出粪便。

（二）消化腺的形态结构

消化腺分两种，小消化腺分布于消化管各段管壁内的黏膜或黏膜下层；大消化腺居于消化管外壁，由腺泡和导管组成。腺泡被有单层上皮细胞，分为浆液性腺泡、黏液性腺泡、混合性腺泡，分泌浆液或黏液、消化酶；导管开口于消化管内，引流消化腺的分泌物。

1.小消化腺

小消化腺包括口腔内的小唾液腺体（唇腺、颊腺、腭腺、舌腺）、食管腺、胃腺、肠腺，分泌浆液或黏液、各种消化酶，润滑口腔和肠道、催化营养物质的消化分解吸收。

2.大唾液腺

口腔内的大唾液腺包括腮腺（位于两侧颊部）、下颌下腺（位于下颌下缘）、舌下腺（位于舌系带两侧）各1对。腮腺为浆液腺分泌浆液，含有淀粉酶；下颌下腺为混合腺分泌浆液和黏液，含有少量淀粉酶；舌下腺是分泌黏液为主的混合腺。口腔内的大、小唾液腺24h的唾液分泌量约为1500mL，大部分是水，主要溶质成分为唾液淀粉酶、黏蛋白、钾、钠、钙盐、磷酸盐、碳酸盐，以及少量分泌性免疫球蛋白（sIgA）。唾液的生理功能是润滑口腔，咀嚼时与食物拌和成食团，唾液淀粉酶可部分分解淀粉成麦芽糖，分泌性免疫球蛋白有对抗口腔内微生物的作用。

3.胰腺

胰腺是人体第二大消化腺体，具有外分泌功能和内分泌功能，呈狭长形横居于腹上部和左季肋区，重82~117g，分为头、颈、体、尾四部分。胰头为胰腺的膨大部分，右侧缘被呈C形的十二指肠降段半环绕，其后面有肠系膜上动、静脉通过，胆总管进入腺体实质后，与胰管汇合进入十二指肠大乳头，向消化道内排出胆汁和胰液。

胰腺的外分泌部分是复管泡状腺，由腺泡和导管组成。腺小叶内有大量浆液细胞和部分导管，小叶间结缔组织内分布导管、血管、淋巴管和神经。导管由腺泡闰管汇合成小叶间导管，再逐级汇合成胰管，进入十二指肠。腺泡的特点是腺腔内有一些扁平细胞，这是闰管上皮细胞向腺泡腔内延伸所致。

胰腺的内分泌部分是胰岛，分散存在于外分泌腺之间大小不一的不规则细胞索团。细胞与毛细血管壁紧密相贴，细胞间有丰富的有孔毛细血管，细胞分泌的激素可直接进入血液。胰岛细胞有4种类型，α-细胞占细胞总数的20%，多分布于胰岛的外中部分，有分泌胰高血糖素，促进糖原分解，升高血糖的作用；β-细胞占细胞总数的75%，分泌胰岛素，是人体内调节血糖的重要激素，是糖的分解代谢和肝糖原及肌糖原的合成必不可少的；γ-细胞数量少，可能是α-细胞、β-细胞的前身或分泌后的状态；δ-细胞占细胞总数的5%。分泌胰生长激素抑制因子，可能有抑制α-细胞、β-细胞分泌功能作用。

4.肝脏

肝脏是人体最大的腺性实质器官，具有内分泌和外分泌功能，重达1200~1500g，约占成人体重的1/36（1/50~1/30）。肝脏的右半部分肥厚，左半部分扁薄；后缘钝圆，前缘锐薄。膈面光滑圆润，脏面凹凸不平，中部H状沟的横沟内有肝动脉和门静脉及神经系统输入，有胆管和淋巴管系统输出，后缘中部有肝静脉输出，进入下腔静脉。

（1）肝脏管道系统

在肝门部有肝动脉、门静脉和胆管出入肝脏，3种管道系统在肝内的分支走行基本一致，统称Glisson系统。

肝动脉分成左右两支进入肝脏后，逐渐分级变细成毛细血管，汇管区内形成密集毛细血管网，成为分布在胆管周围的毛细血管形成血管丛，或直接汇入肝窦状隙。肝动脉系统的动脉通道和门静脉通道最后都终止于肝窦。肝动脉可调节肝脏的血流量，保证血氧的供应。

门静脉系统源于腹腔内单一脏器毛细血管，逐渐汇合成肠系膜下静脉、肠系膜上静脉、脾静脉、胃左静脉，组成门静脉主干。分成左、右支入肝后，在肝内逐级分支至叶间门静脉和门静脉终末支，通过短的、垂直的入口小（门）静脉，穿过界板与肝小叶的血窦相连接，每支终末静脉供应约$1.6 \times 1.2 \times 0.8 mm^3$的肝实质。门静脉系统向肝脏输入消化吸收的各种营养物质和血氧的供应。

胆管系统起始于终末小胆管（Hering胆管），止于十二指肠的胆管壶腹部。从左、右肝管到肝内终末小胆管可分为7~10级胆管。毛细胆管是肝细胞的一部分。肝外胆管系统包括左右肝管、总肝管、胆囊和胆总管。肝脏分泌排出的胆汁呈弱碱性，pH7.4，24h分泌800~1000mL，胆囊可临时贮存部分胆汁。胆汁是唯一不含消化酶的消化液。

肝静脉源于经典肝小叶的中央静脉，几个中央静脉汇合成小叶下静脉，再逐级汇合成左、中、右3支肝静脉回流至下腔静脉。

肝脏的淋巴液输出量甚大，正常人可生成1.0~3.0L/d，占胸导管输出量的1/4~1/2，在肝硬化流出道受阻时，淋巴产生量每日可达11L。淋巴液产生量约有10%由胆管周围毛细血管丛渗漏形成，绝大部分来源于血窦周围间隙的组织液。肝脏输出淋巴管内的蛋白质浓度等于血浆内蛋白质的80%，远高于其他部位的淋巴管内蛋白质的浓度。一般认为淋巴液是血浆经过肝血窦内衬细胞的过滤进入血窦周围间隙形成的，经汇管区结缔组织与界板之间的Mall间隙，进入下一级的淋巴管。

肝脏的神经系统分为两部分，植物神经和右膈神经。植物神经在肝十二指肠韧带内有丰富的神经纤维，形成肝前和肝后神经丛，其中交感神经分别来自左、右腹腔神经节，副交感神经分别来自迷走神经左、右干的肝支。右膈神经的感觉神经纤维分布于冠状韧带、镰状韧带及肝被膜，部分神经纤维进入肝前、后神经丛，随着Glisson系统分布到肝内外胆管系统。

（2）肝脏组织结构

经典肝小叶是组成肝脏的基本结构单位，腺泡结构是肝脏的功能单位。肝小叶是以中央静脉为轴心的多边形棱柱体，作为肝脏最小的结构单位。肝腺泡是以一支门静脉终末支及伴行的微动脉、胆管、淋巴管和神经为轴心的不规则肝细胞团块，实为肝脏最小的功能和微循环的最小结构单位。

肝脏是由结构相同、大小和形态相似的众多肝细胞形成的肝小叶（肝腺泡）组成。估计成人肝脏有45万~100万个肝小叶，2500亿个肝脏细胞所组成。

肝腺泡结构阐明了肝腺泡的微循环及其血流动力学改变、功能代谢的分区。肝腺泡是以输入血管为中轴，肝细胞索呈三维方向围绕形成实质性团块。肝腺泡结构理论为说明多种肝脏病理变化，提供了有力的组织学依据。

（3）肝脏血流动力学

肝脏是接受门静脉和肝动脉的双重供血的血液丰富的器官，1.5L/min血液流经肝脏，占心脏排出量的25%。肝脏容量的30%是由血液构成。灌流肝脏的血液，2/3来自门静脉，1/3源于肝动脉。肝脏供氧量的50%由肝动脉提供，门静脉的血氧饱和度为78%。

门静脉是低压灌流系统，其血流动力学特点是流量大，流速慢，压力低。门静脉系统的两端均为毛细血管，且无静脉瓣，血管床有较大的被动适应性，下腔静脉的压力改变，可直接影响肝脏容积。肝脏内丰富的毛细血管床，保证了门静脉的压力梯度。正常门静脉血流速度大约20cm/s，自由压为1.27~2.35kPa，平均1.77kPa，超过2.94kPa（22.05mmHg，299.8mmH$_2$O）即可以确诊为门静脉高压症。

肝脏不能直接控制门静脉血流，门静脉血流量是由内脏血循环调节，肝脏血流自动调节只能依靠肝动脉。肝动脉的内在肌源性机制，有控制肝动脉的自身调节能力，即肝动脉血流量增加和压力增高时，含有平滑肌成分的动脉壁的张力增加，使管腔相对变小，阻力增加，保持了血流量的稳定。肝动脉压11.97~13.3kPa。肝脏对低氧耐受性有较大的适应能力。肝脏血流量及供氧量≤50%时，仍然足以维持正常的各项肝脏功能活动。突然阻断肝动脉时，门静脉血流量并不增加，而阻断门静脉时肝动脉血流量则增加60%以上。

影响肝脏血流量的因素有很多：吸气时肝脏血流量增加；呼气时肝脏血流量减少；卧位时，下腔静脉的压力梯度略有增加，肝脏的血流量能提高33%；轻微活动肝脏血流量增加，而剧烈运动时，全身血循环量重新分配，致使肝脏血流量减少；进餐后，肠系膜上静脉血流量可增加50%；门静脉酸中毒pH下降0.1，门静脉阻力增加40%，肝动脉阻力下降9%，肝脏血流量降低；胃肠道激素（胃泌素、促胰液素、胰岛素、胆囊收缩素、胰高糖素等）、糖皮质激素、α-受体和β-受体血管活性药物及阻断剂，均可影响肝脏循环血流量。

肝脏的血液动力学改变，与肝脏组织病理学变化，尤其是纤维组织增生呈正性相关。各种致病因子引起的肝脏形态学、细胞动力学和生物学方面的失常，肝脏的血液动力学可出现不同程度的变化，其基本特征是血液微循环障碍。由此而有一个肝脏组织病理学和肝脏功能失常不断加重的过程，互相作用，相互放大，形成恶性循环，乃至肝硬化肝功能衰竭。肝细胞损伤，除致病因子的直接作用外，引起细胞和体液免疫反应是肝细胞损伤的主要机制，通过释放炎性细胞因子和炎性介质，一方面引起肝细胞变性坏死，另一方面损伤血管内皮细胞，在肝窦内形成微血栓。可以说有肝细胞损伤就有微循环障碍，肝脏微循环障碍在整个病理过程中起放大和推动作用。伴随组织病理学损害的肝脏血流动力学变化是一个缓慢的过程，只有肝脏失去代偿能力时，才在临床上表现出明显的特征。

二、消化系统生理功能

消化系统的基本功能是消化食物和吸收机体所需的营养物质。消化功能包括机械（物理）性消化和化学性消化。机械性消化是经过消化管的肌肉（主要是平滑肌）运动，使经咀嚼后的食物与消化液充分混合形成食团，向消化管的远端逐渐推进，直至未被消化吸收的食物残渣以粪便的形式由肛门排出。化学消化是借助消化腺所分泌的各种消化酶，消化管的上皮细胞对糖类、蛋白质及脂肪等有机物大分子物质分解成便于吸收的小分子，同时对水、无机盐、维生素等重要物质直接吸收利用。消化功能的实现，是机械性消化和化学性消化的协同作用，共同完成机体的新陈代谢的物质和能量提供。小分子有机物质吸收后，经过生物转化才能为机体利用。

（一）机械性消化

机械性消化是食物的物理消化。食物入口后，刺激了牙龈、口腔黏膜、软腭及舌表面，使口腔和咀嚼肌本体感受器受到刺激，引起有节律的咀嚼活动。在牙齿切断、磨碎的咀嚼过程中，与口腔内分泌的唾液充分拌和形成食团，由吞咽动作将食团推入食管进入胃内。

胃是呈膨大袋形的消化管，胃壁有3层肥厚的平滑肌，在机械性消化中起重要的作用。常态下胃平滑肌处于缓慢持续收缩状态，当口腔、咽、食管内的感受器受到食物的刺激时，反射性引起胃容量性扩张，为接纳食物进入胃内做好准备。食物入胃后即产生胃蠕动波，3次/min，胃蠕动波使食糜在胃内反复碾磨粉碎，与胃液充分混合，食糜以1.0~2.0mL/次的速度排入十二指肠内。一般混合性食物需要4~6h排空。

小肠平滑肌紧张性收缩是小肠其他运动的基础，决定了食糜在小肠内停留的时间，混合性食物停留6~8h。小肠有规律的分节运动是肠壁环形肌有规律的收缩和舒张，将食糜分割成许多节段，反复的分节运动使食糜与小肠液充分混合，在进行机械性消化的同时施行化学性消化。分节运动促进肠壁的血液循环，增加淋巴回流有助于吸收过程。分节运动在十二指肠11次/min，回肠末端为8次/min。小肠平滑肌蠕动0.5~2.0cm/s，有规律的蠕动推动食糜进入下一个阶段。

大肠平滑肌的袋状往返运动，有利于水分的充分吸收；分节运动和多袋推进运动及蠕动收缩，将内容物推向消化的下一个阶段。食物残渣在结肠内一般停留十余小时，食物中的纤维成分对肠道功能有一定影响。经大肠内的细菌活动、发酵和腐败食物残渣，形成粪便排出体外。

（二）化学性消化

化学消化、吸收是一个复杂的生物化学过程，主要由所有消化腺协同完成。消化腺体分泌的消化液总量为6~8L/24h。

1.唾液腺

组成唾液腺的腮腺、下颌下腺、舌下腺分泌的唾液（pH6.6~7.1），为低渗透压的浆液和黏液，基础分泌量为0.5mL/min。唾液中99%为水分，有机物为黏蛋白、免疫球蛋白、氨基酸、尿素、尿酸、唾液淀粉酶、溶菌酶等；无机物为钾、钠、钙、氯等离子，还含有氧、氮、二氧化碳、氨等气体。唾液腺分泌受大脑皮层的控制，受条件反射和非条件反射调节。在消化过程中，唾液可润滑口腔、拌和食团，唾液淀粉酶可将多糖水解成麦芽糖。

2.小消化腺

口腔、食管、胃、小肠（十二指肠、空肠、回肠）、结肠（盲肠、升结肠、横结肠、降结肠、乙状结肠、直肠）内的小消化腺，所分泌的液体构成化学性消化的基础。

口腔和食管的小消化腺所分泌的液体，主要作用为拌和食团、润滑吞咽和便于食管输送，以及在口腔进行初步的化学性消化。

食团在胃内与胃液充分拌和形成食糜，在进行机械性消化的同时也施行化学性消化。胃黏膜上皮所分泌的胃液，为无色酸性液体，pH0.9~1.5，分泌量1500~2500mL/d。分泌物大部分为水，还含有黏液、盐酸、胃蛋白酶、氯化钠、氯化钾、内因子和凝乳酶等。黏液保护胃黏膜不受机械性损伤和胃蛋白酶的消化作用。胃液中的盐酸由壁细胞分泌，分为游离酸（占大部分）和酸性胃液与蛋白质结合的结合酸，两者合称总酸。胃酸具有使食物中蛋白质变性、激活胃蛋白酶原、杀死进入胃内的细菌、酸性环境促进小肠对铁的吸收、酸性食糜进入十二指肠后，促进促胰液素、缩胆囊素的分泌的作用。由壁细胞分泌的内因子是一种黏蛋白，能与维生素B_{12}（外因子）结合成复合物，吸附在回肠黏膜上，促进维生素的吸收。胃液中的黏液是一种糖蛋白，覆盖在胃黏膜表面；胃腺中的非泌酸细胞能分泌碳酸根，与黏液形成黏液-碳酸根保护屏障，防止胃的机械性损伤和盐酸腐蚀。

食糜进入十二指肠后，开始了真正的化学消化和营养吸收。小肠黏膜上皮细胞分泌的小肠液为弱碱性，pH7.6，分泌量1000~3000mL/d。十二指肠第1~2段腺体细胞分泌黏液、碳酸盐、溶酶菌。碱性肠液可保护黏膜免受胰液和酸性胃液的消化侵蚀。固有层的浆细胞生成的免疫球蛋白A（IgA）与上皮细胞产生的糖蛋白结合成分泌性免疫球蛋白A（sIgA），分泌到肠腔内。小肠只有一种分泌的肠激酶，可活化胰蛋白酶原消化蛋白质。小肠液中还含有淀粉酶、双糖酶、多肽酶、脂肪酶、肠致活酶等消化酶及脱落的肠上皮细胞（约200g/d）。小肠液是营养物质在小肠内吸收的大容量媒介。大量小肠液稀释食糜，使渗透压下降有利于营养物质吸收。小肠黏膜对容量性扩张敏感，小肠分泌受神经-体液调节，影响分泌的胃肠道激素有促胃液素、促胰液素、胰岛素、缩胆囊素、胰高糖素、血管活性肽等。

食物残渣进入盲肠，刺激大肠腺分泌大肠液，大肠液pH8.3~8.4，主要是黏液、碳酸根和少量的二肽酶和淀粉酶。大肠内的细菌活动可合成B族维生素、维生素K。

3.胰腺

胰腺是具有外、内分泌功能的腺体。胰腺所分泌的胰液是最重要的消化液，呈碱性，pH7.8~8.4，分泌量1000~2000mL/d。胰液在三大营养物质代谢中发挥极重要的作用。

胰液中的无机物，由胰腺导管细胞分泌的碳酸根含量最高，可中和进入十二指肠的胃酸，还含有钾、钠、钙等离子。胰液中蛋白质含量0.1%~10%不等，主要是酶蛋白。胰淀粉酶为α-淀粉酶，消化的产物是糊精、麦芽糖；胰脂肪酶分解甘油三酯为脂肪酸、甘油一酯、甘油；还有一定量的胆固醇酯酶和磷酸酶A2，水解胆固醇和卵磷脂；小肠液中的肠激酶是激活胰蛋白酶原的特异性酶，与糜蛋白酶同时作用于蛋白质时，消化分解成小分子的多肽和游离氨基酸。另外，胰液中还含有羧基肽酶、核糖核酸酶、脱氧核糖核酸酶等水解酶。

胰液分泌受神经-体液调节，但以胃肠激素调节为主。胃内的酸性内容物进入十二指肠后，刺激肠壁分泌激素，吸收入血后，肠胰泌素作用于胰腺泡小导管上皮细胞，分泌水分与电解质；肠促胰液素作用于腺泡细胞分泌胰酶液。迷走神经末梢纤维也有促进胰腺分泌的作用。

胆汁是有色较黏稠的液体，pH7.4，800~1000mL/d，含有胆盐、卵磷脂、胆固醇、胆色素等有机物，还含有钠、钾、钙、碳酸根等无机物，是唯一不含有消化酶的消化液，由肝脏生成的胆汁经肝外胆道排入十二指肠。

胆盐、卵磷脂、胆固醇作为乳化剂在促胰脂肪酶的作用下，使脂肪由脂溶性物质转化成水溶性胶粒，便于分解消化吸收。胆盐等还可促进脂溶性维生素A、D、E、K的吸收。碱性胆汁可中和胃酸，胆盐的肝-肠循环促进胆汁分泌。

胆汁分泌受迷走神经和促胃液素、促胰液素、缩胆囊素及胆盐的调节。

（三）营养物质吸收

吸收是经过消化的小分子营养成分透过消化管黏膜进入血液或淋巴管的过程。已被分解成小分子物质有多种吸收方式，通过质膜机制被动性转运、主动性转运、胞饮、弥散和其他机制完成吸收。由于受消化管的结构、消化液中消化酶的种类、食物停留的时间的影响，不同部位的消化管所吸收的物质和吸收速度不同。

营养物质在口腔内一般不吸收，胃内仅能吸收乙醇、少量水分。由于小肠的组织结构具有巨大的吸收表面积、小肠液中有种类繁多丰富的酶类、食糜在小肠内停留3~8h、进入小肠时营养物质已被分解成便于吸收的小分子，所以小肠是物质吸收的主要部位。糖、蛋白质和脂肪等物质主要在十二指肠、空肠内吸收，大部分食糜到达回肠时营养物质已被吸收完毕，但回肠的特殊功能是主动吸收水和盐类。每日有1000~1500mL小肠内容物进入大肠，大肠黏膜对水分和电解质的吸收能力极强，可达

5000~8000mL/d，仅有150mL/d的水分和少量的钠、氯离子随粪便排出。也能吸收短链脂肪酸和大肠内的微生物菌群合成的复合B族维生素、维生素K。

（四）营养物质的生物转化

营养物质消化吸收后，需要经过生物转化，才能为机体提供所需要的能量，是组织伸张和修复的物质基础。生物转化主要在肝脏内完成。无机物不需要生物转化可直接在小肠内吸收为机体利用，有机物则需要经过复杂的生物转化，才能为机体利用。

1.肝脏的生理功能

肝脏的结构复杂，生理生化功能繁多。肝脏的主要生理功能包括：①分泌胆汁：合成胆汁酸和分泌、排泄胆汁，促进脂肪和脂溶性维生素的吸收；排出有毒物质；胆汁酸形成的肠-肝循环，具有反馈控制的连续过程；②代谢功能：糖、蛋白质、脂肪、维生素、激素、无机物等的代谢，是肝脏的主要功能；③解毒功能：通过化学、氧化、还原、分解、脱氧作用，处理有毒物质；分泌胆汁排泄毒物；吞噬微生物颗粒；蓄积有毒的化合物，逐渐少量释放进行毒性等作用，达到解毒功能；④免疫功能：肝内的内皮细胞和肝内淋巴管汇入的腹腔淋巴结，可吞噬病原微生物颗粒；⑤合成凝血因子功能：机体12种凝血因子中，有5种在肝内合成；⑥再生功能：切除肝脏的70%~80%，不影响肝脏的正常生理功能。

2.肝脏的生物转化

生物转化是肝脏的重要生理功能之一。肝脏是人体内无机物和有机物新陈代谢的中心。已知肝脏内含600种以上的各种酶类，可分为氧化还原酶类、转移酶类、水解酶类、合成酶类、异构酶类、裂合酶类等六大类，酶蛋白占肝内蛋白总量的2/3。所以，肝脏在蛋白质、糖、脂类、维生素和激素代谢以及生物转化等方面起着重要的生物化学作用。肝脏具有丰富的血运和血流动力学特点，因而能完成摄取、合成、分解、贮存、排泄、分泌和生物转运等复杂生理功能。

肝脏是糖代谢的中心，维持血糖的平衡和为机体生理活动提供能量。多糖（淀粉类）经肠道水解成单糖-葡萄糖及其异构体：果糖、半乳糖和甘露糖等，随门静脉血进入肝脏，再由己糖激酶和ATP的作用转化成6-磷酸葡萄糖，再经糖原合成酶的催化作用形成肝糖原。肝糖原是机体能源的贮存方式，最大含量为150~200g，仅能满足机体24h的消耗。葡萄糖经过三羧酸循环或酵解，产生三磷酸腺苷（ATP）为机体提供能量。

饮食中的蛋白质在消化管道内经胃蛋白酶分解成多肽和氨基酸，进入小肠后再进一步消化水解，经内肽酶（胰蛋白酶、糜蛋白酶、弹性蛋白酶等）的作用，有针对性地水解蛋白质肽链内部一些肽键，最终形成单一的氨基酸和一些寡肽，再经过小肠黏膜的寡肽酶水解，形成氨基酸。胃肠道吸收的蛋白质水解产物和体内组织分解物以及体内自身合成氨基酸，经血循环到达肝脏，进入细胞内进行转氨、脱氨、碳链的氧化分解、脱羧基等作用，主要生成 α-酮酸和其他的胺类化合物。大多数必需氨基酸都在肝脏中降解，支链氨基酸主要在肌肉中进行代谢。氨基酸的吸收是个主动耗能过程。小肠黏膜上皮细胞上的氨基酸转运载体蛋白与氨基酸和 Na^+ 形成三联体，将氨基酸转运至肝细胞，通过 Na^+-K^+-ATP泵排出 Na^+，在转运循环过程中消耗了ATP。

肝脏是脂肪酸氧化的重要器官，为机体提供所需要的能量、糖异生、磷脂。脂肪在肠道黏膜上皮细胞内水解成脂肪酸和甘油，经门静脉血入肝，经过脱氢、加水、再脱氢及硫解等4个步骤的 β-氧化反应合成乙酰CoA，同时产生大量能量。

（五）消化功能的神经-体液调节

从食物入口咀嚼开始，在食物的色、香、味、形的感观刺激下，整体消化管的生理活动在神经-体液调节中有效地运转。消化过程受神经-体液调节，消化腺的外分泌消化液直接参与食物的化学消化。而消化腺的内分泌胃肠激素，则通过局部或血液循环到全身，调节消化系统的机械消化和化学消化的协同生理活动。

消化管的支配神经，有外来神经系统和内在神经丛。外来神经系统由交感神经、副交感神经组成。支配消化管的副交感神经主要来自迷走神经，其节前纤维来自迷走神经分支和骶髓（S2~S3），在消化管壁内换神经元，节后神经末梢纤维分布在消化腺的腺细胞、上皮细胞和平滑肌细胞，释放神经递质乙酰胆碱，通过M受体促进消化管运动、消化腺分泌；少数节后神经纤维还可释放血管活性肽、P物质、脑啡肽、生长抑素等，调节胃容受性舒张，机械刺激小肠充血过程。交感神经来自脊髓胸、腰部的侧角神经元的节前纤维，在肠系膜神经节换神经元，形成节后末梢纤维分布在胃、小肠和大肠的平滑肌和腺细胞膜上，释放神经递质去甲基肾上腺素，兴奋后可抑制胃肠运动和腺体分泌。感觉神经多随交感神经或副交感神经离开消化管，沿脊髓和脑神经的感觉根进入脊髓和脑，形成不完全受自主神经支配的消化管平滑肌运动和分泌功能的特殊性。

消化管除接受交感神经、副交感神经支配外，自身也有一套肠神经系统精细地调节消化管的功能。消化管的内在神经丛，从食管中段到肛门的绝大部分消化管壁内，都含有两层神经结构，由黏膜下层神经丛和肌间神经丛组成肠神经系统。由大量神经元和神经纤维组成复杂的神经网络，调节腺细胞、上皮细胞的功能，支配平滑肌的活动，独立调节胃肠运动、腺体分泌、血流量调控，以及水、电解质的转运；释放不同神经递质，构成完整的相对独立的整合系统，可完成局部反射。外来神经系统对内在神经丛有调节作用。

消化管平滑肌生理特性表现在兴奋性较低，自律性收缩缓慢，具有紧张性和富有伸展性，对不同刺激的敏感性不同。消化管对机械性牵拉、温度和化学刺激特别敏感，运动可促进消化腺分泌和消化管运动。

消化管不仅是消化器官，还具有内分泌功能。从胃至结肠的黏膜和黏膜下层有40多种内分泌细胞，这些内分泌细胞总数超过体内其他内分泌细胞的总和，具有摄取胺的前体、进行脱羧而产生肽类或活性胺的能力。所合成和释放的多种激素，除调节消化腺的分泌及消化管的消化活动外，还具有促激素和促生长的作用。消化腺细胞膜上有多种受体，不同刺激物与相应的受体结合，可引起细胞一系列生化反应，最终导致分泌物释放。胃内的AL细胞分泌胃高血糖素、胃窦部的G细胞分泌胃泌素和促肾上腺皮质激素样物质；胃底、体部和窦部的δ-细胞分泌生长抑素，对促胃液素和胃酸的分泌有调节作用，这些胃肠激素统称为APUD细胞。另外，一些被认为是胃肠激素的肽类物质也存在于神经系统内，反之也有许多，已经发现有20余种。这种双重分布肽类物质统称为脑-肠肽，从而揭示了神经系统与消化系统之间内在的体液调节的密切联系。

三、常见脾胃病的现代医学机制

中医学在传统上多以临床症状为诊断病名，而西医学的诊断则包括病因、病变部位、功能状态。现代医学对常见的中医病名，从微观层面上进行了深入研究，对中医学的深入发展有很好的推动作用。

（一）痞满

痞满是自觉胃脘痞塞不通，胸膈间满闷不舒，外无胀急之形，触之柔软，按之不痛之证。"痞"者上下不通。《黄帝内经》之痞、"少腹满""中满""腹气满"的论述，《诸病源候论》之八痞，均包含了胃痞的概念。

涉及西医学慢性胃炎、胃下垂、慢性胆囊炎、功能性消化不良、糖尿病胃瘫、胃肠道术后功能紊乱等病种。

［病因病机］脾主升清，胃主降浊，若因表邪内陷，饮食不节，痰湿阻滞，情志失调，胆热犯胃，脾胃虚弱等原因，而致升降失司，气机壅滞，胃气壅塞，则发为痞满。外邪乘虚内陷入里，阻碍气机，胃气壅塞，遂成痞满；饮食不节，食谷不化，阻滞胃脘，痞塞不通，而成痞满；痰湿困脾，脾失健运，水湿不化，酿生虚浊，壅塞中

焦，气塞不通，升降失司，而成痞满；《素问·举痛论》："余知百病生于气也。怒则气上，喜则气缓，悲则气消，恐则气下，寒则气收，炅则气泄，惊则气乱，劳则气耗，思则气结。情志失调，气机逆乱，升降失职成满；胆热犯胃，胃气必虚，胃失和降，故而痞满；素体虚弱，中气不足，健运失职，水谷不化，纳运失司，壅滞中焦，而成痞满。

[辨证要点] 痞满的基本病机是中焦气机不利，脾胃升降失司，食滞难化，但应注意临症辨证的虚实和寒热的要点。

（1）辨虚实：实者为实邪内阻，虚者为气机不运、升降无力。食少不化，腹喜按揉，大便溏者为虚；嗳气则舒，大便秘结，腹部拒按，食后更甚为实。

（2）辨寒热：腹满气结，渴喜冷饮，舌红苔黄、脉数，为热；痞满绵绵，得热则舒，口淡不渴，舌淡苔白、脉沉为寒。

[病位] 在胃脘，与肝、脾关系密切。

[现代医学机制] 心窝部闷满不适的感觉，可出现在许多消化系统疾病的共有症状，产生的机制非常复杂，病理生理学基础，由原发性疾病所决定。

精神心理因素通过脑-肠轴机制，影响胃肠功能。植物神经紊乱可影响胃肠动力学和内脏感知异常。交感神经过度兴奋，消化腺分泌减少，肠道激素分泌量下降，胃肠蠕动能力失调，括约肌强烈收缩；迷走神经过度兴奋，使幽门括约肌松弛，胃酸分泌增加，抑制前列腺素合成，胃黏液分泌减少，损害了胃黏膜屏障。

幽门螺杆菌感染，损伤胃黏膜屏障；小肠菌群移位，引起肠道感染，造成胃肠功能紊乱。大量食用干纤维素和蛋白质饮食，不易被消化吸收，经结肠内细菌充分发酵，产生大量硫化氢、氨、吲哚等气体，使肠道充气。进食过量的脂肪饮食，延迟胃排空时间，刺激胆囊收缩素分泌，使胃十二指肠压力差颠倒，肠内容物反流至胃内，引起反流性胃黏膜损伤。

（二）呕吐

呕吐是将胃内容物，或有将小肠内容物强力从口腔驱出动作的病证。以痰涎及胃内容物从胃中上涌，自口而出为临床特征。可持续发作或反复发作，或干呕无物。前贤认为，有声无物曰呕，有物无声曰吐，有声有物曰呕吐。《素问·举痛论》："寒气客于胃，厥逆上出，故痛而呕也。"《素问·六元正纪大论》云："火郁之发……疡痱呕逆。"

常见于西医学的急性胃炎、胃黏膜脱垂症、贲门痉挛、幽门梗阻、肠梗阻、胆囊炎、尿毒症、颅脑疾患和一些急性传染病等疾病。

　　[病因病机] 呕吐的病因有多方面，多因素可以夹杂致病。《素问·至真要大论》云："燥淫所胜……民病喜呕，呕有苦。""厥阴司天，风淫所胜……食则呕。"邪犯胃腑，气机不利，胃失和降，水谷随逆气上出；误食不洁之物，伤胃滞脾，食滞内停，胃失和降，胃气上逆；《证治汇补·呕吐》说："阴虚，成呕，不独胃家为病，所谓无阴则呕也。"脾胃素虚，耗伤中气，胃不能盛受水谷，脾虚不能化生精微，停积胃中，上逆致成呕。《症因脉治·呕吐》："痰饮呕吐之因，脾气不足，不能运化水谷，停痰留饮，积于中脘，得热则上炎而呕吐，遇寒则凝寒而呕吐矣。"呕吐证有虚实之分，实者，由外邪、饮食、痰饮、气郁等邪气犯胃，致胃失和降，胃气上逆而发；虚者，由于气虚、阳虚、阴虚等引起的正气不足，使胃失温养、濡润，胃失和降，胃气上逆所致。

　　[病位] 在胃，与肝、脾有密切关系。

　　[辨证要点] 呕吐的基本病机是胃失和降，胃气上逆，但应注意临症的正邪虚实，呕吐物形状的辨证要点。

　　（1）辨虚实寒热：发病急骤，呕吐量多，多为酸腐臭秽，为实证；起病缓慢，病程较长，呕吐物酸臭不甚，为虚证。

　　（2）辨呕吐物：酸腐难闻，多为食积内腐；黄水味苦，多为胆热犯胃；呕吐绿水，多为肝气横逆犯胃；痰浊涎清，多为痰饮中阻；泛吐清水，多属胃中虚寒；黏沫量少，多属胃阴不足。

　　[现代医学机制] 呕吐是指胃内容物或一小部分小肠内容物，通过食管逆流出口腔的一种复杂的反射动作。是机体的一种自动防卫的保护行为，但剧烈呕吐可致水电解质和酸碱平衡失调。

　　呕吐动作由深吸气开始，软腭反射性升高关闭鼻咽部通道，反射性关闭声门；胃底、贲门松弛和食管下端舒张，胃幽门部呈环形收缩；受刺激的胃、食管呈现逆蠕动；膈肌和腹壁肌肉痉挛性收缩，使腹内压急剧升高，把胃内容物推向食管；膈肌强烈收缩，胸内压急剧升高，食管内容物进入口腔被动性驱出。

　　呕吐受呕吐中枢和化学感受器激发区调控。来自胃肠道或机体其他部位的刺激，由迷走神经、交感神经、舌咽神经中的感觉纤维传入神经冲动至中枢神经（延髓和大脑皮层）。呕吐中枢位于延髓网状结构背外侧缘，化学感受器激发区也位于延髓。传出神经冲动沿迷走神经、内脏神经、膈神经和脊神经的传出束到达胃、小肠、膈肌和腹壁肌肉的效应器，引起呕吐动作。化学感受器激发区接收的刺激，直接把冲动传入到呕吐中枢。

呕吐可分为功能性、器质性、反射性、中枢性和迷路装置引起的。常见疾病有胃肠道急性感染、消化道传染病、代谢异常疾病、腹腔脏器的炎症性病变、空腔脏器的功能性、机械性、血管性梗阻等；对胃肠道有局部刺激，或作用于中枢神经的有毒物质，可呈反射性呕吐；引起颅内高压的疾病，引起喷射性中枢性呕吐。

（三）呃逆

呃逆是喉间呃逆连声，声短而令人不能自制的病证。有又称"哕""哕逆"。《素问·宣明五气》谓："胃为气逆，为哕。"《灵枢·口问》："今有故寒气与新谷气，俱还于胃，新故相乱，真邪相攻，气并相逆，复出于胃，故为哕。"

呃逆常见于西医学的单纯膈肌痉挛、胃肠功能紊乱、慢性胃炎、胃癌、胃与食管术后、尿毒症、肺部疾患、食管癌及纵隔病变、中枢神经及脑血管病变等疾病。

[病因病机] 病因多为饮食不节，情志失和，久病体虚，浊气上冲。由于饮食不当，没有节制，冷热相反相激，胃气上逆动膈而成呃逆；过食生冷寒凉，寒气蕴蓄于胃，胃失和降，胃气上逆，循手太阴肺经上动于膈，膈间气机不利，气逆上冲于喉，而成呃逆；过食辛辣煎炸，醇酒厚味，燥热内生，腑气不通，胃失和降，气逆上冲动膈，而成呃逆；脾虚失运，津液失布，酿湿成痰，痰饮内停，逆气挟痰浊上逆动膈，而成呃逆；情志失和，恼怒伤肝，肝气横逆犯胃，循肺经上膈，或肝郁犯脾，脾失健运，痰浊内生，胃气夹痰上逆动膈，发为呃逆；年高体弱，或大病久病，正气未复，或吐下太过，虚损误攻等，均可损伤中气，使脾胃虚弱，中气耗损，病久及肾，肾不纳气，气逆上冲动膈；胃阴不足，不得润降，秽浊之气转而上冲所成呃逆。

[病位] 在胃，在膈，与肝、肺、脾、肾相关。

[辨证要点] 呃逆的基本病机是胃失和降，膈间气机不利，胃气上逆动膈。但应注意的临症的寒、热、虚辨证。寒呃表现晨轻晚重，连续不止，手足清冷；热呃表现声音洪亮，时发时止，口干舌燥，大便困难；实证多为寒凝、火郁、气滞、痰阻，胃失和降；虚呃表现声音低怯而不连续，神情疲倦，每由脾肾阳虚，或胃阴耗损等正虚气逆所致。

[现代医学机制] 呃逆是由于膈肌及肋间肌等辅助呼吸肌的阵挛性不随意挛缩，吸气时声门突然闭锁，空气迅速流入气管内，发出特异性的"呃""呃"声音。呃逆神经反射弧的向心路径，由迷走神经、膈神经和6~12胸交感神经感觉纤维传入，传出神经的效应器是辅助呼吸肌。当上述神经受到刺激即可发生周围性呃逆。引起迷走神经受到刺激的疾病有胃扩张、胃炎、胃贲门癌、食管癌、胰腺癌及坏死性胰腺炎等；膈神经受到刺激的疾病有食管裂孔疝、贲门-食管癌、膈下脓肿、胸膜炎、肺炎、心

包炎等；由于延髓周围病变（脑炎、脓肿、肿瘤等）或代谢性疾病（酒精中毒、尿毒症等），使呃逆反射弧抑制功能丧失，从而引起中枢性呃逆。其他的疾病有神经因素、药物、全身麻痹、内耳及前列腺疾病等。

（四）腹胀

腹胀是以腹部的局部、全腹部有胀满感而无胀急之感，或发现全腹或局部隆起为主要表现的征象。《灵枢·玉版》《灵枢·水胀》中有腹部胀大和腹满不适的记载。

腹胀常见于西医学的功能性消化不良、便秘、不完全肠梗阻、幽门梗阻、腹水症初起、慢性胃炎、消化性溃疡、慢性胆囊炎、慢性胰腺炎、胃癌等疾病。

［病因病机］多因感受外邪、饮食不节、情志失调、素体虚弱、劳倦损伤而引发腹胀。阳气阻滞，水湿内蕴，气机停滞，腑气不通等虚证，或虚实夹杂致病。《诸病源候论·腹胀候》云："腹胀者，由阳气外虚，阴气内积故也。阳气外虚，受风冷邪气；风冷，阴气也。冷积于脏腑之间不散，与脾气相拥，虚则胀，故腹满而气微喘。"《张氏医通·胀满》对腹胀的成因更有详细的论述，"腹胀诸证，虽属寒者多，属热者少，……有气虚不能裹血，血散作胀，……有血虚不能敛气，气散作胀，……外因六气成胀；……内因七情成胀，……忧思过度，致伤脾胃，心腹鼓胀，……浊气在上，则生膜胀，……肾脏虚寒，不能化生脾土而胀……"。

［病位］在大肠和小肠，主要与肝、胆、脾有关，可涉及胆、肾。

［辨证要点］腹胀的基本病机是中焦气机不利，脾胃升降失职。但应注意临证虚实和虚实夹杂的辨证。

（1）辨虚实：虚者多为气虚，阳虚致水湿内蕴，气机停滞，阴津方虚，肠道失润，腑气不通；实者多为湿热、寒凝、气滞、血瘀，致气机不和，通降失常。

（2）辨虚实夹杂：脾胃失和，运化失司，气机升降失常，多为虚实两端致病。

［现代医学机制］腹胀常为全身性疾病的初期表现。正常情况下消化道内有100~200mL的气体，主要在胃和结肠内，小肠内气体较少。小肠内气体增多时，20%~60%的肠腔内气体是吞咽入的空气。

腹胀为肠腔内过度充气的表现。肠腔内充气使腹腔内容积变化，刺激脏/壁层腹膜，刺激内脏传入神经而发生内脏痛。这种疼痛是一个脏器鼓胀肌肉收缩增强的结果。真性内脏痛的扩张性质，主要来自内脏的神经节段水平。

引起肠腔内充气有多种原因，多食含有容易产气的豆类食物，如蚕豆含有棉籽糖和水苏糖，不能被肠道中的酶分解，在结肠内受到梭形芽孢杆菌属厌氧菌的发酵作用而大量产气；黄豆中的棉籽糖和鼠李糖，不易被消化而产气；大量食用蛋白质饮食，未被消化的蛋白质，在肠道内发酵产气，还有许多碳水化合物，亦可被肠腔内细菌的发酵作用，产生大量气体，引起肠管扩张、肠管蠕动增强，使腹腔容积的变化发生胀痛。值得重视的是胃和肠道的不完全或完全梗阻引起的腹胀，其发生的机制主要是胃肠道不通畅，肠管血运有一定障碍，消化吸收不良，肠腔内细菌的发酵作用，产生气胀。腹部气胀形态有助于临床诊断。全腹、局部隆起可有多种病变，不完全肠梗阻、幽门梗阻、占位性病变、腹水症初起；局限于上腹部，多见于胃或横结肠积气；小肠积气局限于中腹或左下腹部；结肠积气隆起于下腹部或左下腹部；幽门、肠梗阻见肠型、蠕动波。

（五）胁痛

胁痛是指以一侧或两侧胁肋部疼痛为主要表现的病证。胁，指侧胸部，为腋窝以下至第十二肋骨部的统称。《医宗金鉴·卷八十九》明确指出："其两侧自腋而下，至肋骨之尽处，统名曰胁。"《医方考·胁痛门》又谓："胁者，肝胆之区也。" 现代的"胁"为两侧下胸肋及肋缘部，肝胆胰所居之处。

胁痛常见于西医学的多种疾病之中，慢性肝炎、肝硬化、肝脓肿、胆道感染、胆石症、胆道蛔虫病、肝胆系统肿瘤、肋间神经痛、胸腔炎症和肿瘤等。

［病因病机］情志不遂，饮食不节，感受外邪，虫石阻滞，仆跌损伤，久病体虚，均可成为胁痛的病因。

肝位居于胁下，胆附于肝，与肝呈表里关系，其经脉均巡行于两胁。肝为刚脏，主疏泄、藏血，性喜条达，体阴而用阳；脾胃居于中焦，主受纳水谷，运化水湿，上布清气精微，若因饮食所伤，脾失健运，湿热内生，郁遏肝胆，疏泄不畅，亦可发为胁痛。《景岳全书·胁痛》指出："胁痛之病，本属肝胆二经，以二经之脉皆循胁肋故也。" 肝肾同源，精血互生，若因肝肾阴虚，精亏血少，肝脉失于濡养，则胁肋隐隐作痛。《金匮翼·统论·肝郁胁痛》说："肝郁胁痛者，悲哀恼怒，郁伤肝气。"《杂病源流犀烛·肝并源流》认为："气郁，由大怒气逆，或谋虑不决，皆令肝火动甚，以至肢胁肋痛。"

［病位］在肝、胆，主要与脾、胃、肾有关。

［辨证要点］胁痛的基本病机是气滞、血瘀、湿热蕴结、阴虚火旺等病理因素，阻滞于内，致肝胆疏泄失常，不通则痛；或素体亏虚，肝阴亏损，气血津液不足，络脉失养，不荣则痛。应注意的临症的辨证要点，胁痛病机转化较为复杂，既可由实转虚，又可由虚转实，而成虚实并见之证；既可气滞及血，又可血瘀阻气，以致气血同病。

（1）辨虚实：因湿热侵袭或饮食所伤肝胆湿热而致胁痛，以灼痛为主，且起病急骤，可伴有寒、热表证，同时可出现恶心、呕吐、目黄，苔黄腻，脉实有力，日久亦可耗伤阴津，皆可致肝阴耗伤，脉络失养，而转为虚证或虚实夹杂证。邪伤正气，久病致虚，各实证胁痛皆可转化为虚实并见之证，而虚证胁痛若情志失调，或重感湿热之邪，也可转化为阴虚气滞，或阴虚湿热之虚实并见证。若失治误治，迁延不愈，个别病例也可演变为积聚，甚者转为鼓胀重证。

（2）辨气血：胁痛初病在气，由肝郁气滞，气机不畅而致胁痛。《灵枢·五邪》谓："邪在肝，则两胁中痛。"肝郁气滞的胁痛以胀痛为主，且游走不定，时轻时重，症状的轻重每与情绪变化有关；气为血之帅，气行则血行，故气滞日久，血行不畅，其病变由气滞转为血瘀，或气滞血瘀并见，以刺痛为主，且痛处固定不移，持续不已，局部拒按，入夜尤甚，或胁下有积块；气滞日久，易于化火伤阴，致肝阴不足，络脉失养所引起，疼痛隐隐，悠悠不休而喜按，脉虚无力。

［现代医学机制］季肋部疼痛出现的令人不快的感觉和情绪上的感受，是伴有实质上的或潜在的组织损伤的主观感觉。疼痛是一种有其自身感受器装置的感觉，有独立的神经反射弧。个体差异性较大，与疾病种类和疼痛的性质、强度、个体痛阈、发作方式、持续时间和心理状态密切相关。

疼痛的初级神经元是在皮肤和深层组织的痛觉感受器，这是一些细小的遍布全身交织成网的游离神经末梢。皮肤的每一点都处于2~4个神经元支配的领域之内。受到损伤的组织细胞，释放的乙酰胆碱、5-羟色胺、组胺、缓激肽等多肽类物质或酸性代谢产物，成为启动疼痛感觉的神经介质。疼痛的感觉神经纤维沿躯体神经和内脏神经走行时，同其他的感觉和运动神经纤维混在一起。许多小神经元构成突触，通过同一脊髓节和邻近节段的后角和前角构成形成反射（弧）联系。刺激激活疼痛的上行通路，经二级神经元脊髓-丘脑侧束、三叉神经丘脑束与丘脑，或沿灰质的网状结构部分上行，向顶叶皮质传递神经冲动。

疼痛的分类，浅表痛：表现在皮肤表面，多呈灼痛，定位明确；内脏痛：是深部疼痛，基本上是一种持续性钝痛；牵涉（张）痛：为内脏和躯体的深部痛，常在体表牵涉到一定脊髓节段内的结构，是内脏疼痛（感觉神经少）投射到体表（感觉神经多）的痛觉。

胸痛是胸部表面出现的胸腔脏器病变引起的复杂的放射痛。胸1~4脊神经根是胸腔内脏的重要感觉神经通路。局部疼痛多发生在脊神经根和肋间神经分布范围内，如胸壁肌肉和韧带外伤、局部感染等；胸腔感染、肿瘤、气胸等累及壁层胸膜引起胸部刺激性疼痛；上腹部感染性疾病、消化性溃疡、膈肌裂孔疝等引起牵张痛；心肌缺血、心包炎症、肺动脉栓塞、纵隔气肿等可引起胸部反射痛；食管疾病可引起胸部深部痛。

（六）腹痛

腹痛是以胃脘以下，耻骨毛际以上部位发生的疼痛为主的病证。《伤寒杂病论》中有"绕脐痛""腹满痛""时腹自痛"的记载。

西医学病种可见于神经性腹痛、消化不良性腹痛、肠易激综合征、消化性溃疡、急慢性胆囊炎、急慢性胰腺炎、阑尾炎、肠梗阻、膀胱炎、妇科疾病等疾病。

［病因病机］六淫之邪，饮食不节，寒湿内停，络脉瘀阻，肾阳不足，皆可成为腹痛的病因。《素问·举痛论》谓："寒气客于肠胃之间，膜原之下，血不得散，小络引急，故痛……热气留于小肠，肠中痛。瘅热焦，则坚干不得出，故痛而闭不通矣。"风淫寒邪，侵入腹中，寒邪客胃；饮食不节，酿生湿热，贮蓄肠胃；寒湿内停，损伤脾胃；络脉瘀阻，血络受损，气滞血瘀，脏腑失养；郁而化热，热邪内伤；肾阳不足，肾失温煦，脏腑虚寒均可引起腹痛。总之，外感时邪，饮食不节，情志失调，脉络闭阻，不通则痛；脏腑经脉失养，气血运行无力，不荣则痛。

［病位］在腹，可发生于脐腹、胁腹、小腹、少腹；在脏腑，与肝、胆、脾、胃、肾、膀胱、小肠、大肠有关；在气血、在经脉不一，多以病情而定。

［辨证要点］腹痛的基本病机多由脏腑气机不利、经脉气血阻滞而成。临症的辨证要点应注意疼痛部位和寒热虚实。

（1）辨寒热虚实：久病痛势绵绵，为虚痛；暴痛拒按，伴腹胀，为实痛。寒气所客，病多拘急：急痛坚满属实寒；痛势绵绵则为虚痛。痛在脐部，喜冷饮，多为热痛；痛处不移，刺痛拒按，口唇色紫，为瘀血痛；痛时重时轻，部位不固定，攻撑作痛，为气滞痛；胃肠作痛，得便则减，为伤食痛。

（2）辨部位：少腹痛应区别"肠痈""疝癖"；脐腹痛鉴别"干霍乱""虫积痛""寒疝"；小腹痛偏脐下，痛时拘急硬满，多为下焦蓄血。

［现代医学机制］腹痛的临床诊断非常复杂，对腹痛作出正确解释是最富有挑战性的要求之一。内脏神经的感觉纤维通过自主神经传导，腹壁的感觉神经通过脊神经传导，相互重叠的躯体神经汇集于脊神经背根。小神经元构成的突触，通过同 脊髓节段和邻近节段的后角和前角形成反射弧。胸6~8神经根是上腹的感觉神经通路，胸9~12和腰1神经根是下腹的感觉神经通路，腹部壁层和脏层腹膜的神经纤维互相连通。

常见的腹痛可分为：内脏性腹痛：痛觉冲动主要由内脏神经传入。空腔脏器的平滑肌痉挛性收缩、扩张、拉伸、扭曲，或实质性脏器的包膜张力增高（水肿或炎症）引起的腹痛。躯体性腹痛：是感觉神经冲动经脊神经传入，痛觉来源于腹壁、腹膜壁层、肠系膜根部或膈肌，与内脏性腹痛相比疼痛更强烈。多发生在化学性和化脓性腹膜炎、空腔脏器梗阻、肠系膜动脉和静脉血栓形成等疾病；感应性腹痛：是内脏神经与脊神经共同参与传入引起的疼痛，痛觉的部位与痛觉来源的部位不同，但为同一脊神经背根支配的皮肤的感觉区，多发生在内脏炎症的一种放射痛，多见于消化道穿孔、膈下严重感染及某些代谢性疾病；心理性腹痛：无器质性病变，是中枢性的超敏反应，心理因素是主要原因；生理性腹痛：属于内脏神经痛，女性的排卵期、痛经。

（七）胃痛

胃痛又称胃脘痛，是指心窝部以下，脐以上的胃脘部疼痛为主的病症。《黄帝内经》中有"胃脘痛""胃心痛"的记载，《伤寒论》和《金匮要略》则称"心下痛""心下痞硬"，《素问·至真要大论》云："木郁已发，……民病胃脘当心而痛。"

胃痛常见于西医学的胃痉挛、功能消化不良、胃下垂、胃黏膜脱垂、急慢性胃炎、消化性溃疡、胰腺炎、胃癌等疾病。

［病因病机］感受外邪，饮食不节，情志失调，特异性损伤为常见病因。寒邪客胃，饮食伤胃，肝气犯胃，脾胃虚困而致胃痛。因寒凝、食积、气滞、血瘀、热郁、湿阻，胃气失和，致不通则痛，为实证；因素体亏虚，气血津液不足，胃失所养，致不荣则痛，为虚证。

寒邪内客于胃，寒凉伤中，气机凝滞，胃气不和；饮食不节，或过饥过饱，损伤脾胃，胃气壅滞，致胃失和降，不通则痛。五味过极，辛辣无度，肥甘厚腻，饮酒如浆，则蕴湿生热，伤脾碍胃，气机壅滞，胃脘疼痛；情志不调，肝失疏泄，气不调达，横逆犯胃，胃气失和；中焦虚寒，胃失温养；热病伤阴，胃热火郁，灼伤胃阴，耗伤胃阴，胃失濡养；瘀血内停，不通则痛；素体亏虚，气血津液不足，胃失所养，不荣则痛。

［病位］在胃，主要与肝、脾有关，涉及胆、肾。

［辨证要点］胃痛的基本病机是脾胃失和，气机阻滞，瘀血壅滞胃络，但应注意临症寒热虚实、脏腑气血的辨证要点。

（1）辨寒热虚实：暴作烈痛，属寒；胃脘灼热，病势紧迫，属热；痛胀拒按，食后痛甚，属实；胃痛喜按，久病体弱，属虚。

（2）辨脏腑气血：初病以胀为主，病无定处，属气；持续刺痛，痛有定处，属血瘀；外感寒邪，在胃；胃痛发作与情志有关，在肝；疼痛日久，有脾虚胃弱，在脾。

［现代医学机制］胃痛的发病机制比较复杂，与粗糙和过度辛辣饮食、胃酸增高、幽门螺杆菌感染和心理等因素有关。增高的胃酸和胃蛋白酶协同作用，对胃黏膜产生自身消化作用造成损害；十二指肠内反流物中，含有胰酶、胆汁及溶血卵磷脂，因而十二指肠液、胃酸、胃蛋白酶在黏膜损害中起协同作用，引起胃痛。

幽门螺杆菌感染也是一个重要因素。幽门螺杆菌寄生在感染的胃小凹细胞间，分泌尿素酶及其代谢产物氨、过氧化氢酶、蛋白溶解酶、磷脂酶A等，尿素中的氨，可降低黏液中的蛋白含量，干扰细胞的能量代谢，造成细胞变性。幽门螺杆菌直接作用于胃内肠嗜铬细胞释放组胺，诱导泌酸增加，对胃黏膜有破坏作用。幽门螺杆菌分泌的细胞毒素含有细胞毒素相关基因和空泡毒素基因，通过受体与胃黏膜上皮细胞结合，可导致胃黏膜细胞空泡样变性，降低局部胃黏膜的防御和修复能力；产生的幽门螺杆菌抗体，可造成胃黏膜上皮细胞自身免疫损伤。

（八）积聚

积聚是以腹内结块，或胀或痛为主要临床特征的一类病证。积聚之名，首见于《灵枢·百病始生》云："积之所生，得寒乃生，厥乃成积也。"《诸病源候论》记载："积聚者，由阴阳不和，脏腑虚弱，受于风邪，博于脏腑之气所谓也。"《医宗必读》谓之："积之成者，正气不足，而后邪气踞之。"

主要包括西医学的腹部肿瘤、肝脾肿大，以及增生型肠结核、胃肠功能紊乱、不完全性肠梗阻等疾病。

［病因病机］情志抑郁，酒食内伤，邪毒内侵及他病转归是引起积聚的主要原因。情志、饮食、邪毒等致病原因常交错夹杂，混合致病。正气亏虚是积聚发病的内在因素，积聚的形成及演变，均与正气密切相关。《医宗必读·积聚》说："积之成也，正气不足，而后邪气踞。"《景岳全书·积聚》亦说："凡脾肾不足及虚弱失调之人，多有积聚之病。"积聚是正虚感邪，邪气踞之，逐渐发展而成。肝、脾两脏，气滞、血瘀、痰结是形成积聚的主要病理变化。其中聚证以气机阻滞为主，以腹中气聚、攻窜胀痛为主要临床表现。《医林改错》则强调血瘀在积聚病机中的重要作用。积证则气滞、血瘀、痰结三者均有，而以血瘀为主，以腹内结块、固定不移为主要临床表现。

［病位］在胃、肠、肝，与脾、肾关系密切。

［辨证要点］积聚以正气亏虚，脏腑失和，气滞、血瘀、痰浊蕴结腹内为基本病机。但临证应注意以下的辨证要点。

（1）辨积与聚：积与聚是有明显区别的。积证具有积块明显，固定不移，痛有定处，病程较长，多属血分，病情较重，治疗较难等特点；聚证则无积块，腹中气时聚时散，发有休止，痛无定处，病程较短，多属气分，一般病情较轻。古文献以积为脏病，聚为腑病，实际上不少积块就发生在胃、肠。

（2）辨部位：积块的部位不同，所病的脏腑不同，临床症状、治疗方药也不尽相同，故需鉴别。脘腹部积块主要见于胃和肝的病变；右胁腹内积块，伴见胁肋刺痛、黄疸、腹胀等症状，病在肝；胃脘部积块，伴呕吐、呕血、便血等症状者，病在胃；右腹积块伴腹泻或便秘，左腹积块伴大便次数增多、便下脓血者，病在肠。

（3）辨虚实：积证大体可分为三期，一般初期正气未至大虚，邪气虽实而不盛，表现为积块较小、质地较软，虽有胀痛不适，一般情况尚可。中期正气渐衰而邪气渐甚，表现为积块增大、质地较硬、疼痛持续，并有饮食日少，倦怠乏力，形体消瘦等症。末期正气大虚而邪盛已极，表现为积块较大、质地坚硬，疼痛剧烈，并有饮食大减，神疲乏力，面色萎黄或黧黑，明显消瘦等症。

［现代医学机制］除肝硬化脾大外，腹腔肿瘤的发生机制很复杂，不同部位肿瘤的发病机制也不尽相同。

胃癌的病因与发病机制尚未阐明。目前的研究与环境和饮食因素有关，与吸烟也有一定关系；与遗传因素有一定关系，有肿瘤发病的家族史；胃液中的亚硝胺前体亚硝酸盐含量与胃癌的发生密切相关。EB病毒感染、幽门螺杆菌感染可引起慢性胃炎，导致低胃酸状态，诱发肠上皮化生，走向癌变。分子标志物出现异常，癌基因活化、抑癌基因失活、染色体端粒丢失、人表皮生长因子受体2基因/蛋白，在胃癌的发生过程中起重要作用。

大肠癌发生的高危险因素有食用红肉、饮酒、肥胖/高体质指数；遗传性家族息肉病，大肠腺瘤、大肠慢性炎症均可引起癌变；与机体的免疫功能有一定关系。

肝癌发病主要的相关因素有乙型或丙型肝炎病毒感染，尤其是丙型肝炎病毒感染与肝癌的发生高度相关；长期食用含黄曲霉毒素食物，是致肝癌的重要因素；此外，糖、脂肪代谢障碍、长期大量饮酒吸烟也是容易诱发肝癌的因素；与锰代谢异常有一定关系。

胰腺癌的发生机制尚未明确，一般认为是基因和环境因素共同作用的结果。肥胖，饮酒，长期接触茶酚胺、苯类化合物，慢性胰腺炎，有肿瘤家族史的遗传背景，均是胰腺癌发生的高风险因素。

肝硬化脾肿大的病因颇多，由于嗜肝病毒和寄生虫感染、代谢性疾病、瘀血性肝病、遗传性肝病等致肝硬化因素，引起门静脉高压症，出现不同程度的脾大，均可在左、中上腹部出现包块。

（九）黄疸

黄疸是以目黄、身黄、尿黄为主要临床表现的病证。目黄是主要特征。《素问·平人气象论》曰："目黄者曰黄疸。"《灵枢·论疾诊尺》认为："身痛面色微黄，齿垢黄，爪甲上黄，黄疸也。"《金匮要略》将黄疸分为黄疸、谷疸、酒疸、女劳疸、黑疸5种。

出现黄疸的疾病西医学多见于溶血性贫血、自身免疫性溶血、病毒性肝炎、肝内胆汁淤积性疾病、胆石症及胆囊炎、胰腺炎症和肿瘤等疾病。

［病因病机］黄疸的病理因素主要有外感湿邪、湿热疫毒、饮食所伤，脾胃虚弱气滞及肝胆结石、积块瘀阻等，其发病多为内外因相因为患。《金匮要略·黄疸病脉证并治》有"黄家所得，从湿得之"的论断，故湿浊之邪是主要病邪。由于感受湿热等内、外邪，导致湿浊伤脾胃，阻滞中焦，脾胃升降失常；累及肝胆，肝失疏泄，胆液不循常道，随血泛溢，上注眼目，下流膀胱，溢于皮肤引起黄疸。

《伤寒论》提出了阳明发黄和太阴发黄，《伤寒微旨论》除论述了黄疸的"阳证"外，还特设《阴黄证篇》，并首创用温热药治疗阴黄。《卫生宝鉴·发黄》总结了前人的经验，进一步明确湿从热化为阳黄，湿从寒化为阴黄，将阳黄和阴黄的辨证论治加以系统化。病理属性与脾胃阳气盛衰有关。中阳偏盛，湿从热化，则致湿热为患，发为阳黄；中阳不足，湿从寒化，则致寒湿为患，发为阴黄。

［病位］在脾、胃、肝、胆，多是由脾、胃累及肝胆。

［辨证要点］黄疸的基本病机是湿浊阻滞，脾胃肝胆功能失常，或结石、积块瘀阻胆道，致胆液不循常道，随血泛溢而成。临症的辨证要点应注意病理属性。

（1）辨阳黄与阴黄：阳黄由湿热所致，起病急，病程短，黄色鲜明如橘子，伴有湿热证候；阴黄则由寒湿所致，起病缓，病程长，黄色晦暗如烟熏，伴有寒湿诸候。阳黄和阴黄之间在一定条件下可以相互转化。

（2）辨阳黄中湿热的偏重：阳黄属湿热为患，感受湿与热邪程度的不同，机体反应的差异，临床有湿热偏重之分。热偏盛病位在脾胃肝胆而偏重于胃；湿偏盛病位在脾胃肝胆而偏重于脾。各有热、湿偏盛的临床特征。

［现代医学机制］中西医所述黄疸意义是相同的。黄疸是血液中胆红素水平增高，致使巩膜、皮肤出现黄染。胆红素代谢过程是肝脏的重要功能之一。血清胆红素检测指标包括总胆红素、直接胆红素、间接胆红素、δ胆红素。

机体每天产生胆红素250~350mg（4.4±0.7/kg），而血浆中的浓度则保持17.1μmol/L以下。肝脏可清除100mg/h胆红素，而正常人每天从单核-巨噬细胞系统产生250~350mg胆红素，所以肝脏清除胆红素的潜在能力极大。反而言之，临床出现黄疸的体征，说明肝脏损害到了一定程度。胆红素血浆中的浓度超过17.1μmol/L，即可出现隐性黄疸，超过34.2μmol/L时，巩膜皮肤出现黄染。

胆红素生成：衰老的红细胞（平均寿命超过100~140d）和其他含有血红素成分蛋白，在网状内皮系统内降解，转化为脂溶性游离胆红素，在血浆中与白蛋白结合、转运至肝细胞。

在肝细胞质内，与葡萄糖醛酸结合生成结合胆红素，还有极少量与硫酸结合成胆红素硫酸酯。

胆红素排泄：胆汁分泌是一种复杂的代谢过程，依赖于肝细胞和胆管上皮细胞的多种结构和功能成分。肝细胞只能排泄、分泌结合胆红素，而不能排出游离胆红素。结合胆红素由肝细胞释入毛细胆管，既受胆汁浓度梯度的影响，还是微粒体、溶酶体、高尔基复合体等参与的复杂耗能的主动过程。以耗能和弥散等方式排泄至毛细胆管。胆小管分泌是整个肝胆系统胆红素转运的限速步骤。胆管内的胆红素浓度超过血浆内浓度40倍，高度极化的上皮细胞使结合胆红素向毛细胆管腔内的分泌是逆浓度梯度进行的。渗透和滤过作用是胆汁形成的主要动力，以ATP依赖的方式分泌入毛细胆管。在肝外胆道梗阻时，毛细胆管内胆红素转运蛋白在基底膜外侧重新分布，使胆红素可直接入血窦。

胆红素的肠-肝循环：在胆汁中，结合胆红素、胆固醇、磷脂和胆汁酸结合成大分子复合物，一起排入肠道。进入到回肠末端和盲肠部位时，经肠上皮细胞的β-葡萄糖醛酸酶的作用而分解出游离胆红素；游离胆红素再经肠道厌氧菌的脱氢酶的还原作用，生成尿胆原、尿胆素和粪胆原。10%~20%的粪胆原可经门静脉重新吸收进入肝脏，大部分再排入胆汁进入肠道，小部分经血到达肾脏，随尿液排出，在空气中被氧化成尿胆素。未被吸收的胆素原随粪便排出体外，在空气中氧化成粪胆素。

胆红素检测：血清胆红素包括游离胆红素、结合胆红素；胆色素则包括血色素、胆绿素、胆红素、尿胆原、粪胆原、尿胆素、粪胆素。总胆红素包括了游离胆红素和结合胆红素；游离胆红素是尚未与白蛋白结合的胆红素。结合胆红素是与双（单）分子葡萄糖醛酸、硫酸结合的胆红素。Van den Bergh的化学反应的间接胆红素是与白蛋白相结合的游离胆红素，即未结合（间接）胆红素；Van den Bergh的化学反应的直接胆红素包括结合胆红素和δ胆红素。δ胆红素是与白蛋白以共价键形式连接的结合胆红素；胆红素有α及β、γ和δ胆红素异构体亚型，是未与白蛋白相结合的游离胆红素。结合（直接）胆红素可以从尿液排出，而游离（间接）胆红素则不能从尿液排出。

胆红素的临床分类：临床上常根据胆红素发生的原因，将黄疸分类为溶血性黄疸、肝细胞性黄疸、肝内胆汁淤积性黄疸、阻塞性黄疸、先天性非溶血性黄疸。也有根据以胆红素代谢紊乱为基础是否形成结合胆红素，分类为非结合性胆红素为主的高胆红素血症和结合性胆红素为主的高胆红素血症。肝细胞性黄疸通常在胆红素与肝细胞摄取、结合、分泌3个环节都有关，是肝细胞损伤所致，其中以胆红素"排泄"损害最重。临床常见疾病：溶血性贫血、先天性酶缺乏疾病、病毒性肝炎、钩端螺旋体、传染性单核细胞增多症、肝硬化及代谢性疾病、胆石症、胆囊炎、某些消化系统肿瘤，以及出现黄疸的败血症等。

（十）鼓胀

鼓胀是以腹胀大如鼓，皮色苍黄，脉络暴露为主要临床表现的一种病证。古医籍中有"单腹胀""臌""蜘蛛蛊"的记载。《灵枢·水胀》云："腹胀，身皆大，大与肤胀等也，色苍黄，腹筋起"。

鼓胀多属西医学的肝硬化腹水，包括肝炎后性、血吸虫性、胆汁性、营养性、中毒性等肝硬化之腹水期，腹腔内肿瘤、结核性腹膜炎等疾病也可出现鼓胀证候。

［病因病机］鼓胀为临床四大疑难重症之一，历代医家十分重视。《丹溪心法·鼓胀论》认为本病病机是脾土受伤，不能运化，清浊相混，隧道壅塞，湿热相生而成。明清多数医家认识到本病病变脏腑重点在脾，确立了鼓胀的病机为气血水互结的本虚标实的病理观。

在鼓胀病变的过程中，肝、脾、肾三脏常相互影响。饮酒内伤，情志郁结，邪毒侵袭（疫毒、湿热、寒湿、痰浊、虫积等）促成肝失疏泄，气滞血瘀，常为鼓胀的始动因素；病延日久，肝郁而乘脾，土壅则木郁，肝脾久病则伤肾，肾失开阖，水湿不化，肾伤则火不生土或水不涵木。同时气、血、水也常相因为病，气滞则血瘀，血不利而为水，水阻则气滞；反之亦然。气血水结于腹中，水湿不化，久则实者愈实；邪气不断损伤正气，使正气日渐虚弱，久则虚者愈虚，故本虚标实，虚实并见为本病的主要病机特点。晚期水湿之邪，郁久化热，则可发生内扰或蒙蔽心神，引动肝风，迫血妄行，络伤血溢之变。

［病位］在肝，与脾、肾关系密切，涉及心、肺及膀胱等脏腑。

［辨证要点］鼓胀的基本病机是肝脾肾三脏功能失调，气滞、血瘀、水停于腹

中，但应注意的临症的辨证要点的主次。

（1）辨缓急的主次：鼓胀在缓慢病变过程中有缓急之分。若鼓胀不断进展，则为缓中之急，多为阳证、实证；若鼓胀迁延数月，则为缓中之缓，多属阴证、虚证。

（2）辨虚实的主次：鼓胀的虚实在不同阶段各有侧重。鼓胀初起，新感外邪，腹满胀痛，腹水壅盛，腹皮青筋暴露显著时，多以实证为主；鼓胀久延，外邪已除，腹水已消，病势趋缓，兼见肝脾肾亏虚者，多以虚证为主。

（3）辨气滞、血瘀、水停的主次：以腹部胀满，腹部按之即陷，随手而起，如按气囊，鼓之如鼓等症为主者，多以气滞为主，称为"气鼓"；腹胀大，内有积块疼痛，外有腹壁青筋暴露，面、颈、胸部出现红丝赤缕者，多以血瘀为主，称为"血鼓"；腹部胀大，状如蛙腹，按之如囊裹水，或见腹部坚满，腹皮绷急，叩之呈浊音者，多以水停为主，称为"水鼓"。

［现代医学机制］正常情况下腹腔内有75~100mL草黄色澄清的液体，若是超过200mL就认为形成腹水。腹水形成机制非常复杂，不同病因形成腹水的机制也大不相同。常见有肝硬化腹水、腹腔感染性腹水、结核性腹水、肿瘤性腹水、严重低蛋白血症性腹水。

（1）腹水形成机制：凡是能形成肝硬化的病因，都可能出现腹水征。肝硬化腹水的形成机制复杂，有充盈不足假说、流量过多假说，外周动脉扩张假说，均从不同侧面解释腹水的发生机制。目前认为可能是机械梗阻、内脏血管扩张和神经-体液因素共同作用的结果，因而，肝硬化腹水是漏出液。

腹水形成的相关因素：①门静脉压升高：肝硬化腹水形成，门静脉高压是基本因素。当门静脉压力超过300mmHg，压力梯度达到10~12mmHg（1.33~1.63kPa）时，腹腔内脏血管壁静水压增高，组织液回流障碍，淋巴液自肝脏表面和肝门部渗出到腹腔。②肝淋巴生成过多：由于肝硬化的肝窦及窦前后病理组织学改变，使肝静脉流出道受阻，大量液体进入Disse间隙，造成肝脏淋巴生成增加，超过胸导管引流压力时，漏至腹腔。③低蛋白血症：血浆白蛋白<25g/L时，血浆胶体渗透压下降，血浆外渗。肝脏微循环量大，使蛋白质的渗透性在腹水中起主要作用。④有效循环量不足：肝硬化机体的循环系统呈高心输出量，低外周阻力的高动力循环状态，大量血液滞留在内脏动脉内，使血容量和有效循环血量下降，激活交感神经系统与肾素-血管紧张素-醛固酮系统，引起肾内血管收缩，导致肾小球滤过率下降，水钠在肾小管重吸收增加，造成体内水钠潴留。⑤其他因素：心房钠尿肽（ANP）相对不足，机体对其敏感性下降，抗利尿素分泌增加，可能与水钠潴留有关。

结核性腹水形成机制：结核性腹水是慢性炎症性腹水。由于腹腔结核性感染，形成弥漫性结核性腹膜炎，造成炎症性渗出性腹水。腹水呈混浊状、细胞数增加、蛋白含量增高、可检出结核杆菌。

肿瘤性腹水形成机制：由于腹腔原发性或转移性肿瘤，形成广泛脏层和壁层腹膜转移，压迫腹腔淋巴管，淋巴液回流障碍、渗出增加，形成与炎症性腹水相似的渗出性腹水。腹水形状混浊、细胞数增加、蛋白含量增高、可检出肿瘤细胞。

严重低蛋白血症性腹水形成机制：血浆白蛋白<30g/L容易出现腹水，<25g/L可发展成顽固性腹水。凡是能引起严重低蛋白血症的疾病，理论上都可能形成腹水，多为漏出液。

（2）腹水的性状：肝硬化无感染的腹水严重低蛋白血症性腹水和性状，绝大多数为草黄色或淡黄色、较澄清的漏出液性腹水，少见血性腹水和乳糜性腹水，罕见胆固醇性腹水。

血性腹水：腹水呈淡红色或红细胞计数$>0.05 \times 10^{12}$/L，则为血性腹水。肉眼见血性不透明的腹水，含血量约>100mL/L；明显血性不透明的腹水，含血量约>25mL/L；淡红色透明的腹水，含血量>5mL/L；微红色透明的腹水，含血量约2mL/L；潜血阳性或沉淀有红细胞时，含血量约8滴/L。与血液相似的腹水是腹腔脏器破裂内出血。

第四章 脾胃病中西医结合临床治疗

脾胃学说是中医药学中一颗光彩夺目的瑰宝。经过长期实践提炼，已被证明脾胃学说不仅是阐明机体生理活动与病理机制的中心环节，也是临床治疗学的理论依据；不仅在消化系统疾病防治方面有重要指导意义，而且在临床各科疾病防治中也得到广泛应用。

一、脾胃病的诊断

传统中医学诊断常使用"四诊"合参，而现代中医学引入现代医学的生化、免疫学、影像学、组织病理学等检查，形成"五诊"合参，推动中医学诊断由主观指标向客观指标迈进，为现代中医学的蓬勃发展，提供了有力的科学依据。

（一）"四诊"合参诊断

中医诊断学是中医基础理论在临床实践中的具体应用，包括诊法（望、闻、问、切）、诊病（症）、辨证（证名、证候、证型、证素）、诊断的综合运用。在中医学基本理论的指导下，对获得的医学素材进行分析、综合、对比、推理，求得对疾病本质的认识，如《素问·阴阳应象大论》中曰："以我知彼，以表知里，以观过与不及之理，见微得过，用之不殆。"

传统中医学通过望、闻、问、切"四诊"合参，利用司外揣内、以表知里的原理，从整体宏观角度诊查患者症状和体征等整个人体生命状态，据此推测病因、病位、病机、病性来进行临床诊断，实施辨证论治。

1.望诊

望诊包括体型、神情、步态、面色、唇色及舌诊。双目的神态，《灵枢·平人绝谷》云："神者，水谷之精气也。"《素问·人正神明论》又云："血气者，人之神。"《素问·本病论》谓："人神失守，神光不聚。"体质和步态反映实热、虚寒、气血虚、阴阳虚、肝郁、痰湿、血瘀、肾虚。观察唇的色、形、干湿、鲜润情况；二便的形、色、质量、气味；呕吐物色、形、味、量。

舌诊是中医望诊的重要组成部分，是独具特色的诊断方法之一。舌象反映脏腑的变化，机体反应机能的客观指标，已形成中医学诊断的传统和特色。《丹溪心法》有云："有诸内必形诸外"。《伤寒指掌·察舌辨症法》云："病之经络、脏腑、营卫、气血、表里、阴阳、寒热、虚实，毕形于舌"。舌象由舌质（舌色、舌形、舌态）及舌苔（苔色、苔质）构成，这两部分五个方面的色泽形态所构成的形象，由于不同的排列组合，使之舌象变化多端。舌质颜色、形态反映了脏腑气血津液的情况，主要反映正气；舌苔的变化，与感受的病邪和病证的性质有关，主要反映病邪。《医门棒喝》中说："观舌质可验其之阴阳虚实，审苔垢即知邪之寒热浅深。"舌质为脏腑气血之所荣，反映脏腑的虚实，气血的盛衰。舌苔是胃气上蒸所生，苔质和苔色反映病邪的性质、浅深、邪正的消长。如《临症验舌法》指出："凡内外杂证，亦无一不呈其形，著其色于舌……据舌以分虚实，而虚实不爽焉；据舌以分阴阳，而阴阳不谬焉；据舌以分脏腑、配主方，而脏腑不差，主方不误焉。"通过观察舌的色、形、态三个方面，可以依据其变化判断疾病的转归与预后，并指导处方遣药。舌质与舌苔变化不一致，甚至出现相反的变化，多提示病因病机比较复杂，应进行四诊合参的综合分析。

2.闻诊

闻诊包括听和嗅两个方面。"听"患者说话的声音、语气，听呕吐声、呃逆声、嗳气声、太息声、肠鸣声；"嗅"患者的口气、体味、居室的气味。

3.问诊

应询问患者的居住地、周围环境、家族和婚姻史；疾病的初起转承变化，饮食口味，大小便。

4.切诊

中医学精辟地论述了脉属奇恒之腑，是容纳、约束营血沿着一定渠道运行，而不使其外溢的一种人体结构。人体血脉贯通全身，内连脏腑，外达肌表，运行气血，周流不休，因而，脉象能够反映全身脏腑功能、气血、阴阳的综合信息。《素问·脉要精微论》中曰："脉者，血之府也。"《素问·五脏生成》说："心之合，脉也。"《灵枢·决气》认为"壅遏营气，令无所避，是谓脉。"《濒湖脉学·四言举要》则说："脉乃血派（脉），气血之先，血之隧道，气息应焉。其象法地，血之府也，心之合也，皮之部也。"

脉诊是中医学独具特色的诊断方法，是了解疾病的病因、病位、邪正盛衰，并可推断病情轻重及其预后情况的重要方法，常成为遣药处方的重要依据。《濒湖脉学》记载二十七部脉象，《诊家正眼》中增加了"疾脉"达二十八部脉象，当前以浮、沉、迟、数、虚、实六纲统脉为基础，按二十八部脉的阴阳属性，主证表里、寒热、虚实相似或相近的脉象归类，进行临床应用。如《难经·六十一难》所说："切脉而知之谓之巧。"《景岳全书·脉神章·脉神》中记载"脉者，血气之神，邪正之鉴也，有诸中必形诸外。故血气盛者脉必盛，血气衰者脉必衰，无病者脉必正，有病者脉必乖。"通过脉诊可以了解气血的虚实、阴阳的盛衰、脏腑功能的强弱，以及邪正力量的消长，为治疗提供依据。脉象的认真识别，方可了解疾病的病位、性质、邪正盛衰，判断疾病程度的客观指标。

结合现代医学的触诊的概念，现代中医学的切诊也应该包括对腹部症状、体表可疑病变部位的物理检查。切腹按压腹部，有无疼痛，是否拒按，是否喜热，有癥瘕为积，推之不移。

（二）"五诊"合参诊断

本着继承传统，"司古而不泥古"的原则，在中医"四诊"合参辨证的基础上，应用现代医学的检查手段，反映机体微观的各种变化，补充"四诊"合参的指标，完善和提高了中医学诊断水平；循证对中医药的现代研究成果，在中医经方的基础上，选用或加用有针对性的中药方剂，提高临床疗效，使传统中医学向现代中医学发展有重要作用。

现代医学检查从微观方面通过实验室数据客观、具体地反映人体生理变化及疾病发展程度，具有客观性、科学性与先进性的现代医学检查在中医诊断和治疗疾病方面不可缺少。可以作为中医治疗前后的对照参考，结合数据使人体阴阳维持相对平衡的状态，通过观察人体生理变化调整机体功能、扶正祛邪，并对中医辨证论治进行了补充，为中医诊断提供了客观依据，在中医治疗过程中促进了中西医的结合和发展，深化辨证与辨病，拓展中医诊疗思路，提高中医药疗效，使中医更好地发挥其优势和特色。

在传统望、闻、问、切"四诊"合参的基础上，增加现代医学检查的"五诊"合参，形成西医现代化检查为用，中医辨证论治为体的现代中医药学体系，更有助于中医临床分型辨证论治，使古老传统的中医药学进入现代化中医药学的科学殿堂。

查诊：脾胃病的临床症状，多种消化系统疾病互相重叠，缺乏严格的特异性。现代医学检查（血生化检测、影像学检查、内镜检查等）使中医诊断学更加丰富多彩，直接从病理形态学微观角度支持中医药学对病、症、证的辨证论治，创造出现代中医学的新局面。

（三）现代医学检查

随着科学技术的迅猛发展，现代医学检查项目也日新月异。检查的准确性和逼真性都获得良好的效果，广泛应用于各学科的诊断和治疗。

1.血生化学检测

血液生化学检查是指以全血、血清、血浆为基质，进行的生物化学、分子生物学、病毒学、免疫学和遗传学等方面的检测。血生化检查指标反映了疾病的病理生理学、生物化学、分子生物学、病毒学、免疫学和遗传学等变化的重要指标。血生化检查的单项指标或各项之间有着密切的内在联系，与血常规、尿常规、影像学检查互相印证，对疾病的诊断和鉴别诊断具有重要意义。肝癌的生化学检查包括肝功能、肾功能、甲胎蛋白、癌胚抗原及相关糖蛋白等。

（1）肝功能检测：肝脏功能非常复杂，肝脏的潜在功能非常巨大，切除75%的肝脏，仍能代偿全部肝功能，肝实质细胞可进行500余种生化反应，没有一种单一的血生化学检查指标，可以全面地反映肝脏功能状态。目前的肝功能检查项目，只是从各个侧面反映了肝脏代谢功能损害的程度，生化指标的变化，在一定程度上反映了肝细胞具体部位的损害。各项生化指标需要综合判读，才能反映肝脏的全貌；疾病发展与肝功能生化指标变化之间有一定的逻辑关系。

①常用酶学检测：血清（浆）酶是一种特殊的蛋白质，是机体物质代谢的催化剂；肝脏内可进行500余种生化反应，有品类繁多的各种酶；酶促生化作用的专一性，是其突出的特点；酶在肝细胞内的细胞器上有定位性分布。

丙氨酸氨基转移酶（ALT）：存在于人体心脏、肝脏、肾脏等多个组织器官中，尤其以肝脏含量最为丰富。ALT存在于细胞浆内的可溶性部分，可被网状内皮系统清除；是肝细胞损害的敏感性指标，当肝细胞膜受到损伤（变性、坏死）此酶可释放入血，引起血中该酶活性浓度增高，因而是肝病炎症活动酶学变化的重要指标。临床意义：急性肝炎、药物中毒性肝细胞坏死时，ALT明显升高；肝癌、肝硬化、慢性肝炎时，ALT中度增高；阻塞性黄疸、胆管炎时可轻度增高。ALT升高还可见于心血管疾病、骨骼肌疾病、外伤、休克等。

门冬氨酸氨基转移酶（AST）：广泛分布在心肌、肝脏、骨骼肌和肾脏等组织中，分布依次为：心>肝>肌肉>肾。AST绝大部分存在于线粒体内，在肝窦内清除。AST有两种同工酶，分别存在于胞浆内（sAST）和线粒体内（mAST）。当相应细胞受损时，细胞膜通透性增加，胞浆内的AST先释放入血；当细胞出现坏死病变时线粒体内的AST才能释放入血。AST为肝病细胞坏死活动的重要指标。临床意义：①在急性病毒性肝炎时，血清AST活性可明显增高，一般为正常参考值上限的10~30倍，不高于同时测定的血清ALT活性。当血清AST活性增高持续超过ALT活性时，提示肝炎病变呈慢性化和进展性。②肝硬化、肝癌、肝淤血、胆道梗阻可正常或轻度升高。③当ALT明显升高，AST/ALT比值>1时，就提示有肝实质的损害。多数肝病AST/ALT<1，肝硬化>1，酒精性肝病，是因酒精能特异性损害线粒体，AST活性高于ALT。④肌炎、挤压综合征、肌肉损伤、肾炎及肺炎等也可引起血清AST活性升高。⑤AST在心肌细胞中含量最高，心肌梗死时血清AST活性明显增高，在发病后6~8h血清AST活性开始上升，18~24h达高峰，AST活性峰值与梗死灶大小成正比。若无新的梗死发生，4~5d后酶活性恢复正常；若再次上升则提示梗死灶扩大或有新的梗死发生。⑥其他：部分对肝有毒性作用的药物如苯巴比妥、安定、非那西汀、呋喃类等可使AST浓度升高。

腺苷脱氨酶（ADA）：是一种与机体细胞免疫活性有关的核酸分解代谢酶类，可特异性催化腺嘌呤核苷产生不可逆脱氨反应，生成次黄嘌呤，最终氧化成尿酸排出体外。血清ADA主要来源于肝脏，是分布于细胞浆水溶性的胞浆酶。临床意义：当肝细胞受到损伤时，肝细胞膜的通透性增强，导致血清中的ADA活性升高。因此，该酶可作为反映肝实质损伤的指标。急性肝炎的恢复期、肝硬化高于ALT，胆汁淤积性黄疸ADA正常。

乳酸脱氢酶（LD/LDH）：是一种含锌、参与糖无氧酵解及糖异生的重要酶，能可逆性催化乳酸和丙酮酸之间的氧化还原反应，在人及动物组织中广泛存在。LDH是由两种不同的亚基（M、H）构成的四聚体，形成LD1（H4）、LD2（H3M）、LD3（H2M2）、LD4（H3M）、LD5（M4）5种同工酶。LD1和LD2主要来源于心肌，临床常用的α-羟基丁酸脱氢酶（α-HBD）实际上就是LD1和LD2的活性之和；LD3主要来源于肝、脾；LD4和LD3（特别是LD5）主要来源于肝和骨骼肌。临床意义：LDH对肝脏病缺乏特异性，心肌梗死具有特异性。血清LDH活性增高主要见于心肌梗死、肝病、肺梗死、恶性肿瘤、白血病、恶性淋巴瘤等的辅助诊断。

胆碱酯酶（ChE）：血清中的胆碱酯酶有两种，来源于神经细胞、新生红细胞的乙酰胆碱酯酶和来源于肝细胞的假性胆碱酯酶，临床生化分析仪检测的是假性胆碱酯酶，一般称为血清ChE。ChE是一种糖蛋白，为肝细胞合成的酶类之一，能反映肝细胞的合成功能。临床意义：ChE反映肝脏的合成功能，肝脏出现合成障碍时，肝细胞合成ChE减少，血清ChE水平下降，且血清ChE代谢半衰期短，因此血清ChE是肝内损害时一种极为敏感的检测指标，可用于评估肝储备功能和肝病患者预后。ChE降低的幅度与白蛋白平行；在肝功能衰竭时，其降低幅度与预后有关；ChE增加与肝脏脂肪化程度相关，反映脂肪代谢异常。

碱性磷酸酶（ALP）：广泛分布于人体肝脏、骨骼、肠、肾和胎盘等组织，经肝脏由毛细胆管向肝外排出的一种酶。ALP是一组同工酶，目前已发现有ALP1、ALP2、

ALP3、ALP4、ALP5与ALP6六种同工酶。其中第1、2、6种均来自肝脏，第3种来自骨细胞，第4种产生于胎盘及癌细胞，而第5种则来自小肠绒毛上皮与成纤维细胞。临床意义：由肝脏排泄，在肝脏疾病时血中ALP含量升高，是肝胆病变的重要诊断指标。ALP在肝细胞受到刺激可过量产生；ALP受年龄、性别、孕期等生理因素影响；血清ALP活性水平与胆红素呈平行关系，活性升高常见于胆道梗阻、恶性肿瘤骨转移或肝转移，因而可用于诊断胆道梗阻和肝内胆汁淤积、肝癌。

γ-谷氨酰基转移酶（γ-GT/GGT）：主要存在于肝细胞膜和微粒体上，参与谷胱甘肽的代谢。肾脏、肝脏和胰腺含量丰富，但血清中GGT主要来自肝脏，少量来自肾脏、胰腺。GGT在肝内由肝细胞线粒体产生，在细胞内与细胞膜结合成不溶性部分，未结合部分为可溶部分可被检测，90%为膜结合型。原发性或转移性肝癌时，血中GGT明显升高。其原因是癌细胞的逆分化作用使肝细胞产生的GGT增多和癌组织本身或其周围的炎症刺激作用，使肝细胞膜的通透性增加，以致血中GGT增高。临床意义：γ-GT多在酒精肝、胆道梗阻、肝癌增高。诊断的特异性不如ALP；GGT同工酶Ⅱ与AFP联合检测可使原发性肝癌AFP检测的阳性率明显提高；酒精可诱导肝合成GGT。

综上所述，各种血清酶学改变从不同侧面反映了肝脏的物质代谢情况。酶学之间的组合有不同的临床应用价值。ALT是非常敏感的指标，只要肝细胞膜受到损害，ALT就会增高，通常反映了肝脏的炎症轻重。只要有1%的肝细胞坏死，ALT就可升高1倍。急性炎症通常＞20ULN，慢性炎症通常＞5×ULN，肝硬化通常＜5×ULN。ALT与AST的比值有参考价值。AST几乎都存在于线粒体中，增高说明炎症损伤较重。AST/ALT＞1/20，说明是肝脏急性（发作）炎症；慢性肝炎向肝硬化活动性进展，AST/ALT的比值接近1或＞1；酒精性肝硬化的AST/ALT的比值＞2；AST和ALT下降，而胆红素上升，结合PTA的变化，是病情恶化的征象；AST和血小板比值（APRI）：APRI=AST/血小板计数，APRI＞2即可诊断肝硬化。ChE反映了胆固醇胆碱酯化的程度，也表示肝脏合成功能的强弱。多种疾病可引起ChE活性增高或下降；在药物中毒性肝损伤和重症肝炎时，ChE活性锐减，与肝损伤的程度呈正性相关；ChE活性降低幅度与白蛋白大致平行。GGT是一种细胞内膜结合性酶。GGT与细胞膜结合的是不溶部分，在细胞内是可溶部分，在炎症、肿瘤、胆汁淤积的刺激下，肝细胞合成增加。GGT的诊断价值与ALP同时升高，提示ALP来源于肝胆疾病；结合胆红素和LST、ALT升高，要注意药物性肝损伤；GGT升高，ALP正常，多为酒精性肝病；儿童及孕妇ALP升高，但GGT一旦增加，要警惕肝胆疾病。ADA分布于细胞浆内的水溶相中，诊断价值与转氨酶相似。ADA在急性肝炎恢复期升高，提示肝炎仍有残余病灶；慢性肝炎或肝硬化ADA增高，有助于肝病的鉴别诊断；胆红素增高，而ADA正常多为肝外的阻塞性黄疸。

②蛋白合成功能检测：蛋白质在哺乳动物机体内发挥许多重要的生物动力学和结构学功能。动力学功能包括催化化学反应、物质运输、调控新陈代谢和肌肉收缩。酶是具有催化活性作用的蛋白质，白蛋白具有物质运输的动力学功能，免疫球蛋白和干扰素等具有机体的保护作用，纤维蛋白具有促进凝血功能，蛋白质和多肽激素可调节代谢功能。结构学功能蛋白质为骨骼和结缔组织提供基质，形成支撑结构组成人体。

血浆总蛋白是血浆中所有蛋白质的总称，血清蛋白质有100余种，均有特殊的功能定位。在消化道内蛋白质分解成氨基酸被吸收后，经血循环到达肝脏后，由肝细胞膜上每种氨基酸的特定载体摄取，进入细胞内进行转氨、脱氨、碳链的氧化分解、脱羧基等作用，主要生成 α-酮酸和其他的胺类化合物。大多数必需氨基酸都在肝脏中降解，支链氨基酸主要在肌肉中进行代谢。所吸收的氨基酸经过代谢，生成机体必需的氨基酸，再重新合成人体蛋白质。所以，蛋白质定量检查反映了肝脏的合成功能。

血浆总蛋白（total protein）：与血清总蛋白质的区别在于是否抗凝血，本质是血浆总蛋白质含有多种凝血因子。血浆总蛋白包括白蛋白、球蛋白、铜蓝蛋白、转铁蛋白、纤维蛋白原、凝血因子等。由于所携带的电荷不同，电泳法可将血清蛋白质分为白蛋白、α1、α2、β、γ-球蛋白；化学法、自动分析血清总蛋白、白蛋白、球蛋白；特殊蛋白需要特殊检测。血浆中蛋白质除 γ-球蛋白外，几乎都是由肝细胞合成的。总蛋白量的变化则反映了白蛋白和/或球蛋白增减，而白蛋白和球蛋白比值（正常为1.2~1.5）的变化，白蛋白减少多为肝脏合成功能下降，球蛋白升高多因 γ-球蛋白增加。

血清白蛋白（albumin）：是反映肝脏合成功能的重要的客观指标，在肝细胞内由粗面内质网合成后移向光面内质网和高尔基体，再分泌到肝窦。体内白蛋白40%在血浆中，余者在组织液和组织器官内。正常人体白蛋白总量300~500g，合成速率为120~200mg/（kg·d），降解4%左右，处于动态平衡中。白蛋白维持了血浆渗透压，每给予1g白蛋白，可吸引17.4mL水到循环中去。由于白蛋白半衰期较长，故血清浓度仅能反映出肝脏合成功能的慢性过程。

球蛋白（globulin）：组成比较复杂，其中的脂蛋白、糖蛋白是由肝脏合成，γ-球蛋白则由淋巴系统产生。脂蛋白是脂质和蛋白质的复合体，每种脂蛋白均含有特征性的载脂蛋白，参与脂质转运和代谢。糖蛋白是蛋白质中含有共价结合的碳水化合物，最具有特征性的是在质膜的外表面、细胞外基质和血浆中的糖蛋白。细胞膜上的糖蛋白可为其他细胞提供识别的信息，并通过接触抑制调节细胞生长；红细胞膜上存在不同血型抗原系统的决定簇；膜上的受体接受激素、神经递质和病毒的刺激传递。

细胞基质中的胶原蛋白和层粘连蛋白也是糖蛋白。血浆中的血凝聚蛋白、免疫球蛋白、补体蛋白、促滤泡素、黄体生成素和促甲状腺激素等均是糖蛋白。糖蛋白的量和质的变化可为许多疾病提供诊断指标。抗体分子是免疫球蛋白也是一种糖蛋白，人体内大约可产生 1×10^8 个不同结构的抗体。电泳分析中 γ-球蛋白包括了免疫球蛋白家族 IgG、IgA、IgD、IgE、IgM。异常的蛋白电泳模式，对一些疾病的诊断有很大的帮助。γ-球蛋白升高是肝硬化肝功能损害严重程度的重要指标。

血清前蛋白（PA）：是肝脏合成的一种糖蛋白，在肝脏的合成率为99%。由于半衰期仅1.9d，较白蛋白更为敏感地反映肝脏的炎症和功能损害情况。

血氨（amonia）：是由氨基酸代谢过程中产生，经过尿素生成循环和谷氨酰胺生成途径清除。尿素循环是机体排出氮元素的主要机制，尿素循环中每次出现两个氮原子分别来自游离氨和天门冬氨酸分子的氨基。游离氨与碳酸氢根缩合成氨甲酰磷酸进入尿素循环（鸟氨酸循环）。尿素循环经过线粒体内转化在细胞质内进行。氨甲酰磷酸合成酶（CPSⅠ）在尿素合成中起重要作用，但它不是尿素循环的一部分。CPSⅠ分布于线粒体基质中，CPSⅡ分布于细胞溶胶中。线粒体膜上存在瓜氨酸/鸟氨酸交换体，鸟氨酸转氨甲酰酶位于线粒体基质催化生成瓜氨酸；瓜氨酸被运出线粒体在细胞溶胶中进行鸟氨酸循环，在精氨琥珀酸裂合酶催化下，裂解成延胡索酸和精氨酸；再经精氨酸酶催化裂解成鸟氨酸和尿素，鸟氨酸进入线粒体开始下一轮鸟氨酸循环。由于人体不能利用尿素，则被肾脏排出体外。精氨酸是鸟氨酸循环的合成底物，鸟氨酸的再补充完全依赖于精氨酸。血氨增高除外源性吸收增加外，内源性增高则反映了肝脏合成转化功能降低，临床上应注意氨的神经毒性和功能性肾衰竭。

血浆蛋白检测的意义：有近31种血浆蛋白在肝脏合成，特别是白蛋白可合成12g/d，占肝脏合成蛋白的25%。白蛋白是维持机体胶体渗透压的主要成分，是担负抗生素、代谢产物及特殊离子到达靶目标的运载工具，是反映肝脏合成功能的敏感性指标。肝细胞大量坏死和/或代谢障碍，使白蛋白合成减少，产生低蛋白血症，胶体渗透压下降，导致组织水肿；白蛋白所担负的运载功能受到影响，运载蛋白（运铁、铜蓝蛋白）的合成功能也出现障碍。

③肝分泌排泄功能检测：胆红素（bilirubin）代谢过程是肝脏的分泌排泄重要功能之一，需要肝脏、脾脏、骨髓等器官的联合作用。血清胆红素检测指标包括总胆红素、直接胆红素、间接胆红素、δ 胆红素。胆红素生成70%~80%来自衰老的红细胞，10%~15%由骨髓未成熟的破坏红细胞、细胞色素P450的转化等形成。血色素、胆绿素、胆红素、尿胆原、粪胆原、尿胆素、粪胆素总称为胆色素。正常人红细胞的平均

寿命约125d（100~140d），每天约产生胆红素250mg。肝脏每小时可清除100mg胆红素，而正常人每天从单核-巨噬细胞系统产生200~300mg胆红素，所以肝脏清除胆红素的潜在能力极大。在血浆内主要以胆红素-白蛋白复合体的形式存在和运输，α1-球蛋白也可与胆红素结合；一般来说白蛋白与胆红素的结合是可逆的；由于胆红素与白蛋白结合成复合体，一方面改变了胆红素的脂溶性，另一方面又限制了它自由通过各种生物膜的能力，不至于有大量游离胆红素进入组织细胞而产生细胞毒性作用。胆红素定量检测主要反映了肝脏的分泌和排泄功能，血清中胆红素水平是诊断肝胆疾病和胆红素代谢障碍的重要诊断指标。

总胆红素（TBIL）：TBIL包括了所有胆红素组分，其当中的任何一种成分增加，都可以使血浆总胆红素出现异常性升高。其绝对值升高反映了胆红素产生过多，超过了肝细胞的处理能力，造成在血液中堆积；肝细胞功能损害处理胆红素功能下降，持续升高可能预示着肝功能衰竭；肝内外胆管阻塞胆红素分泌排泄功能受阻，表明了胆汁淤滞的程度。不能用检测总胆红素来评价高结合胆红素血症，因为在检测的总胆红素中包含了半衰期为2~3周的Bδ，这也说明了在肝病的恢复期TBIL较高、尿胆红素阴性、临床症状与高胆红素血症不符的原因。

游离胆红素（Bu）：正常人血浆中的胆红素多为Bu（α-胆红素）。血浆高未结合胆红素血症的诊断标准：IBIL>1.2mg/dL、DBIL/TBIL<20%。游离胆红素产生过多，主要由红细胞溶血性破坏所造成，多伴有不同程度贫血、网织红细胞增多、红细胞形态的变化等。

结合胆红素（Bc）：Bc包括β-胆红素（dBc）和γ-胆红素（mBc）与δ-胆红素，其中DBIL（Bβ、Bγ）的肾阈值很低，而使实验室可检测到低至0.05mg/dL的尿胆红素。在TBIL正常时，DBIL>0.1mg/dL（重氮法>0.3mg/dL），则判定有早期肝损伤。理想的是使用只检测Bc的方法，临床可较好地评价高结合胆红素血症。血浆中DBIL增高，可结合影像学检查，明确是否有肝外胆管系统的阻塞部位后，再考虑肝内胆汁淤积。

δ-胆红素（Bδ）：Bδ是结合胆红素，以共价键形式与白蛋白共价结合比较牢固地连接，也称为"胆蛋白"的胆红素，是不可逆的胆红素。在慢性肝炎、肝硬化、胆汁淤积等疾病，可达血浆总胆红素的80%~90%，其相对量随着病情进展逐渐增高。Bδ的生成是一个非酶促过程，在血液循环中结合胆红素与白蛋白在非酶作用下，缓慢地置换了葡萄糖醛酸酯，最终胆红素葡萄糖醛酸酯上的两个丙氨酸氧原子与白蛋白分子上的一个氨基（可能位于赖氨酸残基上）的氮原子相连，同时失去相应部位的葡萄糖醛酸基团，类似于糖化血红蛋白。在血液循环中的清除缓慢，半衰期2~3周。因为Bδ不存在氢键的影响，所以Bδ可以与重氮直接胆红素反应。在长期的高结合胆红素血症的血液内，才能被检测出来。尤其是阻塞性黄疸时，Bc的快速下降（Bc的半衰期仅几个h）是阻塞完全消退的最敏感指标。

胆汁酸：以胆固醇为底物合成胆汁酸，是肝脏清除胆固醇的主要方式。胆汁酸多为5β-胆烷酸的衍生物，包括由肝细胞形成的初级胆酸，游离胆酸型的胆酸、鹅脱氧胆酸，结合胆酸型甘氨胆酸、牛磺胆酸、甘氨鹅、脱氧胆酸、牛磺鹅脱氧胆酸；由肠道细菌作用生成次级胆酸，石胆酸、脱氧胆酸均属于游离胆酸。

胆汁酸在肝细胞质内由微粒体酶系的催化下，将胆固醇转化为7α-羟胆固醇，并对胆固醇的结构环进行还原、羟化、脱氧、断裂侧链，加入辅酶A（coenzyme A，CoA），生成24碳的初级胆汁酸。初级胆汁酸随胆汁进入肠道后，在回肠末端和结肠上段内细菌的作用下，结合胆汁酸水解释出游离胆汁酸，发生7α-羟化反应，生成次级胆酸。排入肠道内的胆汁酸95%被门静脉血重新吸收，在肝细胞内游离胆汁酸重新合成结合胆汁酸，少量余者随粪便排出。胆汁酸的合成调节控制，是通过肠-肝循环回肝的胆汁酸浓度和胆固醇7α-羟化酶活性的反馈调节来实现的。胆汁酸分子结构具有亲水性的羟基、羧基和疏水性甲基烃基，在脂类消化吸收上有重要作用。胆汁酸在胆汁中使胆固醇分散成可溶性微粒，预防了胆石的形成。胆汁酸的血浆浓度反映了肝脏的排泄功能。

（2）肾功能检测：肾功能障碍表现为肾处置水、钠能力减退，钾代谢失调，肾酸化功能障碍以及有效循环量降低，引起体内血管活性物质作用及交感神经系统活动等变化。临床常用于检查肾功能的生化指标有血清尿素、血肌酐、尿酸等。

①血清尿素氮：血清尿素氮（BUN）是人体蛋白质的代谢终末产物，氨基酸脱氨基后分解成x-酮酸-酮基和NH_3，NH_3在肝脏结合CO_2合成尿素。BUN占血液中生理性非蛋白氮的50%，肾功能不全时，可增加到80%~90%。BUN主要是经肾小球滤过而随尿液排出体外，正常情况下30%~40%被肾小管重新吸收。当肾实质受损害时，肾小球滤过率降低，致使血液中血清尿素浓度增加。因此，通过测定尿素，可了解肾小球的滤过功能。

临床意义：BUN增高常见于：①慢性肾炎、严重的肾盂肾炎等。肾功能轻度受损时，尿素检测值可无变化。当此值高于正常时，说明有效肾单位超过50%已受损害。因此，尿素测定不能作为肾病早期肾功能的测定指标，但对肾衰竭，尤其是氮质血症的诊断有特殊的价值。②其他高蛋白饮食、脱水、蛋白质分解代谢增高、腹水、水肿、胆道手术后、上消化道出血、妊娠后期妇女、磷、砷等化学中毒等，心排出量减少或继发于失血或其他原因所致的肾脏灌注下降均会引起BUN升高。③泌尿系统疾病泌尿道结石、肿瘤、前列腺增生、前列腺疾病使尿路梗阻等引起尿量显著减少或尿闭时，也可造成血清尿素增高。④BUN降低见于中毒性肝炎、急性肝萎缩、类脂质肾病等。

②血肌酐：血清肌酐（Scr）由外源性和内生性两部分组成，是肌酸代谢的终产物，在磷酸激酶作用下，磷酸肌酸释放出高能磷酸键后，再脱水变为肌酐。成人体内肌酐约100g，其中98%存在于肌肉内，每天更新2%。血中肌酐主要由肾小球滤过排出体外，而肾小管基本不吸收且分泌也较少。血中肌酐浓度取决于肾小球滤过能力，当肾实质受损害时，肾小球滤过率下降到临界水平时，血中肌酐浓度明显上升，随损害程度加重，上升速度也加快。

临床意义：Scr是肾小球损害的敏感性指标，明显升高时提示肾小球滤过功能已明显受损。急性肾衰竭时，如Scr急剧升高，说明肾脏有器质性损害，同时伴有少尿或无尿。由肾功能不全所致的Scr升高，常常超过200μmol/L。心力衰竭也可引起Scr升高，但很少超过200μmol/L。

③血尿酸（uric acid，UA）：尿酸是嘌呤核苷酸、核苷和碱基通过一条共同的代谢途径，经数种酶特异性各不同地降解生成尿酸，为代谢的最终产物。绝大部分尿酸由肾脏排泄，全部由肾小球滤过，在近端小管中98%~100%被重吸收。嘌呤核苷酸、UA产生过多，排泄减少均可致血UA增加。

临床意义：肾小球滤过功能受损时，它比尿素和肌酐更易在血中滞留。肾损害早期，血清尿酸浓度首先增高，有助于早期诊断。血清UA增高常见于急、慢性肾小球肾炎，并且比尿素氮和肌酐增高出现更早，更显著。其他肾脏病晚期，如肾盂肾炎、肾结核等血尿酸浓度也可增加。由于血UA值受肾外因素影响较大，故其升高程度与肾功能损害程度不平行，分析结果应予注意。UA增高还可见于痛风，是痛风的诊断指标。UA降低见于Wilson病、Fancoi综合征、严重贫血等。

（3）电解质及酸碱平衡检测：水和电解质是维持机体内环境稳定的基本要素，水是机体物质代谢和生物转化的主要媒介，水和电解质代谢失常是重症疾病中的一种表现，即各种原因使机体通过肾脏和神经内分泌来调节水和电解质平衡的作用不足和障碍，引起的体内失去平衡。

①正常水和电解质平衡：正常人液体总量占体重的60%~70%，细胞内液是细胞外液的2倍。正常人的血液总量70~80mL/kg，相当于体重的7%~8%。机体内的水分约

70%分布在骨骼肌和皮肤组织中，这部分水分很容易变动。由于水及电解质的摄取与排泄经常保持动态平衡。体内的水有相当大的一部分是以结合水的形式存在，与蛋白质、黏多糖和磷脂等相结合，发挥生理功能。

血浆和组织间液的渗透压90%~95%来源于单价离子Na^+、Cl^-和HCO_3^-，剩余的5%~10%由葡萄糖、氨基酸、尿素以及蛋白质等构成。细胞内渗透压主要由K^+、Cl^-、HPO_4^{2-}构成。血浆蛋白所产生的胶体渗透压极小1.5mOsm/L，仅占血浆总渗透压1/200，由于不能自由通过毛细血管壁，但对维持血容量很重要。细胞外液和渗透压相对稳定，是通过神经-内分泌系统的调节来实现的。

②水和电解质代谢紊乱：水及电解质钾、钠、氯代谢紊乱状态，由于人为地强行利尿、大量放腹水和胸水，均可造成低钠血症（指血清钠离子浓度<130mmol/L，伴有或不伴有细胞外液容量的改变），诱发肾功能衰竭和肝性脑病，尤其是可能处于低钾和低钠情况，更需要认真对待，慎重处理。

③血气酸碱分析：血气酸碱分析的参数多不稳定，常影响结果的准确性，因而需要质量控制。常检测的指标有pH值、动脉血氧分压、动脉二氧化碳分压、二氧化碳结合力、血浆碳酸氢盐指标。

pH是没有分离血细胞的动脉血浆中氢离子浓度的负对数。正常值平均pH7.40，pH6.80~7.80是最大的病理波动范围。pH取决于血液中碳酸盐缓冲对（$NaHCO_3$/H_2CO_3），HCO_3^-由肾脏调节，H_2CO_3由肺调节。

动脉血氧分压（PaO_2）为氧物理溶解的氧分子所产生的压力，是反映通气和换气功能的重要指标。PaO_2低于8 kPa（60 mmHg）时，即将有呼吸衰竭（Ⅰ型呼吸衰竭表明换气功能障碍，Ⅱ型呼吸衰竭表明通气功能障碍）；PaO_2<8 kPa，$PaCO_2$上升，动脉血氧饱和度（SaO_2）>32%（PaO_2<20 mmHg），表明各组织器官间氧降阶梯消失，脑细胞不能再从血液中摄取氧，有氧代谢不能正常进行，生命难以维持。

动脉血氧饱和度（SaO_2）是指血液在一定氧分压下，氧合血红蛋白量占全部血红蛋白的百分比。SaO_2与PaO_2的相关曲线称为氧合血红蛋白解离曲线（ODC），呈S型分为平坦、陡直两部分。SaO_2和PaO_2相关性显著，与血红蛋白分子结构与其氧结合能力有密切关系。ODC曲线受pH、PaO_2、温度和红细胞内2,3二磷酸甘油酸含量等因素影响较大，进而影响血红蛋白与氧的结合速度和数量。

血氧饱和度50%时的氧分压（P50）是血红蛋白与氧结合及离散指标，反映了血氧运输能力以及血红蛋白的亲和力。P50增加提示ODC曲线右移，氧亲和力下降，氧容易解离、释放；P50降低使ODC曲线左移，氧亲和力增加，氧容不易解离、释放。

氧容量（VO_2）是100mL血液血红蛋白含氧饱和时的最大含量，反映了携氧能力。氧含量取决于VO_2和氧分压。正常值为男性17.5~23mL/dL，女性为16~21.5 mL/dL。

二氧化碳结合力（CO_2CP）为血浆中结合在碳酸氢根（HCO_3^-）的CO_2量，表示血浆中HCO_3^-的含量。CO_2CP受呼吸和代谢的共同影响，对血液酸碱程度的判定有一定的局限性，判定碱储量主要看剩余碱量。CO_2CP减少是代谢性酸中毒，或为代偿后的呼吸性碱中毒；CO_2CP增加是代谢性碱中毒，或为代偿后的呼吸性酸中毒。

标准碳酸盐（SB）是隔绝空气的全血标本在标准条件下（37~38℃、Hb140g/L、$SaO_2$100%、PaO_2为5.3kPa的气体平衡）所测得血浆的HCO_3^-含量，为判断代谢性因素的指标。SB降低，提示酸中毒；SB升高提示碱中毒。

实际碳酸氢盐（AB）是指隔绝空气的全血标本在实际体温、PaO_2和血氧饱和度条件下测得血浆HCO_3^-含量。SB和AB均增高为代谢性碱中毒；SB＞AB，为呼吸性碱中毒及代偿后代谢性酸中毒；SB＜AB，为呼吸性酸中毒及代偿后代谢性碱中毒。

缓冲碱（BB）是血浆中一切具有缓冲作用的碱（负离子）的总和，包括HCO_3^-、血浆蛋白、血红蛋白和HPO_4^{2-}。BB反映了机体对酸碱平衡紊乱时总的缓冲能力，BB减少为代谢性酸中毒，BB增加为代谢性碱中毒。由于BB受血浆蛋白和血红蛋白含量及呼吸因素的影响，所以不能确切反映酸碱内在紊乱的情况。NBBp＜BBP时，考虑代谢性碱中毒；NBBp＞BBP为代谢性碱中毒。

剩余碱（BE），在标准条件下，将1L全血用酸或碱滴定pH=7.4时所需要的酸或碱量。则BE值，也即是△BB=BB−NBB，表示人体碱储备情况，是酸碱内稳态中反映代谢性因素的一个重要的客观指标。用酸滴定得正值为碱超（BE+），代谢性碱中毒；滴定至得负值为碱缺（BE−），代谢性酸中毒。

阴离子间隙（AG）为近年来得到广泛重视的酸碱平衡的指标，是指除K^+、Na^+、HCO_3^-、Cl^-以外未测定阴离子和未测定阳离子的差。正常值为8~16mmol/L，＞16mmol/L是代谢性酸中毒，＜8mmol/L为代谢性碱中毒。但要注意低蛋白血症引起的误差。AG值下降可见于低蛋白血症；AG增高可分为：正常AG型见于HCO_3^-碳酸氢盐过量丢失、肾小管酸中毒、输尿管–乙状结肠吻合术；高AG型见于尿毒症、乳酸中毒症、酮症酸中毒、药物中毒等。

酸碱平衡失常是由于物质代谢或/和呼吸功能障碍，失去生理调节能力引起的血液酸碱度（pH）变化的病理生理状态。代谢性酸中毒是由于机体酸性代谢产物产生过多、应用过多的酸性药物、肾脏排泄障碍、碳酸盐过多丢失等因素所引起。用血气分析和血清离子定量，密切结合临床实际明确诊断。代谢性碱中毒是由于K^+、Cl^-离子丢失过多，过多使用碱性药物纠正酸中毒，而使碱性物质相对增多引起。呼吸性酸中毒是由于通气不足、呼吸道阻塞、肺泡换气量减少引起。呼吸性碱中毒是由于过度换气引起。临床上多见混合型酸碱平衡失常，为代谢性酸中毒合并呼吸性碱中毒、代谢性碱中毒合并呼吸性酸中毒。酸碱平衡失常互相混合、抵消，pH值变化不明显，应慎重处理。多见于限钠、失钾、长期使用利尿剂者。三重性酸碱失衡是指代谢性酸中毒、代谢性碱中毒和呼吸性酸中毒的三重叠加，常在重症感染、出血、肝性脑病、肝肾综合征及多脏器衰竭出现。出现三重性酸碱失衡的病情极严重，预后极差，纠正治疗相当困难。

（4）凝血方面相关检测：凝血因子检测是肝功能检查的重要组成部分。血浆中的凝血因子至少有14个，经典的因子 I ~ XII，以及激肽释放酶原（PK）和高相对分子激肽原（HMWK），除因子III（组织因子）、因子IV（Ca^{2+}）、因子VIII（α）以外的其他因子，都与肝脏合成功能有关。凝血因子 II、VII、IX、X等因子，由肝细胞中微粒体合成无活性蛋白前体，在维生素K依赖性的羧化酶作用下，分子中的谷氨酸残基被羧化成 γ-羧基谷氨酸，具有强化螯合Ca^{2+}的能力，成为具有凝血活性物质。其他的凝血因子蛋白合成也与肝脏有关。

①凝血方面检测：临床上相关的凝血方面的检查，是判定肝硬化失代偿期的肝功能合成和预后的重要指标。常检查凝血酶原时间（PT）和活化部分凝血活酶时间（APTT），以及相关的计算指标，必要时可补充其他的凝血指标检查。

凝血酶原时间（PT）：是一项常用的敏感凝血试验，反映了外源性凝血系统变化和血循环中有无抗凝物质，不受因子XII、XI、IX、VIII以及血小板的影响。时间延长代表因子 I、II、V、VII、X的凝血活性低于正常人的25%。凝血活性低于正常人的15%~25%的患者预后较差，低于40%可定诊肝衰竭。

活化部分凝血活酶时间（APTT）：APTT延长时，提示缺乏内源性凝血系统中任何一个因子，或血循环中有抗凝物质存在，都可以引起APTT产生变化。时间延长提示VIII、IX、XI、XII缺乏，I、II、V、X减少。

凝血酶原时间活动度（PTA）：是由PT经计算获得，其计算公式，PTA=（对照组PT-对照组PT×0.6/患者PT-对照组PT×0.6）×100%，或用公式K/（PT-a），常数K=303、a=8.7。诊断意义与PT相同，但更直观。

凝血酶原国际标准化比值（INR）：INR=（患者PT/对照组PT）ISI，ISI是指试剂的国际敏感指数，理论上的最小值为1.0，而市场试剂的ISI值一般在1.3左右。

纤维蛋白原的血浆浓度：纤维蛋白原（fibrinogen）是凝血因子I，血浆正常值为

2~4g/L。低纤维蛋白原血症是预后严重的标志，产生减少、大量消耗或丢失是常见的原因。肝硬化普遍存在低纤维蛋白血症，早期DIC不低于正常值，血浆纤维蛋白进行性下降更有诊断意义。

凝血酶时间（TT）：测定血浆纤维蛋白原的反应性，TT延长受血浆纤维蛋白原严重减少、严重肝损伤、血中肝素等抗凝物质的影响。

肝促凝血活酶试验（HPT）：能精确地反映半衰期短的凝血因子Ⅱ、Ⅶ、Ⅹ的变化，不反映不敏感的因子Ⅴ的变化。

血浆β-血小板球蛋白（β-TG）：是血小板特异性释放物之一，正常人极低，仅0.2~0.5g/L。当血小板在体内被激活发生释放反应时，其血浆浓度可显著升高。

血小板（platelet）：又称血栓细胞，来源于骨髓巨核细胞。血小板直径2~3μm，平均寿命7~14d，但只在最初2d具有生理功能，可在脾、肝和肺中被破坏。脾脏是血小板集中的器官，同位素标记实验证实，脾脏可储存全血中1/3的血小板。输入的血小板约35%储存脾脏中。脾脏显著肿大时，50%~90%的血小板和淋巴细胞可被阻留在脾脏，约30%的红细胞滞留于脾脏，导致周围血中红细胞和血小板减少。血小板是无核细胞，但含有细胞器及内含颗粒，表面结构由外衣和细胞膜组成。外衣部分则由各种糖蛋白（GP）Ⅰa、Ⅰb、Ⅱa、Ⅱb、Ⅲa、Ⅲb、Ⅳ、Ⅴ、Ⅸ及GP糖链部分组成。细胞器及内含颗粒中含有抗纤溶酶、纤维蛋白原、血小板促生长因子等生物因子。血小板的生理功能主要表现在凝血方面，通过①黏附反应：血管出现破损暴露出内皮细胞下胶原成分，通过整合素（integrin）、GPⅠb与胶原纤维连接起来，介导血小板黏附在破损处。同时，吸附各种凝血因子，血浆纤维蛋白原、凝血酶原、因子Ⅻ、Ⅸ、Ⅹ等；②聚集反应：在钙离子、ADP和血小板血栓素A2（TXA2）的参与下，活化血小板GPⅡb-Ⅲa暴露出纤维蛋白受体，引起血小板不断地聚集；③释放反应：血小板在活化过程中，释放细胞内的内源性凝血因子（α、δ颗粒）、因子Ⅷ/vWF、Ⅺ等，促进止血和形成血栓。因而，血小板的绝对数量和质量可影响凝血过程。

各种凝血时间检测的意义：各种凝血因子全部存在于血浆中。PT正常表明外源性凝血途径正常，延长则提示多种凝血因子异常。APTT正常说明内源性凝血途径健全，延长则提示部分凝血因子较少或缺乏。PT正常而APTT延长说明因子Ⅻ、Ⅺ、Ⅸ或Ⅷ中单个或多个合并异常；PT延长而APTT正常提示因子Ⅶ缺乏；两者均延长则提示因子Ⅹ、Ⅴ、Ⅱ或Ⅰ中的一种或多种缺乏。TT正常排除因子Ⅰ缺陷。所有的凝血试验均延长，说明血循环中有凝血抑制物质存在。另外，血浆纤维蛋白原含量明显增高，尤其是血浆变性纤维蛋白原的异常增高，有助于肝癌的诊断。

②抗凝血方面检测：抗凝血酶Ⅲ（AT-Ⅲ）正常值98.1%~115.7%。在DIC的早期即发生病理性消耗，血浆中的含量和活性减低，有早期诊断意义。凝血酶-抗凝血酶Ⅲ（TATⅢ）复合物的形成，可能反映了凝血构成的终末阶段，是凝血酶形成和发生DIC的有用标志物。测定Ⅸa-AT-Ⅲ复合物，可判断凝血过程早期阶段的激活。

③纤溶方面检测：纤维蛋白（原）可被纤溶酶逐级降解成X、Y、D、E片段，而交联纤维蛋白则被纤溶酶降解后，产生形态各异的降解产物，这些纤维蛋白（原）的衍生物是纤溶的标志。单纯血浆D片段增高，则意味着原发性纤溶，血浆D-二聚体增高常见于DIC、深部静脉血栓、溶栓治疗后。肝硬化肝癌失代偿期的血浆D-二聚体浓度显著增高，与组织纤溶酶原激活物抗原呈正性相关。只有在凝血酶和纤溶酶同时被激活，出现DIC的主要变化时才能检测出，因此，最好同时检测纤维蛋白裂解产物和D-二聚体。纤溶因子测定可通过优球蛋白溶解时间（ELT）、纤溶酶原和纤溶酶的检测来反映。ELT正常＞120min，＜90min表示纤溶亢进。凝血酶时间（TT）正常$20 \pm 6.6s$，延长3s以上，表明纤维蛋白原减少或纤维蛋白降解产物（FDP）增多。FDP正常＜60mg/L。

常用检测①血浆硫酸鱼精蛋白副凝试验（3P）：DIC所形成的纤维蛋白单体可与FDP结合成可溶性复合物不被凝固，但经过鱼精蛋白复合物可分解，纤维蛋白单体从聚合纤维蛋白中析出沉淀；②乙醇胶试验：在含有FDP-纤维蛋白单体复合物的血浆中加入少许50%乙醇，可出现凝固现象。

2.免疫学检测

（1）抗原-抗体检测：主要用于病毒学、细菌学的定性和定量检测。常见的有乙型肝炎系列：乙型肝炎表面抗原（HBsAg）、乙型肝炎表面抗体（HBsAb）、乙型肝炎e-抗原（HBeAg）、乙型肝炎e-抗体（HBeAb）、乙型肝炎核心抗体（HBcAb）；丙型肝炎抗体；特殊细菌的抗原、抗体检测。明确感染性疾病的病原学、指导针对性治疗。

（2）自身免疫性抗体检测：自身免疫性疾病，常检测血清γ-球蛋白和IgG升高；抗核抗体（ANA）、抗平滑肌抗体（SMA）、抗肝肾微粒体抗体（LKM1）、抗1型肝细胞溶质抗原抗体（LC1）、抗可溶性肝抗原抗体（anti-SLA）/抗肝胰抗体（anti-LP）、抗去唾液酸糖蛋白受体抗体（ASGPR）、抗中性粒细胞胞浆抗体（pANCA）。自身抗体水平变化，有助于自身免疫性疾病的临床分型、病情评价、指导治疗。

（3）甲状腺功能检测：常检测血清三碘甲状原氨酸（T3）、血清甲状腺素

（T4）、血清游离三碘甲状原氨酸（FT3）、血清游离甲状腺素（FT4）、血清促甲状腺素、血清甲状腺球蛋白抗体（Anti–Ab）、血清促甲状腺受体抗体（TR–Ab）、血清抗甲状腺过氧化物酶受体（Anti–TPO）。甲状腺是内分泌腺，所发生的病变可影响全身物质能量代谢，因此，许多疾病需要检测甲状腺功能。

3.血清肿瘤相关标志物检测

血清肿瘤标志物应用于临床的虽有10余种，对于肝细胞癌来说唯有甲胎蛋白（AFP）检测有较重要的参考价值，而且常需要与其他酶学检查互相印证。

（1）甲胎蛋白（AFP）：AFP是一种α-球蛋白，属于糖蛋白家族。肝癌细胞中AFP的启动子序列与特异性的反式作用因子结合，引导AFP mRNA转录，在成人正常肝细胞中不含有这种特定的反式作用因子。在胚胎早期高表达，出生后降低，健康人血液中浓度较低，为特异性比较强的肝细胞癌的肿瘤标记物，敏感度可达71.4%，特异度为100%。利用植物血凝素结合试验，可提高AFP对肝癌的特异性。AFP的凝集素亲和性分析，能提高其对HCC的特异性。

临床意义：①原发肝细胞癌（HCC）80%AFP＞400ng/mL，近20%患者AFP正常。AFP可早于影像学6~12个月出现异常，为肝癌的早期诊断提供重要的生化学依据。对于肝硬化患者建议定期复查AFP。②病毒性肝炎、肝硬化可轻度升高，绝大部分AFP＜400ng/mL。③内胚层癌、畸胎瘤、睾丸癌、卵巢癌、胃癌等伴肝转移者AFP可升高。④妇女妊娠3个月后，AFP开始升高，7~8个月时达高峰，一般在400ng/mL以下，分娩后3周恢复正常。妊娠期AFP异常升高，要排除胎儿神经管缺损、畸形可能。

（2）甲胎蛋白异质体：甲胎蛋白异质体与肝癌细胞合成AFP的一级结构相同，但翻译后糖基化方面却有显著差异，成为AFP异质体（AFP–L3），其诊断肝癌的灵敏度、特异度分别为72.3%和97.2%。AFP–L3与AFP相比在核苷酸序列的232位天冬酰胺处多了岩藻糖残基，因此能被小扁豆凝集素（LCA）特异性结合。应用LCA来分离AFP异质体，由于AFP与LCA亲和力不同，电泳后可分为3条带，分别为AFP–L1，AFP–L2，AFP–L3。其中AFP–L1是LCA非结合型，其组成了慢性肝炎和肝硬化患者血清中主要的AFP。AFP–L2与LCA结合较弱，主要来自孕妇。AFP–L3是LCA结合型，由肝癌细胞产生，尤其是肝动脉供给的瘤组织，即使是处于早期的肝癌也能产生。因此AFP–L3是一种对肝癌特异的AFP异质体。

FDA于2005年批准检测甲胎蛋白异质体应用于肝癌诊断，AFP–L3血清浓度在血清总AFP中的百分比作为评判指标，AFP–L3≥10%，作为诊断肝细胞癌的阳性界定值。

特异性强，但敏感度不高，可与GP73优势互补，联合检测。

（3）α-L-岩藻糖苷酶（AFU）：是一种溶酶体酸性水解酶，主要参与含岩藻糖基的各种糖脂、糖蛋白、黏多糖等大分子物质的分解代谢。广泛存在于人体各组织细胞溶酶体和体液中。正常时肝脏星状细胞能识别和清除AFU分子中的甘露醇-6-磷酸残基，肝癌时可能存在某些抑制清除因子，因代谢紊乱致正常组织受损引起AFU释放增多，致血清AFU增高。AFU在小肝癌中的阳性率为70.8%。AFP与AFU同时检测对肝癌的诊断可提高到90%以上。

（4）癌胚抗原（CEA）：是一种结构复杂的可溶性糖蛋白，主要存在于成人癌组织以及胎儿的胃肠管组织中，可能与恶性细胞转化时激活成年后已经关闭了的基因有关。正常情况下，血清CEA<5.0μg/L。

CEA升高①主要见于结/直肠癌、胃癌、肝癌、肺癌、胰腺癌、乳腺癌、卵巢癌、子宫及子宫颈癌、泌尿系肿瘤等，其他恶性肿瘤也有不同程度的阳性率。②肝硬化、肝炎、肺气肿、肠道憩室、直肠息肉、结肠炎等良性病CEA也可升高。③癌症越晚期，CEA阳性率越高；④腺癌敏感，其次是鳞癌和低分化癌，分化程度越高阳性率越高。⑤癌症患者的胸、腹水、消化液、分泌物中的CEA常升高。⑥正常人吸烟者CEA升高。

（5）糖类抗原19-9（CA19-9）：是一种黏蛋白型的糖类蛋白肿瘤标志物，为细胞膜上的糖脂质，分子量大于1000kD。在正常人体组织中含量甚微。见于①胰腺癌、胆囊癌、胆管壶腹癌，CA19-9明显升高，尤其胰腺癌晚期的阳性率可达75%，血清CA19-9水平可达40万kU/L，是重要的辅助诊断指标，但早期诊断价值不大。②胃癌的阳性率50%，结/直肠癌的阳性率60%，肝癌的阳性率65%。③其他恶性肿瘤也有一定的阳性率，如乳腺癌、卵巢癌、肺癌等。④某些消化道炎症CA19-9也有不同程度的升高，如急性胰腺炎、胆囊炎、胆汁淤积性胆管炎、肝炎、肝硬化等。

（6）糖类抗原125（CA125）：是一种来自体腔上皮细胞并可表达于正常组织的糖蛋白。CA125通常①作为卵巢上皮癌的肿瘤标志物，血清升高为阳性率61.4%；治疗有效时CA125下降；复发时CA125升高先于症状，所以CA125是卵巢癌判断疗效和复发的良好指标。②其他非卵巢恶性肿瘤也有一定的阳性率：如宫颈癌、宫体癌、子宫内膜癌43%，胰腺癌50%，肺癌41%，胃癌47%，结/直肠癌34%，乳腺癌40%。③其他非恶性肿瘤，也有不同程度的升高，但阳性率较低：如子宫内膜异位症、盆腔炎、卵巢囊肿、胰腺炎、肝炎、肝硬化等。④在许多良性和恶性胸、腹水中也发现CA125升高。⑤早期妊娠，也有CA125升高。

（7）其他肿瘤相关标志物：除常用的肝癌诊断指标外，还有正在实验室或临床试用的一些肿瘤相关标志物，如异常凝血酶原（DCP）、γ-谷胺酰转移酶同工酶Ⅱ、α1-抗胰蛋白酶（AAT）、碱性磷酸酶同工酶（ALP-1）和高尔基蛋白73（GP73）等，与AFP联合检查可提高HCC的诊断率，有助于诊断的确立。

（8）其他糖类抗原标志物：糖蛋白类抗原是一类与许多肿瘤相关的抗原，常受炎症的影响而缺乏特异性，因而只能是肝癌的辅助诊断指标。

①糖类抗原15-3：糖类抗原15-3（CA15-3）是一种高分子量糖蛋白。CA15-3是①与乳腺癌相关抗原，对乳腺癌的诊断和术后随访监测有一定的价值。乳腺癌初期的敏感性60%，乳腺癌晚期的敏感性80%。②其他恶性肿瘤也有一定的阳性率，如肺癌、结肠癌、胰腺癌、卵巢癌、子宫颈癌、原发性肝癌等。③肝脏、胃肠道、肺、乳腺、卵巢等非恶性肿瘤性疾病，阳性率一般<10%。

②糖类抗原72-4（CA72-4）：在①胃癌的阳性率65%~70%，有转移者更高。②结/直肠癌、胰腺癌、肝癌、肺癌、乳腺癌、卵巢癌也有一定的阳性率。

③糖链抗原CA242：也是一种唾液酸化的鞘糖脂类抗原总是和CA50一起表达，但两者受不同的单克隆抗体识别。CA242是近年来应用于临床一种较新的肿瘤标志物。CA242是消化系统尤其是胰腺癌、结直肠癌的肿瘤标志物，胰腺癌和结直肠癌患者该指标明显升高。它的Cutoff值一般在20kU/L，恶性肿瘤时检出率可达60%~85%，且含量较高。有资料显示，对胰腺癌的诊断，CA242优于CA19-9，敏感性可达66%~100%；对大肠癌的敏感性也达60%~72%。CA242的敏感性由高至低依次为肝癌、胃癌、大肠癌、胰腺癌。食管癌的CA242敏感性仅为9.09%，表明该项标志物检测不适用于鳞状细胞癌的检测。CA242正常血清的上限为20kU/L。

④异常凝血酶原：异常凝血酶原（DCP）是维生素K缺乏或拮抗剂-Ⅱ诱导的蛋白质。在缺乏维生素K及γ-谷氨酰羧化酶（γ-GLA）的情况下，肝细胞不能合成正常的依赖维生素K的凝血因子，只能合成无凝血功能的维生素K缺乏诱发的蛋白质（PIVKA-Ⅱ）。由于异常凝血酶原在肝细胞癌变时，细胞微粒体内维生素K依赖性羧化体系功能障碍，羟化酶活力下降，导致谷氨酸羧化不全而形成PIVKA-Ⅱ。肝癌患者，由于癌细胞对凝血酶原前体的合成发生异常，凝血酶原前体羧化不足，从而生成大量的DCP。

由于肝癌的早期诊断非常困难，AFP是唯一得到公认的HCC高表达的肿瘤血清标志物，但胆管细胞癌和混合型肝癌并不出现血清的高表达。目前认为AFP、PIVKA-Ⅱ、AFP-L3分型是HCC的特异性肿瘤标记物，其他的肿瘤血清酶学指标，对肝癌的诊断价值并无明显的特异性。因此，对于肝癌的血清酶学变化，除必须参考影像学表现外，连续性动态观察，还要考虑到与ALP、ASP、GGT之间的相伴行关系。AFP200ng/mL持续8周、400ng/mL持续4周，可以考虑肝癌，100~200ng/mL，要注意与肝炎再生性增高相鉴别。肝癌血清ALP增高的阳性率为65%，尤其转移性肝癌增高更显著。GGT在判定肝癌术后有无转移时阳性率为90%，但作为肝癌的血清标志物特异性欠佳。

4.放射线影像学检查

医学影像学检查包括X线成像（普通、数字及数字减影血管造影）、计算机体层成像、超声成像、磁共振成像、发射体层成像（ECT）、单光子发射体层成像（SPECT）及正电子发射体层成像（PET）等新的检查技术。虽然各种影像学检查技术的成像原理与方法不同，临床诊断应用价值各异，但都是可使人体内部结构和器官成像，用以达到活体器官视诊效果的特殊诊断方法。由于不同成像技术的基本成像原理及其图像特点不同，需要充分理解各种影像学检查的特征，以便进行有效地选择应用。对于<1.0cm的小病灶鉴别诊断，常需要多种影像学检查的联合检查才能确诊。

（1）计算机层析成像（CT）：是利用X线对人体层面进行断层扫描，获取的光电信号转换成电信号，使用计算机软件技术，重建不同组织断面的X线平均衰减密度数字图像，能分辨密度差别CT值单位仅为0.5HU（hounsfield unit）的两种组织结构。应用三维重建等新技术，注射造影剂做血管造影可得CT血管造影（CTA），对实质性病变的诊断和鉴别诊断具有重要意义。

①CT成像原理：X线穿过不均匀物质时，其强度按指数规律衰减。衰减系数、衰减率为X线在其传播途径中，人体组织吸收系数的积分值。CT检查是以人体不同组织对X线的衰减系数不同为基础，利用X线束从多个方向对检查部位进行一定厚度的层面扫描，探测器接受透过层面的X线，转变为可见光后，经由光电转换器转变为成电信号，再经模拟/数字转换器转成数字，输入计算机对体素（voxel）和像素（pixel）进行数字处理。经计算机运算所收集的断面矩阵中各点的CT值组成的图像矩阵，再由图像显示器用不同的灰阶显示出来，然后从各投影的数据中，计算出断面内各点吸收系数的分布情况，再进行复原图像的二维或三维重建显示的横断面图像，形成CT诊断影像。

CT检查技术包括平扫、造影剂增强、血管三维重建等。平扫对显示肝内有高、低密度改变的病灶。由静脉或动脉注入造影剂的增强影像，可以清楚显示血运丰富病灶的不同时相的特点。血管三维重建技术可将病灶与肝动脉、门静脉、肝静脉、下腔静脉的关系清楚显示，为疾病的诊断提供重要的信息。

②CT影像特点：CT图像是由一定数目的不同灰度的像素按矩阵排列的灰阶图像，不同灰度表示了组织器官对X线的吸收度，因而反映了正常与病变组织的密度（CT值）不同，即高密度或低密度。大多数肿瘤的CT平扫为低密度病灶，或低密度与等密度、高密度结节的混合病灶。平扫可见低密度病灶，增强可见早期为高密度，晚期为低密度，周围包膜为高密度。病灶密度是否均匀与肿瘤的大小、分化程度、细胞的种类有关。小的高分化HCC多在增强扫描晚期观察到低密度区域。由于多排螺旋CT的图像质量好、分辨率高、解剖关系明确，结合造影剂和血管三维重建技术，可以清楚显示血运丰富病灶与周围血管的血供关系。使用造影剂的CT影像，可分为动脉期、静脉期和延迟期，不同时相显示了病灶的血运特点和周围的关系，有效地提高了诊断的准确率。

（2）磁共振成像（MRI）：能从分子水平提供组织病理信息，具有较高的软组织对比度及多平面成像的能力，可显示不同组织学和分子生物学的特性，能更好地显示血管结构，利用多种扫描序列更可提高诊断率。MRI能提高小的肿瘤病灶检出率。

①MRI成像原理：MRI检查是利用磁共振的物理现象，从分子水平检测病理组织信息。所有含有奇数质子的原子核均在自旋过程中产生自旋能量，形成具有方向性和力效应的矢量核磁矩，是原子核的固有特性，它决定了MRI的敏感性。人体中氢原子核［1H］，只有一个质子，具有最强的核磁矩。这种原子核或中子为奇数的核，具有沿其中轴不断旋转的核内旋的特性，在自然状态下振动的取向是任意和无序的。当处于一个外加均匀的强磁场中受到射频脉冲的激发下，原来杂乱无章排列的质子则产生一个沿磁场磁矩方向的宏观磁矩。如果在外磁场与磁矩垂直方向加入特定频率的射频脉冲，当其频率与质子运动的频率一致时，即发生磁共振现象。质子吸收的能量，改变了磁场的平衡状态，并以射频脉冲的方式释放能量。释放的磁共振能量信号经过空间编码技术，把以电磁波形式释放出的共振信号接收转换，通过计算机处理信号，最后形成多方位的人体横断面、矢状面、冠状面的断层图像，可以是二维或三维成像，从不同角度描绘器官的解剖层次，形成人体的断层图像进行诊断。MRI提供了机体质子［1H］发出的磁共振信号，反映了质子的密度分布、［1H］周围环境和［1H］在分子结构中的位置，因而从分子水平反映的生化、病理状态的信息，具有很高的分辨率。磁共振设备的大小就是指静磁场的场强数值，单位用特斯拉

（Tesla，简称T）表示，临床上磁共振成像要求磁场强度在0.05~3T范围内。一般将≤0.3T称为低场，0.3T~1.0T称为中场，＞1.0T称为高场。磁场强度越高，信噪比越高，图像质量越好。

②MRI影像特点：弛豫是指磁化矢量回到平衡的过程，与MRI探测到的信号成正性相关。弛豫常用时间常数T来表示，T值长则MR信号强度低，T值短则MR信号强度高。被检出的磁共振信号称为自由感应衰减信号（FID），其强弱与［1H］的总数（密度）成正比，构成质子密度图像。T1信号、T2信号是MRI诊断疾病的基础。T1是FID衰减快慢的时间，也称为纵向弛豫，代表着［1H］核周围状态，是高能原子核释放能量恢复至低能状态的过程，受物质的形状、温度等周围环境的影响而变化。人体在病理状态下，自由水与结合水的比例发生变化、体温等都会影响T1，癌细胞的T1也会延长，所获得的T1加权图像（T1WI）突出组织纵向弛豫差别，所以T1的变化有很大的诊断意义。T2反映了［1H］原子核的磁性相互作用的程度，在水平上转移，其幅度按指数规律衰减；是自旋质子磁矩之间的相互作用，不与外界交换能量；是质子恢复到原来各自相位的过程，故称为横向弛豫，又称自旋-自旋弛豫。T2加权图像（T2WI）是T2WI的质子密度图像。选用不同的脉冲激发时间和脉冲重复时间，即可分别获得T1WI和T2WI的质子密度图像（PDWI）。

人体不同器官的正常组织与病理组织之间有一定差别，但T1值和T2值是相对固定的，以不同的灰度表示。MRI显示高信号图像是白的；低信号图像是黑的；中信号则图像是灰的。T1WI和T2WI都是白的，代表脂肪组织；都是黑的可为含［1H］极少的骨皮质、钙化斑、气体和血液之"流空效应"；T1WI为黑色图像、T2WI为白色图像，则为水质（水肿、脑积液、胸腔和腹腔积液）；不同灰色图像反映了脑白质、脑灰质、肌肉、脏器、韧带等组织；长T1WI和T2WI图像，则表示组织内感染、变性、肿瘤等，这些是MRI诊断必须掌握的基础知识。由于T1信号和T2信号尚缺乏统一的客观测量标准，难以互相比较。MRI使用顺磁性元素的螯合物钆-二乙三胺五乙酸（Gd-DTPA）、超顺磁性氧化铁微粒等造影剂，可缩短T1弛豫时间而使肝脏信号强度增加，延迟扫描可发现微小肝癌，提高了肝癌的定性和检出率。

③正电子发射体层显像（PET）：是功能分子成像技术，采用能发射正电子的核素18F-氟代脱氧葡萄糖（18F-FDG）作为显影剂，利用肿瘤对葡萄糖代谢旺盛的特性进行显像，直观了解肿瘤代谢的信息的特点；由于正电子在组织中只能瞬间存在，PET则通过测量其湮没辐射过程中产生的γ光子，间接探测正电子的存在。PET与CT或MRI同机整合、同期扫描，同时得到组织代谢的PET图像及精确解剖的CT或MRI图

像，以及两者的融合图像。因而PET-CT反映了肿瘤的生化代谢信息和解剖学的精确定位，对肝脏肿瘤的恶性程度判定、TNM分期、寻找恶性肿瘤的原发部位、确定肿瘤的生物靶区施行精确放疗等方面具有重要的指导意义。

④数字减影血管造影（DSA）：常用的是时间减影法，是一种新的X线成像系统，为常规血管造影术和电子计算机图像处理技术相结合的产物。基于X线成像与电子计算机数字图像处理综合应用技术，能使血管增强到肉眼可见水平。DSA的设备和技术包括快速三维旋转实时成像，实时减影功能，由于没有骨骼与软组织影的重叠，可从不同方位动态地观察血管及病变的形态和血流动力学变化。用选择性或超选择性插管，能很好地显示直径200μm以下的小血管及小病变，可动态地从不同方位对血管及其病变进行形态和血流动力学的观察。快速三维旋转实时成像，实时的减影功能对介入技术，特别是血管内介入技术，更是不可缺少的。

由于原发性肝癌的多中心发生及容易肝内转移的特点，在主要病灶外还往往有较小的子灶和微小病灶；另外肝癌手术切除或介入术后，肝动脉正常的血管走行大都发生改变，肿瘤复发或局部转移病灶常存在于肿瘤新生血管和肝内外的多支肿瘤异常供血动脉。常规DSA摄影的空间分辨力很高，可使用各种后处理功能提高图像质量，能充分显示细小血管结构和较小肿瘤病灶。肝癌的DSA的时相可分为动脉期（早、中、晚期）、毛细血管期、静脉期。动脉期中晚期和毛细血管期染色浓度分辨率高，利于观察肿瘤血管和肿瘤染色浓度。而且不同角度的DSA在肝癌的肝段及亚肝段的栓塞治疗中，对肿瘤的供血动脉以及小病灶的显示效果显著，能较好地对小HCC和APS同时进行鉴别诊断和治疗，是决定治疗方案前的重要检查步骤。

5.超声影像学检查

（1）B型超声检查原理：声波是一种在介质中传播的弹性波，也称疏密波。大于20kHz为超声波，诊断常用1MHz以上波段。超声波有良好的指向性，具有反射、散射、衰减及多普勒效应等物理特性。超声在人体中的传播速度约1540m/s，即在人体每传播1cm需要6.7μs，感受1cm的界面则需要13.4ms。超声诊断是利用超声波反射、折射、散射的特性，在人体中不同的组织对超声波的吸收程度不同，于正常组织与病理组织间的声阻抗有一定差异时，形成的界面就发生反射和散射，造成超声波衰减。回收这些反射波的信号加以检波等处理，利用实时灰阶技术进行二维或三维成像，形成超声影像学诊断。再应用多普勒技术，对检测图像中的血管进行血流速度和方向的测定。

（2）超声图像特点：超声图像是以解剖学为基础，根据各种组织结构间的声阻抗差的大小，依据不同的灰阶对比度来反映回声的强弱，分辨解剖层次，显示器官病变的形态、结构和大小。B型超声图像的描述常用液性暗区、低回声（亮度）区、高回声（亮度）区和极高回声（亮度）区，后伴声影。值得注意的是超声图像容易受气体和皮下脂肪干扰。超声的声像可以二维或三维成像，利用彩色多普勒血流图（CDFI）可检查肝内外血流的流向、流速及血流性质。结合CDFI频谱曲线，可检测血流动力学参数，直接观察组织器官的血流灌注情况。

实质性肿瘤内部回声可为低回声、等回声、高回声或混合性回声。显示高回声时，要与血管瘤、脂肪浸润相鉴别；显示低回声时，有必要与增生结节相鉴别。多普勒超声对2.0cm以上的中、低分化肿瘤的血流变化很敏感，对结节性增生及交界性病变鉴别有帮助。B型多普勒超声（BB）图像可显示肿瘤的血流供应情况。

（3）超声造影（CEUS）：使用中心频率3.5MHz凸阵探头，应用血管池性超声造影剂声诺维（SonoVue）注射剂或用全氟丙烷人血白蛋白微球注射液，结合低机械指数实时灰阶谐波显像，动态显示心脏和肝脏局灶性病变的血流动力学类型和表现。

①CEUS检查原理：是利用血液中气体微泡在声场中的非线性效应和所产生的强烈背向散射来获得对比增强图像。当声波接触到在血液中加入的声阻抗值与血液截然不同的介质（即微泡）时，则会发生强背向散射，其散射的强度与散射的体积大小、形状及周围组织的声阻抗匹配度相关联。声散射和声衰减是互相依存的，两者均取决于造影剂中的散射体。声阻抗差使微泡产生强反射，这是超声造影显像的基本原理。静脉使用发泡剂进入动脉系统，提高病变部位的血流声噪比。利用CEUS专用成像软件可去除和/或分离组织的线性信号，并接收微泡产生的非线性回波信号，显示了组织微循环血流灌注信息。根据血流灌注的彩色多普勒声像，鉴别不良增生结节、早期小肝癌（HCC）和肝内胆管细胞癌（ICC）以及心脏血管疾病。

超声造影所应用的造影剂是微泡型血池显影剂，不会外渗到细胞外间隙，微泡直径小于8μm，便于通过肺-体循环中的毛细血管。造影剂微泡进入组织内的速度与数量，可间接反映该组织的血供情况。常用注射用六氟化硫（SF6）微泡剂即声诺维是一种具有弹性磷脂外壳、耐抗声压的新型超声造影剂。静脉注射15min后几乎所有的SF6微泡通过肺循环进入动脉系统随呼吸排除。用生理盐水溶解声诺维成5.0mL溶液，静脉快速注射1.6~2.4mL。连续观测动脉相（0~30s）、动脉早期（15~20s）、门脉相（60~120s）、延迟相（120s以后），可连续记录3~6min。

②肝癌的CEUS影像：肝癌的组织病理学特点决定了CEUS的表现，造影时相的特征与癌组织细胞成分有关。CEUS的表现，①肝细胞癌（HCC）为整体均匀高强度增强

为主；②胆管细胞癌（ICC）为乏血供型肿瘤，其影像学变化比较大，以周边增强为主。动脉相呈不均匀低增强，造影剂"快进快出"迅速消退；③混合型肝癌在病理学上具有HCC和ICC两种成分的混合性肿瘤，从12s开始增强，20s达高峰，在峰时呈周边不规则的环状增强，内部不均匀似稀疏羽毛状高增强，26s即开始消退，呈现等增强；④增生结节与肝实质显示相似；⑤血管瘤表现为"晚出晚归"像。二维超声多普勒对2cm以上的中、低分化HCC的血运丰富，检出率很敏感，而CEUS在动脉前期增生结节即显影，与肝硬化非典型结节增生、高分化HCC、小血管瘤影像学表现，有鉴别诊断意义。高分化HCC的造影剂始退时间、持续时间与中低分化差异有统计学意义。高分化HCC造影剂的始退时间相对较晚，高增强时间相对较长，这可能与中低分化肿瘤血供相对较少、肿瘤的药代动力学差异有关。

6.胆道造影检查

利用水溶性血管显影剂注入管内的X线检查方法，经计算机进行数字减影处理，消除骨骼及软组织的影像，保留清晰的血管影像。

（1）MRI胰胆管成像：核磁共振胰胆管成像（MRCP）是利用组织内的水分，使胰胆道系统在MRI成像上显示全部影像，经过后处理去除胰胆管系统以外的所有组织影像，更清晰地显示肝内外胆管系统及胰管影像。MRCP可清楚显示胰胆管系统的病变部位、形态。

（2）术后胆道逆行造影：在X线机旁，经T形管快速注入水溶性显影剂，立即摄片，观察胆管系统术后的形态，有无狭窄、残留结石，进入十二指肠是否舒畅。

7.消化道内镜检查

内镜影像学诊断是通过光学传导系统，直接观察腔道脏器表面改变的检查方法。腔道内镜是利用光反射的原理，直视腔道内的病变。目前临床上广泛使用的是电子内镜。随着光学、电子学和声学设备的微型化、数字化发展，以及机械传动系统精细化，内镜不但成为最直观的影像学诊察设备，同时也是微创介入治疗的重要工具。

内镜在全消化道诊治中，利用胶囊内镜可对全消化道黏膜进行观察；利用共聚焦激光显微内镜，可在细胞水平实时观察胃小凹、上皮细胞、杯状细胞的黏膜微细结构病变，并可采取组织病理进行检查；利用放大电子内镜，结合电子染色、亚甲基蓝染色，清楚显示消化道黏膜的微小结构；利用超声内镜可以了解病变深层周围的解剖情况，并可在直视下，对增生性病变进行介入治疗。对于门静脉高压症来说，内镜影像学改变主要表现在食管–胃底静脉曲张或上消化道出血的诊断，以及针对门静脉高压症的食管-胃底静脉曲张的内镜介入治疗，主要解决食管、胃曲张静脉破裂出血的问题。由于方法简单，副作用少，损伤很小，可重复性强，现已被广泛应用于临床。

8.组织病理学检查

病理组织学检查是迄今为止诊断肿瘤的最可靠的方法。随着免疫学、细胞生物学、分子生物学、细胞遗传学理论的研究进展，免疫组织化学、流式细胞术、分子生物学和图像分析技术的进步，在肿瘤的诊断、分型、治疗效果评价以及发病机制研究和预后的评估等方面都具有重要的意义。

（1）病理组织获取方法：空腔脏器可在内镜的直视下，用病理钳直接钳取；胸腹腔脏器表面的病变，可在胸/腹腔镜直视下获取病理；深部实质性脏器的占位性病变，在B超引导下的用（半）自动型组织活检针，选择无血管区穿刺，采取活体病理组织。穿刺成功率很高，并发症少见。

（2）病理学诊断：由大体标本或穿刺获取的标本，经取材、固定、石蜡包埋、切片、脱蜡、染色等程序后，在显微镜下进行观察、诊断。

HE染色是肝脏病理学公认的标准染色，结缔组织Masson三色染色法，可以识别肝小叶的结构。此外还要进行Hep Par-1、GPC-3（磷脂酰聚糖-3）、CD10、Arg-1和GS等免疫组化指标染色，细胞浆阳性用于识别HCC。GPC-3阳性还可以用于鉴别HCC发育异常结节及肝硬化结节。常用于鉴别胆管细胞的标志物CK7、CK19和MUC-1等。细胞角蛋白CK-7、CK-19是辨认和计数胆管的标记，阳性则提示胆管细胞分化或混合型肝细胞癌-胆管癌。CD10及多克隆CEA可用于毛细胆管染色。

显微镜下的病理诊断仍参照2010年版世界卫生组织（WHO）标准进行描述，并对癌细胞的分化程度予以判定。分清病理组织类型，描述肿瘤坏死、淋巴细胞浸润及间质纤维化的范围和程度。对有病毒性肝炎者的肝脏炎症表现按Knodell评分系统评估。描述分化程度，国际上常用四级（Ⅰ~Ⅳ）分级法。国内较多使用三级分级法，Ⅰ级为高分化，细胞分化良好，肿瘤恶性程度较低；Ⅱ级为中分化，中度恶性；Ⅲ级为低分化，恶性程度高。

（3）活体组织病理学检查的意义：活体组织的细胞学检查，即使在医学实验室检测、内镜检查、影像学诊断等技术突飞猛进发展的今天，仍然具有不可替代的重要地位，甚至有赖于病理学检查才能作出最终诊断。目前活体组织病理学检查，已不再局限于组织形态学的变化，而是更多基于对病理组织和整个机体的分子生物学变化的认识。活体组织病理学检查具有以下几个方面的意义：①由于组织标本新鲜，立即固定后可以较好地保存病变的原貌，有利于及时、准确地作出病理诊断；②细胞学检查是肿瘤早期诊断的重要手段，可以明确肿瘤的性质、类型、分化程度等方面的信息；③与临床资料结合，使有限的病理标本材料发挥决定性的诊断作用；④术中快速冰冻病理检查，可以明确病变性质和侵袭范围，为手术提供最佳治疗方案；⑤结合免疫组织化学、电镜观察、基因检测和组织培养等研究方法，可以对疾病有更深入的了解；⑧活体组织病理学作为药物评价的特殊地位，更引起临床学家们的重视和推崇。在疾病治疗过程中，定期活检可以动态了解病变的发展和作为判断患者对药物治疗应答的依据。

（三）"症""证""方"的辩证关系

症状是患者对疾病表现的主观感觉，体征是患者和/或他人对疾病表现的客观发现，中医学的症状学包括了症状和体征两个方面。四诊合参构成了中医诊断学的完整体系，现代中医诊断学增加了现代医学检查内容，补充了中医学临床诊断的客观性。

辨病与辨证相结合是现代中医治疗疾病的基本思路和方法。"症"即症状，是患者的临床表现，中医学又称征候、病候等。一般是指患者自身觉察到的各种异常感觉，或由医生的眼、耳、指等感觉器官所直接感知的，机体病理变化的外部表现，为辨证的主要依据。"证"是根据"症"对病机的规律，依据中医学基本理论进行分析综合、归纳分类的体现，其内涵包括疾病在某一阶段的病因、病位、病邪、正邪关系及病势等相关的症状群病理机制的概括，作为实现辨证论治的基础。中医学的"症"和"证"的关系，直接反映疾病的本质，体现了疾病辩证逻辑关系的内在联系，成为中医辨证的主要依据。《灵枢·本藏》指出："视其外应，以知其内脏，则知所病也"，因此，症状是体内病变的外应。朱丹溪言："有诸内者，形诸外。""欲知其内者，当观乎外；诊于外者，斯以知内。"《褚氏遗书·除疾》云："除疾之道，极其候证。"《丹溪心法·审察病机无失气宜论》云："别阴阳于疑似之间，辨标本于隐微之际；有无之殊者，求其有无之所以殊；虚实之异者，责其虚实之所以异"。

中医学思维的基本特点是辨证论治，它是中医认识疾病和治疗疾病的基本原则，是从整体观念将"证"与"治"密切联系的思维方法。辨证是论治的前提，如《伤寒杂病论》中指出："观其脉证，知犯何逆，随证治之"。中医学的辨证过程就是分析、辨认疾病的证候变化过程的方法学。辨证可分为以机体脏腑生理功能和病理变化为理论基础的脏腑辨证，辨明外感温热病的卫气营血辨证和以经络、脏腑理论为基础的六经辨证，是辨明阴阳、气血、虚实、寒热和表里变化以及正邪盛衰状态的辨证方法。同时，也是阴、阳、虚、实、寒、热、表、里等八纲领证的鉴别要点。无论八纲辨证、气血辨证，还是脏腑辨证、六经辨证，都是各有侧重，又存在内在的必然联系，不能截然分开。应抓住主要证候，互相参照，互相补充，分清证候的主次、主证的转化、病情的轻重缓急，以达到对疾病的准确辨证。

理法方药中的"理法"是中医学辨证论治的理论基础，方剂是中医药学的重要组成部分，方药是"论治"药物组合的实践应用。传统的"论治"就是立方遣药，经过千年的科学沉淀，形成许多传世名方，并在临证时予以加减。东汉张仲景则在《伤寒论》中提出："证以方名，方由证立"，唐代孙思邈在《千金方》中正式提出"方证论治"的理论，经过历代伤寒学派的努力，现已发展成为相对独立的学说，并在临床上得到广泛应用。

"方证论治"的"方"不仅是指药物的特定组合，而且是指具有明确应用指征的药物，实际上是理法方药的一个环节，是辨证论治过程的落脚点。"证"即用"方"的理论证据，是疾病发展过程中的病位、病因、病情以及病势等的病理概括，是对疾病阶段性本质所作的结论，是方剂的适应证，即称为方证。选用主方，针对"主症"，谓之"方证论治"。"方证论治"与辨病相结合，是实现中医辨证论治圆机活法的特色优势，必须抓住和抓准"主证"，是突显临床疗效的关键所在，是辨证的最高水平。"方证论治"必须通过辨方药的适应证进行论治，"用是方，治是证"是传统辨证论治"有是证，用是方"的逆向思维和临床应用。因此，学经典，以病类方，用经方，临证化裁是为要旨，已成为中医界的共识。

（四）脾胃病常见症状的临床辨证分析

中医胃肠病学常见的病症有痞满、呃逆、反酸、嗳气、腹胀、胁痛、腹痛、胃痛、泄泻、便秘、肝积、黄疸、鼓胀、积聚、便血等。

中医学对某病症的论述，常由于明确病因、分析病机、辨证论治同时进行，对症、证的分类只是相对而言，不能绝对分开。因此，中医学辨证以症状为主，依据病因四诊合参，审时度势而定。由于中医学自身的特点和形成历史的原因，其一种病证可包括现代医学的多种疾病及一些其他相关疾病在内；现代医学的一种疾病的不同阶段，又可分属中医学的几种病证之中。因此，中医学存在"同病异治，异病同治"的现实状态。

二、脾胃病的病因病机

中医学的病机学说是研究疾病的发生、发展、变化机制的理论。脾胃病的基本病机是邪正盛衰，阴阳失调，升降失常，虚实传变。

（一）脾胃病的病因

脾胃病病因多归纳为外邪侵袭、禀赋不足、饮食不节、情志过极等。值得注意的是诸邪交织在一起，常使病机复杂化。情志所伤往往在发病过程中起着先导作用，《脾胃论·阴病治阳阳病治阴》曰："皆先由喜、怒、悲、忧、恐，为五贼所伤，而后胃气不行，劳役、饮食不节继之，则元气乃伤。"

1.感受外邪

邪气分为外邪和内邪。外邪为六淫致病，《素问·六元正纪大论》曰："五常之气，太过，不及，其发异也。"《素问·本病》中云："太阴不退位，而取寒暑不时，埃昏布作，湿令不去，民病四肢少力，食饮不下，泄注淋漓，足胫寒……""太阴不迁正，即云雨失令，万物枯焦，当生不发，民病手足肢节肿满，大腹水肿，填臆不食，飧泄胁满，四肢不举。"太阴湿气行令，每变伤脾，异常气候常为脾胃病证的病因之一。《素问·至真要大论》又云："诸湿肿满，皆属于脾，""太阴之复，湿变乃举，体重中满，食饮不化，阴气上厥……""太阴之胜，火气内郁……胃满……少腹满……善注泄……头重，足胫肘肿，饮发于中，胕肿于上"。

内邪为脏病生邪伤脾胃。五脏病生成的病理产物成邪，或因五行相生相克的关系，引起心病犯脾胃，肺病犯脾胃，肝病犯脾胃，肾病犯脾胃。经云："五脏之气已绝于外者，使六腑之元气病也，气伤脏乃病，脏病则形乃离，是五脏六腑真气皆不足也。唯阴火独旺，上乘阳分，故荣卫失守，诸病生焉。"故《脾胃论》谓："内伤脾胃，百病由生。"

2.禀赋不足

先天禀赋不足，素体虚弱，是脾胃病发生和传变的内在因素，常起主导作用。《素问·刺法论》谓："正气存内，邪不可干。"《素问·灵枢·本脏》中云："脾坚则脏安难伤；脾脆则善病消瘅易伤。脾端正则和利难伤；脾偏倾则善满善胀也。"

3.内伤饮食

饮食不节包含暴饮暴食、饮食不洁、冷热不均、偏食肥腻、酗酒及五味失调均属不节，是脾胃病的主要病因。《素问·痹论》："饮食自倍，肠胃乃伤。""饮食内停，肠胃乃伤。"《金匮要略》亦云："凡饮食滋味，以养于身，食之有妨，反能为客。"《素问·生气通天论》："阴之所生，本在五味，阴之五宫，伤在五味。""味过于酸，肝气以津，脾气乃绝，味过于咸，大骨气劳，短肌，心气抑；味过于甘，心气喘满，色黑，肾气不衡；味过于苦，脾气不濡，胃气乃厚；味过于辛，筋脉沮弛，精神乃央。"《素问·至真要大论》认为五味偏嗜日久，可致"久而增气，""气增而久，夭之由也。"《素问·生气通天论》："因而饱食，筋脉横解，肠澼为痔；因而大饮，则气逆。"《素问·奇病论》："此肥美之所发也，此人必数食甘美而多肥也。"《黄帝内经》："五味入胃，各归其所喜。故酸先入肝，苦先入心，甘先入脾，辛先入肺，咸先入肾。"《素问·生气通天论》："谨和五味，骨正筋柔，气血以流，腠理以密……长有天命。"《灵枢·小针解》指出："寒温不适，饮食不节，而病生于肠胃。"《灵枢·邪气藏府病形》中说："有所击仆，若醉入房，汗出当风，则伤脾。"

4.情志失调

情志的变化可引起多种疾病，脾胃病犹然。《素问·阴阳应象大论》中记载："人有五脏化五气，以生喜怒悲忧恐。"《脾胃论》曰："喜怒忧恐，损耗元气，资助心火，火与元气不两立，火胜则乘其土位，此所以病也。"脾"在志为思""思伤脾"。《灵枢·本神》谓："脾愁忧而不解则伤意，意伤则悗乱，四肢不举；毛悴色夭，死于春。"

5.体虚久病

素体脾虚，脾胃为仓廪之官，主受纳和运化水谷，若素体脾胃虚弱，运化失职，气机不畅，或中阳不足，中焦虚寒，失其温养而致。无论是过度的形体劳倦或脑力劳动，都可伤及脾胃。"劳者耗气""劳倦伤脾""劳役过度，则耗伤元气"。过度的脑力劳动，除引起情志的变化，也会"苦思难解则伤脾胃"。

6.药物损伤

由于误诊误治，用药配伍不当，长时间使用止痛、抗风湿、抗凝、抗肿瘤、糖皮质激素类等药物，可引起脾胃损伤。

总之，饮食不节伤胃，胃病及脾，《本草衍义》云："多食滞气困脾"；形体劳役伤脾，脾病及胃；脾气虚不能裹血，血散；血虚不能敛气，气散；浊气在上，则生膜胀；肾脏虚寒不能生化脾土，脾虚胃弱。《素问·太阴阳明论》集中论述了脾胃病因："黄帝问曰：太阴阳明为表里，脾胃脉也，生病而异者何也?……故阳道实，阴道虚。故犯贼风虚邪者，阳受之；食饮不节，起居不时者，阴受之。阳受之则入六腑，阴受之则入五脏。入六腑则身热不时卧，上为喘呼；入五脏则䐜满闭塞，下为飧泄，久为肠澼。"其中"阳"指阳明胃腑，"阴"指太阴脾脏，胃主降浊，推陈致新，病则腑气不通，浊气不降，糟粕不行，且阳明之病，易于化热燥结，故病则多从燥化、热化，易为实热之证。脾主运化、升清，病则水谷精微不能化生，清阳不升，脾气易虚，且湿易伤脾，故脾病多虚证、寒证。"

（二）脾胃病的病机

脾胃论以脾胃内伤学说立论，"内伤脾胃，百病由生。"气与火关系失调，气机升降失常是脾胃病的基本病机。气火失调之根本原因在于脾胃元气之不足，升降失常的主要方面在于阳气之升发不足。元气不足是根本。气机是人体阳气固有的一种运动特性，清·周学海说："气者，无形而有机者也。以其机之所动，有三焦之分也。"阴气的特性聚敛而不发散；阳气的特征是发散向外而不内聚收藏。气机紊乱可表现为脾气不升，胃气不降，中气下陷，升降失调等。脾胃内伤则营卫失守，诸病生焉。

脾胃内伤病机系元气与阴火关系失调，《兰室秘藏眼耳鼻门·内障眼论》："火之与元气，势不两立，故《内经》曰：壮火食气，气食少火，少火生气，壮火散气。"元气不足，则阴火亢盛，阴火炽盛更能耗散元气，《脾胃论·饮食劳倦所伤始为热中论》："元气不足，而心火独盛，心火者，阴火也，其于下焦，其系于心，心不主令，相火代之；相火，下焦包络之火，元气之贼也。火与元气不两立，一胜则一负。"

升降浮沉是自然界事物基本运动形式，升降相替，浮沉变更，周而复始。在人体整个气机升降过程中，脾气升发属于主导地位。升降失常病机：《素问·阴阳应象大论》云："清阳出上窍，浊阴出下窍；清阳发腠理，浊阴走五脏；清阳实四肢，浊阴归六腑。"《脾胃论·阴阳升降论》："清浊之气皆从脾胃伏。"又云："脾胃既虚，不能内伤病传。"内伤病的形成，常是多种因素互相影响，综合作用的结果。

现代名老中医王道坤教授总结脾胃内伤脾虚病机多为劳伤阳气，汗泻精绝，身热心烦，甚而昏厥；脾胃不和，谷气下流，阳气沉降，阴精失奉，令人病夭；胆气不生，饮食不化，飧五味泻肠癖；五味不藏，五气失养，津衰神少，气或乖错；脾胃虚弱，形气具虚，乃受外邪。

脾土之气太过则实，不及则虚，《素问·六元正纪大论》曰："五常之气，太过、不及，其发异也。"脾胃气火失调、升降失调、中焦壅滞，可导致脾气虚、脾阴、阳虚脾气下陷；胃阴、阳虚、胃中寒、胃腑实热、胃失和降；脾胃虚寒、脾胃湿热、脾胃寒湿等病证。《素问·热论》从病理反证生理，"阳明者，十二经脉之长也，其血气盛，故不知人，三日其气乃尽，故死矣。"指出胃之气血旺盛，即便是五脏已伤，六腑不通，荣卫不行，仍需三日将阳明之气血耗尽，病者乃死。"其生命力之旺盛，根柢之固深，可见一斑。脾胃内伤必然破坏脏腑之间的制约平衡，"胃虚则脏腑经络皆无所受气而俱病。"阳气不升是根本。"胃"虽为六腑，却以纳水谷、化精微、滋五脏、通阴阳、调气机的功能，在以五脏为中心的藏象理论体系中，几乎被赋予与五脏同等重要的特殊地位。

（三）脾胃病的脏腑传变关系

脏腑是藏象学说的基础，脏腑既是形态学的概念，又是功能性的概念。脾胃系统与五脏六腑系统息息相关。其特点是生理功能相辅相成，在病理情况下，脏腑之间又可产生相乘相侮的制约状态。脾胃学说经过长期实践提炼，已被证明不仅是阐明机体生理活动与病理机制的中心环节，而且也是临床治疗学的理论依据；不仅在消化系统疾病防治方面有重要指导意义，而且在临床各科疾病防治中也得到广泛应用。在脾胃学说的发展过程中，根据五脏相生相克的关系，脾胃系统疾病还可能累及其他脏腑，反之其他系统脏腑也可影响脾胃系统，这是脾胃学说的外延含义。

脾土之脏是脏腑学说的重要组成部分，中医学认为脾居中焦，上连心肺，下及肝肾，是五脏气机升降的枢纽，为五脏治疗提供能源，脾气健旺则生化有源，五脏安和，百病不生。脾为阴土，属脏，喜燥恶湿，以升为健；胃为阳土，属腑，恶燥喜润，以降为顺。脾气失和，则气血不足，脏腑不安，此即李东垣所说"内伤脾胃，百病由生"。中医"脾脏"具有许多功能，它反映着一定组织、器官或系统的生理功能和病理变化。现代医学研究表明，通过培补脾胃为主治疗后整个机体的状况都得到改善，抗病能力增强，提高了人体免疫能力。

1.脾胃与脏腑的生理学关系

脾是脏属阴，主运化、升清；胃是腑属阳，主受纳、降浊，脾胃互为表里。脾胃协同共济，在受纳腐熟水谷布行营养精微中的重要作用，使元气充足，机体生理活动正常，故"人以胃气为本。"脾运化功能的特点是以上升为主，故说"脾气主升"。脾之升清，是和胃之降浊相对而言。脾气主升与胃气主降形成了升清降浊的一对矛盾，它们既对立又统一，共同完成饮食物之消化吸收和输布。脾之于胃，燥湿相济，升降相因，从而维持了人体正常的消化生理活动。张景岳曰："五脏之邪，皆通脾胃""善治脾胃者，即可以安五脏"。脾统血，《沈注金匮要略·卷十六》认为："人五脏六腑之血，全赖脾气统摄。"脾气能够统摄周身血液，使之正常运行而不致溢于血脉之外。脾统血的作用是通过气摄血作用来实现的。但脾之统血与脾阳也有密切关系。《血证论·脏腑病机论》："脾统血，血之运行上下，全赖于脾。脾阳虚，则不能统血"。

脾胃与心、肝、胆、大肠、小肠、肾、三焦等气血的关系密切。在生理功能上，脾主运化，统血，为气血生化之源。胃为水谷之海，主受纳腐熟水谷，传化降浊，以胃气为本。肝藏血，主疏泄，具有疏通升发全身气血、津液的功能。促进脾胃运化及胆汁排泄分泌。胆为"中精之腑"，行助脾胃的运化功能，且能温煦诸脏。

心主血脉，推动血液运行，脾胃是气血的生化之源，为脏腑提供营养精微，但脾胃、肝胆也需心血供养。脾运化的水谷精微，经过气化作用生成血液，脾统摄血液行于脉内，心推动血液运行，营养五脏六腑、四肢百骸，心脾互相依赖、协调协同合作，共同维持人体的生理机能。《景岳全书·血证》谓："血……源源而来，生化于脾。"

肺主一身之气，司呼吸，参与宗气的生成，通调水道，助心行血。宗气是由肺吸入的清气和脾胃化生水谷精气相合而成。通过肺的宣发和肃降来实现气机的调节和水道的通调。肺司呼吸，吐故纳新，脾散精上归于肺，形成的宗气由肺脏注入心脉化为气血，再通过经脉输送全身，以营养五脏六腑、四肢百骸，以及皮毛、筋肉等各个组织器官。

肝藏血，主疏泄。营血循行，虽由心所主持，但与肝藏血、疏泄，脾生血、统血、运化有密切关系。而肝藏之血，又赖脾之化生。肝脾相互协作，共同维持血液的生成和循行。反之，脾的运化输布又需要营血的濡养。

肾藏精，主五液。肾精和肾气互为化生，构成人体的基本物质，是各种功能活动的物质基础，滋生五脏之阴，化生五脏之阳，滋养和温煦脾胃、肝胆、大小肠，发挥五脏六腑的生理功能。

水谷入胃后，通过胃的受纳腐熟，入小肠泌别清浊，再入大肠传送糟粕，实现脾胃升清降浊的功能。六腑有传化物，弃糟粕的作用，故实而不满，泻而不藏，以通为用，以降为顺。

三焦，作为六腑之一，是分布于胸腹腔的一个大腑，有"孤府"之称。正如《类经·脏象类》所说："三焦者，确有一腑，盖脏腑之外，躯壳之内，包罗诸脏，一腔之大腑也"。三焦通行元气，是人体之气升降出入的通道，亦是气化的场所，故称三焦有主持诸气，总司全身气机和气化的功能；三焦运化水谷，包括饮食物的消化、精微物质的吸收、糟粕的排泄全部过程；三焦运行水液，水液代谢虽由胃、脾、肺、肾、肠、膀胱等脏腑共同协作而完成，但人体水液的升降出入，周身环流，则必须以三焦为通道才能实现。

2.脾胃与脏腑的病理学关系

在病理学上，"胃之一腑病，则十二经元气皆不足。""六腑生气先绝，五脏无所禀受"，五脏所主皆弱。脾胃与脏腑相关的病理生理特点，脾胃不调，纳化失常，气血亏损，元气减少，水液吸收、传输等功能障碍，脾虚则湿阻、痰生、饮停、水冷，出现寒湿困脾、湿热蕴脾等实证；脾失升提清气功能，脾失统血，血溢脉外之证。胃失宣降，饮食无以下行，糟粕难以传化，出现胃中停饮、胃气上逆。

（1）脾脏本病：消化系统疾病为脾胃本脏所病。脾主运化，胃主受纳，两者纳运相得，燥湿相济，升降相因，共同完成饮食的消化吸收输布排泄。若纳运失司，升降失和则会出现诸多消化系统疾患。脾病的虚实辨证是指脾土之气太过与不及，表现为太过则实和不及则虚的病证辨证。

脾病实证：脾土受邪，运化失常，水谷不消，则腹胀满痛；精微不濡，故见四肢无力不收，身体倦怠欲卧。脾位中焦，乃气机之枢纽，脾气壅实而全身升降失司，可见《灵枢·本神》中腹胀、小便不利、甚女子月经不行。人之善饥，乃精气并于脾，热气留于胃，胃热则消谷，谷消故善饥。土受热邪，则见头重面颊痛，心烦身热，消谷善饥，或欲呕吐，肌肉萎弱不用，或抽搐，足痛而活动不利。脾胃挟寒则不能运化，以致肠鸣腹痛。脾脉"搏坚而长"，面见黄色。湿困中焦致脾土不运，气化失司，或见濡泻，或见机体水肿胀满。

脾病虚证：脾气虚弱，水谷不化，故见饥饿而食不下，或食后不化，腹满肠鸣。若脾虚清气不升反降，则大便泄泻；若脾土阳虚，则完谷不化。脾为后天之本，若气血生化无源，则令四肢不用，懈怠困倦。脾土不及，运化无力可致气机逆乱，浊阴阻塞而九窍不通。

（2）脾胃病犯脏：脾胃虚则肺最先受病。肺主一身之气，包含两个方面：气的生成和气机的调节。肺吸收的清气和脾胃化生之水谷精气相合而成宗气，肺的宣发和肃降达到气的调节和水道的通调。脾胃升清降浊失调，出现肺脾气陷，肺肠气泄，出现心脾气虚，阳虚、阴虚、血虚，心肺阴虚、血虚等虚证。肺脾气虚、肺胃阴虚。心脾积热，心肝热盛等实证。热扰心神，热闭心包等重症。

心的气、血、阴、阳要靠脾胃、肝肾和肺来供应。脾胃是血的生化之源，脾胃肝胆则靠心血供养。脾胃主气衰而客气旺。脾为气血生化之源，气为血帅，血随气行。脾运化的水谷精微是生成血液的主要物质基础，《血证论·脏腑病机论》曰："脾统血，血之运行上下，全赖于脾。脾阳虚，则不能统血。"故《素问·八正神明论》

曰："血气者，人之神。"《灵枢·营卫生会》中曰："血者，神气也"。

胃与大肠、小肠、膀胱、胆、三焦在生理上的相互联系和病理上的相互影响。在生理上，大肠主津，小肠主液，此皆属胃；胆主生化周身血气，小肠主滋养周身阳气，皆禀气于胃，才能浮散，升发。在病理上，胃气虚则胆与小肠温热生长之气不足，阴邪伏于血脉之中，发生热毒、中风等。总之，胃虚则六腑功能俱衰，小肠失盛则容纳和停留饮食的功能失调，失化则消化系统吸收功能减弱，则吸收精微与传浊的功能紊乱。这些也是脾升清胃降浊的功能异常。大肠以降为顺，以泄为病，传递残渣和吸收水液的功能障碍，排便出现了异常，溏泻不止或气虚便秘，出现热结或寒结。

肾精和肾气互为生化，共同构成人体的基本物质，也是人体各种功能活动的物质基础，五脏之阴非此不能滋，五脏之阳非此不能化。脾胃、肝胆、大小肠均需要得到它的滋养和温煦，才能发挥各自正常的生理功能。肾的阴阳失调，影响脾胃肝胆和大肠、小肠的功能。肾精和肾气亏乏，调养和温煦乏能。出现脾肾阳虚、肝肾阴虚等虚证，阴虚热生、阳虚寒成等虚实相兼证。

三焦有病则气化功能失调和水液代谢障碍。上焦包括胸部、心肺和头面部，中焦为上腹部，脾肝胃胆，下焦为下腹部，小肠、大肠、肾、膀胱。三焦有病则气化功能失调和水之代谢障碍。

（3）脏病生邪：《景岳全书·杂证谟·脾胃》提出："五脏之邪，皆通脾胃。""脾为土脏，灌溉四傍，是以五脏中皆有脾气，而脾胃中亦皆有五脏之气，此其之为相使，有可分而不可分者在焉。"五脏生病皆可成邪犯脾胃。

①心病犯脾：五行辨证为脾土及心火，子病犯母。脾土子脏病变传入母脏心火所表现的证候，又称为土壅火晦。心为君主之官，脾胃为仓廪之官，心主血脉主藏神；脾统血，脾胃为气血生化之源。心藏神，在志为喜；脾藏意，在志为思。《类经》云：心"为脏腑之主，而总统魂魄，并赅意志……思动于心则脾应。"气血冲和，阴平阳秘，脾气健旺，化源充足，气充血盈，充养心神，则心有所主。心血运于脾，心神统于脾，心火生脾土，脾强则能主运化，而生血统血。心与脾经络相连，若脾胃运化失职，不能化生精微则会导致气血生化无源，血脉空虚则心血不足，心失所养，神无所藏，则君主有恙；脾主运化水湿，若运化失司则水湿内停，聚液成痰，痰湿上泛，阻遏脉道。两者的关系主要表现在血的生成与运行及心主神与脾主运化。常见心火炽盛者，清火为主；心火不足者，补脾土以生心火。

②肝病犯脾：五行辨证为土旺侮木，脾病侮肝。脾土太过病变反传所不胜肝木表现的证候，又称为土旺侮木。肝为脾所不胜，肝藏血，脾统血，肝体阴而用阳，木

郁不达最易乘脾土。肝失藏血，使肝的阴阳气血失衡，肝阳常有余，肝阴、肝血常不足的病理特点。同时脾胃运化失司亦可致肝木过亢而得病。《黄帝内经》云："脾愁忧而不解则伤意，意伤则悗乱，四肢不举，毛悴色夭，死于春。"春乃肝木当旺之时，这里强调脾病死于春是因肝气过极克伐脾土，使脾病更趋复杂，以致不治。《素问·玉机真藏》谓之："肝传之脾，病名曰脾风、发瘅、腹中热、烦心出黄。"《金匮要略》更明确指出："见肝之病，知其传脾，当先实脾。"《血证论》云："木之性主于疏泄，食气入胃，全赖肝木之气以疏泄之，而水谷乃化。"木能疏土，使清阳之气升发，水谷精微转输上归于肺，使浊阴之气下降。《类证治裁》中指出："诸病多自肝来，以其犯中宫之土，刚性难驯。" 水谷之精微吸收，靠肝的疏泄气化作用，将水谷精微转化为各种人体所需的营养物质。倘若脾胃运化失调，升降失职，以致湿停中焦，变生痰浊，招致土壅木郁，得不到正常运化、转输，积聚为痰湿浊，痰湿内蕴，浊邪内存。肝疏泄失常，致肝气横逆乘克脾胃，肝脾失调，肝胃不和。常见肝实脾弱者，舍肝而救脾；肝脾具实者，平肝理气。

③肺病犯脾：五行辨证为脾土及肺金，母病及子。脾土母脏病变传入子脏肺金所表现的证候，又称为土不生金。脾主运化水湿，脾虚运化失司，则湿聚为痰或湿留为饮，痰饮上犯于肺，影响气机的升降出入，则会有"脾为生痰之源，肺为贮痰之器"。因此呼吸系统疾病属脾虚型则从脾胃论治，往往收效显著。由于小儿肺、脾两脏形气均不足，肺、脾两脏在生理和病理上常相互影响，"脾常不足"，脾气虚弱，运化失司，生湿酿痰，内阻气道，故外邪袭肺，每多引动内痰，痰气互结，宣肃失司，肺脾同病较为常见。治肺以轻灵为要，治脾宜健固为旨，肺脾同治，对于小儿肺脾同病者要兼以防治肝木独旺所致惊风之变。常见肺气壅塞，脾气不足，泄肺以理脾之滞。

④肾病犯脾：五行辨证为土虚水侮，脾虚肾侮。脾土不及病变，反被所胜肾水反侮所表现的证候，又称为土不制水。脾为后天之本，肾为先天之本，先天促后天，后天养先天，相互资助和相互促进。脾气运化水液功能的正常发挥，必须依赖肾气的蒸化及肾阳的温煦作用的支持。肾气主司水液代谢，又必须依赖脾气及脾阳的协助。脾肾两脏相互协同，共同主司水液代谢的协调平衡。《素问》："肾主水"，而制于脾土，故脾为肾之主。五行中土能制水，肾脏在水液代谢方面要受到脾脏的制约，脾阳不足则不能充养肾阳，脾虚不能制约肾脏的水液代谢，则会导致肾虚气化不足，开合失度，水湿内停为病。而肾阳虚衰，不能温煦脾土，脾肾阳虚则脾不制水，肾不主水，水湿不化而为病。当水液不化而蕴结于肌肤、四肢、腹腔等部位时，都会阻碍脾

的运化及肾司开阖的作用，从而引起肾阳虚证。常见脾虚水克土者，救脾；肾虚启闭无权者，壮肾。

（4）病理产物成邪：湿、水、痰、饮，瘀都是病理变化形成的产物。湿、水、痰、饮是水代谢的异常的病理产物，湿、水、痰、饮同源而异流。由于津液运行、输布、转化失调而形成，又是致病的始动因素。化气为湿，湿聚为水，积水成饮，饮凝化痰。稠浊者为痰，清稀者为饮，更清者为水。瘀血是血行失度，机体某一局部血液凝聚而形成的病理产物。痰饮及瘀血致病的特点是阻碍经脉气血运行，阻滞气机升降出入，影响水液代谢，易于蒙蔽神明，症状复杂多变。脾胃病本身和其他脏腑产生的这些病理产物，都可加重脾胃病病变，或导致其他脏腑的病变。

三、脾胃病治疗的基本法则

脾胃学说经过长期实践提炼，已被证明不仅是阐明机体生理活动与病理机制的中心环节，而且也是临床治疗学的理论依据；不仅在消化系统疾病防治方面有重要指导意义，而且在临床各科疾病防治中也得到广泛应用。历代医学家对脾胃病病证的病因病机、临床表现、辨证论治等积累了丰富的经验，取得了良好的治疗效果。中医药学治疗必须贯彻整体观念，牢记辨证论治是中医治疗的特点。辨证准确，治法得当，用药合理，方能取得好的临床疗效。

（一）脾胃病治疗指导思想

脾胃病治疗的指导思想源于阴阳学说的古代哲学，以患者为中心，从整体观念出发，疾病虽多变，而法归一。辨证论治的思维贯穿整个治疗过程中，分清正邪的寒热、虚实、表里、循经。治疗上先辨证，后定法；方在法中，法以证出，司古而不泥于古，司其法而不泥于方；急者治其标，缓者治其本。在临床中深入浅出，执简驭繁。总之，从诊断、辨证、治则、方药等方面，始终贯穿着辨证论治精神。

实现中医药脾胃病治疗的目标，要谨守病机，达到气血冲和，阴阳平衡。《素问·至真要大论》中精辟论断："岐伯曰：审查病机，无失气宜，此之谓也。……故大要曰：谨守病机，各司其医，有者求之，无者求之，胜者责之，虚者责之，必先五胜，疏其血气，令其调达，而致和平，此之谓也。"辨证要着眼于发病的根源，调理脾胃是其治本之道，即"调中央以通达四旁"。以"保胃气"作为治疗疾病重要方法，自古就有"有胃气则生，无胃气则死"的名论。通降胃气是"保胃气"的重要措施、丰富了理论内容。根据病因病机的不同，调理脾胃，重在斡旋升降，揆度润燥，调节寒热，统筹攻补，权衡五脏，调畅气机。同时针对病机的不同做到辨证治疗中勿劫胃津，勿伤脾阳，气机通畅，脾胃健运。脾胃病患者在接受规范化科学化的治疗之外，尚应有关脾胃病的禁忌知识，饮食、药物及情志因素等，也至关重要。

治病求本是整体观念与辨证论治在治疗中的体现，是治疗疾病的指导思想，位于治则治法的最高层次。本是事物的主要矛盾方面，标是事物的次要矛盾方面。标本是相对的，在一定条件下可互相转换。临床应用的正治反治，治标治本，扶正祛邪，调整阴阳，调理精气血津液，三因制宜等，则是受此指导思想支配的治疗原则。

现代中医药学的诊断和治疗，也需要依据现代医学的循证医学的科学论述。循证的经典论著观点，现代中医学临床经验，用科学方法论证的方药，都是现代中医药学的循证途径依据。循证医学评估后的多学科合作，选择最佳的治疗途径，才是科学的实事求是的态度。随着临床实践的发展，新证据的不断产生，"指南"的建议不断修正。

（二）脾胃病治疗方法选择

治则是根据病机的共性确立的必须遵守的基本原则。治法是在治则的指导下制定的针对疾病与证候的具体治疗方法。传统中医临床治病的程序：辨证论治，辨病论治，对症治疗，名医经验。现代中医学提倡"学经典，用经方"的规范化治疗，参照专家共识和疾病指南，按单病种的中医分型，施行辨证论治、方证论治。

中医学的汗（解毒法）、吐（催吐法）、下（泻法）、和（和解法）、温（祛寒法）、清（清热法）、补（补益法）、消（消导、消散、消食、化滞、行气、化痰、利水等法）等治疗大法，各具特定的治疗范围，可根据基本病机正邪盛衰、阴阳失调、精气、血、津液失常及三因制宜等治则灵活应用。基本治则为扶正祛邪、调整阴阳、正治反治、治标治本、调理精、气、血、津液、三因制宜等，是指导思想支配下的原则。临床治疗中，外感疾病着重病因的辨析，内伤疾病则注重病机的辨析。脾胃病基于年龄、性别、体质的不同，辨证、方剂的选择应用有较大的差别，根据辨证论治的结果，选择正确的治疗方法。

辨证论治是中医治疗学的核心。《伤寒论》第十六条云："观其脉证，知犯何逆，随证治之。"这是对辨证论治的高度概括，是《伤寒论》的精髓，是治疗诸证的大法。正如清·柯琴在《伤寒苏集·伤寒论翼》中说："六经之为病，不是六经之伤寒，乃是六经分司诸病之提纲，非专为伤寒一症立法"。仲景根据《素问·热论》六经分证的论述，将阳明病形证，高度概括为"胃家实"（《伤寒论》一八五条），并将阳明病分为"太阳阳明""正阳阳明""少阳阳明"三类。陈修园则分为阳明经证与阳明腑证。其病机多为中气虚弱，其脏有寒，或为寒邪直中，或为阳热误治传里，故后世有"实则阳明，虚则太阴"之说。

（三）脾胃病治法的临床应用

脾气以升为健，胃腑宜降则合；抓住主证，兼顾兼证。李东垣云："凡治病者必先治其本，后治其标。若先治其标，后治其本，则邪气滋甚，其病益蓄；若先治其本，后治其标，虽病有十数证皆去矣。谓如先生轻病，后滋生重病，亦先治轻病，后治重病，如是则邪气乃伏，盖先治本故也。"脾胃病的"方证论治"以阴阳为纲，以虚实寒热气血为目，进行疾病分类。在方证治疗上，充分体现出辨证论治的原则。

1.脾胃病治疗方法

根据气火失调是脾胃内伤病变的主要病机之一，脾胃升降失常是内伤病机的重要方面。脏腑精气的升降，法象天地，准绳阴阳，亦须脾胃土气居中为之转枢。脾阳不升，水谷则变湿浊下流于肾，阴火上乘，则元气消灼，生机不振，诸病丛生。《脾胃论·天地生杀之理在升降浮沉之间论》云："饮食劳倦，喜怒不节，始病热中。"因而，脾胃内伤病常用益气泻火、升清降浊法，针对脾胃病实证，则不吝峻烈攻下之剂。近年来王道坤教授总结出治疗脾胃病的益气升阳、温润脾胃、健脾渗湿、滋养脾阴、收敛温补法等十二法。

（1）益气泻火法：《内经》云："人以水谷为本，""五脏之气已绝于外者，是五脏六腑之元气病也。气伤脏乃病，脏病则形乃离，是五脏六腑真气皆不足也。唯阴火独旺，上乘阳分，故荣卫失守，诸病生焉。"《脾胃论》则云："元气与阴火不两立，一胜则一负。"脾胃内伤则中气不足，元气衰微则阴火内生，出现内伤发热的虚热之象。因而，制定"补中升阳散火"的用药原则。脾胃气虚，阴火内盛，应益气泻火同时并重，不补脾胃元气，无以制阴火，不泻阴火，阴火更耗元气。气火失调，应益气升阳，以补脾胃元气为主。阴火内盛，当以益气升阳为主，兼以泻火；阴火炽盛，保护元气，可先泻火以治其标。

（2）升清降浊法：脾胃为升降之枢，升降失常是内伤的重要方面，升清降浊是重要治则。脾胃内伤而升降失常，会导致其他脏腑发生病变。李东垣提出"肺之脾胃虚"系脾胃虚损不能荣肺气的病变，《内外伤辨惑论·辨劳役受伤表虚不作表实治之》："脾胃虚……间见肺病……乃阳气不伸故也"。"肾之脾胃虚"则因脾胃病变调治差误或妄下之，而致"寒水来复火土之仇"，出现"上热如火，下寒如冰"之象。针对脾胃气虚所致其他脏腑疾病，《脾胃论》："治肝、心、肺、肾，有余不足，或补或泻，唯益脾胃之药为功。"补益脾胃，升发元气，降纳阴火。

（3）峻剂攻下法：脾气以升则健，胃腑宜降则和。故下法在脾胃病中应用颇多，尤以胃腑燥实，热结津伤时用得最为及时。脾胃实证，不费峻剂攻下之法。如痞满燥坚实的大承气汤，燥结不甚者用小承气汤，里热津伤则用调胃承气汤。对于脾弱，小便频数，大便秘结者，则以麻子仁丸润而下之。

李东垣倡导饮食疗法，食积"损其谷，此最妙也。"提倡"须薄味之食或美食助药力，益升浮之气而滋其胃气，慎不可淡食以损药力，而助邪气之降沉也。"

2.其他疾病的脾胃治疗

许多脏腑疾病都可影响到脾胃功能，脾胃损伤中气不足，使六腑皆绝于外；脾胃虚弱，化源不足，气血必虚。因而，"调理脾胃者，医中之道也。"在祛邪时应"保胃气"，少用伤胃气之药。注意寒凉、解表之药，多偏于辛散，易伤脾胃；四时用药，应通降胃气。

3.重视"治未病"

中医十分重视对疾病的预防，《素问·四气调神大论》："圣人不治已病治未病……夫病已成而后药之，乱已成而后治之，譬犹渴而穿井，斗而铸锥，不亦晚乎？"首先提出"治未病"的观点，强调治未病的重要性。

（1）适应自然变化：中医学认为人与自然界是一个统一的整体，遵循"天人相应"的整体观，适应自然变化，遵循自然界的阴阳变化规律，"法于阴阳调于四时""法天地，象似日月，辨列星辰，逆从阴阳"，使人体同外界保持协调平衡，对防止衰老有重要的意义。《素问·阴阳应象大论》："阴阳者，天地之道也，万物之纲纪，变化之父母，生杀之本始，神明之府也。"《素问·四气调神大论》："夫四时阴阳者，万物之根本也。所以圣人春夏养阳，秋冬养阴，以从其根，故与万物沉浮于生长之门。逆其根，则伐其本，坏其真矣。故阴阳四时者，万物之终始也，死生之本也。逆之则灾害生，从之则苛疾不起，是谓得道。"强调维持正常生理节律的重要性。

（2）调整心态：中医学认为心是整个机体的中枢，《素问·灵兰秘典论》说："心者，君主之官，神明出焉……凡此十二官者，不得相失也……故主明则下安。以此养生则寿、殁世不殆，以为天下则大昌。主不明则十二官危，使道闭塞而不通，形乃大伤以此养生则殃，以为天下者，其宗大危，戒之戒之。"《灵枢·邪客》云："心者，五脏六腑之大主也，精神之所舍也。"心不仅主血脉以供给全身营养物质，而且通过主管精神意识与思维活动，以支配调节五脏六腑十四经络，使之保持既分工又合作的对立统一关系，从而构成一个统一的有机整体，进行复杂而有序的生命活动。心君功能正常，则主明下安，否则十二官危。所以养心比养身更重要。

（3）节制饮食：包括节食量和适寒温及广食源、不偏嗜。谷、肉、果、菜各有五气五味，人食之，先入本脏，而后养其血脉筋骨，故人以"五谷为养，五畜为助，五菜为充，五果为益""五味稍薄，则能养人，令人神爽"。但都"不可过也，过则成病矣。"五味可随其脏腑所属而各有所伤，"多食酸则伤肝，多食苦则伤心，多食甘则伤脾，多食辛则伤肺，多食咸则伤肾。""初伤不觉，久则成患也。"这样的要求，旨在保护"胃气"。李东垣说"内伤脾胃，百病由生""脾胃强则谷气全，脾胃弱则谷气绝，全谷则吕，绝谷则亡，人于脾胃可不知所养乎。"而"养脾胃之法，节其饮食而已。"所以要懂得饮食宜忌，"凡有喜食之物，不可纵口，常念病从口入，惕然自省。""纵一时之欲，贻终身害，善养生者，固如是乎。"根据体质的不同，择饮食而安。阴虚阳热体质，宜凉宜酸，阳虚者，宜甘宜暖。中性者，饮食宜杂，寒热温凉均可。

（4）生活规律：起居有常，生活规律，形神活动应适度，不可过极。《素问·宣明五气》则云："久视伤血，久卧伤气，久坐伤肉，久立伤骨，久行伤筋，谓之五劳所伤。"劳则耗伤阳气，《素问·上古天真论》谓："阳气者，若天与日，失其所，则折寿而不彰。故天运当以日光明，是故阳因而上，卫外者也。"阳气耗伤则气下，不能发挥卫外而为固的作用，六淫易侵。《素问·生气通天论》云："凡阴阳之要，阳密乃固。两者不和，若春无秋，若冬无夏；因而和之，是谓圣度。故阳强不能密，阴气乃绝。阴平阳秘，精神乃治；阴阳离决，精气乃绝。"工作休息一定要有序，不要日夜颠倒打乱生命规律。

四、脾胃病临床用药理论和原则

中药理论体系的特点，以中国传统哲学思想为基础，形成中医药理论特征的哲学思想。中医学的基本理论主要是辨证，中药学基本理论主要是用药，与中医学理论体系互为依托，成为既相互独立又相互依存的两个科学体系，形成完整的辨证论治体系。

（一）中药学用药理论形成

《医原》云："药，未有不偏者，以偏救偏，故名曰药。"自《黄帝内经》《神农本草经》问世以来，中药学逐渐形成独立的用药理论体系。

《黄帝内经》和《神农本草经》奠定了中药学的基础理论。东汉张仲景在《伤寒杂病论》中确立了辨证论治用药原则，奠定了方药论的理论基础；孙思邈的《千金翼方》丰富了中药理论的内容；张元素在《伤寒论》六经分证的基础上，首创药物归经学说，在《珍珠囊》中提出中药归经、引臣报使学说，对临床处方用药有较大贡献，成为中药性理论重要组成部分。李时珍在《本草纲目》中评价说："……深阐轩歧秘奥，参悟天人幽微，言古方新病不相能，自成家法。辨药性之气味、阴阳、厚薄、升降、浮沉、补泻、六气、十二经，及随证用药之法，主为主治之秘诀，心法要旨，谓之《珍珠囊》，大扬医理。"李东垣《用药法象》、王好古《汤液本草》法承张元素对阴阳经络、五行学说，都渗透到中医药理论体系中。清代张志聪在《侣山堂类辨》中精确全面地论述，丰富发展了中药药性论，阐述了功效作用的关系，"阳者主上，阴者主下，阴中之阳升，阳中之阴降；轻清者主上，重浊者主下，浊中之清升，清中之浊降；凡物感阴阳之气而生，各有清浊升降之质性也。""因名而取实，因象而用形，得其性之升降浮沉，气之寒热温凉，色之青赤黄白，味之甘苦酸辛，一千六百余种，大概不越于此矣。"

（二）中药用药理论的临床应用

中药是中医临床治疗的武器。中药学理论与中医学理论与中医药学体系，在临床用药方面统一起来。《本草衍义·总序》云："疾病所可凭者也，医可据者方也，方可恃者药也。""高医以蓄药为能。"《济生拔萃·序》："虽然医不专于药，而舍药无以全医；药不必于方，而舍方无以为药。"临证用药方法颇多，在"辨证"的坚实基础上，临床"论治"往往是多法并用。

1.功能用药

功能用药即逆性用药，是中药用药理论的基本精神和总的用药原则。《神农本草经》提出："疗寒以热药，疗热以寒药，饮食不消，以吐下药，鬼疰毒以毒药，痈肿疮痛，以疮药，风湿以风湿药，各随其所宜。"《素问·至真要大论》进一步论述用药原则："寒者热之，热者寒之，微者逆之，甚者从之，坚者消之，客者除之，结者散之，留者攻之，燥者濡之，急者缓之，散者收之，损者温之，逸者行之，惊者平之，上之下之，摩之浴之，薄之劫之，开之发之，适事为故。"《本草纲目》注释《神农本草经》："治热以寒，温而行之；治寒以热，凉而行之；治温以清，冷而行之；治清以温，热而行之；木郁达之，火郁发之；土郁夺之，金郁泄之，水郁折之。气之胜也，微者随之，甚者利之；气之复也，和者平之，暴者夺之。高者抑之，下者举之，有余折之，不足补之，坚者消之，……此皆约取素问之粹言。"使"以寒治热，以热治寒，以润治燥，以燥治润，以行治滞，以止治行"等，成为最常用的经典用药原则。

2.标本用药

"标""本"是中医认识事物主次关系的阐述，用来说明人体结构、疾病性质、致病因素、病势变化的主次关系。标本是相对的，外传疾病的标本关系则又当别论。标本用药总则是"治病求本，先治本，后治标；急者治其标，缓者治其本。"《素问·标本病传论》谓："知标本者，万举万当；不知标本者，是谓妄行。"《素问·至真要大论》云："六气标本，所以不同……是故百病之起，有生于本者，有生于标者，有生于中气者；有取本而得者，有取中气而得者。"《类经》则注曰："谓有标本，"又云："病反其本，得标之病；治反其本，得标之方。但反求其所致之本，则见在标之病，可得其阴阳表里之的矣。治有本末，但求其拔本之道，则治标之运用，可得七方十剂之妙。此无他，亦必求于本之意。"

（1）脏腑标本用药：治疗人体脏腑功能失调所产生疾病的标本先后用药。以脏腑论，五脏为本，六腑为标。以从属论，脏腑为本，五官、五体为标。以内外论，脏腑为本，脏腑之经络为标。以经络论，经为本，络为标。以气血论，血为本，气为标。而脏腑中，脾肾为本，肾为先天之本，脾为后天之本。《东垣试效方·药象门·标本阴阳论》云："夫治病者，当知标本。以身论之，则外为标，内为本；阳为标，阴为本。故六腑属阳为标，五脏属阴为本；此脏腑之标本也。又五脏六腑在内为本，各脏腑之经络在外为标此经络之标本也。更人身脏腑、阴阳、气血、经络，各有标本也。"用药原则是先用药治本，后用药治标。

（2）正邪标本用药：外邪侵入机体发生疾病时，确立人体正气与外感六淫邪气之间的标本关系及用药方法。《素问·标本病传论》："人有客气，有同气，病发而有余，本而标之，先治其本，后治其标；病发而不足，标而本之，先治其标，后治其本；谨察间甚，以意调之，间者并行，甚者独行。"人体的正气是五脏六腑的正气，也是经络的三阴三阳正气。外感的风、热、湿、火、燥、寒六淫也称为客气；由于脏腑虚弱产生的类似于自然六淫的邪气，则称为内伤六淫，亦称同气。《黄帝内经素问直解标本病传论》中云："标本，阴阳先后之气也。先病为本，后病为标。人身正气调和，外感风、热、湿、火、燥、寒之气，谓之客气，则以外感客气为本，三阴三阳正气为标；若正气先病，因病而生风、热、湿、火、燥、寒之气，谓之同气，则以三阴三阳正气为本，所生同气为标。故治有从本者，有从标者，有先治其本而后治其标者，有先治其标而后治其本者，间者并行，甚者独行，此标本之大法也。"治疗正邪标本用药原则，外感之病，先祛病邪为本，后扶正气为标；内伤六淫，先补正气为本，后调内伤六淫之邪症状而治疗标。

（3）病传标本用药：脏腑正气不能阻止外邪成为致病的决定因素，用药预防治疗所确立的标本关系的用药方法。《东垣试效方·标本阴阳论》曰："以病论之，先病为本，后流传病为标。凡治病者必先治其本，后治其标。若先治其本标，后治其本，邪气滋甚，其病益蓄；若先治其本，后治其标，则十数证皆去矣。"

疾病传变规律有相生关系传变，表现在"母病及子""子病犯母"；有相克关系传变，表现为"相乘""相侮"。病传标本用药原则，依据五行生克关系及五行脏腑的匹配关系，由传变的路线不同，用药方法也不同。相生顺序标本用药：脏腑五行传变的顺序为肝（木）、心（火）、脾（土）、肺（金）、肾（水），子在前，母在后。《黄帝内经》称前后关系为"母病及子"；《东垣试效方·标本阴阳论》认为相生顺传是"母令子虚"，虚者补之，补母为本。相生逆传，"子病犯母"，是实证，用药泻其子脏为本。相克按疾病五行相克顺序传变，用药顺序先补受克脏腑的正气，防止相克传变发生。《难经·七十七难》："所谓治未病者，见肝之病，则知巧当传之于脾，故先实其脾气，无令得受肝之邪，故曰治未病焉。"未病先补其"所胜"脏腑为本；已经传变以泻其"所不胜"为本。

（4）标本缓急用药："急者治其标，缓者治其本。"《素问·标本病传论》云："先病而后逆者，治其本。先逆而后病者，治其本。先寒而后生病者，治其本。先病而后生寒者，治其本。先热而后生病者，治其本；先热而后生中满者，治其标。""病发而有余，本而标之，先治其本，后治其标；病发而不足，标而本之，先治其标，后治其本；谨察间甚，以意调之，间者并行，甚者独行，先小大（便）不利而后生病者，治其本。"

内伤杂证的标本关系，是以病因病机为标本关系。以病因病机论，病因是本，病机是标；以病机病证论，病机是本，病证是标。用药的原则，杂证本于病机，用药必求于本。《神农本草经疏·治法提纲》："受邪为本，现证为标；五虚为本，五邪为标。""……是病从本生，本急于标也，当先治标。"标本用药与四时有关，《灵枢·师传》："春夏先治其标，后治其本；秋冬先治其本，后治其标。"《类经·论治类》："如春夏之气达于外，则病也在外，外者内之际，故先治其标后治其本。秋冬之气敛于内，则病亦在内，内者外之本，故先治其本后治其标。"

3.补泻用药

补泻用药理论是极重要的中药理论、用药原则和方法。"补"是补充人体气血津液及阴精不足，即补气补阳；"泻"是泻除邪气而使机体"邪去正自安""元平功自复"。几乎所有疾病都与寒热虚实有关，几乎所有用药也都关系到药物的热寒补泻。补泻用药起源于《黄帝内经》的论述，《素问·厥论》云："盛者泻之，虚者补之。"《灵枢·脉度》云："形不足者，温之以气；精不足者，补之以味。"《素问·至真大要论》云："衰者补之，强者泻之……有余折之，不足补之。"《景岳全书》云："善补阳者，必于阴中求阳，则阳得阴助而生化无穷；善补阴者，必于阳中求阴，则阴得阳升而源泉不竭。"

（1）病证气味补泻用药：以中药所主治的病证与中药的气味功效相联系，以气血阴阳虚实的病证，选择中药气味功效的补泻作用的用药方法。阴寒内盛，阴盛则寒，属实证，当用泻阴祛寒之药。阴虚当用补法，选用寒凉之性，甘甜之味，滋养阴液，生津润燥，达到治疗的目的。阳虚当用温补，取温性之气，辛甘咸之味，温补肾阳脾阳。阳盛则热，属实证，选用辛苦寒凉之品，"以寒治热"。气虚则机体功能活动不足，气虚发热，当用甘温补气退热之法，益气补脾益肺之品。气滞属实证，当用泻法，以行治滞。血虚是血液虚少，宜用甘凉之品；血虚发热，得补虚热可除。血瘀是实证，当用通利血脉，消散瘀血，破血消癥类药物。

（2）脏腑气味补泻用药：脏腑的盛衰与中药的气味作用相关，脏腑气味补泻用药，以脏五行归类为依据。《素问·脏气法时论》："病在肝……用辛补之，酸泻之。病在心……用咸补之，甘泻之。病在脾……用苦泻之，甘补之。病在肺……用酸补之，用辛泻之。病在肾……用苦补之，咸泻之。"

（3）五脏苦欲补泻用药：《神农本草经疏·五脏苦欲补泻论》："五脏苦欲补泻，乃用药第一要义。……故知苦欲者，犹言好恶也，违其性故苦，通其性故欲。欲者，是本脏之神之所好也，是补也。苦者，是本脏之神之所恶也，即泻也。补泻系于苦欲，苦欲因乎脏性，不属于五行，未落阴阳；其神用之谓欤！自虚补其母以下，乃言脏体之虚实，始有补母泻子之法，期则五行之行也。明乎此，斯可以言药道也。"

（4）五脏子母补泻用药：首见于《难经》的记载，按五行相生顺序讨论用药的补泻理论。《难经·七十五难》："子能令母实，母能令子虚。"《难经·七十九难》："迎而夺之者，泻其子也；随而济之者，补其母也。"

4.其他用药方法

汗、吐、下三法用药：汗、吐、下用药，是金元时期张子和提出药物功效作用、药物代谢途径、疾病病因病机的综合论述，是一种祛除病邪的用药方法，应归类于补泻用药的泻法。《儒门事亲》曰："发汗之法，辨阴阳，别表里，定虚实，然后汗之，随证随应。"吐法应用较少，《黄帝内经》谓："湿在上，以苦吐之。"下法，《儒门事亲》："……只知下之为泻；又岂知〈内经〉之所谓下者，乃所谓补也。"

"仲景曰：大法秋宜泻。谓秋期阳气在下，人气与邪气亦在下，故宜下。"

四时用药法则，以阴阳五行类象学说，阐述四时用药与人体脏腑的相互关系。顺应时气用药的理论核心，就是所用药物的某些性质与四时之气的特点相一致。随着春夏秋冬四时之气，来调节肝心脾肺肾五脏之神。遵守《黄帝内经》法则："寒热温凉则逆之，升降浮沉则顺之，驱邪当用逆法，补正当用顺法。""寒者热之，热者寒之，实者泻之，虚者补之"及"实者泻其子，虚者补其母"，是脏腑本病、标病的用药原则。

五方用药，以五行学说为基础，依据东南中西北五个方位的气候及地理条件的变化，采取相应的用药方法。五行木火土金水，配五方东南中西北，五方五气风暑湿燥寒，五方之人禀天地之五气，体质各异，用药选方也随地域而异，用不同的药物。

五、常见脾胃肝胆病的临床治疗

历代医学家对脾胃病病证的病因病机、临床表现、辨证论治等积累了丰富的经验，中医药治疗获得良好的效果。现代中医学吸纳了现代医学的许多检查，从不同角度充实了辨证的内涵和论治的依据。

（一）胃食管反流病

胃食管反流病（gastroesophageal reflux disease，GERD）是指胃内容物反流入食管，引起不适症状和（或）并发症的一种疾病。临床上GERD可分为非糜烂性反流病（NERD）、反流性食管炎（RE）和Barrett食管（BE）三种类型。其病情复杂，迁延不愈，严重者可导致上消化道出血、食管狭窄及食管腺癌。严重影响患者的生活质量，给患者带来巨大的精神压力，成为目前亟待解决的一种消化系统慢性疾病。

中医学根据胃食管反流病主要表现在中医古籍中找到相关描述，进而将其归入不同的中医病名进行讨论。《素问·至真要大论》所言："诸呕吐酸……，诸逆冲上……。"《医林绳墨》中记载："吞酸者，胃口酸水攻激于上，以致咽嗌之间，不及吐出而咽下，酸味刺心，有若吞酸之状也。"将其归入中医的"吞酸""反酸""翻胃""噎膈""胸痹""嘈杂""胃痞"等病证，食管外症状可归入中医"咳嗽""梅核气""哮喘"等范畴。现代中医学将胃食管反流病定为"吐酸病"。

［诊断和鉴别诊断］

1.中医诊断

根据患者的病因病机及相关临床症状，四诊合参，辨病辨证。胃食管反流病的主要症状有胃脘痞满、反酸、烧心、口苦、嗳气、胸骨后堵感等。食管症状的病位在食管，与脾胃关系密切，与肝胆亦有关，正如《灵枢》中言："邪在胆，逆在胃。"《四明心传》云："凡为吞酸属肝木，曲直作酸也。"

（1）胃脘痞满：胃脘痞满是指自觉心下痞塞，触之无形，按之柔软，压之无痛为主要表现的病症。胃脘痞满与饮食不节、情志失调及外邪侵袭有关，为脾气不升、胃气不降、中焦气机阻滞。在胃食管反流病中，与脾失健运相关，饮食不节，或暴饮暴食或恣食生冷或过进肥甘或烟酒无度，损伤脾胃，脾失健运，脾气不升，胃气不降，中焦气机阻滞而生痞满；情志失调，肝气郁滞，肝失疏泄，横逆犯脾，脾失健运，脾胃升降失常则中焦气机阻滞发为痞满；外邪侵袭，损伤卫阳，卫阳失于温煦脏腑，脾失健运则阻塞中焦气机遂为胃脘痞满。

（2）反酸：反酸为胃中酸水上泛，又称泛酸，为胃失和降，胃中浊气上泛所致。在胃食管反流病中，与脾失健运相关，饮食不节，损伤脾胃，脾失健运，胃气不降，胃液随浊气上泛则反酸；情志失调，肝失疏泄，肝气郁结，郁久化火犯胃，胃气不降，浊气上泛为反酸；外邪侵袭，损伤卫阳，失于温煦，脾失健运，胃气上逆则反酸；过度劳累损伤脾胃之气，脾胃虚弱，脾失健运，胃气不降发为反酸。

（3）烧心：烧心是指胸骨下烧灼感，一般将其归入中医"嘈杂"，症状表现为"腹中如火发，腔中空空若无一物，似辣非辣"。在胃食管反流病中，与脾失健运相关，饮食不节，损伤脾胃，或劳累气虚，或情志不舒，肝木乘克脾土，或外邪侵袭，卫阳失于温煦，终致脾失健运，胃失和降，郁而化火发为烧心。

（4）口苦：口苦指自觉口中发苦的症状，为少阳病主症之一。在胃食管反流病中，与肝失疏泄相关，情志失调，肝失疏泄，或脾失健运，反侮肝木，肝郁化火，胆汁排泄失常，肝胆郁火迫使胆汁上溢发为口苦。

（5）嗳气：嗳气指胃中气体从嘴中出来并发出声音。在胃食管反流病中，与脾失健运相关，或为饮食不节，或为情志不舒，肝木乘克脾土，或为劳累气虚，或为外邪侵袭，卫阳失于温煦，终致脾失健运，胃气不降，上逆作声发为嗳气。

（6）胸骨后堵感：胸骨后堵感是指胸骨后痞塞不通的自觉症状。在胃食管反流病中，与脾失健运相关，脾失健运，脾气不升，胃气不降，中焦气机阻滞。中焦为一身气机之枢纽，中焦脾胃斡旋失司则上焦气机因而阻滞发为胸骨后堵感。

2.中医鉴别诊断

《吐酸病（胃食管反流病）中医诊疗方案（2014）》将胃食管反流病的中医名称定为"吐酸病"。胃食管反流病的患者除了反流引起的症状以外，常常合并胃脘隐痛、胃痞胀满、食欲不振、嗳气呃逆、嘈杂易饥、口干舌燥、大便干结、畏寒怕冷、夜不安寐、腹痛腹泻、神疲乏力等症状。故在诊断的时候要辨清病证、审证求因。在临床中的相关脾胃病或者全身疾病出现吐酸病症状的时候，要根据其病因病机、主症、四诊合参，综合分析，避免在治疗上误诊误治。

（1）胃痛：胃痛在中医学中又称胃脘痛，以上腹胃脘部近心窝处疼痛为主症的病证，常伴有食欲不振、恶心呕吐、嘈杂反酸、嗳气吞腐等上消化道症状，两者主症具有明显的区别，可通过电子胃镜检查加以鉴别。

（2）反胃：反胃是指饮食入胃，宿谷不化，经过良久，由胃反出之病，朝食暮吐，暮食朝吐，完谷不化。多由于饮食不节，嗜食寒凉，伤及脾阳，以致损伤脾胃，脾失健运，不能消谷，宿食不化，终致尽吐而出。或嗜食辛辣肥甘厚腻、烟酒无度，湿化成痰生热，损伤胃气，致胃气上逆。两者虽然都有上反的症状，但究其病机不同，可通过电子胃镜检查加以鉴别。

3.西医诊断

全面检查可以明确胃食管反流病的诊断，对疾病状态及并发症情况进行评估，也可以作为鉴别诊断的依据，检查手段包括：质子泵抑制剂（PPI）的试验性治疗、食管pH检测、胃镜检查、食管吞钡X线检查和食管测压法。当患者表现的胃食管反流病症状比较简单，只有当患者的抑酸治疗无效，或者患者表现出了具有警示意义的症状如吞咽困难、吞咽疼痛、缺铁性贫血及体重减轻等，或者患者长时间受该病困扰，有转变为Barrett食管的风险时，就有必要进一步检查。

胃食管反流病的发病机制由多种因素构成。①括约肌功能障碍：胃-食管连接处的特殊解剖学结构，使食管下端具有括约肌功能，舒缩机能受神经-体液调节和胃肠激素的控制，成为抗反流的第一道防线。由于胆碱能和β-肾上腺素能、钙离子及不良精神状态等因素的影响，引起括约肌压力不能同步升高，容易引起反流；②His角解剖学变化：食管与胃底形成锐角，括约肌张力降低，出现自发性松弛，黏膜具有防止胃内容物反流的瓣膜作用。由于手术、食管裂孔疝等因素，His角成为钝角，失去防止反流的瓣膜作用，吞咽时可造成反流；③食管清除能力障碍：食管的廓清能力包括食管的蠕动排空和唾液的中和作用。反流的胃酸、胃蛋白酶、胆汁酸、胰酶、溶血卵磷脂等十二指肠和胃内容物，对食管黏膜、食管肌肉神经的协同损伤，致使食管黏膜产生炎症、蠕动能力下降，影响食管的廓清能力；④食管黏膜屏障损害：食管黏膜具有屏障功能。前上皮屏障由黏膜表面黏液层、不动水层、表面HCO_3^-复合物和表面活性物质组成；上皮屏障由角质层上皮细胞的管腔侧细胞膜、上皮细胞连接复合物和上皮细胞扭曲复杂的间隙组成结构屏障，具有很高的电阻，可维持对H^+等的低通透性；

由细胞内和细胞间缓冲系统、细胞膜上的离子转运系统。后上皮屏障包括食管血运供应，食管上皮细胞损伤的修复机制。食管上皮细胞受到损伤后，即使在生理反流情况下，也可引起食管炎症。⑤精神压力过大，通过神经–内分泌因素，影响食管的蠕动能力；⑥研究表明长期饮酒者比不饮酒者的胃食管反流病发病率要高，饮酒会影响食管下括约肌功能，增加食管的酸暴露时长，增加胃食管反流病的发生几率。长期吸烟会弱化食管下括约肌功能，吸烟与胃食管反流病症状间存在着正相关。肥胖人群的脂肪组织压迫胃部，增加腹内压，可能是本病的发病原因，或肥胖与本病的关联性主要在于雌激素水平。

（1）试验性治疗：当患者出现典型的胃食管反流病临床表现时，可给予PPI作为经验性治疗。当PPI能有效抑制患者的烧心、反酸症状时，表明其确实存在食管酸暴露的问题，符合胃食管反流病的诊断。若是经验性治疗没有取得预期效果，则表明需要进一步的明确诊断和鉴别诊断。如果患者是以非典型症状或非心源性胸痛作为主诉来就诊的，也需要在经验性治疗之外进行诊断性评价。

（2）食管pH监测：食管pH值监测是唯一一种可以直接监测食管酸暴露情况、反流发生频次、症状及反流相关性的检测手段。广泛应用于药物治疗后症状未见缓解或内镜检查阴性患者的诊断。

（3）胃镜检查：胃镜检查是确认GERD患者食管黏膜状态的最优方式，在内窥镜下直视食管黏膜的状态，完成RE的病理分级评价，可以获取组织进行活检，以明确食管黏膜的病理变化，如Barrett食管的食管鳞状上皮会被柱状上皮取代，成为肠化生。胃镜检查也存在着一定局限性，当食管黏膜不存在损伤时，胃镜检查呈现阴性，对非糜烂性反流病没有诊断意义。所以胃镜检查并非是GERD诊断的首选项目，选择顺序应在经验性治疗和食管pH监测之后。

（4）食管吞钡X线检查：食管吞钡X线检查曾是GERD的筛选实验，但现在已不作为诊断标准。该项检查目前用于GERD并发症的诊断，如消化道狭窄，还可用于抗反流病手术治疗后吞咽困难的术后评估。

（5）食管测压：食管测压检测在GERD诊断中的作用是很有限的，只能评价食管动力。目前，食管测压的检测意义在于抗反流手术的术前评价，该检测有助于排除运动失常的反流手术禁忌症，如失弛缓症和硬皮病。有时也用于食管pH检测的电极定位。

4.西医鉴别诊断

胃食管反流病的临床症状可细分为典型表现、非典型表现和食管外表现。典型表现有反酸和烧心；非典型表现为上腹部的饱胀感、堵塞感、上腹部疼痛、消化不良、恶心、嗳气等，非典型症状常需与其他的消化系统疾病进行鉴别，如消化道溃疡、失弛缓性胃炎、消化不良和胃轻瘫；食管外表现有慢性咳嗽、支气管痉挛、哮喘、声音嘶哑、咽喉疼痛、喉炎和牙侵蚀症等。

（1）贲门失弛缓症：临床表现为间歇性吞咽困难、胸骨后不适或疼痛、食物反流病程较长，症状时轻时重，发作常与精神因素有关。初为间歇发作，随着疾病进展，继而呈持续性进食困难。食管扩大明显时，可容纳大量液体及食物。在夜间可发生气管误吸，并发肺炎。食管吞钡造影的典型特征是食管蠕动消失，食管下端及贲门部呈漏斗状或鸟嘴状，边缘整齐光滑，上端食管明显扩张，可有液面，钡剂不能通过贲门。吸入亚硝酸异戊酯或口服、舌下含服硝酸异山梨酯5~10mg可以使贲门弛缓，受阻钡剂通过纤维食管镜检查亦可以确诊，并可以排除癌肿。通过相关检查可与胃食管反流病相鉴别。

（2）食管癌：食管癌患者可出现咽下困难、呕吐和消瘦等症状，部分患者可以有吸入性肺炎、胸骨后压迫感或疼痛感，血管丰富的肿瘤可发生出血。其胸骨后压迫感及吞咽困难等症状与胃食管反流病相似，但根据患者的症状、体征及X线检查和内镜检查可鉴别。通过食管吞吸、X线双重造影对比检查，早期食管癌能够见到食管黏膜壁出现紊乱中断，管壁僵直中断流动；小的肿瘤会有充盈缺损，溃疡型可有小的龛影；中晚期食管癌患者，有不规则狭窄和充盈缺损。内镜检查及病理更有利于食管癌的诊断。

（3）食管瘢痕狭窄：食管瘢痕狭窄最常见的病因是吞服强碱或强酸等腐蚀剂形成食管化学性灼伤，愈合后瘢痕组织收缩而致食管管腔狭窄。反流性食管炎的瘢痕收缩，食管创伤和手术后，放射治疗后形成的瘢痕收缩，亦可产生瘢痕狭窄。多以吞咽困难为主要表现，与胃食管反流病有相同表现，但询问患者病史一般有吞食腐蚀剂病史，食管钡餐造影X线检查或者内镜检查可明确。

（4）食管憩室：食管憩室多为外牵性憩室，早期常无明显症状。憩室黏膜发生炎症性充血水肿时，可有咽下哽噎感或胸骨后、背部疼痛感。若憩室内有食物潴留，可引起颈部压迫感，甚至发出恶臭味，黏膜充血水肿，引起咽下困难或食物反流。通过食管吞钡线检查，可显示憩室囊、颈的大小、连接部位及其位置方向。食管镜检查排除癌变及其他相关疾病。

［病因病机］胃食管反流病的病位虽在食管和胃，与肝、胆、脾、肺等脏腑关系密切，《灵枢》中言："邪在胆，逆在胃。"胃食管反流病是饮食不节，喜食辛辣

刺激、肥甘厚味、烟酒无度等多种病因相互作用的结果。损伤脾胃，胃失和降，胃液随浊气上泛则反酸；七情内伤，肝郁不达，郁久化火犯胃，胃气不降，浊气上泛则反酸；脾胃虚弱，或外感或久病或劳倦或先天不足，中气不足，脾失健运，胃气不降发为反酸。

胃食管反流病的基本病机是肝胆失于疏泄、脾失健运、胃失和降、胃气上逆、上犯食管，从而引起的一系列的临床症状。疾病的过程中可产生气、血、火、痰、食、湿、虚等诸多病理变化，使病情缠绵难愈。

有关胃食管反流病的气机升降失调的具体辨析则诸家观点各异。有医家认为本病病机主要为肝胃不和，肝气郁结则胃失和降，气逆于上。有医家认为本病病机主要为肝胃郁热，酸为肝木之味，肝火犯胃，胃气上逆，发为本病。有医家从五脏的母病及子观点出发，认为肺主气，司肃降，肺气肃降影响胃之和降，肺失宣降可影响中焦气机，故本病病机为肺胃失和。还有医家认为本病以气机逆乱，升降失常为主要特点，切合黄元御《四圣心源》所提及的"一气周流"理论，认为本病的病机主要是肝、肺、胃、脾气机升降失调。

［辨证论治］中医治疗根据胃食管反流病主症及临床特点，随证加减治疗各种证型的胃食管反流病，疗效显著，可以有效缓解症状及减少复发。

中医临证中最常见的临床表现就是胃中酸水上泛，可单独出现，但常与胃痛兼见。反酸的辨证首辨寒热，寒者多因脾胃虚弱，肝气以强凌弱犯胃而成，热者多由肝郁化热，热犯肺胃，肺胃气逆所致。在调理寒热的同时要兼顾疏肝、理气、化痰、滋阴、化瘀之法，胃食管反流病的发生发展过程中伴随着多种病理产物的影响，是患者发生嘈杂、胸痛、咽堵等症的主要原因，可根据其病理产物的不同（痰饮、湿热、瘀血等），随证加减用药。治法当遵吴鞠通的"治中焦如衡，非平不安"，需顺应脾胃之性，调畅气机为主，寒热平调，攻补兼施。

1.热证

［主症］烧心，反酸时作。

［次症］嗳腐气秽，胃脘闷胀，胃内嘈杂，口干口苦，两胁胀满，心烦易怒，咽干口渴。

［舌脉］舌质红苔黄、脉弦数。

［治则］清泄肝火，和胃降逆。

［方药］《丹溪心法》左金丸。黄连、吴茱萸。

［方解］《素问·至真要大论》云："诸逆冲上，皆属于火""诸呕吐酸，暴

注下迫，皆属于热。"火热当清，气逆当降，故治宜清泻肝火为主，兼以降逆止呕。方中黄连味苦性寒，清泻肝火，使肝火得清，自不横逆犯胃；黄连亦善清泄胃热，胃火降则其气自和，一药而两清肝胃，标本兼顾，重用为君。少佐辛热之吴茱萸，疏肝解郁，以使肝气条达，郁结得开；反佐以制黄连之寒，使泻火而无凉遏之弊；取其下气之用，以和胃降逆；可引领黄连入肝经。如此一味而功兼四用，以为佐使。辛开苦降，肝胃同治，泻火而不至凉遏，降逆而不碍火郁，相反相成，使肝火得清，胃气得降，则诸症自愈。

〔加减〕肝胃不和证、肝胃郁热证属热证，久治不愈的肝胃不和证，往往演变成肝胃郁热证。肝胃不和证的病机，情志不畅，肝气犯胃是关键，疏肝解郁，和胃降逆，可用柴胡疏肝散加减疏肝泄热。肝胃郁热证是气机郁滞，郁久化热为特点，用丹栀逍遥散加减，和胃降逆以应证。

2.寒证

〔主症〕烧心，反酸时作。

〔次症〕嗳气酸腐，胸脘胀闷，喜唾涎沫，饮食喜热，四肢不温，倦怠乏力，大便溏泄。

〔舌脉〕舌质淡苔白，脉沉迟。

〔治则〕温中散寒，和胃制酸。

〔方药〕《古今名医方论》香砂六君子汤。砂仁、木香、人参、白术、茯苓、甘草、半夏、陈皮。

〔方解〕香砂六君子汤由四君子汤加味砂仁、木香、半夏、陈皮组成。四君子汤是补气的基本方剂。益气扶正；茯苓健脾渗湿；甘草味甘性平无毒，逐行十二经，益气和中，调和诸药；加陈皮以行气，半夏以燥湿化痰，木香以行三焦之气，砂仁以通脾肾之元气。四君得四辅，元气大振，共凑健脾和胃、理气化痰之功。

〔加减〕胃阴亏虚证、气虚血瘀证属虚寒证。胃阴亏虚证，胃气虚弱，阴虚而生内热，治则养阴益胃，和中降逆，可用一贯煎加减。气虚血瘀证的痰阻血瘀是胃食管反流病的最终结局，用启膈散以益气养胃，和中降逆的治则对证。若胃虚气逆，心下痞硬，呕吐频作，嗳气脘痛，可酌加旋覆花、代赭石以镇逆止呕；若脾阳不振，呕吐清水较多，脘冷肢凉者，可加附子、桂枝、吴茱萸温中，或用附子理中丸温中健脾；若中气大亏，少气乏力，可用补中益气汤补中益气；若病久及肾，以肾阳不足，腰膝酸软，肢冷汗出，可用附子理中汤加肉桂、吴茱萸等温补脾肾。

3.寒热错杂证

［主症］胸骨后或胃脘部烧心，胃部灼热，泛吐清水，大便溏稀。

［次症］反酸、胃痛喜按，空腹痛甚，得食痛减，脘痞纳差，神疲乏力，手足不温。

［舌脉］舌质红或淡红，苔薄白或黄；脉虚弱。

［治则］辛开苦降，和胃降逆。

［方药］《伤寒论》半夏泻心汤加减。半夏、黄连、黄芩、白术、吴茱萸、干姜、煅瓦楞子、砂仁、茯苓、陈皮、枳壳、党参、麦芽、建曲、甘草。

［方解］方中半夏辛温有散寒热互结之性，和胃降逆之功；干姜辛热温中散寒，黄芩、黄连苦寒降逆泻热，与半夏共奏辛开苦降之效；黄连、吴茱萸寒热并用，和胃降逆；选用党参补气益脾，复"脾主升"之职，加白术、陈皮、茯苓、砂仁、枳壳、麦芽、建曲助健脾理气，和胃调中之功；煅瓦楞子制酸和胃止痛，甘草调和诸药。《医方集解》云："心者肝之子，故用黄连泻心火为君，使火不能克金，金能制木，则肝平矣。"达"实则泻其子"之功。

［加减］寒热错杂证既有胃脘部烧灼样疼痛、嘈杂之热象，又有泛吐清水，大便稀溏之寒象，呈寒热错杂交织，单一祛寒散热有失偏颇。故用半夏泻心汤，寒热并用，辛开苦降，补中和中；用左金丸和胃降逆；白术、陈皮、茯苓、砂仁、枳壳、麦芽、建曲健脾理气，和胃调中，以取全效。

4.综合疗法

中医的外治法也是非常有特色的，对于反复发作的胃食管反流病可选择耳穴、按摩、埋线、拔罐、外敷等，如耳穴可辨证选择交感穴、再辅以胃、脾、三焦、小肠等穴与中药汤剂相配合，内外同调，常常取得不错的治疗效果。

［西医治疗］胃食管反流病是一种临床常见的慢性反复发作性消化系统疾病，该病的治疗包括对患者生活方式的健康管理、药物治疗和手术治疗。现代医学治疗方法可以有效地缓解症状，但是同时也存在着对非酸性反流药物治疗效果差、服药时间长、停药后复发率高、手术远期疗效不明确等弊端。中医治疗可以弥补西医治疗的不足，降低复发率。

1.调整生活方式

随着吸烟饮酒、肥胖与生活习惯等因素与胃食管反流病发病的相关性的发现，调整生活方式在胃食管反流病治疗中的作用逐渐得到大众重视，包括了减肥、抬高枕头、避免晚餐后进食、减少刺激性食物的摄入如巧克力、咖啡和酒精等。生活方式的调整包括了戒烟、戒酒、减肥、饮食控制、抬高枕头等。饮食控制包括了减少咖啡、浓茶、高油高脂食物摄入。晚餐后至临床前减少进食及夜间抬高枕头可以有效地减少夜间反流的发生。

2.药物治疗

胃食管反流病的传统药物治疗主要是组胺受体拮抗剂（H2RAs）和质子泵抑制剂（PPI）。组胺受体拮抗剂可以阻断胃壁细胞的组胺受体，减少胃酸分泌，但是临床耐药性较为普遍。质子泵抑制剂是目前最为广泛应用的抑酸剂，通过抑制H^+-K^+-ATP酶来减少胃酸分泌。质子泵抑制剂的广泛应用在过去的25年间成功减少了胃食管反流病的症状，但需要患者对药物治疗良好的依从性，不规律服药可以导致症状的持续甚至加重。对于夜间反流症状明显的患者，则建议夜间服用PPI或调整为Bid或在此基础上夜间加用H2RAs。

3.手术治疗

GERD治疗的另一项选择就是手术治疗，随着腹腔镜的推广，抗反流手术成了治疗胃食管反流病的又一项选择。当胃食管反流病患者药物治疗效果差，不能长期服药，有癌变可能，存在胃食管结构异常时可以考虑手术治疗。GERD手术治疗的适应证包括：患者不能坚持长期服药，不耐受药物治疗，明确诊断为难治性GERD，由大的食管裂孔疝引发的GERD，由病态肥胖引发的GERD。术前除正常的内窥镜检查和食管pH监测外，还需进行食管吞钡X线检查和食管测压以排除食管动力异常的疾病。目前，最常用的手术方法是腹腔镜下胃底折叠术，是将胃底围绕食管下段进行折叠，制作成一个单向瓣膜，增强胃食管连接处的功能。

［预后调理］胃食管反流病是一种临床常见的慢性反复发作性消化系统疾病，胃食管反流病可以产生食管狭窄、食管腺癌等严重并发症，危害患者生命健康，影响患者的生活质量。其危险因素有年龄的增长，男性、白种人、肥胖和不良的生活习惯，幽门螺杆菌感染在该病中的作用尚不明确。药物选择比较局限，治疗周期长，部分患者甚至需要终身服药，患者依从性较差，对复发性难治性GERD作用有限。手术治疗的中短期疗效肯定，但远期疗效未能明确，且多数患者手术后仍需继续服用药物。故治疗后的调理尤为重要。

健康管理在慢性疾病治疗中的作用不容小觑，嘱患者减少刺激性食物的摄入如巧克力、咖啡和酒精等。故治疗后患者需改变之前不良的饮食习惯，坚持养成按时吃饭，清淡适量饮食等良好习惯，避免暴饮暴食；调整生活习惯，可以进行适量的体育活动如：慢跑、太极等，同时需保持乐观心态、控制烟酒的摄入及注意控制体重。

[典型病案]

病案一：杨某，女，50岁，2021年9月9日初诊。主诉：反酸3月余。现症见：反酸、时有烧心，时觉胃胀、胃痛，食后胃脘停滞感，咽堵感，恶心，偶有呕吐，呕吐物为胃内容物，吐后即安，偶有胸闷痛，气短，神疲乏力，烘热汗出，口苦，纳可，寐差梦多，二便正常，月经调。无头晕头痛，无肢体偏瘫，无腹泻，无呕血黑便，无发热，近期无明显体重减轻。既往史：无传染病史，无外伤史及输血史。体格检查：体温36.3℃，呼吸18次/分，脉搏76次/分，血压130/76mmHg。神清语明，双瞳孔等大正圆，对光反射灵敏，巩膜无黄染。双侧鼻唇沟对称，伸舌居中，颈软，双肺呼吸音清，心律齐，腹软，无压痛，反跳痛及肌紧张，生理反射存在，病理反射未引出。舌暗红胖，苔薄白水滑，脉沉细涩。辅助检查：胃镜见反流性食管炎（A级）；胆汁反流性胃炎。心电图未见明显异常。

西医诊断：反流性食管炎。

中医诊断：反酸。证型：肝郁犯胃证。

治法：疏肝行气，健脾和胃。

方药：《丹溪心法》左金丸合《太平惠民和剂局方》逍遥丸加减。柴胡15g，延胡索15g，木香7g，当归15g，茯苓20g，炒白术15g，山药20g，郁金10g，姜半夏9g，黄连3g，紫花地丁15g，海螵蛸15g，陈皮15g，砂仁15g，炙甘草15g，吴茱萸3g，浙贝母15g，檀香5g，乌药15g，丹参15g。中药5付，每服煎汤取汁600mL，每次200mL，每日二次，早晚饭后半小时温服。

二诊：服药5服后诸症缓解，在本方的基础上根据其症状的不同加减用药治疗，患者反酸症状减轻后酌情减轻用药剂量浙贝母改为9g，气机舒畅调整砂仁为6g，去木香、檀香。调理3个月，症状基本消失，随访至今未复发。

[按]《医林绳墨》中记载："吞酸者，胃口酸水攻激于上，以致咽嗌之间不及吐出而咽下，酸味刺心，自若吞酸之状也。"详细描述了反酸的症状。根据《灵枢·四时气论》记载："善呕，呕有苦，……邪在胆，逆在胃，胆液泄则口苦，胃气逆则呕苦。"及《素问》记载："酸者，肝木之味也。"可以看出反酸与肝、胆关系密切，其病位虽在食管与胃，但与肝胆亦有关。由于肝胆失疏，郁而化热，横逆犯胃，和降失职，胃酸、胆汁上逆而浸淫食管所致。该患者为气郁而化热，横逆犯胃则反酸，少阳枢机不利，肝胆之火内郁，故出现了胃胀、口苦、反酸等症状。内镜等辅助检查，西医诊断为反流性食管炎（A级），胆汁反流性胃炎。治疗时当以疏肝泄

热、和胃降逆为主。以左金丸清肝泻火；用海螵蛸、大贝以制酸；以逍遥散疏肝健脾，调理气机；以木香、檀香、陈皮等行气调中。诸药合用疏肝泄热、和胃降逆则诸证悉除。（史业骞、张明香病案）

病案二：李某，男，65岁，2022年7月25日初诊。主诉：反酸、烧心2年余。现症见：嗳气，反酸，烧心，胃脘怕凉，背冷，身冷，口苦，纳呆，心烦易怒，寐差。便溏，日1~2行。无头晕头痛，无肢体偏瘫，无腹泻，无呕血黑便，无发热，近期无明显体重减轻。既往史：无传染病史，无外伤史及输血史。体格检查：体温36.2℃，呼吸18次/分，脉搏77次/分，血压125/75mmHg。神清语明，双瞳孔等大正圆，对光反射灵敏，巩膜无黄染。双侧鼻唇沟对称，伸舌居中，颈软，双肺呼吸音清，心律齐，腹软，无压痛，反跳痛及肌紧张，生理反射存在，病理反射未引出。舌质暗红，体胖大边齿痕，苔白腻，脉沉细滑。辅助检查：胃镜示：食管炎、慢性胃炎。

西医诊断：食管炎、慢性胃炎。

中医诊断：反酸。证型：寒热错杂证。

治法：益气和胃，调和寒热

方药：《伤寒论》旋覆代赭汤合《伤寒论》柴胡桂枝干姜汤加减。旋覆花15g（包煎），代赭石5g（先煎），党参15g，半夏15g，柴胡15g，黄芩10g，桂枝10g，干姜10g，天花粉10g，煅牡蛎30g（先煎），甘草10g，黄连10g，炒吴茱萸3g，海螵蛸20g，浙贝母20g，炙杷叶15g，桔梗3g，生姜6片，大枣5枚。中药7服，每服煎汤取汁600mL，每次200mL，每日二次，早晚饭后半小时温服。

二诊：胃虚气逆，烧心、反酸、口苦等症大减，食欲好转，仍心烦，寐差，原方加菖蒲、远志继服7剂。守方加减治疗月余而愈。

［按］《素问》记载："酸者，肝木之味也。"该案患者嗳气，舌体胖大，齿痕明显，辨为胃虚气逆，治以和胃降逆，方用旋覆代赭汤；口苦、心烦易怒，寐差，胃怕凉，背冷，身冷，大便稀溏等为胆经郁热兼太阴脾虚寒证，故用柴胡桂枝干姜汤以温脾通阳，疏利肝胆；此外患者烧心，反酸，证属肝火犯胃证，故合左金丸、乌贝散以清肝泻火，制酸止痛。二诊加用石菖蒲、远志以宁心安神。全方标本兼顾，寒热平调，故疗效显著。（史业骞、张明香病案）

［失治误治分析］辨证论治是中医学认识和治疗疾病的基本原则，准确辨证、治疗得当，用药合理，方能减少误诊失治，取得良好的临床疗效。胃食管反流病的基本病机虽然是胃失和降、胃气上逆，但脾胃虚弱是根本所在。病证的识别还应注意辨

寒热，分虚实的辨证要点。肝郁化热当属热证；脾胃虚弱、胃阴不足应为虚证；寒热错杂、气虚血瘀则属于本虚标实之证。因此，分清肝胃不和、肝胃郁热、胃阴亏虚、气虚血瘀、寒热错杂等证型，并要注意兼证和并见证。辨证的思维程序，应该明确诊断、分辨证型、确立治法的辨证要点。治疗后饮食、情志等诱因，对于预后很重要。以免影响治疗效果。还要注意排除胃、肝、胰腺、肠道的器质性病变。根据病因、病机、四诊合参，辨证论治，不要根据患者的描述顺着患者的思路或拘泥经验去诊治疾病，才能避免出现失治、误治情况的发生。在治疗过程中随时注意证型之间的演变关系，随证加减治疗方案。治疗后还应注意情志失调是引发肝胃不和型胃食管反流病的重要原因，调整有助于其治疗和恢复。

忽视鉴别诊断，辨证失误，用药失当，盲目经验用药，疏于调养，是误诊失治常见因素。①易误诊为心脏病：胃食管反流病可引起患者胸部疼痛，且疼痛多呈烧灼样痛、针刺样痛或钝痛，并伴有反酸、烧心等食管症候群。患者入院时因胸部疼痛而去心血管内科就诊，有误诊为心脏病的可能。此时需要通过再次详细询问患者病史并检查相关理化检查如：心电图、相关血生化检查、电子胃镜等加以甄别。②易误诊为哮喘：由于部分胃食管反流病的患者临床上与哮喘经常同时存在，常伴有食管外症候群如咳嗽、咳痰等，尤其是儿童或成年哮喘患者中，胃食管反流疾病发病率均较高，需要临床医生注意与重视。③易误诊为咽炎：部分胃食管反流病的患者咽部症状较为明显，如出现咽痛、咽部异物感等表现，会先到耳鼻喉科就诊，临床中除了检查咽部的生理结构及相关检查外，需询问患者的病史，一般胃食管反流病的患者病史较长，同时会伴有胃部的一些不适症状，再详细询问症状的改变与生活起居饮食有关。

病案一：张某某，男，48岁，2022年10月8日因反复出现胃脘部灼热、反酸、咳嗽、胸骨后疼痛3年余就诊。常因饮酒，或进食辛辣刺激性食物而加重，曾在当地医院经胃镜检查诊断为反流性食管炎，经常服用法莫替丁、奥美拉唑及制酸药物以缓解症状。近一周来反酸、胃脘部灼热、胸骨后疼痛加重，时有心烦易怒，纳呆嗳气，泛吐清水，大便稀溏；检查见舌质淡红，苔薄白，脉细弦。初诊辨为肝胃不和，郁而生热所致。以疏肝泄热，和胃降逆为治法，方选《太平惠民和剂局方》丹栀逍遥散加减，药用柴胡15g，当归15g，白芍10g，白术15g，茯苓15g，牡丹皮10g，栀子10g，甘草10g，7剂，每日一剂，水煎服，早晚饭后半小时温服。

2022年10月15日二诊，服药一周诸证未见减轻，反而出现胸闷喜叹息，神疲乏力，手足不温，舌脉象无变化。重新辨证为脾胃虚弱，寒热错杂；治法改为健脾益胃，辛开苦降，和胃降逆，方选香砂六君子汤合半夏泻心汤加减，药用党参15g，白术15g，茯苓15g，木香6g，砂仁6g，半夏12g，黄连9g，吴茱萸6g，郁金10g，柴胡10g，山药15g，干姜6g，煅瓦楞子18g，陈皮12g，建曲12g，甘草6g，大枣16枚，每日一剂，分温二次口服。2022年10月22日三诊，除胃脘部灼热、反酸嘈杂外，余无不适。在上方中加入海螵蛸15g，蒲公英10g，浙贝母10g，每日一剂，水煎服，分温二次口服。一个月后，诸证皆除，进行精神和饮食调理，三个月后复查未见复发。

[按] 胃反流性食管病的发生病机制和临床证型复杂多变，寒热、虚实、气滞、血瘀常有错杂，时时在变化，有是证用是法，不可拘泥不变。本病初期证属肝胃不和居多，日久则常见肝郁化热证，但脾胃虚弱、寒热错杂也不鲜见。寒热错杂证既有热的指征，又有寒的表现，同时也有肝郁的征象，故辨证不慎，极易造成误诊失治。本病例则将脾胃虚弱、寒热错杂证误诊为肝胃不和，郁而生热，系辨病、辨证失当，造成初诊误治。以疏肝泄热、和胃降逆为治法，遣方用药治疗后诸证未减，反而出现神疲乏力，腹泻腹痛，手足不温，表明方药不对症，而是忽视了泛吐清水，大便稀溏，舌质淡红，舌苔薄白等脾胃虚寒之证。在治疗中发现药不对证的现象，应及时对四诊合参资料仔细地全面分析辨证，注意类证的鉴别，遵循中医学辨证的原则，谨守病机，选择恰当的治法，方可避免误诊失治。（史业骞、张明香病案）

病案二：孙某，女，74岁，2023年3月15日来诊，主诉口干口苦半年。现症见：口干、口苦、口黏，偶有咽堵感，性情急躁，时觉乏力，纳差，恶心，胃中时有振水声，夜间3—4时胃胀明显，寐差，大便2~3日一次，质干。曾在当地医院经胃镜检查诊断为反流性食管炎，慢性胃炎，服用法莫替丁、奥美拉唑及抑酸药等药物症状时而缓解。舌暗淡，边齿痕，苔白腻，脉弦迟。方选《伤寒论》中小柴胡汤及《太平惠民和剂局方》丹栀逍遥散合方加减，药用柴胡15g，当归15g，黄芩15g，半夏9g，党参9g，白术20g，茯苓15g，牡丹皮10g，栀子10g，甘草10g，7剂，每日一剂，水煎服，分温二次口服。

2023年3月22日二诊，服药一周诸证减轻不显，仍见神疲乏力，口黏，嗳气较重，舌脉象无变化。重新辨证为辨为三焦湿热。治以清热祛湿，予二仁汤加减，药用：杏仁15g，白豆蔻10g，薏苡仁30g，白木通6g，厚朴10g，滑石10g，半夏15g，竹叶10g，柴胡15g，党参10g，甘草10g，黄芩10g，熟军10g，枳实10g，麻子仁30g，杭芍10g，生姜3片，大枣5枚。7剂，每日一剂，水煎服，分温二次口服。2023年3月29日三诊，诸证较前明显减轻，效不更方，继服14剂，一个月后，诸证皆除，进行精神和饮食调理，后电话回访未见复发。

[按] 该患者在治疗的时候需要辨清证型从而更好地避免失治误治。该病例为湿热浊邪停滞于三焦，引起气机阻滞，湿蒙上焦而见咽堵；脾阳受遏，水气不化，故泛酸；湿热邪气上逆而恶心，口黏；湿邪停聚，中焦运化失职，脾失健运，水湿内停，故胃脘振水声；升降不利而胃胀，嗳气，并大便不行。综合来看，热象不明显，病位以中上焦为主，故选用《温病条辨》中三仁汤分消湿热，使邪气分路消解，气机恢复；《伤寒论》中小柴胡汤和解少阳枢机，通畅三焦通路。并嘱患者少食辛热炙煿、肥甘厚味，切忌暴饮暴食，以防食伤脾胃。情志上，告诫患者力戒忧思恼怒，保持精神舒畅。（史业骞、张明香病案）

（二）慢性胃炎

胃炎（gastritis）各种病因引起的胃黏膜炎症，这是胃黏膜对损伤因素的慢性过程，表现为上皮细胞损伤、炎症细胞浸润、上皮细胞增生。慢性胃炎（chronic gastritis）是胃黏膜上皮遇到各种致病因子的反复侵袭，发生慢性持续性炎症性病变，以淋巴细胞浸润为主要特点。在疾病的后期，胃黏膜上皮遭受反复损害后，由于黏膜特异的再生能力，以致黏膜发生改建，出现胃黏膜上皮固有层腺体萎缩和上皮细胞化生、上皮内瘤变，最终导致不可逆的固有胃腺体的萎缩，甚至消失。病变可局限于胃的一部分，也可弥漫到整个胃部。国内根据新悉尼标准（2000年）将慢性胃炎分为慢性非萎缩性（浅表性）胃炎、慢性萎缩性胃炎和特殊类型胃炎。

慢性胃炎是以上腹胃脘部近心窝处疼痛为主症的病证。中医学根据其临床症状归属于"胃脘痛""吞酸""痞满""嘈杂""纳呆""嗳气"等病证。

[诊断和鉴别诊断]

1.中医诊断

（1）胃脘痛：不同程度和性质的胃脘部疼痛。可兼有胃脘部胀满、痞闷、嗳气、吐酸、纳呆、胁胀、腹胀等。本病可发于任何年龄段，以中老年多见，病情易反复，难以根治。

（2）胃痞：以胃脘痞胀、餐后饱胀不适、早饱为主症者，应属于中医"胃痞"的范畴。

临床常见脾胃虚弱证、肝胃不和证、胃阴不足证、脾胃湿热证、胃络瘀阻证等证型。

2.中医鉴别诊断

（1）胃痛与痞满：两者病位均在胃脘部，且胃痛常兼胀满，痞满时有隐痛，应加以鉴别。然而胃痛以疼痛为主，胃痞以痞塞满闷为主，可累及胸膈；胃痛病势多急，胃脘部可有压痛，而胃痞起病较缓，胃脘部无压痛。

（2）胃痛与胁痛：胁痛部位在上腹两侧胁肋部，肝气犯胃所致的胃脘痛常攻撑连胁而痛，胆病的疼痛有时发生在心窝部附近，胃脘痛与胁痛有时也易混淆，应予鉴别。但胃脘痛部位在中上腹胃脘部，兼有恶心嗳气，吞酸嘈杂等胃失和降的症状，纤维胃镜等检查多有胃的病变；而胁痛部位在上腹两侧胁肋部，常伴恶心，口苦等肝胆病症状，多见于肝胆疾病。

（3）胃痛与腹痛：胃处腹中，与肠相连，从大范围看腹痛与胃脘痛均为腹部的疼痛，胃脘痛常伴腹痛的症状，腹痛亦常伴胃脘痛的症状，故有心腹痛的提法，因此胃脘痛需与腹痛相鉴别。腹痛在胃脘以下，耻骨毛际以上的部位，位置相对较低。胃痛在上腹胃脘部，位置相对较高；胃痛常伴脘闷，嗳气，泛酸等胃失和降，胃气上逆之症；而腹痛常伴有腹胀，矢气，大便性状改变等腹疾症状。相关部位的影像学、内镜、B超检查有助于鉴别诊断。

（4）胃痛与心痛：胃处腹中之上部，心居胸中之下部，正如《医学正传·胃脘痛》谓："胃之上口，名曰贲门，贲门与心相连。"《证治准绳·心痛胃脘痛》所说："然胃脘逼近于心，移其邪上攻于心，为心痛者亦多。"心与胃的位置很近，胃脘痛可影响及心，表现为连胸疼痛，心痛亦常涉及心下，出现胃脘痛的表现，故应高度警惕，防止胃脘痛与心痛，尤其是防止胃脘痛与真心痛之间发生混淆。胃脘痛多发生于青壮年，疼痛部位在上腹胃脘部，其位置相对较低，疼痛性质多为胀痛、隐痛，痛势一般不剧，其痛与饮食关系密切，常伴有吞酸，嗳气，恶心呕吐等胃肠病症状，纤维胃镜及病理组织学等胃的检查异常；心痛多发生于老年，其痛在胸膺部或左前胸，其位置相对较高，疼痛性质多为刺痛、绞痛，有时剧痛，且痛引肩背及手少阴循行部位，痛势较急，饮食方面一般只与饮酒饱食关系密切，常伴有心悸，短气，汗出，脉结代等心脏病症状，心电图等心脏检查异常。

3.西医诊断

根据病史和体格检查，上腹部有没有压痛，幽门螺杆菌检测，选择必要的血生化检查；常规进行胃镜检查，按需要进行病理组织活检，确定临床诊断。

慢性胃炎多由幽门螺杆菌（Hp）感染为主要病因。Hp常居于胃黏膜表面、胃小凹上皮和黏液层，Hp产生的多种酶及代谢产物氨，对黏膜有破坏作用；Hp分泌的细胞毒素，含有与细胞毒素相关基因和空泡基因，可导致黏膜细胞空泡样变性和坏死；Hp菌体抗体对黏膜产生免疫损伤。胃体黏膜细胞萎缩发生在免疫学基础上，在Hp感染者血液中可检测到壁细胞抗体（PCA），壁细胞和PCA形成复合物，在补体参与下破坏壁细胞，使胃酸分泌减少。长期饮用、食入刺激性及粗糙饮食等物理因素，可反复性损伤黏膜。长期服用非甾体类药物，可抑制胃黏膜的前列腺素合成，破坏胃黏膜屏障；尼古丁可影响胃黏膜的血液循环，还可导致幽门括约肌松弛，造成十二指肠内容物反流，损伤黏膜屏障，引起黏膜慢性炎症。

通过多种类型的胃镜检查可在直视下观察胃黏膜的病变，明确慢性非萎缩性胃炎和慢性萎缩性胃炎及其他病变的诊断。慢性非萎缩性胃炎胃镜下可见黏膜红斑出血点，黏膜粗糙不平，或伴有水肿充血渗出；慢性萎缩性胃炎胃镜下表现为白光胃镜，可以看到黏膜，胃黏膜呈灰白或者苍白色，也可呈红白相间，以白为主，黏膜的皱襞变细或平坦，甚至消失，部分黏膜可透见血管，可见不规则的颗粒或结节。结合胃黏膜活检组织病理学检查，定性胃黏膜萎缩、肠化生、腺体增生病变。慢性胃炎的胃黏膜组织病理学改变，主要呈现慢性炎症，在上皮固有层内以淋巴细胞浸润为主，可见灶性出血；活动性炎症可见粒细胞浸润；腺体萎缩发生在固有层中的固有腺体减少，产生化生性萎缩或被假幽门化生腺代替；上皮内瘤变是指腺管及表面上皮细胞增生偏离正常分化所产生的形态和功能异常，各种细胞间的差别消失，腺管结构不规则，可见炎症、糜烂、溃疡、息肉等病变。

4.西医鉴别诊断

需要与引起消化不良的器质性疾病（包括食管、胃、十二指肠、肝、胆、胰等病变）和以产生上消化道症状为突出表现的其他系统疾病（如糖尿病、慢性肾功能不全、充血性心力衰竭、甲状腺功能亢进及硬皮病）相鉴别。

（1）胃食管反流病：胃食管反流病是指胃内容物反流至食管引起的不适症状，其症状与功能性消化不良相似，但胃食管反流病患者往往存在食管炎、食管狭窄等病变。可以通过胃镜检查进行鉴别。

（2）消化性溃疡：消化性溃疡是指胃或十二指肠黏膜的溃疡，其症状与功能性消化不良相似，但消化性溃疡患者往往存在周期性、节律性的上腹痛，胃镜检查可发现溃疡病灶。

（3）胃癌：胃癌早期往往无明显症状，进展期可出现上腹部痛、呕吐、黑便，甚至呕血等症状，慢性胃炎有上腹不适、腹胀、恶心、食欲不振等症状。少数胃窦胃炎的X线征象与胃癌颇相似，需特别注意鉴别。绝大多数患者胃镜检查及活检有助于鉴别。

（4）慢性胆囊炎：慢性胆囊炎、胆石症常有慢性右上腹痛、腹胀、嗳气等消化不良的症状，易误诊为慢性胃炎。但该病胃肠检查无异常发现，胆囊造影及B超异常可最后确诊。

（5）慢性胰腺炎：多有急性胰腺炎的病史，主要症状为腹胀、腹部疼痛、大便出现异常等，一般无烧心、反酸等症状，可伴有消瘦；上腹部B超或CT检查示胰腺水肿、胰腺炎；胰淀粉酶一般高于正常。慢性胃炎主要表现为上腹部疼痛、烧心、恶心、呕吐、反酸、食欲不振等，上腹部B超检查肝胆胰脾等脏器均正常，胰腺淀粉酶正常，胃镜检查示胃炎。

（6）肠道菌群失调：肠道菌群失调是指肠道内益生菌群数量减少或比例失调，其症状包括腹泻、腹胀、便秘等，但肠道菌群失调患者往往存在抗生素使用不当饮食不洁等问题可以通过大便常规检查和菌群分析进行鉴别。

消化道肿瘤：消化道肿瘤包括胃癌、肠癌等，其症状包括胃部不适、嗳气、反酸等，但消化道肿瘤患者往往存在消瘦、贫血、便血等问题。可以通过胃镜检查和病理检查进行鉴别。

（7）功能性便秘：功能性便秘是指肠道蠕动减缓引起的排便困难，其症状包括排便费力、大便干燥等，但功能性便秘患者往往存在饮食不当、缺乏运动等问题。可以通过肠镜检查和排便功能检查进行鉴别。

（8）精神心理因素：精神心理因素对胃肠道功能有显著影响，如焦虑、抑郁等，其症状包括胃部不适、嗳气、反酸等，但精神心理因素患者往往存在情绪波动、工作压力等问题。可以通过心理评估进行鉴别。

［病因病机］慢性胃炎的病因复杂多样，目前认为主要与寒暖失宜、饮食不节、情志不舒以及素体脾胃虚弱密切相关。疾病早期多由外邪、饮食、情志所伤，导致脾胃运化传导功能失司，慢性胃炎病史一般较长，迁久不愈，久病必虚，疾病后期多脾胃虚弱。从中医辨证角度，本病病机特点乃本虚夹标实，寒热错杂，其中本虚主要为脾胃气阴亏虚，本病之实多为脾胃虚损之后所继发的气滞、湿浊、血瘀等病理产物。如脾胃虚弱，运化无权，水湿内生、停聚；脾气亏虚，气不运血，血滞成瘀阻络；瘀阻不前，湿浊壅郁，加之阴液耗伤，则易引起虚火内生。

［辨证论治］慢性胃炎的病位主要在胃，与肝、脾关系十分密切。饮食不节是引起慢性浅表性胃炎主要的因素。基本病机是脾胃不调，胃失和降，痰、气、湿热、寒凝互阻于胃中，甚至互为因果，使病情难愈，病逐渐加重。

1.肝胃气滞证:

[主症] 胃脘胀满或胀痛，连及两胁胀满不适或疼痛。

[次症] 遇烦恼郁怒等情绪波动的情况易诱发或加重症状，善太息，吞酸嗳气频作，口苦嘈杂。

[舌脉] 舌淡红，苔薄白；脉弦。

[治则] 疏肝和胃，理气止痛。

[方药]《景岳全书》柴胡疏肝散。柴胡、香附、川芎、陈皮、枳壳、芍药、甘草。

[方解] 方中柴胡苦辛且入肝胆经，功擅条达肝气而疏郁结，用以为君。香附长于疏肝行气止痛，川芎味辛，入肝胆经，能行气活血、开郁止痛，二药合用可增行气止痛之功，助柴胡以解肝经之郁滞，共为臣药；陈皮理气开胃，枳壳行气止痛以疏理肝脾，芍药养血柔肝，缓急止痛，与柴胡相配柔肝和胃；甘草调和诸药，与芍药相配能增缓急止痛之功效。全方疏肝药与养血柔肝药相配，既养肝之体，又利肝之用，诸药相合，共奏疏肝行气、活血止痛之功。

[加减] 胀重可加青皮、郁金、木香；痛甚者，可加延胡索；嗳气频作者，可加法半夏、旋覆花，亦可用沉香。

2.肝胃郁热证:

[主症] 胃脘胀满疼痛，脘腹痞闷，两胁胀闷或疼痛。

[次症] 喜冷恶热，得凉则缓，心烦易怒，口干口臭，反酸，大便干燥。

[舌脉] 舌质红，苔黄；脉弦或弦数。

[治则] 清泻肝火，和胃止痛。

[方药]《景岳全书》化肝煎合《丹溪心法》左金丸。青皮、陈皮、白芍、牡丹皮、栀子、泽泻、土贝母、黄连、吴茱萸。

[方解] 方中青皮长于疏肝气、解郁怒，陈皮理气和胃，二药相配，可升降相应；白芍护肝阴，养血柔肝；气郁动火，山栀子、牡丹皮消肝中之火；泽泻利水去湿泄热，导热下行；土贝母苦寒，有清肝火、开郁结、止疼痛之功效，诸药合用，肝气顺、郁火散。左金丸中重用苦寒药黄连，根据"实则泻其子"原则，清心火以泻肝火，肝火得清，则不致横逆犯胃，黄连还长于清胃火，胃火降则气自和；吴茱萸辛热，能散能温；苦热，能燥能坚，长于暖肝散寒止痛，疏肝下气降逆，入足厥阴肝经，能入肝散肝郁，使肝气得疏，郁结得开，温则兼制黄连之苦寒，二药相伍，共奏清肝泻火，和胃止痛之功。

　　[加减]反酸明显者可加海螵蛸、瓦楞子；胸闷胁胀者，可加柴胡、郁金。

　　3.脾胃湿热证

　　[主症]脘腹痞满灼热疼痛，身重肢倦，大便溏泄。

　　[次症]知饥不欲食，渴不多饮，纳呆恶心，精神困倦，尿少而黄。

　　[舌脉]舌质红，苔黄腻；脉滑或数。

　　[治则]清热化湿，和中醒脾。

　　[方药]《六因条辨》黄连温胆汤。法半夏、竹茹、枳实、陈皮、茯苓、黄连、生姜、甘草。

　　[方解]方中法半夏主入脾胃兼入肺，能行水湿，善祛脾胃湿痰，能和胃降逆，使气降则痰降，为君药。臣以竹茹，取其甘而微寒，能清肺燥、清痰热、除烦热。半夏与竹茹相伍，一温一凉，清热与化痰兼顾，且又能清胃热、止呕吐；枳实长于降气化痰，散结除痞，可助竹茹化痰之功；陈皮辛散通温，气味芳香，长于理气，行气宽中，又有燥湿化痰之功效，可助半夏理气化痰，达到治痰先治气，气顺则痰消的目的。陈皮与枳实相合，亦为一温一凉，而理气化痰之力增。茯苓中健脾土，下渗水湿；黄连善于除中焦湿热，为治湿热火郁之要药，黄连苦寒清热，半夏辛温燥湿，二药为伍辛开苦降，调肠胃、理气机；甘草、生姜益脾和胃，使胃气得和，痰气渐消。综合全方，偏温的药物有半夏、陈皮、生姜，而竹茹、枳实偏凉，有温有凉，令全方不寒不燥，使湿浊得化，脾气得升，胃气得降，中焦气机顺畅，诸证自愈。

　　[加减]腹胀者可加厚朴、槟榔；嗳食酸腐者可加莱菔子、神曲、山楂；疼痛明显，加川楝子、延胡索，亦可加白芍、甘草；脘胀痞满，加全瓜蒌；痛涉肝胁，加柴胡、白芍。

　　4.脾胃气虚证：

　　[主症]胃脘痞满不舒或胃痛隐隐，食后则甚。

　　[次症]食物不振，体倦无力，气短懒言，大便溏泄。

　　[舌脉]舌淡嫩或有齿痕，舌苔白；脉虚弱。

　　[治则]补中益气，健脾和胃。

　　[方药]《古今名医方论》香砂六君子汤。人参、白术、茯苓、甘草、陈皮、半夏、砂仁、木香。

　　[方解]香砂六君子汤是由四君子汤加陈皮、半夏、砂仁、木香组成。四君子汤被称为"补气健脾第一汤"。方中人参甘平，有大补元气，健脾益胃之功效；白术甘温补中，燥湿健脾，茯苓甘淡渗利，补渗兼顾，两药合用，一健一渗，水湿则有出

路；甘草调和诸药。人参、白术、茯苓、甘草四味药不热不燥，施力适度。加陈皮理气行气，燥湿化痰；半夏辛温，长于除湿浊而化痰饮，且有止呕除痞满的功效；木香辛行苦泄温，能理三焦之气，适宜脾胃气滞之证，又能健脾和胃；砂仁辛散温通，主入脾胃，为醒脾和胃的良药，有温中健脾，化湿行气之功。诸药配合，具有温中健脾，和胃化痰，理气止痛之功，能扶脾治本，标本兼顾。

[加减] 腹胀便溏者加炒扁豆、薏苡仁、莲子肉；食后腹胀、嗳气者加香橼、佛手、炒三仙；泛吐清水者加姜半夏、草豆蔻；脘腹痛甚者，加吴茱萸、高良姜；寒湿甚者，加肉桂、干姜；泛酸者，加煅瓦楞子、海螵蛸。

5.脾胃虚寒证

[主症] 胃部隐痛，绵绵不休，喜按喜温。

[次症] 劳累或受凉后发作或者症状加重，食少腹满，泛吐清水，体倦乏力，手脚不温，大便溏薄。

[舌脉] 舌质淡胖，边有齿痕，苔白滑，脉沉弱。

[治则] 温中健脾，和胃止痛。

[方药] 《金匮要略》黄芪建中汤合《伤寒论》理中汤。药物：饴糖、桂枝、芍药、炙甘草、大枣、生姜、黄芪。

[方解] 《金匮·虚劳病》有："虚劳里急，诸不足，黄芪建中汤主之。黄芪建中汤是在小建中汤的基础上，增加黄芪而成，有益气温中，调和阴阳之功效。方中黄芪甘温入脾，健脾益气养血；重用饴糖，饴糖甘温质润，具有补脾益气，温补中焦，和里缓急的功效；桂枝辛温，能温助阳气，祛散寒邪；白芍味甘酸，能滋阴和营，养血活血，收敛止痛，桂枝与白芍相配，一温一寒，一敛一散，起到调和营卫，温通止痛之功效；生姜温中暖胃止呕，大枣补脾益气养血，两药合用，共调脾胃；炙甘草益气补中，缓急止痛，调和诸药。全方诸药配合，使气血有所生，五脏有所养，诸虚得以补。

[加减] 脾阳不振者加附片；中虚气陷加柴胡、升麻；气滞者加枳壳、木香、苏梗、香附；寒饮停胃，脘中水声漉漉者加茯苓、桂枝、炮姜、吴茱萸、花椒。

6.胃阴不足证

[主症] 胃脘隐隐灼痛，胃脘嘈杂，或满痞不舒。

[次症] 形体消瘦，似饥而不欲食，口燥咽干，干呕呃逆，大便干结。

[舌脉] 舌质红少津或有裂纹，少苔；脉细数。

[治则] 养阴生津，和胃止痛。

[方药]《续名医类案》一贯煎。北沙参、麦冬、地黄、当归、枸杞子、川楝子。

[方解]一贯煎在《女科辑要笺正》中称为是："涵养肝阴无上良方"。方中枸杞子性味甘平，入肝肾二经，擅于滋阴补肝，用为君药。配生地滋阴养血以补肝肾，滋肝阴以护胃阴；当归滋养肝肾阴血，使血得充，则肝木柔和，二者与枸杞相伍，补肝阴，养肝血之效益著，共为臣药。佐以沙参、麦冬滋阴增液，养肺胃之阴；川楝子疏肝泄热，理气止痛，使前药滋而不腻，补而不滞，为佐使药。合用共达疏肝育阴，和胃止痛之功效。方中生地滋阴养血以补肝肾，滋肝阴以护胃阴；枸杞子、当归滋养肝肾阴血，使血得充，则肝木柔和；沙参、麦冬滋阴增液，养肺胃之阴；川楝子疏肝泄热，理气止痛，使前药滋而不腻，补而不滞。合用共达疏肝育阴，和胃止痛之功效。

[加减]口干甚、舌红赤者加天花粉、石斛，大便干结者加玄参、火麻仁，纳呆者加谷芽、麦芽、乌梅、山楂。

7.胃络瘀阻证

[主症]胃痛，痛如针刺，痛处固定拒按。

[次症]胃痛持久难忍，夜间为甚，按之痛甚，面色暗滞，大便发黑。舌脉象：舌质紫暗或有瘀点、瘀斑，脉弦涩。

[治则]化瘀通络、行气止痛。

[方药]《太平惠民和剂局方》失笑散合《时方歌括》丹参饮。五灵脂、蒲黄、丹参、檀香、砂仁。

[方解]方中五灵脂甘温，入肝经血分，长于活血散瘀止痛；蒲黄甘缓不峻，功擅活血散瘀，炒用性涩，善于止血，二者相须为用，具有散瘀络条，通利血脉，推陈出新之功，用黄酒或醋冲服，能增强五灵脂、蒲黄活血止痛的功效，且能调制五灵脂的腥气。药简力专，有散瘀络条，通利血脉，推陈出新之功，使瘀血得去，脉道通畅。丹参苦微寒，归心、肝经，散瘀止痛，养血活血，去宿血，生新血；檀香辛香，性温，入脾、肺二经气分，善理气滞，具有行气、散寒、止痛的功效；砂仁辛温芳香，通行结滞，和胃行气止痛；丹参饮中重用丹参，轻用檀香、砂仁，气血并治，重在活血散瘀，气行则疼痛自止。

[加减]偏实热者可加大黄、金川楝；偏寒者加肉桂、乌药；兼气虚者加黄芪、党参；阴虚者加生地、白芍、百合；黑便者加血余炭、阿胶（烊化）。

[西医治疗]慢性胃炎的治疗目的是缓解症状和改善胃黏膜炎性反应及组织学异

常，治疗应尽可能针对病因，遵循个体化原则，标本同治。

1.一般治疗

对于无症状、幽门螺杆菌（Hp）阴性的患者无须特殊治疗，主要调整饮食、起居、精神情志等方面。选择易于消化的食物，避免辛辣、生冷等刺激性食物，进食时应细嚼慢咽以达到少刺激、易消化的目的；戒除烟酒；规律作息；保持良好的情绪等。

2.抗幽门螺杆菌治疗

若幽门螺杆菌阳性，且伴有胃黏膜萎缩、糜烂，消化不良症状，或有胃癌家族史的患者，建议根除幽门螺杆菌。目前推荐方案是铋剂、质子泵抑制剂加2种抗生素组成的四联方案。

3.对症治疗

（1）抑酸或制酸剂：以黏膜糜烂或以烧心、反酸上腹痛等症状为主者，可根据病情或症状严重程度选用H_2受体阻断剂（雷尼替丁、法莫替丁等）。质子泵抑制剂（奥美拉唑、索拉唑、泮托拉唑、雷贝拉唑等），制酸剂（复方氢氧化铝、碳酸氢钠、氢氧化铝）。

（2）促动力剂：若胃动力不足，有腹胀、嗳气、恶心呕吐等症状为主者，可选用促进胃动力药，如多潘立酮、莫沙比利等。

（3）胆汁结合剂：如慢性胃炎患者伴胆汁反流者则可应用促动力药和有结合胆酸作用的胃黏膜保护剂，如考来烯胺、铝碳酸镁等。

（4）助消化药：如有消化不良、食欲减退等症状者，可考虑应用消化酶制剂。

（5）黏膜保护剂：对于有胃黏膜糜烂、出血等症状的患者，可选用铋剂（枸橼酸铋钾、果胶铋等）、硫糖铝、康复新液等黏膜保护剂。

［预后调理］慢性胃炎患者应注意饮食护理，养成良好的饮食习惯。饮食结构均衡，建议日常吃一些易消化、清淡的食物，如面条、稀粥、蛋羹等，避免辛辣刺激性食物，进食时细嚼慢咽，少食多餐，不暴饮暴食。合理规律的饮食习惯有助于慢性胃炎的恢复。慢性胃炎患者要保持规律作息，劳逸结合，避免过度劳累；适当进行体育运动，如慢走、瑜伽、太极等，适当的运动不仅能提高自身免疫力，还能促进胃肠道蠕动，促进消化；保持心情舒畅，学会释放压力，避免精神紧张；戒烟、戒酒。

［**典型病案**］

病例一：钟某某，女，68岁。患慢性胃炎多年，近来病情渐重，心下痞满隐痛，纳呆，口干咽燥，渴不欲饮，且饮水不解，大便数日一行，干如羊屎，舌红少津而有裂纹，无苔，脉细数。综观脉证，一派阴虚之象，遂处以养胃之方：麦冬20g，玉竹

30g，生扁豆15g，生甘草10g，沙参12g，桑叶6g，玫瑰花2g，白梅花2g。连服14剂，诸证始见好转，舌上生苔，原方不变，续服3个月有余，病情痊愈。

西医诊断：慢性胃炎。

中医诊断：胃痛。证型：胃阴不足证。

治法：滋养胃阴，和中止痛。

方药：《血证论》益胃汤。沙参、麦冬、生地、玉竹、冰糖。

［按］阴虚胃痛属虚痛范畴，其疼痛性质多为胃脘部隐隐灼痛，其辨证要点是：食欲不振，口干咽燥，舌红少苔，脉细数。根据患者症状，可辨为胃阴不足证，取用以滋养胃阴，和中止痛为常用之法。胃为阳土，喜润而恶燥，《临证指南》云："胃属戊土脾属己土。戊阳己阴，阴阳之性有别也。"又曰："太阴湿土，得阳始运；阳明阳土，得阴自安。以脾喜刚燥，胃喜柔润也。"胃乃"水谷之海"，主一身之津液。津液亦阴液也，充足的津液利于饮食物的受纳和腐熟。若阴液亏虚，胃失濡润，就会出现胃脘嘈杂、灼痛，脘腹痞胀，口干咽燥，舌红少津等症状。故治宜甘凉生津，滋阴益胃为法。益胃汤由沙参、麦冬、生地、玉竹和冰糖等组成，原出于叶天士《临证指南医案》，经吴鞠通归纳总结提出"益胃汤"这一方名，认为"盖十二经皆禀气于胃，胃阴复而气降得食，则十二经之阴皆可复矣，欲复其阴，非甘凉不可。汤名益胃者，胃体阳而用阴，取益胃之用义也"。本病例中所拟"养胃方"是以益胃汤加减而成，方中麦冬味甘性寒，既养阴生津而润肺益胃，又清养心神而除烦安神；北沙参养阴益胃，润燥生津，玉竹养胃润肺、生津增液，滋养气血，补而不腻，不寒不燥，平补而润，北沙参、玉竹能增强生麦冬益胃养阴之功效；生扁豆甘平，归脾、胃经，功擅健脾和中；桑叶清热润燥又平抑肝阳，有防其乘胃阴之虚的用意；生甘草补脾益气，缓急止痛，调和诸药；玫瑰花芳香行气，味苦疏泄，长于理气解郁、醒脾和胃、行气止痛；白梅花疏肝理气，健脾开胃；在滋阴药中加入玫瑰花和白梅花两味药，有防止滋阴药滋腻脾胃的用意。全方合用共达养阴益胃生津的功效。（刘渡舟病案）

病例二：沈某，男，48岁，患慢性胃炎多年，其人体肥而多郁，喜啖肥甘，消化不良，食后脘痞，时呕酸苦，胸胁苦满，脉弦，舌苔白腻而厚。通过脉证分析，辨为肝郁胃湿，中焦气机受阻所致。方用柴平煎：苍术10g，厚朴16g，陈皮12g，半夏15g，生姜10g，炙甘草3g，党参6g，黄芩10g，柴胡12g，大枣5枚。此方服至7剂，则病减大半。嘱其"少荤多素，遇事不怒"，继续服药，将息而瘳。

西医诊断：慢性胃炎。

中医诊断：胃痛。证型：肝胃郁热证。

治法：清泻肝火，和胃止痛。

方药：《太平惠民和剂局方》平胃散合《伤寒论》小柴胡汤组成柴平煎。苍术、陈皮、厚朴、生姜、大枣，柴胡、黄芩、半夏、人参、炙甘草。

［按］本病案患者有"多郁""时呕酸苦，胸胁苦满""脉弦"，是由于肝郁气结，邪侵少阳，经气不利，此乃小柴胡汤主证；"消化不良，食后胃痞""苔白腻而厚"是因为湿邪阻滞胃中。综合患者症状，可辨为肝胃郁热证，取用以清泻肝火，和胃止痛为常用之法。《素问·宝命全形论》："土得木而达"。又有唐容川在《血证论》中说："木之性主于疏泄，食气入胃，全赖肝木之气以疏泄之，而水谷乃化，设肝不能疏泄水谷，渗泄中满之证，在所难免。"均指出了胃中水谷受纳腐熟有赖于肝的疏泄调畅。《素问·六元正纪大论》有："木郁之发，民病胃脘当心而痛……"《沈氏尊生书·胃痛》有云："胃痛，邪干胃脘病也……惟肝气相乘为尤甚，以木性暴，且正克也。"均可以看出肝气不疏，横逆犯胃是发生胃脘疼痛的主要因素之一。肝气郁结，疏泄不畅，气机阻滞则见情志郁闷，喜太息，或急躁易怒，胸胁、少腹胀闷疼痛；肝气不疏横犯脾胃，脾胃气机失调，脾胃失和，胃气上逆，则表现为胃脘胀痛，恶心，呃逆等；气郁胃中，久而生热，可见吞酸嘈杂；若肝气郁结日久不愈，气郁化火，则可表现为胃脘疼痛剧烈，暴躁易怒，口苦口臭，喉干，舌红苔黄，脉弦数。叶天士提出："补脾必以疏肝，疏肝即所以补脾也。""凡醒胃必先治肝，欲安胃先平肝木，治肝可以安胃，治胃勿忘肝。"故对于肝胃郁热证，应注重胃病从肝调，可取得事半功倍的疗效。所用的柴平煎由平胃散和小柴胡汤接轨而成，载于《太平惠民和剂局方》。方中苍术苦温燥烈，可升可降，走而不守，且入脾胃经，长于燥脾湿，健脾气，是除湿之圣药；厚朴具有健胃消食，益气通腑，温中止痛，燥湿消痰，下气宽中的功效，既可下有形之实满，又可除无形之湿满，与苍术配伍，燥湿以健脾，行气以化湿；陈皮气香，味苦，性温，辛能散，苦能燥，归肺脾经，能行气宽中，健脾燥湿，以助苍术、厚朴之力；柴胡疏肝理气，黄芩清热燥湿利胆；半夏辛散温燥，主入脾胃兼入肺，能行水湿，降逆气，而善祛脾胃湿痰；党参甘平，健脾胃，益气血，扶正祛邪；炙甘草益气补中，调和诸药，煎加生姜、大枣，则调和脾胃之功益佳。平胃散能燥湿健脾，行气除满，使湿去食消则脾胃自健。小柴胡汤出自《伤寒论》，由柴胡、黄芩、半夏、生姜、人参、炙甘草、大枣组成。疏利肝胆，调畅情志，气机调畅，两方接轨并用，同时兼顾肝胃，使脾气健，肝条达，胃得和降，则诸症自除。（刘渡舟病案）

［失治误治分析］根据临床主要症状，慢性胃炎的中医学证型归属不同，在辨明

病证寒热虚实的基础上，合理运用现代医学检查，需要明确有无器质性病变，以防误诊失治。

病案一：邢某，男，58岁，1994年1月20日初诊。患"胃病"近30年，曾在某医院行胃肠钡餐造影诊为"十二指肠球部溃疡"。于2日前晚餐时饮少量白酒后，当晚11时许胃脘部突然阵发性绞痛，向右胁放散，伴嗳气泛酸，口苦口干，喜手按压，面青肢冷，身微出汗，饮热开水疼痛可缓解。次日即到某医院门诊就医，诊为"肝火犯胃型胃痛"予龙胆泻肝汤治疗。服药1剂后胃痛加重，伴脘腹作胀嗳气频作，纳呆恶心，泛吐清涎，大便不畅，遂自行停药而来诊。检查：急性痛苦病容，面带青色，腹软，剑突下及偏右处深压痛，墨菲氏征阴性，肝脾未触及。舌质红润，苔淡黄、厚腻，脉象弦紧而数。辨证属中焦虚寒、内夹湿热、气机不畅、胃失和降。用吴茱萸汤加味，吴茱萸5g，党参15g，川黄连5g，生姜5g，茯苓15g，大枣10g，白豆蔻5g，法半夏10g，炙甘草5g，每日1剂，水煎服。2剂药后患者胃痛大减。续服3剂，胃痛、嗳气等症悉除，饮食正常，二便自调。遂以香砂六君子丸调养善后。

［按］因错把寒痛当热痛，对寒热错杂证候主次不辨，将次症作主症，将寒热错杂夹湿证误诊肝火犯胃型胃痛。患者胃脘部反复发生疼痛，且伴有嗳气、反酸、胀满等症状，则可以诊断为胃痛。治疗胃痛首先要辨清寒热虚实，寒凝胃痛可见来骤痛剧，遇寒尤甚，喜暖喜按，得温则痛苦缓解，这与本病案患者疼痛性质相符；热痛可见胃脘烧灼感，渴喜冷饮，这与本病案患者疼痛性质不符；患者有口干口苦，大便不畅，舌质红，苔黄、厚腻，脉弦紧，乃肝火旺盛夹杂湿热；实证则多痛急而拒按，虚证则多痛缓而有休止，痛而喜按，该患者虽痛势急剧，但痛处喜手按压，属虚；胃脘疼痛伴有面青肢冷，疼痛得温则减，泛吐清涎，乃寒邪郁于中焦之证。因患者兼有舌红、苔黄、脉弦数等热象，在初诊时被误诊为"肝火犯胃"，实则是虚寒为本，湿热为标，属寒热错杂之证。（方显明病案）

病案二：杨某，女，76岁，2012年7月12日初诊。自诉左侧胸膺处，常因劳累诱发，经休息或舌下含服硝酸甘油后可迅速缓解。发作时就近在当地卫生院就诊，经过心电图检查呈特征性改变，V4~V6导联ST段压低呈水平型。诊为"心绞痛"。发病前一天傍晚，进食一小碗微辣的凉粉。次日凌晨突发上腹部近心窝处胀闷剧痛，按之痛增，胃脘灼热，恶心呕吐，口苦咽干，口渴不欲饮，汗出，心烦。无心悸气短、呼吸困难、喘息不得卧。舌红，苔黄腻，脉滑数。根据症状、实验室检查，予中医诊断为胸痹心痛，证属痰浊闭阻，治以清热泻浊，豁痰开结；方用黄连温胆汤加味，黄连10g，竹茹10g，半夏9g，橘红12g，茯苓20g，枳实10g，郁金9g，甘草3g。1剂，水煎取汁凉温后随服。嘱卧位立即舌下含服硝酸甘油0.5mg，再含服速效救心丸10粒。2小时后上腹部近心窝处胀闷疼痛有增无减。立即复查心电图，发现无新增特征性改变。查血清心肌酶正常范围。经仔细询问，知其以往有慢性胃病史。随即改诊断为"胃痛"。辨证为胃中蕴热。方用清中汤加减，黄连6g，栀子10g，半夏6g，茯苓20g，草豆蔻10g，砂仁10g，丹参12g，延胡索10g，甘草3g，一日1剂，水煎取汁，分3次服。阿托品注射剂0.5mg静滴。1小时后胃脘痛显著减轻，口干口渴加重，嘱停用阿托品注射剂。中药原方继续治疗3日，胃脘痛及其他症状消失。随访1年秋季傍晚或情绪激动时，有轻度胃痛发生。

[按] 因未能详询病史，忽略患者上腹胀痛拒按及持续时间，导致鉴别诊断不清，将胃痛误诊胸痹。患者年老，病前曾食用过辛辣生冷的食物，生冷食物会寒滞胃脘，气血失调，辛辣食物易耗伤胃阴，胃失和降，不通而痛。《证治准绳·心痛胃脘痛》云："然胃脘逼近于心，移其邪上攻于心，为心痛者亦多。"心在胃脘上，胃脘在心下，心与胃的位置很近，胃痛可影响及心，表现为连胸疼痛，心痛亦常涉及心下，出现胃痛的表现，因此，胃痛与胸痹最易混淆。本例患者疼痛的位置在上腹部近心窝处，与胸痹疼痛的位置很像，但经过心电图检测，再结合患者的症状，以胀痛为主，疼痛拒按，持续时间2小时，并且在服用硝酸甘油以及速效救心丸后症状无缓解，应排除胸痹心痛。首诊之误在于鉴别诊断不清，忽略了患者上腹胀痛拒按的症状，以及患者疼痛所持续的时间，误断为胸痹，后改诊胃痛，属于胃中蕴热，药与证符，故而取效。（牛凤景病案）

（三）消化性溃疡

消化性溃疡（peptic ulcer，PU）因溃疡形成与胃酸的消化作用有关而得名。是指在各种致病因子的作用下，在胃和十二指肠黏膜发生的炎性反应与坏死性病变，病变深达黏膜肌层，常发生于与胃酸/胃蛋白酶分泌有关的消化道黏膜。临床表现为起病缓慢，病程迁延，上腹痛具有慢性、周期性、节律性等特点，伴反酸、嗳气、上腹部有局限性压痛，可有神经功能综合征，是消化系统的一种常见多发性疾病。临床上常表现为不同程度和性质的中上腹疼痛、嗳气、反酸、烧心、恶心、呕吐等症状。

中医古代经典文献中并没有明确记载"消化性溃疡"的病名，也无相关的描述，根据其临床症状，中医学将其归属于"胃痛""痞满""吐酸""胃疡"等范畴。

[诊断和鉴别诊断]

1.中医诊断

（1）疼痛特征：以上腹近心窝处胃脘部发生疼痛为特征，其疼痛有胀痛、刺痛、隐痛、剧痛等不同的性质。

（2）临床症状：常伴食欲不振，恶心呕吐，嘈杂泛酸，嗳气吞腐等上消化道症状。

（3）发病特点：以中青年居多，多有反复发作病史，发病前多有明显的诱因，如天气变化、恼怒、劳累、暴饮暴食、饥饿、进食生冷干硬辛辣醇酒，或服用有损脾胃的药物等。

2.中医鉴别诊断

（1）真心痛：是心经病变所引起的心痛证。多见于老年人，为当胸而痛，其多刺痛，动辄加重，痛引肩背，常伴心悸气短、汗出肢冷，病情危急，正如《灵枢·厥论》曰："真心痛手足青至节，心痛甚，旦发夕死，夕发旦死。"其病变部位、疼痛程度与特征、伴有症状及其预后等方面，与胃痛有明显区别。

（2）胁痛：胁痛是以胁部疼痛为主症，可伴发热恶寒，或目黄肤黄，或胸闷太息，极少伴嘈杂泛酸、嗳气吐腐。肝气犯胃的胃痛有时亦可攻痛连胁，但仍以胃脘部疼痛为主症。两者具有明显的区别。

（3）腹痛：腹痛是以胃脘部以下，耻骨毛际以上整个位置疼痛为主症。胃痛是以上腹胃脘部近心窝处疼痛为主症，两者仅就疼痛部位来说，是有区别的。但胃处腹中，与肠相连，因而胃痛可以影响及腹，而腹痛亦可牵连于胃，这就要从其疼痛的主要部位和如何起病来加以辨别。此外，肝、胆、脾、胰病变所引起的上腹胃脘部疼痛还应结合辨病予以排除。

3.西医诊断

胃溃疡的诊断规律性的上腹痛与饮食有密切关系，伴有上腹压痛等，提示胃溃疡的可能性。但这些症状与体征并不是胃溃疡的特异表现，需要进行X线钡餐造影或胃镜检查才能确诊。

十二指肠溃疡的症状和体征，本病具有慢性病程、周期性发作、节律性上腹痛以及食物和抗溃疡药物能缓解疼痛等典型症状。十二指肠溃疡无并发症时，可以无阳性体征或仅有上腹部轻压痛，合并出血、穿孔、幽门梗阻时可有相应体征，对诊断有帮助。

4.西医鉴别诊断

（1）胃癌：胃溃疡与胃癌的鉴别很重要，容易误诊。胃癌患者的症状多为持续性，呈进行性加重，部分患者可触及腹部包块。化验可见便潜血阳性及胃酸缺乏。单独依靠症状、体征和化验检查很难确诊。主要依靠 X 线钡餐造影和胃镜，且以胃镜及活检病理最可靠。

（2）Zollinger-Ellison 综合征：该病为胃泌素瘤引起，溃疡常多发、反复发生，为顽固性溃疡，可伴有腹泻、消瘦。血清胃泌素明显升高（>200pg/mL），胃酸分泌明显增加，基础胃酸分泌量＞15mmol/L，最大胃酸分泌量＞60mmol/L，两者之比＞60%。内镜下病灶表现为不典型部位的多发性溃疡。

（3）功能性消化不良：功能性消化不良患者有消化不良的症候而无溃疡及其他的器质性疾病。临床症状包括反复发作的上腹部不适、腹痛、腹胀、反酸、烧心等，明确诊断需要进行内镜检查或消化道造影。

（4）胆囊炎及胆石症：该病患者可有上腹部疼痛、发热、恶心、呕吐、黄疸等临床表现，急性发作查体可有胆囊肿大、Murphy 征阳性、肝区明显叩痛。B 超检查可提示胆囊壁增厚，胆囊内可随体位移动的强回声病灶伴后方声影。

［病因病机］病位在胃，与肝、脾二脏的功能失调密切相关。消化性溃疡的病因，主要有起居不当，外邪犯胃；饮食不节，食滞伤胃；情志内伤，肝气犯胃；素体脾虚，后天失养等。湿邪较易侵犯脾胃，阴虚之人易感湿热，阳虚之人易受寒湿，邪气所犯，阻滞气机，胃气不和，乃发本病；暴饮暴食，饥饱失常，损伤脾胃，运化失职，食滞不化，停滞胃脘，气机不畅，失于和降，而发胃脘痛；忧思恼怒，焦虑紧张，肝失疏泄，横逆犯胃，胃失和降，若肝郁化热，郁热耗伤胃阴，胃络失于濡润，致胃脘隐隐灼痛，若气郁日久，血行不畅，血脉凝滞，瘀血阻胃，致胃脘刺痛；素体脾胃虚弱，或劳倦内伤，或久病不愈，延及脾胃，或用药不当，皆可损伤脾胃，脾胃虚弱，气虚不能运化或阳虚不能温养，致胃脘疼痛。随着病情的变化病机也随着转化，初起多为外邪、饮食、情志等单一病因，亦常可相兼为病。病机多由寒邪客胃，胃气不降，寒凝血滞；肝气犯胃，气血瘀阻；食滞胃肠，腐蚀胃壁，均可使胃体充血、水肿。

［辨证论治］消化性溃疡的病理性质有虚实寒热之异，病理因素包括虚实两方面，属实的病理因素主要有气滞、寒凝、食积、湿热、血瘀。属虚的病理因素主要有气（阳）虚、阴虚。其基本病机为胃之气机阻滞或脉络失养，致胃失和降，不通则痛，失荣亦痛。

消化性溃疡辨证分型按由简执繁原则可分为两大类：虚证和实证，其中虚证包括脾胃虚寒、胃阴不足；实证主要包括肝胃不和、肝胃郁热、胃络瘀血。胃溃疡发病原因多为长期的饮食不节或精神刺激。情志不畅，伤及于肝，肝气郁滞，横逆犯胃，胃失和降；肝气乘脾，脾失运化，湿浊内生或湿浊化热，湿热上泛，胃气上逆，并可进一步气郁化火而伤阴，气滞寒凝而伤阳，或由气滞血脉瘀阻而形成血瘀疼痛。本病病位在胃，但与肝、脾关系密切。

1.肝胃不和证

［主症］胃脘胀满或疼痛；两胁胀满。

［次症］每因情志不畅而发作或加重；心烦，嗳气频作，善叹息。

［舌脉］舌淡红，苔薄白；脉弦。

［治则］疏肝理气，和胃止痛。

［方药］《景岳全书》柴胡疏肝散。柴胡、香附、川芎、陈皮、枳壳、白芍、炙甘草。

［方解］方中以柴胡功善疏肝解郁，用以为君。香附理气疏肝而止痛，川芎活血行气以止痛，二药相合，助柴胡以解肝经之郁滞，并增行气活血止痛之效，共为臣药。陈皮、枳壳理气行滞，芍药、甘草养血柔肝，缓急止痛，均为佐药。甘草调和诸药，为使药。诸药相合，共奏疏肝行气、活血止痛之功。

［加减］心烦易怒者，加佛手、青皮；口干者，加石斛、沙参；畏寒者，加高良姜、肉桂；反酸者，加浙贝母、瓦楞子。

2.脾胃虚弱（寒）证

［主症］胃脘隐痛，喜温喜按；得食痛减。

［次症］四肢倦怠，畏寒肢冷，口淡流涎，便溏，纳少。

［舌脉］舌淡或舌边齿痕，舌苔薄白；脉虚弱或迟缓。

［治则］温中健脾，和胃止痛。

［方药］《金匮要略》黄芪建中汤。黄芪、白芍、桂枝、炙甘草、生姜、饴糖、大枣。

［方解］方为小建中汤加黄芪而成，以温中补虚立法，是治疗虚劳的著名方剂。方中黄芪甘温入肺，健脾益气；饴糖甘温补虚，缓急止痛，共为方中君药。桂枝助阳，芍药益阴，二药相合，调和阴阳，化生气血为臣。生姜、大枣辛甘相合，健脾益胃，调和营卫，为佐药。炙甘草益气健脾，调和诸药为使。且炙甘草味甘，与桂枝、饴糖相配"辛甘化阳"，合芍药"酸甘化阴"。诸药相合，益气建中，方可化源足，气血生，营卫调，诸症平。

［加减］胃寒重者、胃痛明显者加吴茱萸、花椒和制附片；吐酸、口苦者加砂仁、藿香和黄连；肠鸣腹泻者加泽泻、猪苓；睡眠不佳者加生龙骨、生牡蛎。

3.脾胃湿热证

［主症］脘腹痞满或疼痛，口干或口苦。

［次症］口干不欲饮，纳呆，恶心或呕吐，小便短黄。

［舌脉］舌红，苔黄厚腻；脉滑。

［治则］清利湿热，和胃止痛。

［方药］《霍乱论》连朴饮。黄连、厚朴、石菖蒲、半夏、淡豆豉、栀子、芦根。

［方解］黄连清热燥湿，厚朴行气化湿，共为君药；石菖蒲芳香化湿而悦脾，半夏燥湿降逆而和胃，增强君药化湿和胃止呕之力，是为臣药；山栀、豆豉清宣胸脘之郁热；芦根性甘寒质轻，清热和胃，除烦止呕，生津行水，皆为佐药。

［加减］舌红苔黄腻者，加蒲公英、黄芩。头身困重者，加白扁豆、苍术、藿香。恶心偏重者，加橘皮、竹茹；反酸者，加瓦楞子、海螵蛸。

4.肝胃郁热证

［主症］胃脘灼热疼痛，口干口苦。

［次症］胸胁胀满，泛酸，烦躁易怒，大便秘结。

［舌脉］舌红，苔黄；脉弦数。

［治法］清胃泻热，疏肝理气。

［方药］《景岳全书》化肝煎合《丹溪心法》左金丸。陈皮、青皮、牡丹皮、栀子、白芍、浙贝母、泽泻、黄连、吴茱萸。

［方解］方中青皮疏肝理气，芍药养血柔肝，陈皮理气和胃，缓急止痛，牡丹皮、山栀清肝泄热，泽泻化湿泻热，浙贝母清热散结。诸药配伍，共奏泻热和胃、疏肝理气之功。

［加减］口干明显者，加北沙参、麦冬；恶心者，加姜半夏，竹茹；舌苔厚腻者，加苍术；便秘者加枳实。

5.胃阴不足证

［主症］胃脘痛隐隐，饥而不欲食。

［次症］口干渴，消瘦，五心烦热。

［舌脉］舌红少津或舌裂纹无苔；脉细。

［治则］养阴益胃。

［方药］《温病条辨》益胃汤。沙参、麦冬、冰糖、生地黄、玉竹。

［方解］方中重用生地黄、麦冬为君，味甘性寒，功擅养阴清热，生津润燥，为甘凉益胃之上品。北沙参、玉竹为臣，养阴生津，加强生地黄、麦冬益胃养阴之力。冰糖为使，濡养肺胃，调和诸药。

［加减］若情志不畅者加柴胡、佛手、香橼；嗳腐吞酸、纳呆者加麦芽、鸡内

金；大便臭秽不尽者，加黄芩、黄连；胃刺痛、入夜加重者加丹参、红花、降香；恶心呕吐者加陈皮、半夏、苍术。

6.胃络瘀阻证

［主症］胃脘胀痛或刺痛，痛处不移。

［次症］夜间痛甚，口干不欲饮，可见呕血或黑便。

［舌脉］舌质紫暗或有瘀点、瘀斑；脉涩。

［治则］活血化瘀，行气止痛。

［方药］《太平惠民和剂局方》失笑散合《时方歌括》丹参饮。生蒲黄、五灵脂、丹参、檀香、砂仁。

［方解］失笑散方中五灵脂苦咸甘温，入肝经血分，功擅通利血脉，散瘀止痛；蒲黄甘平，行血消瘀，炒用并能止血，二者相须为用，为化瘀散结止痛的常用组合。丹参饮中丹参用量为其他二味药的五倍，重用为君以活血祛瘀；然血之运行，有赖气之推动，若气有一息不运，则血有一息不行，况血瘀气亦滞，故伍入檀香、砂仁以温中行气止痛，共为佐使。以上三药合用，使气行血畅，诸疼痛自除。

［加减］呕血、黑便者，加三七、白及、仙鹤草；畏寒重者，加炮姜、桂枝；乏力者，加黄芪，党参、白术、茯苓、甘草。

［西医治疗］消化性溃疡的复发是综合因素造成的，季节因素、饮食因素、精神情志因素、环境因素、体质因素、药物因素以及一些未知因素等都可导致溃疡病复发，避免这些负性因素对于预防本病复发具有重要意义。

［预后调理］按时规律进餐，戒进食过饱及睡前进食，戒烟酒，戒大量饮用浓茶或咖啡，戒辛辣等刺激性食物。避免过度劳累及精神紧张。慎用对胃黏膜有损害的药物，如非甾体抗炎药、肾上腺皮质激素、利血平等。H. pylori为消化性溃疡病重要发病原因和复发因素之一，故对消化性溃疡Hp阳性者，无论溃疡是活动期或者静止期都应行根除Hp治疗。

［典型病案］

病案一：李某，女，39岁，职员。胃脘部疼痛1年多，以隐痛为主，进食后稍缓解，受寒凉则加重，时反酸水，嗳气频作，食少纳呆，乏力倦怠，便溏，曾在某医院做钡餐透视诊为"慢性胃炎、十二指肠球部溃疡"，给复方氢氧化铝片等药物治疗，时好时复发。查体见面色黄，形体消瘦，上腹部压痛明显，舌淡，苔白，脉细弱。

西医诊断：慢性胃炎、十二指肠球部溃疡。

中医诊断：胃脘痛。证型：脾胃虚弱，胃阴不足。

治法：健脾益气，养阴和胃。

方药：《太平惠民和剂局方》四君子汤加减。太子参20g，炒白术15g，茯苓20g，炙甘草15g，陈皮15g，半夏15g，木香15g，砂仁10g，甘松20g，鸡内金20g，焦山楂20g，玉竹20g。6剂，日1剂，水煎，分3次口服。

二诊：上腹痛明显减轻，食欲增加，无反酸嗳气，仍乏力倦怠，便溏，舌淡，苔白，脉细弱。脾胃渐复，气血仍虚，治依前法，酌加益气养血之药。上方加黄芪30g、当归20g、山药20g。6剂，日1剂，水煎，分3次口服。三诊：胃脘部疼痛缓解，食欲正常，体力增加，二便正常。舌淡红，苔薄白，脉沉稍弱。前方奏效，胃痛已除。改为香砂养胃丸，1丸，日三次口服，连服3周以巩固疗效。

［按］胃及十二指肠溃疡属中医"胃痛"范畴，其痛多有规律，或饥饿痛，或进食后痛，或夜间痛；其辨证要点要抓住寒热虚实。本案系脾胃虚弱，运化收纳失司，气机阻滞而为胃痛。方中四君子汤益气健脾，为治疗脾胃气虚的基础方；陈皮理气健脾，调中，燥湿化痰。主治脾胃气滞之脘腹胀满或疼痛，半夏和胃化湿，木香、砂仁、甘松和胃行气止痛，鸡内金、焦山楂健胃消食，玉竹养阴润燥，生津止渴。人之病，胃痛最多，论其治，以调理气机为要。调气机即所谓"通"，有温、凉、补、泻、行气、活血之别。根据病机善选治法方药。（王文彦病案）

病案二：居某，男，42岁。患者多年来时有胃脘疼痛，近20多天来疼痛加剧，疼痛呈阵发性，痛甚则反射至肩背，呕吐酸苦水，空腹痛甚，口渴干苦，纳差，大便干，小便黄，经中西医治疗2周，疼痛未见缓解。经某医院钡餐检查，诊断为十二指肠球部溃疡。舌边紫，苔黄腻，脉弦。

西医诊断：十二指肠球部溃疡。

中医诊断：胃脘痛。证型：肝胃不和，气血瘀阻。

治法：疏肝理气，化瘀止痛。

方药：《太平圣惠方》金铃子散加减。川楝子10g，延胡索5g，海螵蛸10g，黄连2g，炒五灵脂15g，煅瓦楞子12g，枳壳10g，青皮、陈皮各6g，佛手6g，6服，水煎，分3次口服。

二诊，药后胃痛略有减轻，但痛甚时仍反射至后背，泛吐酸水已少。原方加重化瘀之品。川楝子10g，黄连3g，吴茱萸1.5g，炙刺猬皮5g，九香虫5g，煅瓦楞子13g，炒五灵脂10g，香附10g，海螵蛸10g，橘皮5g，三七粉3g（冲）。6服。另方：海螵蛸120g，象贝母60g，三七粉15g，炙刺猬皮30g，九香虫30g。共研细末，每次3g，每日3次，开水冲服。前方药连服18剂，1个月后胃病消失，末药仍在续服，饮食正常。临床治愈。

[按]中医学认为，脾胃正常功能与肝气疏泄有关，土壅木郁或肝气犯胃所导致的肝脾不和或肝胃不和，是临床常见病理。本案系因肝胃不和、气血瘀阻所致，故方中以左金丸清肝解郁而制酸，金铃子散以疏肝理气而止痛，海螵蛸甘温酸涩以通血脉，五灵脂、香附化瘀止痛，瓦楞子味咸走血而软坚散结，从而使疼痛得解，泛酸得止。后以乌贝散加三七活血化瘀，刺猬皮、九香虫行瘀止痛，从而使疾病很快治愈。刺猬皮、九香虫是治疗瘀血胃痛的常用药，临床观察确有良效。（董建华病案）

[失治误治分析]消化溃疡病的病理性质有虚实寒热之异，实证的主要有气滞、寒凝、食积、湿热、血瘀等证，而虚证胃痛既有阳损（虚寒）者，又有阴虚者，亦有阴阳均虚者，若诊之不审，偏执一面极易造成误诊失治。

病案一：患者某，女，43岁，患者有胃痛病史5年，10年前曾做胃肠钡餐摄片，诊为"慢性胃炎""十二指肠炎"，服西药效果不佳后，要求中医治疗。刻下症：胃脘胀痛，疼痛拒按，食后痛甚，食少嗳气，体倦乏力，苔白略厚腻，以"肝胃不和，湿浊壅滞"论治，予陈平汤加味。处方：陈皮15g，厚朴15g，云苓15g，木香15g，延胡索15g，香附15g，半夏10g，苍术10g，藿香10g，枳实10g。服上方1剂，即觉口苦口干特甚，心胸烦热欲吐，胃脘部灼热，疼痛加剧，2小时后呕吐2次，吐鲜血约30mL，经住院输液治疗3日，又服化肝煎方加蒲公英、黄连调治，渐愈。后经详细询问，知初诊时患者尚有胃灼热感、吞酸口苦等症状，因问诊疏忽导致误诊误治。

[按]患者胃脘胀痛，拒按，有灼热感，嗳气吞酸，口苦，苔腻，当属肝胃湿热蕴结。因当时临证不久，经验不足，问诊时将胃热证的诊断要点"灼热感""吞酸口苦"等自觉症状忽略，仅凭片面症状，妄投辛温香燥方药，助热伤阴，胃络受灼，血溢脉外，致成吐血之患。可见，对胃痛患者的详细问诊非常重要，关键症状不可遗漏，更不可全凭舌脉轻率用药。如经详细诊察，确属寒凝、气滞、湿阻者，固应大胆应用温通芳化之剂以温阳散寒，理气化湿；但对寒热确实不易辨别或寒热错杂者，当用半夏泻心汤，既可辛开苦降，寒热并调，又因配伍了适量的芩、连，起到了反佐作用，防止辛温燥烈过甚。只是在应用时要根据寒热的多少，调整芩、连的用量，使之恰到好处。（胡子水病案）

病案二：丁某，女，47岁。1990年2月12日以"胃脘胀痛1年，发作性绞痛2月"之主诉"中度慢性萎缩性胃炎"之诊断收入住院。患者近2月来，发作性胃脘绞痛，疼痛彻背，痛时汗出、手冷，平素怕冷，胃脘喜温按，呕吐酸水，厌油腻，食则腹泻，面色少华，乏力神倦，脉细弱，舌红少苔。辨为胃阴亏虚，治以滋养胃阴法。方选沙参麦冬汤加减。服药3剂后，患者述胃痛加重，胀满不适，入夜尤甚，纳差恶心明显，余症如前。再审病机，舍舌从症，证属中焦虚寒，以附子理中汤加味温中健脾。服药4剂，胃痛恶心大减，后改投理中丸调治半月而出院。

［按］中焦虚寒和胃阴不足均为虚证胃痛，在疼痛性质上（如二者均痛而喜按等）有许多类似之处，仅根据患者的舌象辨为胃阴亏虚，治以滋养胃阴法，滋阴而碍胃，气机阻滞，胃失和降，患者症状加重。患者的舌红少苔，虽以阴虚患者多见，但并非尽属阴虚，中焦虚寒患者亦可出现。再审病机，舍舌从症，结合全身症状表现，证属中焦虚寒，以附子理中汤加味温阳祛寒，益气健脾，去方中附子大辛大热，改为理中丸温中祛寒，补气健脾。本例由于未能结合全身症状加以鉴别，以致造成误诊误治。（蔡永敏病案）

（四）功能性消化不良

功能性消化不良（functional dyspepsia，FD）是指来源于胃十二指肠区域的一种或一组的症状，以慢性消化不良症状为特征，包括：腹痛、腹胀、早饱、嗳气、食欲不振、恶心、呕吐等。并且经影像学及化验检查没有可能解释的器质性、系统性或代谢性疾病的症候群。根据其临床表现分为两种亚型：餐后不适综合征和上腹痛综合征（EPS）。

根据其临床表现，中医学可归于"胃痞""胃脘痛""痞满""嘈杂""呃逆""反胃"等范畴。现代中医学将上腹痛综合征定义为"胃脘痛"，餐后饱胀不适综合征定义为"胃痞"。

［诊断和鉴别诊断］

1.中医诊断

（1）胃脘痛：不同程度和性质的胃脘部疼痛。可兼有胃脘部胀满、痞闷、嗳气、吐酸、纳呆、胁胀、腹胀等。本病可发于任何年龄段，以中老年多见，病情易反复，难以根治。

（2）胃痞：以胃脘痞胀、餐后饱胀不适、早饱为主症者，应属于"胃痞"的范畴。

2.中医鉴别诊断

（1）腹痛：胃处腹中，与肠相连，从大范围看腹痛与胃脘痛均为腹部的疼痛，胃脘痛常伴腹痛的症状，腹痛亦常伴胃脘痛的症状，故有心腹痛的提法，因此胃脘痛需与腹痛相鉴别。胃脘痛在上腹胃脘部，位置相对较高；腹痛在胃脘以下，耻骨毛际以上的部位，位置相对较低。胃痛常伴脘闷、嗳气、泛酸等胃失和降、胃气上逆之症；而腹痛常伴有腹胀、矢气、大便性状改变等腹疾症状。相关部位的X线检查、纤维胃镜或肠镜检查、B超检查等有助于鉴别诊断。

（2）心痛：胃处腹中之上部，心居胸中之下部，正如《医学正传·胃脘痛》谓："胃之上口，名曰贲门，贲门与心相连。"《证治准绳·心痛胃脘痛》所说："然胃脘逼近于心，移其邪上攻于心，为心痛者亦多。"心与胃的位置很近，胃脘痛可影响及心，表现为连胸疼痛，心痛亦常涉及心下，出现胃脘痛的表现，故应高度警惕，防止胃脘痛与心痛，尤其是防止胃脘痛与真心痛之间发生混淆。胃脘痛多发生于青壮年，疼痛部位在上腹胃脘部，其位置相对较低，疼痛性质多为胀痛、隐痛，痛势一般不剧，其痛与饮食关系密切，常伴有吞酸、嗳气、恶心呕吐等胃肠病症状，纤维胃镜及病理组织学等胃的检查异常；心痛多发生于老年，其痛在胸膺部或左前胸，其位置相对较高，疼痛性质多为刺痛、绞痛，有时剧痛，且痛引肩背及手少阴循行部位，痛势较急，饮食方面一般只与饮酒饱食关系密切，常伴有心悸，短气，汗出，脉结代等心脏病症状，心电图等心脏检查异常。

（3）胁痛：肝气犯胃所致的胃脘痛常攻撑连胁而痛，胆病的疼痛有时发生在心窝部附近，胃脘痛与胁痛有时也易混淆，应予鉴别。但胃脘痛部位在中上腹胃脘部，兼有恶心嗳气，吞酸嘈杂等胃失和降的症状，纤维胃镜等检查多有胃的病变；而胁痛部位在上腹两侧胁肋部，常伴恶心，口苦等肝胆病症状，B超等实验室检查多可查见肝胆疾病。

3.西医诊断

根据罗马Ⅳ诊断标准及我国专家共识指南总结诊断功能性消化不良应符合以下几点：①符合上腹部疼痛、上腹部烧灼感、餐后饱腹感（早饱）等症状，6个月前出现症状，并且在前3个月之内症状明显。②近期行胃肠镜检查未发现食道及胃肠道相关器质性疾病，既往无相关病史。③实验室化验检查及腹部影像学检查未发现腹部器质性病变。④既往无糖尿病、肾脏病、甲状腺疾病、结缔组织病、精神神经疾病及腹部手术史。⑤幽门螺杆菌阳性患者在根除治疗后6~12个月内症状仍然存在，应考虑本病。

FD的发病机制尚未完全阐明，相关因素有：①饮食因素：是FD的症状产生的基础；②幽门螺杆菌感染（Hp）：根据现有研究报告指出，Hp感染与FD不存在因果关系，大约一半FD患者中患有Hp感染，而一部分FD患者症状较重确未检出Hp感染。并且Hp根除后对FD患者症状的改善目前尚无定论。③胃功能异常：包括胃容纳功能受损、胃排空延迟。当食物进入胃内后，胃底进一步舒张，出现所谓的适应性舒张，近端胃起了贮存食物的作用，这种贮存作用使餐后的食物不至于立即涌入胃窦。而胃容纳功能受损时，使进餐食物快速涌入远端胃而引起消化不良症状。胃排空是胃的重要生理功能之一，胃蠕动是促进胃排空的动力。目前认为，胃排空延迟是胃动力异常的综合表现，其病理生理学改变可能是消化不良发病的主要机制。④胃十二指肠过度敏感：目前研究认为，功能性消化不良存在反射性和感知传导障碍两种类型，表现为内脏感觉阈值减低或自主神经功能紊乱，对物理和化学刺激产生高敏反应，导致一系列消化不良症状。⑤胃酸分泌改变：研究发现，FD患者基础胃酸分泌在正常范围，部分患者无论是基础胃酸分泌，还是五肽胃泌素刺激后的胃酸分泌均高于正常对照，但是临床上对FD患者应用抑酸治疗均有较好疗效。⑥精神因素：人在情绪波动时可改变胃的分泌与运动功能。FD患者中失眠、焦虑、抑郁、情绪波动症状多见。性格和精神因素、心理压力能影响胃肠运动，加重消化不良症状，特别是在功能性消化不良患者中，约半数以上FD患者存在精神心理障碍，FD症状的严重程度与抑郁、焦虑及恐惧等有关，因此，精神因素是FD发病的重要因素之一。⑦其他因素：据报道，遗传因素、肽类激素的释放的改变、十二指肠微生物群组成的改变、迷走神经功能受损等均是FD的一个病理生理机制。

4.西医鉴别诊断

FD需要与消化道的器质性疾病（食管、胃、十二指肠、肝、胆、胰等病变）和以产生上消化道症状为突出表现的其他系统疾病（糖尿病、慢性肾功能不全、充血性心力衰竭、甲状腺功能亢进及硬皮病等）相鉴别。

（1）胃食管反流病：胃食管反流病是指胃内容物反流至食管引起的不适症状，其症状与功能性消化不良相似，但胃食管反流病患者往往存在食管炎、食管狭窄等病变。可以通过胃镜检查进行鉴别。

（2）消化性溃疡：消化性溃疡是指胃或十二指肠黏膜的溃疡，其症状与功能性消化不良相似，但消化性溃疡患者往往存在周期性、节律性的上腹痛，胃镜检查可发现溃疡病灶。

（3）慢性胃炎：慢性胃炎是指胃黏膜的慢性炎症，其症状包括胃部不适、嗳气、反酸等，但慢性胃炎患者往往存在幽门螺杆菌感染、自身免疫异常等问题。可以通过胃镜检查和病理检查进行鉴别。

（4）肠道菌群失调：肠道菌群失调是指肠道内益生菌群数量减少或比例失调，其症状包括腹泻、腹胀、便秘等，但肠道菌群失调患者往往存在抗生素使用不当，饮食不洁等问题。可以通过大便常规检查和菌群分析进行鉴别。

（5）消化道肿瘤：消化道肿瘤包括胃癌、肠癌等，其症状包括胃部不适、嗳气、反酸等，但消化道肿瘤患者往往存在消瘦、贫血、便血等问题。可以通过胃镜检查和病理检查进行鉴别。

（6）功能性便秘：功能性便秘是指肠道蠕动减缓引起的排便困难，其症状包括排便费力、大便干燥等，但功能性便秘患者往往存在饮食不当、缺乏运动等问题。可以通过肠镜检查和排便功能检查进行鉴别。

（7）精神心理因素：精神心理因素对胃肠道功能有显著影响，如焦虑、抑郁等，其症状包括胃部不适、嗳气、反酸等，但精神心理因素患者往往存在情绪波动、工作压力等问题。可以通过心理评估进行鉴别。

［病因病机］多为感受外邪、饮食不节、劳倦过度、情志失调、先天禀赋不足等多种因素共同作用的结果。《兰室秘藏》言："风寒有余之邪，由表传里，而作胃实腹满。"指出外邪入里，阻滞气机而致痞的可能。《素问·痹论》："饮食自倍，肠胃乃伤"指明饮食不节对脾胃的影响；《素问·本病论》："饮食劳倦即伤脾"则说明劳倦亦是脾胃受损的重要原因。《景岳全书·痞满》："怒气暴伤，肝气未平而痞"，认为本病发病与情志关系密切，情志失调，肝失疏泄可致中焦气机郁滞。

病因较为广泛和复杂，主要有外邪犯胃、饮食不节、情志失调、脾胃素虚等，几种发病因素可单独作用，也可兼而发病。

（1）外邪犯胃：外感寒、热、湿诸邪，内客于胃，皆可致胃脘气机阻滞，不通则痛。其中尤以寒邪犯胃为多，寒性收引，易使气机郁滞，致胃气不和而胃痛暴作。如《兰室秘藏》言："风寒有余之邪，由表传里，而作胃实腹满。"若中阳素虚者，则更易因受寒而发病。

（2）饮食不节：胃为水谷之海，主受纳和腐熟水谷。如长期过食或暴食生冷，耗伤中焦阳气；或饮酒无节，损伤脾胃；或偏食辛辣，蕴热伤阴；或嗜食肥腻炙煿，积滞难消，酿生湿热；或饥饱无常，特别是空腹过劳或饱餐后用力过度而损伤脾胃，纳运无力，均可导致气机阻滞，发生胃脘痛及痞满。如《医学正传·胃脘痛》说："致病之由，多由纵恣口腹，喜好辛酸，恣饮热酒煎煿，复餐寒凉生冷，朝伤暮损，日积月深……故胃脘疼痛。"《素问·痹论》："饮食自倍，肠胃乃伤"指明饮食不节对脾胃的影响。如《伤寒论·辨太阳病脉证并治》云："谷不化，腹中雷鸣，心下痞硬而满。"

（3）情志失调：忧思恼怒，思则气结，怒则气逆，伤肝损脾，肝失疏泄，横逆犯胃，脾失健运，胃气阻滞，均致胃失和降，而发胃脘痛。如《杂病源流犀烛·胃病源流》所说："胃痛，邪干胃脘病也。……惟肝气相乘为尤甚，以木性暴，且正克也。"气滞日久或久痛入络可致胃络血瘀。气机不畅，发为痞满，如《景岳全书·痞满》："怒气暴伤，肝气未平而痞。"

（4）脾胃素虚：脾胃为仓廪之官，主受纳及运化水谷，互为表里，共主升降。若素体脾胃虚弱，运化失职，气机不畅；或中焦虚寒，失其温养；或胃阴亏虚，胃失濡养，则均可导致胃脘痛、痞满。素体脾胃虚弱，遇有饮食失调、外感邪气、情志刺激，更易引起本病发作或加重。

以中焦气机郁滞，脾胃失于和降，不通则痛为基本病机。胃主受纳、腐熟水谷，为五脏六腑之大源，以通为用，和降为顺，不宜郁滞。脾主升清，胃主降浊，清升浊降则气机调畅。肝主疏泄，调节脾胃气机，肝气条达，则脾升胃降气机顺畅。上述病因的出现，均可影响到胃，并涉及脾、肝，使中焦气机不利，脾胃升降失职，而发胃脘痛、痞满。其基本病机是胃气郁滞，失于和降，不通则痛。病理因素以气滞为主，并见食积、寒凝、热郁、湿阻、血瘀等。

病机演变复杂多变，归纳起来，主要是虚实的演变和转化。本病发病初期，感受寒凝、食积、气滞、痰湿等为主的外邪侵袭，导致脾不升清，胃不运化，中焦气机阻滞，进而不能生成运化水谷精微以及排除糟粕，出现嗳腐吞酸，饱胀不适，痞满，胃痛等症状。发病日久，或病情加重，可以衍生变证，如胃热炽盛，迫血妄行，或瘀血阻滞，血不循经，或脾气虚弱，不能统血，可致出血。大量出血，可致气随血脱，危及生命。若日久中阳不振，水饮不归正化，生痰聚饮，形成饮停于胃。若脾胃运化失职，湿浊内生，郁而化热，火热内结，三焦壅塞，腹痛剧烈拒按，可导致大汗淋漓，四肢厥逆的厥脱危证。若发病日久，正气亏耗，有形之邪聚结，可形成痰瘀壅塞胃脘。

胃痛的病变部位在胃，与肝、脾密切相关。肝主疏泄，具有疏土助运化的作用，若忧思恼怒，气郁伤肝，肝气横逆，势必克脾犯胃，致气机郁滞，胃失和降而为痛或痞满；肝气久郁，既可出现化火伤阴，又能导致瘀血内结，病情至此，则病情加重，每每缠绵难愈。脾与胃同居中焦，一脏一腑，互为表里，共主升降，故脾病多涉于胃，胃病亦可及于脾。若禀赋不足，后天失调，或饥饱失常，劳倦过度，以及久病正虚不复等，均能引起脾气虚弱，运化失职，气机不畅而发为本病。总之，本病以胃气郁滞，失于和降为基础，日久易出现虚实兼夹、寒热错杂、气滞血瘀的复杂病理变化，甚至导致危重病证的发生。

［辨证论治］中医治疗首当调理气机、固护脾胃，以健脾理气为基本大法。初期病变以邪实为主，当以祛邪为法，辨证施以理气消胀、消积导滞、化痰祛湿、活血化

瘀等法；后期病变以虚实夹杂或正虚为主，治予健脾兼以理气、消食、化湿，祛瘀等治疗。对于寒热错杂者，当施以辛开苦降之法，辨清寒热之轻重，确定相应治法。

1.脾虚气滞证

［主症］胃脘腹痞闷或胀痛，食少纳呆。

［次症］面色萎黄，嗳气，乏力，便溏。

［舌脉］舌质淡苔薄白，脉细弦。

［治则］健脾和胃，理气消胀。

［方药］《古今名医方论》香砂六君子汤。党参、白术、茯苓、半夏、陈皮、木香、砂仁、炙甘草。水煎服，一日1剂，150mL，一日3次。

［方解］方中党参甘温，能补脾胃之气，当为君药。白术健脾燥湿，与君药相须，增强脾胃之气，故为臣。茯苓健脾渗湿，因脾喜燥恶湿，助白术健脾燥湿之力，为佐药。炙甘草益气和中，调和诸药，为佐使。方中陈皮、木香行气，加强脾气运化，以助健脾，半夏消痰除积，凡肿满、痰饮、结聚等症皆速除之。诸药合力，重在健脾补气，兼以运化，诸症皆除。

［加减］头晕心悸者，党参改为人参，加白芍、阿胶益气补血；脘腹胀满者，加苏梗、陈皮理气消胀；食欲不振者，饮食积滞者，加焦三仙、鸡内金、莱菔子消食化积；饱胀不适明显者，加枳壳、大腹皮、厚朴等，兼脾虚下陷者选用补中益气汤加减。

2.肝胃不和证

［主症］胃脘痞满，两胁胀满疼痛。

［次症］嗳气，善叹息；口干口苦；烧心、反酸；心烦易怒，情志不遂易诱发或加重。

［舌脉］舌质淡红，苔薄白；脉弦或弦细。

［治则］理气解郁，和胃降逆。

［方药］《医学统旨》柴胡疏肝散。柴胡、枳壳、川芎、香附、芍药、陈皮（醋炒）、炙甘草。水煎服，一日1剂，150mL，一日3次。

［方解］方中柴胡苦辛而入肝胆，功擅条达肝气而疏郁结，为君药。香附味辛入肝，长于疏肝行气止痛；川芎味辛气温，入肝胆经，能行气活血、开郁止痛。二药共助柴胡疏肝解郁，且有行气止痛之效，同为臣药。陈皮理气行滞而和胃，醋炒以入肝行气；枳壳行气止痛以疏理肝脾；芍药养血柔肝，缓急止痛，与柴胡相伍，养肝之体，利肝之用，且防诸辛香之品耗伤气血，俱为佐药。甘草调和药性，与白芍相合，

则增缓急止痛之功，为佐使药。诸药共奏疏肝解郁，行气止痛之功。

　　[加减]嗳气、呕恶、反胃之肝郁气逆者加旋覆花、生代赭石、沉香降逆和胃；纳呆、食少之饮食积滞严重者，加神曲、枳实、槟榔消食导滞；嘈杂吞酸者，加黄连、吴茱萸清肝泻火；胃痛甚加延胡索；肝郁化火，口苦舌红者，加栀子、黄芩、川楝子等；口干明显，舌红少苔者，加珍珠母、牡丹皮等。

　　3.脾胃湿热证

　　[主症]胃脘腹痞满或疼痛，食少纳呆。

　　[次症]头身困重；口苦、口黏、口干不欲饮；大便不爽而滞；小便短黄；恶心、呕吐。

　　[舌脉]舌质红，苔黄厚腻，脉滑。

　　[治则]清热化湿，理气和胃。

　　[方药]《霍乱论》连朴饮。制厚朴、川黄连（姜汁炒）、石菖蒲、制半夏、香豉（炒）、焦栀子、芦根。水煎服，一日1剂，150mL，一日3次。

　　[方解]方中芦根用量独重，取其清热止呕除烦，兼具利小便而导湿热之功，为君药。黄连苦寒，清热燥湿，姜制又增和胃止呕之功；厚朴辛苦性温，宣畅气机，化湿行滞，为臣药。半夏辛燥性温，降逆和胃止呕；栀子苦寒，清心泄热，导湿热从小溲而出；石菖蒲芳香化湿醒脾；淡豆豉宣郁止烦，合栀子以清宣郁热而除心烦，俱为佐药。诸药相伍，清热化湿，理气和中，俾湿热去、脾胃和，则痞闷、吐泻诸证可除。

　　[加减]头身沉重者，加通草、车前子等利水渗湿；脘腹胀满者，加枳壳、木香理气消胀；上腹烧灼感明显者，加海螵蛸、煅瓦楞子等制酸；便秘或大便不畅者，加瓜蒌、枳实等理气；胃痛明显者，加延胡索、白芷、白芍等止痛。

　　4.脾胃虚寒（弱）证

　　[主症]胃脘隐痛或痞满，喜温喜按。

　　[次症]泛吐清水，食少纳呆，神疲乏倦，手足不温，便溏。

　　[舌脉]舌质淡，苔白，脉细弱。

　　[治则]健脾和胃，温中散寒。

　　[方药]《伤寒论》理中丸。药物组成：人参、干姜、白术、炙甘草。水煎服，一日1剂，150mL，一日3次。

　　[方解]方中干姜大辛大热，温脾暖胃，助阳祛寒为君药。阳虚则兼气弱，气旺亦可助阳，故臣以甘温之人参，益气健脾，补虚助阳，《黄帝内经》云："脾欲缓，

急食甘以缓之。"君臣相配，温中健脾。脾为中土，喜燥恶湿，虚则湿浊易生，反困脾胃，故佐以甘温苦燥之白术，既健脾补虚以助阳，又燥湿运脾以助生化。甘草与诸药等量，一与参、术以助益气健脾，补虚助阳；二可缓急止痛；三为调和诸药，是佐药而兼使药之用。四药相伍，可温中阳，补脾气，助运化，故曰"理中"。

［加减］心悸气短，自汗盗汗，脾胃虚弱者，加黄芪建中汤；腹部畏寒者，加吴茱萸、高良姜温中散寒；上腹痛明显者，加延胡索、荜茇、蒲黄等；纳呆明显者，加焦三仙、神曲、莱菔子、鸡内金等；脘腹胀满明显者，加枳壳、香橼、佛手等；嗳气呕吐者，加吴茱萸、生姜等；反酸明显者，加海螵蛸、浙贝母等。

5.寒热错杂证

［主症］胃脘痞满或疼痛；胃脘喜温怕冷，遇冷加重。

［次症］嗳气，嘈杂，口干口苦，便溏，纳呆，恶心、呕吐。

［舌脉］舌质淡，苔黄，脉弦细或弦滑。

［治则］辛开苦降，和胃消痞。

［方药］《伤寒论》半夏泻心汤。半夏、黄芩、干姜、人参、炙甘草、黄连、大枣。水煎服，一日1剂，150mL，一日3次。

［方解］方中以辛温之半夏为君，散结除痞，又善降逆止呕。臣以辛热之干姜温中散寒，以苦寒之黄芩、黄连泄热开痞。君臣相伍，寒热平调，辛开苦降。然寒热互结，又缘于中虚失运，升降失常，故以人参、大枣甘温益气，以补脾虚，为佐药。甘草补脾和中而调诸药，为佐使药。诸药相伍，使寒去热清，升降复常，则痞满可除，呕利自愈。

［加减］腹泻便溏者，加茯苓、炒白术、山药、薏苡仁，健脾渗湿止泻；嘈杂反酸者，加黄连、吴茱萸、煅瓦楞子制酸止痛；口舌生疮者，加连翘、栀子、牡丹皮等清热；畏寒怕冷者，加附子、肉桂等补阳；痞满较重者，加枳实、佛手等理气。

［西医治疗］

1.抑酸剂

质子泵抑制剂（PPI）是治疗FD的首选药物，尤其对EPS效果最好。H_2受体拮抗剂（H2RAs）对治疗FD是有效的，如：西咪替丁、雷尼替丁、法莫替丁、尼扎替丁、奥美拉唑、兰索拉唑、泮托拉唑、雷贝拉唑、埃索美拉唑等。其他直接中和胃酸制剂如：葡萄糖磷酸铝（洁维乐）、铝碳酸镁（达喜、威地美）、胶体铋、硫糖铝等也可缓解患者相关症状。钾竞争性酸阻断剂（P-CABs）因为证据不足，疗效无法评估。

2.促进胃肠动力药

甲氧氯普胺（胃复安）、多潘立酮（吗丁啉）、西沙必利（普瑞博思）、莫沙必利（加斯清、新络纳、快力）、伊托必利（力苏、瑞复琳）、红霉素、马来酸曲美布汀片（舒丽启能）等通过各种机制作用于胃肠，促进胃肠蠕动及协调胃肠运动，使胃内容物加速排空，进而缓解相关症状。

3.促进消化药

复方消化酶制剂、益生菌制剂等可作为FD的辅助治疗，但其疗效仍需要更多的高质量临床研究证实。

4.胃底舒张剂

阿考替胺是一种新的化合物，具有松弛胃底、促胃动力的作用，对PDS有效。其他具有潜在松弛胃底作用的药物包括5-HT1A受体激动剂坦度螺酮（可改善上腹痛及不适症状）和丁螺环酮可显著降低消化不良症状的严重程度并可改善餐后饱胀、早饱等症状。但该类药物的疗效尚需在我国进一步进行临床验证。

5.抗焦虑药

精神症状明显者可试用，常用的有多虑平、阿米替林、氟西汀、氟哌噻吨美利曲辛等，宜从小剂量开始，并注意药物的不良反应。建议在专科医师指导下服用。

6.其他

据报道可改变内脏感觉阈值的阿片肽类激动剂及5-HT3受体拮抗剂奥丹西龙缓解症状效果明显，但临床经验还需积累。

严重或难治性FD的治疗，如单一药物的疗效欠佳时，可酌情使用药物联合治疗。常用的二联药物治疗，如促胃动力药+胃黏膜保护药；促胃动力药+抑酸药；促胃动力药+抗抑郁药；促胃动力药+抗Hp治疗等。如果可以建议多学科支持治疗，以及营养师规划饮食。

［预后调理］通过健康的饮食结构、生活方式的改变以及情绪的调整来促进胃肠功能的恢复。提倡低脂肪饮食，少食多餐，避免辛辣、刺激性的饮食（如辣椒、酒、浓茶、浓咖啡等）以及产气过多的食物（如红薯、土豆、苞米、板栗、芋头、豆制品、碳酸饮料等）。同时，应配合适当运动，缓解不良情绪的产生及发展可以明显促进胃肠功能的恢复。特别是对有精神心理障碍者，更要注重心理治疗。

［**典型病案**］

病案一：郭某，男，62岁，2015年5月27日初诊。主诉：胃脘胀满不适6个月余。患者体型瘦高，面色萎黄，既往胃下垂病史，未予重视，近来胃脘胀满不适，饭后尤甚,纳呆,伴气短乏力,口干不欲饮。5月6日胃镜诊断:慢性胃炎。曾先后多次多处就诊,多给予理气消食、健脾化湿法内服中药治疗,终无明显缓解,遂就诊。刻下:胃脘胀满不适,饭后尤甚,纳呆,无嗳气、反酸、烧心,面色萎黄,近1个月体质量减轻4kg,伴气短乏力,口干不欲饮,寐安,大便一日一行,成形,质软,色黄,小便调。舌淡红、苔薄黄腻,脉细。

西医诊断:功能性消化不良。

中医诊断:痞满;证型:脾虚气陷湿阻证。

治法:补脾益气、升阳举陷,兼以化湿。

方药:补中益气汤加味。生黄芪20g,太子参15g,生白术20g,陈皮6g,当归10g,升麻6g,柴胡6g,葛根30g,石菖蒲20g,郁金10g,羌活6g。7剂,每天1剂,水煎取汁300mL,分2次于饭后15分钟服。

6月1日二诊:服药7剂后胃脘胀满缓解,纳食转佳,舌红、苔薄白,脉细。患者诉腹中偶有隐痛。前方加白芍10g、炙甘草6g。7剂,服法如前。6月11日三诊:胃胀满明显缓解,纳食增,继服前方7剂巩固治疗。

[按]本案例治当以补脾益气、升阳举陷为主,兼以化湿。补中益气汤出自李东垣《脾胃论》,为补气升阳之代表方。纵观全方,黄芪,味甘性温,气薄味厚,可升可降,阴中之阳也。配伍太子参、白术补气健脾,并增强黄芪之补益中气之功,当归养血合营,用陈皮以理之,且以散诸甘药之滞。升麻引阳明清气上升,柴胡引少阳清气上行,此乃脾胃引经最要药也。葛根,味辛、甘,气平。轻而上行,浮而微降,阳中之阴也,乃阳明经本药。其清扬之性可升发脾胃清阳之气,与升麻、葛根共达"下者举之"之意。羌活,祛风除湿,石菖蒲醒脾化湿,配郁金行气化滞。如此诸药合用,气虚得补,清阳得升,湿邪得化则诸症自愈。(周正华病案)

病案二:魏某,男,67岁,2018年7月19日初诊。症见胃脘胀满数年,近半年自觉口苦明显,服用中、西药症状均未见缓解,口苦、口黏,伴恶心,大便偏干,舌边有齿痕、质偏红、苔黄腻,脉沉弦。辨病为痞满,辨证属胆胃不和,湿热中阻,气机上逆。

西医诊断:功能性消化不良。

中医诊断:痞满;证型:寒热错杂证。

治法:清胆和胃,清化湿热,理气降逆。

方药:《伤寒论》半夏泻心汤加减,半夏15g,黄芩10g,干姜6g,人参15g,黄连6g,大枣12枚,甘草10g。去人参,加陈皮10g,茯苓、竹茹、瓜蒌各15g,水煎服。

服药5剂后,口苦、口黏减轻,恶心消失,脘痞好转,大便偏稀,舌胖大有齿痕，苔黄偏厚，脉濡。继用前方去瓜蒌，加苍术、厚朴、苦杏仁各10g。又服5剂，脘痞、口苦消失。

[按] 半夏泻心汤是治疗心下痞的主方，多用于消化系统病证。本例患者口苦责之胆腑湿热。邪热袭胆，胆失泄降，胃气受阻而失其通降之职，故出现口苦、口黏。胆胃失和，胃气上逆，故恶心。而前方无效，可能与其重视肝而忽略胆有关。胆胃同为六腑，以通为用，以降为顺，故胆胃气机贵在疏通，方以半夏泻心汤疏、降、和、清。"疏"用陈皮、茯苓，理气和胃；"降"用瓜蒌、竹茹，利胆和胃；"和"用干姜、炙甘草，温中和胃；"清"用黄芩、黄连清热化湿。全方升降相须，疏通胆胃，诸症得消。药后见效，二诊患者胃脘胀满明显缓解，恶心消失，大便偏稀，去瓜蒌，结合患者舌脉，考虑有脾虚湿阻气滞之象，故加苦杏仁宣利上焦肺气，气行则湿化；加厚朴行气消积，畅中焦气机；加苍术渗湿利水而健脾。（王健病案）

[失治误治分析] 功能性消化不良的临床表现多样，中医学证型分类不同，结合现代医学检查则可分属不同脏器，有功能性和器质性病变的区别。因此，重视鉴别诊断，避免辨证、辨病、治法用药失当，强调巩固疗效和自我调养，是防止误诊失治的有效措施。

病案一：刘某，女，18岁。气恼后胃脘痛1周，纳差、口干不思饮，不能吃凉食，全身无力，舌质淡，苔黄厚而干，脉沉细。前医辨证为肝胃气痛、脾虚夹寒湿。治用香砂六君子汤加减。服药6剂后诸症未减，并出现呕吐，胸部灼热，牙龈肿痛，头胀，大便干少等症，舌脉同前。遂再诊，详审细察，证属寒热错杂，治以辛开苦降，和胃消痞。用药3剂后恶心、呕吐、牙龈肿痛均愈，胃脘痛减轻，调方直至痊愈。

[按] 前医未重视患者舌苔黄厚而干而误诊为"肝胃气痛、脾虚寒湿"。病者既有寒象又有热象，主要有下述两项表现（具备其中一项即可）：①上热下寒，如既有口干口苦，泛酸，舌质红，又兼有脘腹喜暖喜温，大便溏薄，甚至完谷不化，小便清长；②上寒下热，如既有清涎自涌或呕吐清水，口淡，又兼有大便秘结或黏腻不爽，小便短赤。若是寒热虚实夹杂证，除必须具备上述两项中的一项辨证要点外，其中偏虚者，其病程长久，多呈隐痛，空腹痛显，得食痛减或缓解，脘腹喜温喜按，大便溏薄甚至完谷不化，舌质偏淡，脉细弱等虚寒性证候突出；偏实者，胃脘痛多为胀痛或痛势较甚，食后加重，有明显压痛，心下痞满，嗳气食臭，脉弦有力等实性证候突出。患者初诊已见舌苔黄厚而干，表明已有热象，由于医者对望舌资料未予重视，只顾及脾胃寒湿，未考虑到化热一面，故药后热象更甚，产生较明显的不良反应。二诊通过四诊将各种症状收集全面综合分析，辨证正确，治以辛开苦降，和胃消痞。药到

病除。（蔡永敏病案）

病案二：黄某，男，13岁，初中学生。初诊，患者禀赋聪敏，勤奋好学，只因家庭困难，半年前在当地动物医院购买兽药杀虫片30粒一次吞服。时过大约20min，突发胃脘部疼痛剧烈难忍，幸好被其家长发现而迅速送往当地卫生院急诊。通过细心询问后，得知患者是因吞服兽药杀虫剂过量而中毒，当即施洗胃术急救处理，才脱离危险。经住院治疗5d，身体有所恢复而出院。出院后患者精神不振，面色萎黄，口不知味，食入即饱。曾以消导降泻等药未见显效，而应邀会诊。诊时患者胃脘隐痛绵绵，揉按得舒，精神不振，面色萎黄并午后时有烘热感，肠鸣大便时有秘结，纳少，口淡无味多泛清水，舌体淡胖，舌苔薄白，脉沉细而弦。细辨其证，实属脾胃虚寒（弱）证，治宜温补脾胃，和胃缓急，方用黄芪建中汤加味主之。连服药9剂，嘱其禁服生冷。二诊胃脘隐痛缓解，肠鸣消失，大便通畅，面部烘热感觉少见，饮食增加，脉沉细而缓。原方再服九剂，诸症悉愈，而复学读书。

［按］脾主运化宜升则健，胃主受纳宜降则和。气血之所以满，脏腑之所以充，经络之所以利，四肢百骸之所以劲强，实有赖于脾胃纳化升降，水谷精微的化生。本例乃致吐已伤脾胃，再加过服寒凉、降泻之药，脾胃之气一伤不能复运，营虚不能濡养，必致中阳不足，经脉失养。故见胃脘隐痛喜按，面色萎黄，精神不振等症，治以辛甘之药，补其不足，温以使通。方用黄芪建中汤加味，补脾胃而复中气，如是则脾升胃降，阴阳相生，中气自立，诸症痊愈。（谭庆刚病案）

（五）肠易激综合征

肠易激综合征（irritable bowel syndrome，IBS）是一种功能性肠病，表现为反复发作的腹痛，与排便相关或伴随排便习惯改变。典型的排便习惯异常可表现为便秘、腹泻或便秘与腹泻交替，同时可有腹胀的症状。诊断前症状出现至少6个月，且近3个月持续存在。

中医学把肠易激综合征列入"泄泻""便秘""腹痛"范畴。以腹痛、腹部不适为主症者，应属于"腹痛"范畴；以大便粪质清稀为主症者，应属于"泄泻"范畴；以排便困难、粪便干结为主症者，应属于"便秘"范畴。

［诊断和鉴别诊断］

1.中医诊断

中医诊断主要根据临床表现，以腹痛、腹部不适为主症者，可诊断为"腹痛"；以大便粪质清稀为主症者，可诊断为"泄泻"；以排便困难、粪便干结为主症者，可诊断为"便秘"。

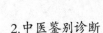

2.中医鉴别诊断

（1）腹痛与胃痛：腹痛是指胃脘以下，耻骨毛际以上部位发生疼痛，而胃痛是指心窝以下胃脘部发生疼痛。就疼痛部位来说，两者不难鉴别。但胃与肠相连，又居于腹中，有时胃痛可波及整个腹部，而腹痛亦可影响到胃，这时就要根据其疼痛的主要部位和情况来加以区别。

（2）便秘与肠结：两者皆为大便秘结不通。但肠结多为急病，因大肠通降受阻所致，表现为腹部疼痛拒按，大便完全不通，且无矢气和肠鸣音，严重者可吐出粪便。便秘多为慢性久病，因大肠传导失常所致，表现为腹部胀满，大便干结艰行，可有矢气和肠鸣音，或恶心欲吐，食纳减少。

（3）泄泻与痢疾：泄泻和痢疾均有大便次数增多，粪质稀薄的症状。痢疾以腹痛，里急后重，便下赤白脓血为主症，而泄泻以大便次数增多，粪质稀薄，甚至泻出如水样为主症，其大便中无脓血，也无里急后重，腹痛也或有或无。

3.西医诊断

IBS典型的临床表现为反复发作的腹痛，（罗马诊断标准Ⅳ）最近3个月内每周至少发作1天，伴有以下2项或2项以上：①与排便有关；②发作时伴有排便频率改变；③发作时伴有粪便性状（外观）改变。诊断前症状出现至少6个月，近3个月持续存在。

4.西医鉴别诊断

（1）慢性胃炎：有症状者表现为上腹痛或不适、上腹胀、早饱、嗳气、恶心等消化不良症状，查体可见腹部平软，上腹部压痛阳性，确诊必须依靠胃镜检查及胃黏膜活组织病理学检查。幽门螺杆菌检测有助于病因诊断。怀疑自身免疫性胃炎应检测相关自身抗体及血清胃泌素。

（2）克罗恩病：多表现为右下腹阵发性疼痛，多伴有大便性状的改变，查体：腹部平软，右下腹部可触及肿块，X线表现为肠道炎性病变，可见黏膜皱襞粗乱、纵行性溃疡或裂沟、鹅卵石征、假息肉、多发性狭窄或肠壁僵硬、管形成等X线征象，病变呈节段性分布。由于肠壁增厚，可见填充钡剂的肠袢分离。腹部超声、CT、MRI可显示肠壁增厚、腹腔或盆腔脓肿、包块等。结肠镜做全结肠及回肠末段检查。病变呈节段性、非对称性分布，见阿弗他溃疡或纵行溃疡、鹅卵石样改变，肠腔狭窄或肠壁僵硬，炎性息肉，病变之间黏膜外观正常。

（3）溃疡性结肠炎：临床表现为腹泻、黏液脓血便、腹痛。病情轻重不等，多呈反复发作的慢性病程。本病可发生在任何年龄，多见于20~40岁。本病可伴有多种肠外表现，包括外周关节炎、结节性红斑、坏疽性脓皮病、巩膜外层炎、前葡萄膜炎、口腔复发性溃疡等。所见X线征主要有：①黏膜粗乱和（或）颗粒样改变；②多发性浅溃疡，表现为管壁边缘毛糙呈毛刺状或锯齿状以及见小龛影，亦可有炎症性息肉而表现为多个小的圆或卵圆形充盈缺损；③肠管缩短，结肠袋消失，肠壁变硬，可呈铅管状。结肠镜检查比X线钡剂灌肠检查准确，有条件宜作结肠镜全结肠检查，检查有困难时，辅以钡剂灌肠检查。重型或暴发型病例不宜做钡剂灌肠检查，以免加重病情或诱发中毒性巨结肠。应做全结肠及回肠末段检查，直接观察肠黏膜变化，取活组织检查，并确定病变范围。本病病变呈连续性、弥漫性分布，从肛端直肠开始逆行向上扩展，内镜下所见重要改变有：①黏膜血管纹理模糊、紊乱或消失、充血、水肿、易脆、出血及脓性分泌物附着，并常见黏膜粗糙，呈细颗粒状；②病变明显处见弥漫性糜烂和多发性浅溃疡；③慢性病变见假息肉及桥状黏膜，结肠袋往往变浅、变钝或消失。结肠镜下黏膜活检组织学见弥漫性慢性炎症细胞浸润，活动期表现为表面糜烂、溃疡、隐窝炎、隐窝脓肿；慢性期表现为隐窝结构紊乱、杯状细胞减少和潘氏细胞化生。

（4）功能性便秘：便秘的诊断借鉴罗马Ⅲ标准：排便费力，想排而排不出大便，干球状便或硬便，排便不尽感；便秘次数<3次/周，排便量<35g/d或25%以上时间有排便费力；全胃肠道或结肠传输时间延长，诊断前症状出现至少6个月，且近3个月症状符合以上诊断标准。

［病因病机］IBS的发病基础多为先天禀赋不足和（或）后天失养，情志失调、饮食不节、感受外邪等是主要的发病诱因。IBS的病位在肠，主要涉及肝、脾（胃）、肾等脏腑，与肺、心亦有一定的关系。IBS发病的3个主要环节：脾胃虚弱和（或）肝失疏泄是IBS发病的重要环节，肝郁脾虚是导致IBS发生的重要病机，脾肾阳虚、虚实夹杂是导致疾病迁延难愈的关键因素。诸多原因导致脾失健运，运化失司，形成水湿、湿热、痰瘀、食积等病理产物，阻滞气机，导致肠道功能紊乱；肝失疏泄，横逆犯脾，脾气不升则泄泻；若腑气通降不利则腹痛、腹胀；肠腑传导失司则便秘；病久则脾肾阳虚，虚实夹杂。此病初期，多为肝气郁结，失于疏泄，肝气横逆乘脾；继则脾失健运，湿从中生；脾虚日久而致脾阳不足，继则肾阳受累。所以此病以湿为中心，以肝气郁结而贯穿始终，气机失调为标，而脾肾阳虚为本。在整个发病过程中，肝失疏泄，脾失健运，脾阳及肾阳失于温煦，最终导致IBS的病机转归由实转虚，虚实夹杂。

［辨证论治］肠易激综合征（IBS）常分为腹泻型（IBS-D型）和便秘型（IBS-C型），临床辨证应注意寒热、虚实、湿滞的细微区别。

1.腹泻型

（1）肝郁脾虚证。

［主症］腹痛即泻，泻后痛减，急躁易怒。

［次症］两胁胀满，纳呆，身倦乏力。

［舌脉］舌淡胖，也可有齿痕，苔薄白；脉弦细。

［治则］抑肝扶脾。

［方药］《丹溪心法》痛泻要方。白术、白芍、防风、陈皮。

［方解］方中白术健脾燥湿以止泄泻，为君药。白芍养血柔肝，缓急止痛为臣药，君臣相配，可"土中泻木"。脾虚易生湿，故用陈皮理气燥湿，醒脾和胃，为佐药。配少量防风，一则辛散调肝，使肝气条达不再乘脾；二则舒脾升清，胜湿止泻；又为脾经引经之药，兼为佐使。四药合用，能补脾胜湿而止泻，柔肝理气而止痛，使脾健肝和，痛泻自止。

［加减］腹痛甚者，加延胡索、香附；嗳气频繁者，加柿蒂、豆蔻；泻甚者，加党参、乌梅、木瓜；腹胀明显者，加槟榔、大腹皮；烦躁易怒者，加牡丹皮、栀子。

（2）脾虚湿盛证。

［主症］大便溏泻，腹痛隐隐。

［次症］劳累或受凉后发作或加重，神疲倦怠，纳呆。

［舌脉］舌质淡，边可有齿痕，苔白腻；脉虚弱。

［治则］健脾益气，化湿止泻。

［方药］《太平惠民和剂局方》参苓白术散。莲子肉、薏苡仁、砂仁、桔梗、白扁豆、茯苓、人参、甘草、白术、山药。

［方解］方中人参、白术、茯苓益气健脾渗湿为君。配伍山药、莲子肉助君药以健脾益气，兼能止泻；并用白扁豆、薏苡仁助白术、茯苓以健脾渗湿，均为臣药。更用砂仁醒脾和胃，行气化滞，是为佐药。桔梗宣肺利气，通调水道，又能载药上行，培土生金；炒甘草健脾和中，调和诸药，共为佐使。综观全方，补中气，渗湿浊，行气滞，使脾气健运，湿邪得去，则诸证自除。

［加减］舌白腻者，加厚朴、藿香；泻下稀便者，加苍术、泽泻，夜寐差者，加炒酸枣仁、夜交藤。

（3）脾肾阳虚证。

［主症］腹痛即泻，多晨起时发作；腹部冷痛，得温痛减。

［次症］腰膝酸软，不思饮食，形寒肢冷。

〔舌脉〕舌质淡胖，苔白滑；脉沉细。

〔治则〕温补脾肾。

〔方药〕《太平惠民和剂局方》附子理中汤合《内科摘要》四神丸。附子、人参、干姜、甘草、白术、补骨脂、肉豆蔻、吴茱萸、五味子。

〔方解〕方中附子温补先天真阳，白术健脾燥湿、补中宫之土，干姜温胃散寒，人参补气益阴，炙甘草补后天脾土、调和诸药。补骨脂补命门火，散寒邪，吴茱萸温中散寒，肉豆蔻温暖脾胃，涩肠止泻，五味子收敛固涩；诸药合用，共成温肾暖脾、涩肠止泻之功。

〔加减〕忧郁寡欢者，加合欢花、玫瑰花；腹痛喜按、怯寒便溏者，加重干姜用量，另加肉桂。

（4）脾胃湿热证。

〔主症〕腹中隐痛，泻下急迫或不爽，大便臭秽。

〔次症〕脘闷不舒，口干不欲饮，或口苦，或口臭，肛门灼热。

〔舌脉〕舌质红，苔黄腻；脉濡数或滑数。

〔治则〕清热利湿。

〔方药〕《伤寒论》葛根黄芩黄连汤。葛根、甘草、黄芩、黄连。

〔方解〕方中重用葛根为君，甘辛而凉，入脾胃经，既能解表退热，又能升发脾胃清阳之气而治下利。以苦寒之黄连、黄芩为臣，清热燥湿，厚肠止利。甘草甘缓和中，调和诸药，为本方佐使。四药合用，外疏内清，表里同治，使表解里和，热利自愈。

〔加减〕苔厚者，加石菖蒲、藿香、豆蔻；口甜、苔厚腻者，加佩兰；腹胀者，加厚朴、陈皮；脘腹痛者，加枳壳、大腹皮。

（5）寒热错杂证。

〔主症〕大便时溏时泻，便前腹痛，得便减轻，腹胀或肠鸣。

〔次症〕口苦或口臭，畏寒，受凉则发。

〔舌脉〕舌质淡，苔薄黄；脉弦细或弦滑。

〔治则〕平调寒热，益气温中。

〔方药〕《伤寒论》乌梅丸。乌梅、细辛、干姜、黄连、附子、当归、黄柏、桂枝、人参、花椒。

〔方解〕方中干姜、附子、细辛、蜀椒辛温驱寒，温里温下，以黄连、黄柏清在上之热，另以人参、当归补其气血，桂枝降其冲气。妙在主用乌梅渍之苦酒，大酸大敛，一方面有助人参、当归以补虚，一方面有助黄连、黄柏以治泄，并还有以制辛、附、姜、椒的过于辛散。此是治半表半里虚寒证，为里虚寒自下迫、虚热上浮、固脱止痢之治剂。

［加减］少腹冷痛者，去黄连，加小茴香、荔枝核；胃脘灼热或口苦者，去花椒、干姜、附子，加栀子、吴茱萸；大便黏腻不爽、里急后重者，加槟榔、厚朴、山楂炭。

2.便秘型

（1）肝郁气滞证。

［主症］排便不畅，腹痛或腹胀。

［次症］胸闷不舒，嗳气频作，两胁胀痛。

［舌脉］舌质暗红，脉弦。

［治则］疏肝理气，行气导滞。

［方药］《症因脉治》四磨汤。人参、槟榔、沉香、乌药。

［方解］方中以乌药行气疏肝解郁为君。沉香下气降逆以平喘；槟榔行气导滞以除心下痞满，共为臣药。三药合用，行气疏肝以消痞满，下气降逆以平喘急。然而人以气为本，为防三药耗伤正气，故又配以人参益气扶正，以冀行气降气而不伤气，为方中佐药。四药合用，共奏行气降逆、宽胸散结之功。

［加减］腹痛明显者，加延胡索、白芍；肝郁化热见口苦或咽干者，加黄芩、菊花、夏枯草；大便硬结者，加入火麻仁、杏仁、桃仁。

（2）胃肠积热证。

［主症］排便艰难，数日一行，便如羊粪，外裹黏液；少腹或胀或痛。

［次症］口干或口臭，头晕或头胀，形体消瘦。

［舌脉］舌质红，苔黄少津；脉细数。

［治则］泄热清肠，润肠通便。

［方药］《伤寒论》麻子仁丸。火麻仁、白芍、枳实、大黄、厚朴、杏仁。

［方解］方中麻子仁性味甘平，质润多脂，功能润肠通便，是为君药。杏仁上肃肺气，下润大肠；白芍养血滋阴，缓急止痛为臣。大黄、枳实、厚朴即小承气汤，以轻下热结、除胃肠燥热为佐。蜂蜜甘缓，既助麻子仁润肠通便，又可缓和小承气汤攻下之力，以为佐使。诸药合用，共奏润肠泄热之功。

［加减］便秘重者，加玄参、生地黄、麦冬；腹痛明显者，加延胡索，原方重用白芍。

（3）阴虚肠燥证。

［主症］大便硬结难下，便如羊粪；少腹疼痛或按之胀痛。

［次症］口干；少津。

［舌脉］舌红苔少根黄；脉弱。

［治则］滋阴泻热，润肠通便。

［方药］《温病条辨》增液汤。玄参、麦冬、生地黄。

［方解］方中重用玄参为君药，其性咸寒润下，善滋阴降火，润燥生津。麦冬甘寒滋润，大有滋阴润燥之功；生地黄滋阴壮水，清热润燥。二药共为臣佐。三药合而用之，大补阴津，即以增水，水满则舟自行。全方药少力专，"妙在寓泻于补，以补药之体，作泻药之用，既可攻实，又可防虚"。

［加减］烦热或口干或舌红少津者，加知母；头晕脑胀者，加枳壳、当归。

（4）脾肾阳虚证。

［主症］大便干或不干，排出困难；腹中冷痛，得热则减。

［次症］小便清长，四肢不温，面色㿠白。

［舌脉］舌质淡苔白，脉沉迟。

［治则］温润通便。

［方药］《景岳全书》济川煎。当归、牛膝、肉苁蓉、泽泻、升麻、枳壳。

［方解］方中肉苁蓉味甘咸性温，功能温肾益精，暖腹润肠，为君药。当归补血润燥，润肠通便；牛膝补益肝肾，壮腰膝，性善下行，共为臣药。枳壳下气宽肠而助通便；泽泻渗利小便而泄肾浊；妙用升麻以升清阳，清阳升则浊阴自降，相反相成，以助通便之效，以上共为佐药。诸药合用，既可温肾益精治其本，又能润肠通便以治标。

［加减］舌边有齿痕、舌体胖大者，加炒白术、炒苍术；四肢冷或小腹冷痛者，加补骨脂、肉豆蔻。

（5）肺脾气虚证。

［主症］大便并不干硬，虽有便意，但排便困难，便前腹痛。

［次症］神疲气怯，懒言，便后乏力。

［舌脉］舌质淡苔白，脉弱。

［治则］益气润肠。

［方药］《金匮翼》黄芪汤。黄芪、陈皮、白蜜、火麻仁。

［方解］方中黄芪为补气之要药，甘温入脾，补而不腻，生用通便效果更佳，

《太平惠民和剂局方》曰："治年高老人大便秘涩，此药不冷不燥，其效如神"。白术补中气，陈皮行气，白蜜、麻仁润肠通便。诸药合用，共奏补气健脾，润肠通便之功。

［加减］气虚明显者，可加党参、白术；久泻不止、中气不足者，加升麻、柴胡、黄芪；腹痛喜按、畏寒便溏者，加炮姜、肉桂；脾虚湿盛者，加苍术、藿香、泽泻。

［西医治疗］肠易激综合征治疗目的是消除患者顾虑，改善症状，提高生活质量。治疗策略主要是积极寻找并去除促发因素和对症治疗，强调综合治疗和个体化的治疗原则。

1.一般治疗

详细询问病史以求发现促发因素，并设法予以去除。告知患者IBS的诊断并详细解释疾病的性质，以解除患者顾虑和提高对治疗的信心，是治疗最重要的一步。教育患者建立良好的生活习惯，饮食上避免诱发症状的食物。高纤维食物有助改善便秘。对伴有失眠、焦虑者可适当给予镇静药。

2.药物对症治疗

（1）解痉药：抗胆碱药物可作为缓解腹痛的短期对症治疗。匹维溴铵为选择性作用于胃肠道平滑肌的钙通道阻滞剂，对腹痛亦有一定疗效，且不良反应少，用法为每次50mg，3次/日。

（2）止泻药：洛哌丁胺或地芬诺酯止泻效果好，适用于腹泻症状较重者，但不宜长期使用。轻症者宜使用吸附止泻药如蒙脱石、药用炭等。

（3）泻药：对便秘型患者酌情使用泻药，宜使用作用温和的轻泻剂以减少不良反应和药物依赖性。常用的有渗透性轻泻剂如聚乙二醇、乳果糖或山梨醇，容积性泻药如甲基纤维素等也可选用。

（4）抗抑郁药：对腹痛症状重，上述治疗无效且精神症状明显者可试用。临床研究表明这类药物甚至对不伴有明显精神症状者亦有一定疗效。

（5）肠道微生态制剂：如双歧杆菌、乳酸杆菌、酪酸菌等制剂，可纠正肠道菌群失调，对腹泻、腹胀有一定疗效。

3.心理和行为疗法

症状严重而顽固，经一般治疗和药物治疗无效者应考虑予以心理行为治疗，包括心理治疗、认知疗法、催眠疗法和生物反馈疗法等。

［预后调理］良好的认知有助于肠易激综合征的治疗。肠易激综合征是功能性

疾病，目前尚没有证据显示肠易激综合征可以直接进展成严重的器质性疾病或恶性肿瘤；该病症状容易反复发作，对患者的影响主要体现为影响患者的生活质量。强调生活方式的调整。通过生活方式调整，以及适当的药物治疗，多数患者的肠易激综合征症状是可以比较理想地得到改善。

肠易激综合征患者应当注意生活方式、饮食习惯和心理的调整，生活方式和社会行为的调整能够减轻肠易激综合征症状。如减少烟酒摄入、注意休息、充足睡眠等行为改善。肠易激综合征患者应当避免长期过度劳累；在冬春季节尤需注意生活调摄，避免受凉；宜经常锻炼，传统的中医保健功法如太极拳等对调整胃肠功能有一定的作用。限制的食物种类包括：①富含难吸收的短链碳水化合物，如果糖、乳糖、多元醇、果聚糖、低乳半聚糖等成分的食物；②高脂肪、辛辣、麻辣和重香料的食物；③高膳食纤维素食物可能对便秘有效（但对腹痛和腹泻不利）；寒凉食物可能会加重腹泻；④一旦明确食物过敏原，应避免摄入含有该过敏原成分的食物。肠易激综合征患者应保持心情舒畅，培养积极的生活心态，避免不良情绪的刺激，必要时可向心理医师咨询；加强对肠易激综合征患者的心理疏导对缓解其症状发作、减轻症状，提高生活质量有一定的帮助。

发现报警征象应及时就医，明确病因对有报警征象者应及时就医，并行相关检查，明确病因，防止其他器质性疾病的发生。

[典型病案]

医案一：张某，男，30岁。1992年8月6日来诊，自述3年前无明显诱因出现晨起及午后腹泻，伴腹胀、腹痛，自服诺氟沙星（氟哌酸）药物未见缓解。后其腹泻次数逐渐增加，多达7~8次/d，经中医治疗好转。一年前又出现两胁隐痛，怕冷，喜温喜按，便溏2~4次/d，体重下降6kg。近一周来，症状加重，腹泻4~6次/d，舌质淡暗，苔白腻，脉细弱。化验血常规，大便常规，甲肝、乙肝系列正常，腹部B超未见异常，肠镜检查未见异常。

西医诊断：肠易激综合征。

中医诊断：泄泻。证型：脾肾阳虚证。

治法：健脾补肾。

方药：《内科摘要》四神丸加减。补骨脂10g，肉豆蔻10g，吴茱萸3g，党参20g，黄芪24g，茯苓30g，白术12g，山药20g，薏苡仁20g，砂仁6g，焦山楂24g，炙甘草10g。12剂，每日1剂，日2次水煎服。

二诊：服药后腹泻、腹胀痛减轻，大便1~2次/日，便已成形，精神尚可。舌质淡红，苔薄白，脉沉细。原方改茯苓15g，加白扁豆15g。12剂，水煎服。三诊：服药后效果明显，上述诸症消失，大便转为正常，每日一次，体重增加1kg。舌质淡红，苔薄白，脉沉。病告痊愈，继服上方6剂，以巩固疗效，随访一年未见反复。

［按］《金匮要略·腹满寒疝宿食病脉证治》云："病者腹满，按之不痛为虚，痛者为实，可下之。舌黄未下者，下之黄自去。腹满时减，复如故，此为寒，当与温药。"本病缘患者脾胃受损，久病及肾及阳，引起脾肾阳虚，受纳腐熟无力，中焦气机阻滞，故见大便稀溏、腹胀腹痛；阳虚机体失于温煦，固见怕冷、喜温喜按。舌质淡暗，苔白腻，脉细弱，证属脾肾阳虚，治以健脾补肾温阳。方中补骨脂、肉豆蔻、吴茱萸温肾祛寒，党参、白术、黄芪、茯苓、山药、薏苡仁、炙甘草、砂仁健脾益气，焦山楂消食和胃。连服12剂后腹泻、腹胀痛减轻，大便成形，二诊加白扁豆以增加健脾益气之功。（陈恩病案）

医案二：余某某，男，31岁。有慢性腹泻病史数年，结肠镜检查未见肠道器质性病变，诊断为肠易激综合征。于2006年5月22日来诊，症见：每遇工作繁忙或精神紧张时易发作腹泻多发于晨起或餐后。便前少腹疼痛，便意急迫，排便后缓解。每日排便3~4次，先实后溏，甚则如水样。舌红，苔薄白，脉弦细。

西医诊断：肠易激综合征。

中医诊断：泄泻。证型：肝气乘脾。

治法：抑肝扶脾。

方药：《景岳全书》痛泻要方加减。白术15g，白芍15g，陈皮9g，柴胡9g，延胡索15g，炙乌梅9g，益智仁12g，五味子15g，葛根15g，党参10g，怀山药15g，生甘草6g，7剂，水煎服。

5月29日二诊，诉腹痛基本已除，大便每日1~3次，仍溏，舌红，苔薄，脉弦细。上方去延胡索；改白芍30g，炙甘草15g；加大枣9g，淮小麦30g，14剂。6月5日三诊，大便每日1~2次，糊状，夜寐欠安。苔薄白，脉弦细。仍宗前方加减出入。随访数月，病情稳定。

［按］《景岳全书·泄泻》曰："凡遇怒气便作泄泻者，必先以怒时夹食，致伤脾胃，故但有所犯，即随触而发，此肝脾二脏之病也。盖以肝木克土，脾气受伤而然。"本病缘患者平素情志失调、精神紧张，使肝失调达，气机不畅，横逆克脾，致使脾失健运，升降失调，故见少腹疼痛，便意急迫，腹痛即泻，舌红，苔薄白，脉弦细，证属肝气乘脾，治以抑肝扶脾为大法。方中以白芍柔肝缓急；柴胡、延胡索疏肝理气；白术、党参、怀山药健脾扶土；配以乌梅、五味子酸敛收涩之品以涩肠止泻；

甘草合白芍能缓急止痛。二诊合以甘麦大枣汤更增养血安神之效。（马贵同病案）

［失治误治分析］肠易激综合征缺乏特异性症状和体征，临床多为泄泻和便秘两种类型就诊，但有虚证和实证之分，或有虚实寒热夹杂之证，更有器质性和功能性之别，为避免误诊失治，切不可妄下结论，四诊合参结合必要的辅助检查是诊断要义。

病案一：芦某某，女，21岁，发作性腹痛1年。B超检查提示："慢性胆囊炎"。

初诊以清利肝胆，理气止痛为治则。方药：小柴胡汤加减（柴胡12g，乌药6g，黄芩12g，枳壳12g，金钱草30g，海金沙15g，茵陈15g，炒五灵脂15g，延胡索15g，制乳没各6g，木香12g，白芍30g），连服10余剂，腹痛不减且呈持续性。

二诊进一步检查发现胃脘部及小腹部疼痛，疼痛剧烈，腹痛即泄，每日3~4次，伴五更泄泻。详细询问病史：平素形寒肢冷，腹痛得温则舒，大便溏，腰酸痛，舌质淡，有瘀点，苔白腻，脉沉细弱。辨证为脾肾阳虚之证，遂改为温补脾肾之法，方用附子理中汤合四神丸加味（附片6g，干姜12g，白术15g，党参15g，肉桂6g，山茱萸15g，补骨脂15g，肉豆蔻10g，丹参30g，海螵蛸15g），3剂后腹部疼痛减轻，大便每日2次，五更泄泻消失。三诊上方改附片10g，加生薏苡仁30g，败酱草30g，1剂大便即正常，每日1次成形软便，6剂后腹痛腹泻消失。

［按］本例误在医师过度重视B超"慢性胆囊炎"诊断，而忽略其他疾病的诊断。慢性胆囊炎可引起发作性腹痛，但二诊患者诉腹痛即泄，每日3~4次，伴五更泄，显然还有泄泻病。本例初诊既不辨证，又未全面地辨病，仅凭B超提示慢性胆囊炎，就治以清利肝胆、理气止痛，未见疗效而幡然醒悟未以四诊合参。这也提醒我们，在西医检验检查越发普遍的现在，不能过度重视检查结果，而忽视中医最根本的望闻问切，应四诊合参以决定寒热虚实，何脏何腑，尔后再选方用药。应用中药需中医四诊资料，本例大部分缺如，是失误的原因。（宁选病案）

病案二：王某，女，34岁，初诊：患者5年来经常腰部及脊背发冷，夜间3时至黎明尤甚，并有凉感，即使在夏季炎热气候，白日也得穿棉衣，夜间需要覆盖棉被才感舒适。每日晨起必大便1次，便稀量多，无脓血及后重感，生气后小腹胀坠，夜尿量多，无尿痛尿急。平素胸闷、善叹息，自汗乏力。几年来，医多给予参苓白术丸、附子理中汤、四神丸之类，自己亦服多次独参汤，不见效果。来诊时，患者身穿棉衣，意志消沉，自述月经正常。舌质淡红，苔白微腻，脉沉弦细无力。初诊辨证为脾虚肝旺之证，治以扶土抑木之法。方药：痛泻要方加减（陈皮12g，白芍12g，防风10g，炒白术12g，炒山药15g）。

二诊服上方5剂，无明显效果。经详细询问病情，方知5年前因意愿未遂，情志抑郁。四诊合参，辨证为肝气郁结、肾阳亏虚。遂改为疏肝解郁、温补肾阳之法，方用四逆散加味（柴胡10g，白芍10g，熟附子10g，枳实10g，肉桂6g，甘草5g）。三诊服上方10剂，腰脊冷伴凉感消失，晨起腹泻改为白日大便1次，精神振奋，舌淡红苔白，脉缓。为巩固疗效，继服上方5剂。随访半年未复发。

[按] 本例误在受"晨泄"病因病机的认识上的束缚。晨泄、黎明泄、五更泄、肾泄诸多名称，历史上大都认为系肾虚。肾泄见于《世医得效方》，五更泄见于《寿世保元》，晨泄见于《杂病源流犀烛》，关于肾泄的机制，张景岳认为："阳气未复，阴气极盛，命门火衰，胃关不固而生泄泻"，后世受其影响，误认为"五更泄"就是肾亏，而四神丸、附子理中汤也就随手拈来，效者有，误者亦有。晨泄可以是脾肾阳虚，也可以发于食积、肝火、肝郁、酒积等，不可一概而论，更不可以泄泻发生在黎明，而硬套为肾泄。患者既往服用参苓白术散、附子理中丸、四神丸等均未见疗效，更是说明了前面的医师被"晨泄"病机所束缚。初诊时以柔肝补脾、渗湿止泻为治法，柔肝而未疏肝，且未考虑到患者肝郁日久，久病损阳，阳气衰弱。二诊改以疏肝解郁、温补肾阳之法而见疗效。本患者肝郁日久，穷必及肾，5年之疾波及先天，也是发展之必然，但其病理核心在"郁"，故以四逆散为底，郁解则气血通畅，升降有序，诸症好转，这提示我们不可套用某一症状的病因病机，要学会其深层逻辑、灵活变通，并且要考虑其转归预后。（张长义病案）

（六）溃疡性结肠炎

溃疡性结肠炎（ulcerative colitis，UC）是一种病因不明的以结直肠黏膜呈连续性、弥漫性炎症改变为特点的慢性非特异性大肠炎症性疾病。以腹痛、腹泻、黏液脓血便、里急后重为主要临床表现，病变部位主要累及黏膜和黏膜下层，西医上属于炎症性肠病（IBD）范畴。

中医学把溃疡性结肠炎列入"久痢""肠澼""便血""休息痢"和"泄泻"等病证范畴。通常将慢性持续性UC归为"久痢"的范畴；将活动期与缓解期交替出现的UC归为"休息痢"的范畴；缓解期，仅表现为大便溏薄、次数增多时，归为"泄泻""痢疾"的范畴。

[诊断和鉴别诊断]

1.中医诊断

（1）以腹痛、里急后重、黏液脓血便、痢下赤白脓血或大便稀溏或如水样，次数增多，每日3次以上为主要症状。急性起病急骤，可伴有恶寒发热；慢性则反复发作，迁延不愈。病情轻重不等，多呈反复发作的慢性过程。常见于夏秋季节，可伴有饮食不洁史。

（2）舌象脉诊：临床上常见证型不同，舌象和脉诊的表现有很大的差异。大肠湿热证表现为舌质红，苔黄腻，脉滑；热毒炽盛证表现为舌质红，苔黄燥，脉滑数；脾虚湿蕴证表现为舌质淡红，边有齿痕，苔薄白腻，脉细弱或细滑；寒热错杂证表现为舌质红或舌淡红，苔薄黄，脉弦或细弦；肝郁脾虚证表现为舌质淡红，苔薄白，脉弦或弦细；脾肾阳虚证表现为舌质淡胖，或有齿痕，苔薄白润，脉沉细；阴血亏虚证表现为舌红少津或舌质淡，少苔或无苔，脉细弱。

（3）UC多为本虚标实之证，活动期以标实为主，主要为湿热蕴肠，气血不调；缓解期属本虚标实，主要为正虚邪恋，运化失健，且本虚多呈脾虚，亦兼肾亏。临床上常见大肠湿热、热毒炽盛、脾虚湿蕴、寒热错杂、肝郁脾虚、脾肾阳虚、阴血亏虚等证型。

2.中医鉴别诊断

临床上应注意区分不同临床表现的病机侧重点。活动期多属实证，主要病机为湿热蕴肠，气血不调；而重度以热毒、瘀热为主；反复难愈者应考虑痰浊血瘀的因素，为湿热蕴肠，大肠传导失司。缓解期多属虚实夹杂，主要病机为脾虚湿恋，运化失健。部分患者可出现肝郁、肾虚、肺虚、血虚、阴虚和阳虚的临床证候特征。不同病理表现的病机不同，脓血便的主要病机是湿热蕴肠，脂膜血络受伤。便血实证为湿热蕴肠，损伤肠络，络损血溢；虚证为湿热伤阴，虚火内炽，灼伤肠络或脾气亏虚，不能统血，血溢脉外。泄泻实证为湿热蕴肠，大肠传导失司；虚证为脾虚湿盛，运化失健。

对于由腹泻为主要临床表现的疾病，首先应区别急性、慢性腹泻，尤应注意霍乱、痢疾等急性病症。发病特点是来势急骤，变化迅速，病情凶险，有饮食不洁史或疾病接触史，呈地区流行。起病时常突然腹痛，继则吐泻交作。部分患者在剧烈吐泻之后，迅速出现心烦口渴，精神萎靡，少尿或尿闭，腹中绞痛，面色苍白，汗出肢冷等津竭阳衰之危候，预后很差。

3.西医诊断

UC的诊断应建立在临床表现、特征性的内镜和病理组织学改变及排除感染性肠病的基础上。根据症状、体征及实验室检查明确临床类型、病变范围、疾病活动性及严重程度、有无肠外表现和并发症，以指导临床制定合理的治疗方法，参照《炎症性肠病诊断与治疗的共识意见（2018年·北京）》。UC完整的诊断内容包括临床类型、病变范围、病情分期、严重程度、肠外表现和并发症。临床类型可分为初发型和慢性复发型。病变范围参照蒙特利尔分型，分为直肠型、左半结肠型和广泛结肠型。病情分期参照改良Mayo评分系统，分为活动期和缓解期。严重程度依据改良Truelove和Witts疾病严重程度分型，分为轻度、中度和重度。肠外表现包括关节损伤、皮肤黏膜表现、眼部病变、肝胆疾病、血栓栓塞性疾病等。并发症包括中毒性巨结肠、肠穿孔、下消化道大出血、上皮内瘤变和癌变。

溃疡性结肠炎缺乏诊断的金标准，主要结合临床表现、内镜检查和组织病理学、实验室检查、影像学检查等进行综合分析。在排除感染性和其他非感染性肠病（克罗恩病、缺血性肠病、嗜酸粒细胞性肠炎、白塞病等）的基础上进行诊断。若诊断存疑，应在一定时间（一般是6个月）后进行内镜及病理组织学复查。内镜下特征表现为连续的、表浅的、弥漫的、融合的、分界清晰的结肠炎症和直肠受累，重度患者表现为黏膜质脆、自发性出血和深溃疡形成。组织病理学具有广泛的隐窝结构改变和黏膜萎缩；上皮异常，黏蛋白损耗，潘氏细胞化生；炎症特征：伴基底浆细胞增多的弥漫性黏膜全层炎细胞浸润，急性炎症导致的隐窝炎和隐窝脓肿的特征。钡灌肠、CT或MRI结肠显像见典型溃疡性结肠炎改变。

辅助检查：①血液检查：血常规、血清白蛋白、肝功能、肾功能、血沉、C反应蛋白、自身抗体（核周型抗中性粒细胞胞质抗体）、巨细胞病毒抗体及DNA定量、艰难梭菌毒素、HBV血清学指标（乙肝五项、HBV-DNA）、结核杆菌抗体、T-SPOT等。②粪便检查：粪便常规和培养（不少于3次）、粪便隐血、艰难梭菌毒素、巨细胞病毒、粪钙卫蛋白、乳铁蛋白等。③内镜检查：结肠镜及组织病理学检查，必要时行胶囊内镜，或小肠镜、胃镜及组织病理学检查。④影像学检查：钡灌肠、经腹肠道超声、腹部平片、CT或MRI结肠显像。

4.西医鉴别诊断

（1）克罗恩病：溃疡性结肠炎以脓血便多见，病变连续，绝大多数直肠受累，肠腔狭窄少见，内镜下溃疡表浅，黏膜弥漫性充血水肿、颗粒状，脆性增加，组织病理学见固有膜全层弥漫性炎症、隐窝脓肿、隐窝结构明显异常、杯状细胞减少。克罗恩病有腹泻，但脓血便较少见，多伴腹痛，病变呈节段性，直肠受累少见，肠腔狭窄多见，呈偏心性，肠镜下见纵行溃疡、卵石样外观，病变间黏膜外观正常（非弥漫性），组织病理学见裂隙状溃疡、非干酪样肉芽肿、黏膜下层淋巴细胞聚集。

（2）急性细菌感染性肠炎：常有不洁食物史，急性起病，常伴发热和腹痛，具有自限性，抗菌药物治疗有效，粪便检出病原体可确诊。

（3）肠道寄生虫感染：如有阿米巴肠病、肠道血吸虫病。阿米巴肠病有流行病学特征，果酱样大便，肠镜下见溃疡较深，溃疡间黏膜多属正常，确诊有赖于粪便或组织中找到病原体。肠道血吸虫病有疫水接触史，常有肝脾肿大，确诊有赖粪便检查见血吸虫卵或孵化毛蚴阳性。

（4）肠结核：肠结核患者多有肠外结核，肠镜下可见环形溃疡，边缘呈鼠咬状，常伴有环形狭窄。溃疡性结肠炎病变连续，内镜下溃疡表浅，呈阿弗他溃疡，肠腔狭窄少见。活检如能找到干酪样坏死性肉芽肿或结核分枝杆菌可以确诊肠结核，结核菌素试验、结核杆菌抗体、T-spot阳性有助诊断。

（5）真菌性肠炎：主要由白色念珠菌寄生于肠黏膜而致病，多与长期使用广谱抗生素或肾上腺皮质激素有关。诊断比较困难，需要采用真菌形态学检查、真菌培养、肠镜活检找菌丝和孢子、免疫学检查等综合判断。

（6）艰难梭菌感染：确诊艰难梭菌感染可行粪便艰难梭菌毒素试验。

（7）巨细胞病毒感染：确诊巨细胞病毒感染可行结肠镜下活检，HE染色找巨细胞包涵体以及免疫组化染色，血巨细胞病毒DNA定量。

（8）肠道肿瘤：肠镜及X线钡灌肠检查有助于鉴别诊断，活检可确诊。

（9）其他：缺血性结肠炎、放射性肠炎、嗜酸粒细胞性肠炎、过敏性紫癜、胶原性结肠炎、白塞病等应与本病相鉴别。

［病因病机］素体脾气虚弱是发病基础，感受外邪、饮食不节（洁）、情志失调等是泄泻主要的发病诱因。病位在大肠，与脾、肝、肾、肺诸脏的功能失调有关。病理生理性质为本虚标实，湿邪（热）、瘀热、热毒、痰浊、气滞、血瘀等是主要病理因素。脓血便的主要病机是湿热蕴肠，脂膜血络受伤。便血实证为湿热蕴肠，损伤肠络，络损血溢；虚证为湿热伤阴，虚火内炽，灼伤肠络或脾气亏虚，不能统血，血溢脉外。腹痛实证为湿热蕴肠，气血不调，肠络阻滞，不通则痛；虚证为土虚木旺，肝脾失调，虚风内扰，肠络失和。难治性UC的病机关键主要为脾肾两虚，湿浊稽留，气血同病，寒热错杂，虚实并见。

［辨证论治］临证应注意泄泻不同病期的病机有所不同，虚实变化有所差异，以辨湿热和气血为主。活动期多属实证，缓解期多属虚实夹杂证或虚证，可伴有肝郁、肾虚、肺虚、血虚、阴虚和阳虚等虚证表现。临床辨证初期以祛邪为要，《寿世保元·痢疾》曰："凡痢初患，元气未虚，必须下之，下后未愈，随症调之。痢稍久者，不可下，胃气败也。痢多属热，亦有虚与寒者，虚者宜补，寒者宜温。年老及虚弱人，不宜下，大便了而不了者，血虚也，数至圊而不便者，气虚也。"治痢疾初起必须祛邪，收涩则会闭门留寇。故有表邪者先祛表邪，有积滞者先祛积滞，邪去则

正安，邪不去则正不安。辨治溃疡性结肠炎关键，一是清湿热，《类证治裁·痢疾论治》云："症由胃腑湿蒸热壅，致气血凝结，夹糟粕积滞，进入大小腑，倾刮脂液，化脓血下注，或痢白，痢红，痢瘀紫，痢五色，腹痛呕吐，口干，溺涩，里急后重，气陷肛坠，因其闭滞不利，故亦名滞下也。"湿热煎迫胃肠，导致气血凝结，食物积滞，出现一系列溃疡性结肠炎症状。二是调气血，《证治要诀》指出："痢疾古名滞下，以气滞成积，积之成痢。治法当以顺气为先，须当开胃，故无饱死痢病也。"或由气机郁滞所致，故治疗当以疏肝理气。

1.大肠湿热证

[主症]腹泻，便下黏液脓血，里急后重，腹痛。

[次症]肛门灼热，腹胀，小便短赤，口干，口苦。

[舌脉]舌质红，苔黄腻；脉滑。

[治则]清热化湿，调气行血。

[方药]《素问·病机气宜保命集》芍药汤。炒白芍、黄芩、黄连、大黄炭、槟榔、当归炭、木香、肉桂。

[方解]方中黄连、黄芩苦寒而入肠道，清热燥湿解肠中热毒为君药。大黄苦寒通里，泻垢凉血，既可助芩连泻火燥湿，又可荡涤湿热积滞，为臣药。白芍、甘草柔肝缓急而调和肝脾，可止泻痢腹痛；当归柔肝活血；木香、槟榔行气导滞；肉桂辛热，以制苦寒药物伤阳、碍湿之弊，皆为佐药。甘草调和诸药为使药。全方体现了"行血则便脓自愈，调气则后重自除"的治疗原则。诸药合用，共奏清热燥湿、调气和血之功。

[加减]大便脓血较多者，加白头翁、紫珠叶、地榆凉血止痢；大便白冻、黏液较多者，加苍术、薏苡仁健脾燥湿；血便明显，加地榆、槐花、茜草等；腹痛较甚者，加延胡索、乌药、枳实理气止痛；身热甚者，加葛根、金银花、连翘解毒退热。

2.热毒炽盛证

[主症]便下脓血或血便，量多次频，腹痛明显，发热。

[次症]里急后重，腹胀，口渴，烦躁不安。

[舌脉]舌质红，苔黄燥；脉滑数。

[治则]清热解毒，凉血止痢。

[方药]《伤寒论》白头翁汤。白头翁、黄连、黄柏、秦皮。

[方解]《伤寒论·辨厥阴病脉证并治》云："热利下重者，白头翁汤主之。""下利欲饮水者，以有热故也，白头翁汤主之。"溃疡性结肠炎病虽发于大

肠，实乃热在厥阴血分。治宜清热解毒，凉血止痢。方中白头翁味苦性寒为君，以其归大肠与肝，能入血分，清热解毒，凉血止痢；臣以黄连之苦寒，清热解毒，燥湿厚肠；黄柏泻下焦湿热，两药共助君药以清热解毒，尤能燥湿止痢。秦皮归大肠经，苦寒性涩，主热痢下重。四药相合，清热解毒、凉血止痢作用较强，为热毒血痢之良方。

［加减］便中伴有鲜血、舌质红绛者，加紫草、生地榆、生地黄；大便夹不消化食物者，加神曲、枳实消食导滞；腹痛畏寒喜暖者，加炮姜；寒甚者，加附子温补脾肾；久泻气陷者，加黄芪、升麻、柴胡升阳举陷；高热者加水牛角粉、栀子、金银花；汗出肢冷，脉微细者，静脉滴注参附注射液或生脉注射液。

3.脾虚湿蕴证

［主症］黏液脓血便，白多赤少，或为白冻，腹泻便溏，夹有不消化食物，脘腹胀满。

［次症］腹部隐痛，肢体困倦，食少纳差，神疲懒言。

［舌脉］舌质淡红，边有齿痕，苔薄白腻；脉细弱或细滑。

［治则］健脾益气，化湿止泻。

［方药］《太平惠民和剂局方》参苓白术散。党参、茯苓、炒白术、桔梗、山药、白扁豆、莲子肉、砂仁、炒薏苡仁、甘草。

［方解］本证由脾虚夹湿所致。脾胃虚弱，则运化失职，湿从内生，气机不畅，故饮食不化，胸脘痞闷，肠鸣泄泻。脾失健运，则气血生化不足，肢体失于濡养，故四肢无力，形体消瘦，面色萎黄。治宜补益脾胃，兼以渗湿为法。方中以人参、白术、茯苓益气健脾渗湿为君。配伍山药、莲子肉助人参以健脾益气，兼能止泻；白扁豆、薏苡仁助白术、茯苓以健脾渗湿，均为臣药。佐以砂仁醒脾和胃，行气化滞；桔梗宣肺利气，以通调水道，又载药上行，以益肺气。甘草健脾和中，调和诸药，为使。诸药合用，补其中气，渗湿化浊，行其气滞，恢复脾胃受纳与健运之职，则诸症自除。本方是在四君子汤的基础上加山药、莲子、白扁豆、薏苡仁、砂仁、桔梗而成，益气健脾、和胃渗湿之功，适用于脾胃气虚夹湿之证。

［加减］便中伴有脓血者，加败酱草、黄连、广木香；大便夹不消化食物者，加神曲、枳实消食导滞；腹痛畏寒喜暖者，加炮姜；寒甚者，加附子温补脾肾；久泻气陷者，加黄芪、升麻、柴胡升阳举陷。

4.寒热错杂证

［主症］下痢稀薄，夹有黏冻，反复发作，肛门灼热，腹痛绵绵。

［次症］畏寒怕冷，口渴不欲饮，饥不欲食。

［舌脉］舌质红或舌淡红，苔薄黄；脉弦或细弦。

［治则］温中补虚，清热化湿。

［方药］《伤寒论》乌梅丸加减。乌梅、黄连、黄柏、肉桂（后下）、细辛、干姜、党参、炒当归、制附片。

［方解］方中乌梅性平，味酸、涩，固肠以止泻痢；黄连清热燥湿、泻火解毒；黄柏具有清热燥湿、解毒疗疮之效；附子、干姜、蜀椒、细辛、桂枝合用温补脾肾，振奋中阳；黄连、黄柏合用清肠化湿，厚肠止泻；人参、当归合用补气和血以扶正，温清涩补。诸药合用，共奏温补脾肾、固肠止泻、平调寒热之效。

［加减］大便伴脓血者，去川花椒、细辛，加秦皮、生地榆；腹痛甚者，加白芍、徐长卿、延胡索；大便糖稀者，加山药、炒白术等；久泻不止者，加石榴皮、诃子等。

5.肝郁脾虚证

［主症］情绪抑郁或焦虑不安，常因情志因素诱发大便次数增多；大便稀烂或黏液便；腹痛即泻，泻后痛减。

［次症］排便不爽，饮食减少，腹胀，肠鸣。

［舌脉］舌质淡红，苔薄白脉弦或弦细。

［治则］疏肝理气，健脾和中。

［方药］《景岳全书》痛泻要方合《伤寒论》四逆散。柴胡、芍药、枳实、陈皮、防风、白术、甘草。

［方解］痛泻要方为治肝郁脾虚之痛泻的常用方，由炒白术、炒白芍、炒陈皮、防风四味中药组成。方中白术味甘苦性淡，入脾胃经，燥湿健脾；白芍性平无毒，养血泻肝，安脾和血；陈皮理气醒脾，防风散肝舒脾、燥湿以助止泻；柴胡入肝胆经，升发阳气，疏肝解郁，透邪外出，与白芍合用补养肝血，条达肝气；枳实理气解郁，泄热破结，与白芍相配，又能理气和血，使气血调和。配以甘草，调和诸药，益脾和中。四药相配，补脾土而泻肝木，调气机以止痛泻。

［加减］排便不畅、矢气频繁者，加枳实、槟榔理气导滞；腹痛较甚者，加徐长卿、木瓜；排便不畅、里急后重者，加薤白、木香；腹痛隐隐、大便溏薄、倦怠乏力者，加党参、茯苓、山药、炒扁豆健脾化湿；胸胁胀痛者，加青皮、香附疏肝理气；夹有黄白色黏液者，加黄连、木香清肠燥湿。

6.脾肾阳虚证

［主症］久泻不止，大便稀薄，夹有白冻，或伴有完谷不化，甚则滑脱不禁；腹痛喜温喜按。

［次症］腹胀，食少纳差，形寒肢冷，腰酸膝软。

［舌脉］舌质淡胖，或有齿痕，苔薄白润；脉沉细。

［治则］健脾温肾，温阳化湿。

［方药］《太平惠民和剂局方》附子理中丸合《证治准绳》四神丸。制附子、党参、干姜、炒白术、甘草、补骨脂、肉豆蔻、吴茱萸、五味子。

［方解］方中附子温阳祛寒，配以炮姜温运中阳，白术健脾燥湿，人（党）参益气健脾，炙甘草补中扶正，调和诸药。补骨脂补命门火，散寒邪；吴茱萸温中散寒，肉豆蔻温暖脾胃，涩肠止泻；五味子收敛固涩；干姜暖胃散寒，大枣补益脾胃。共成温肾暖脾、涩肠止泻之功，益气健脾之效。

［加减］腰酸膝软，加菟丝子、益智仁等；畏寒怕冷，加肉桂、益智仁等；大便滑脱不禁，加赤石脂、禹余粮、石榴皮等。大便伴脓血者，加秦皮、生地榆；腹痛甚者，加白芍、徐长卿、延胡索；大便溏稀者，加山药、炒白术等；久泻不止者，加石榴皮、诃子等。

7.阴血亏虚证

［主症］便下脓血，反复发作，大便干结，夹有黏液便血，排便不畅，腹中隐隐灼痛。

［次症］形体消瘦，口燥咽干，虚烦失眠，五心烦热。

［舌脉］舌红少津或舌质淡，少苔或无苔；脉细弱。

［治则］滋阴清肠，益气养血。

［方药］《备急千金要方》驻车丸合《太平惠民和剂局方》四物汤。黄连、阿胶、干姜、当归、地黄、白芍、川芎。

［方解］方中黄连清热燥湿，厚肠止痢，为君药；阿胶、当归滋阴养血止血，恢复受伤之阴，共呈清热止痢，为臣药；炮姜入血分可止血，又可制约黄连的苦寒伤胃之弊，治脾脏之本寒。四物汤中以熟地、白芍阴柔补血之品（血中血药）与辛香的当归、川芎（血中气药）相配，补血而不滞血，活血而不伤血，诸药相伍，共奏清热燥湿、滋阴止痢之功。

［加减］大便干结者，加麦冬、玄参、火麻仁等；面色少华，加黄芪、党参等；脓血便者，加白头翁、地榆、地锦草等；便下脓血、舌质红绛者，加紫草、生地榆、

生地；高热者加水牛角粉、栀子、金银花。

[西医治疗] UC的临床可分为活动期和缓解期。活动期的疾病按严重程度分为轻、中、重程度分别治疗。

1.轻度UC的治疗

可选用氨基水杨酸制剂，口服柳氮磺胺吡啶（SASP）4~6g/d，或口服5-氨基水杨酸（5-ASA）3~4g/d。病变分布于远段结肠者可酌用SASP栓剂0.5~1g/次，2次/d；长期应用SASP会出现不同程度的不良反应，常见头痛、头晕、胃肠道不良反应等症状，亦有皮肤过敏反应，男性不育等，停药后不良反应可恢复正常。或用相当剂量的5-ASA制剂灌肠。疗效不佳时可用氢化可的松琥珀酸钠盐灌肠液100~200mg/次，每晚1次保留灌肠。

2.中度UC的治疗

可用上述剂量氨基水杨酸类制剂治疗。反应不佳者，改口服皮质类固醇激素，常用泼尼松0.75~1mg/（kg·d），分次口服。对于激素无效或激素依赖或激素抵抗患者，可用免疫抑制剂硫唑嘌呤或6-巯基嘌呤等。（治疗时常会将氨基水杨酸与巯基嘌呤类药物合用，但氨基水杨酸有可能会增加巯基嘌呤类药物骨髓抑制的毒性）。当激素及上述免疫抑制剂治疗无效时，或激素依赖或不能耐受上述药物治疗时，可考虑使用抗TNF-α单抗（英夫利西或阿达木单抗）治疗。

3 重度UC的治疗

一般病变范围较广、病情重、发展快，作出诊断后应及时住院治疗。

（1）一般治疗：①补液、补充电解质，防止水电解质、酸碱平衡紊乱，特别注意补钾。便血多、血红蛋白过低者适当输红细胞。病情严重者暂禁食，予胃肠外营养。②大便培养排除肠道细菌感染，如有艰难梭菌或巨细胞病毒（CMV）感染，则做相应处理。③忌用止泻剂、抗胆碱能药物、阿片制剂、NSAIDs等，避免诱发中毒性巨结肠。④对中毒症状明显考虑合并细菌感染者应静脉使用广谱抗生素。⑤密切监测患者生命体征及腹部体征变化，及早发现和处理并发症。

（2）静脉用激素：为首选治疗。甲泼尼松龙40~60mg/d，或氢化可的松300~400mg/d（剂量加大不会增加疗效，剂量不足则会降低疗效）。

（3）转换治疗的判断：在静脉用足量激素治疗大约5d仍然无效，则应转换治疗方案。

（4）转换治疗方案选择：①环孢素2~4mg/（kg·d）静脉滴注，治疗期间检测血药浓度及不良反应，1~7日内如病情缓解，则改为口服继续治疗一段时间，但不应超过6个月，逐渐过渡到硫唑嘌呤类药物维持治疗。最新研究英夫利西或阿达木单抗可作"拯救"治疗。② 对环孢素或硫唑嘌呤等免疫抑制剂治疗无效者应予抗TNF或维多珠单抗等治疗，如果治疗失败应考虑使用不同的生物制剂，如果药物治疗没有达到明确的临床效果，则推荐结肠切除手术治疗。

4.缓解期的处理

症状缓解后，氨基水杨酸制剂维持治疗的疗程为3~5年或更长，用原诱导剂缓解剂量的全量或半量，并应补充叶酸；对硫唑嘌呤类药物及英夫利西用于激素依赖者、氨基水杨酸制剂不耐受者，维持治疗的疗程未有共识，视患者具体情况而定。激素不能作为维持治疗药物。远端结肠炎以美沙拉嗪局部用药为主（直肠炎用栓剂每晚1次，直肠乙状结肠炎用灌肠剂隔天或数天1次），加上口服氨基水杨酸制剂更好。对维多珠单抗有应答的患者，可以使用维多珠单抗维持缓解治疗。可长期应用肠道益生菌维持治疗。

5.外科手术治疗

内科治疗疗效不佳和（或）药物不良反应明显，已严重影响生存质量者，可考虑外科手术。①绝对指征：大出血、穿孔、明确的或高度怀疑癌变。②相对指征：内科治疗无效的重度UC，合并中毒性巨结肠内科治疗无效者，宜更早进行外科手术干预。

［预后调理］应注意规律、合理的饮食；急性活动期给予流质或半流质饮食，必要时禁食，病情好转后改为高热量、高蛋白、高维生素、少油少渣饮食；宜柔软易消化，宜少量多餐，忌过食辛辣、肥甘厚味，注意饮食卫生。其次，积极调整心态，以乐观、平稳的心态看待生活，对待疾病。合并营养不良、关节、眼、皮肤等肠外表现的UC患者，除积极治疗原发病外，可结合中医辨证，随症加减中药治疗。

［典型病案］

病案一：周某，男，52岁，2022年9月6日初诊。患者腹泻、腹痛两年，经肠镜检查诊断为溃疡性结肠炎，治疗经久未能痊愈。现症见大便溏稀不成形，偶有腹痛，口干口苦，两胁时有疼痛，气短乏力，小便黄，寐可，纳可，舌暗苔白腻，脉沉弦细弱。

西医诊断：慢性溃疡性结肠炎。

中医诊断：泄泻。证型：肝郁脾虚证。

治法：疏肝理气，健脾和中。

方药：《景岳全书》痛泻要方合《伤寒论》四逆散合《伤寒论》柴胡桂枝干姜汤加减。柴胡15g，桂枝15g，干姜5g，黄芩10g，姜半夏10g，党参15g，丹参25g，檀香5g，川芎15g，香附15g，郁金15g，煅牡蛎25g，枳壳15g，陈皮15g，白芍7g，桔梗

15g，瓜蒌15g，山药20g，茯苓15g，白术10g，7剂。

2022年9月20日二诊，口苦、泄泻症状有所改善，仍有气喘乏力，上方加佛手15g、川楝子7g、延胡索15g，7剂。服药后诸证缓解，在本方的基础上根据其症状加减治疗，调理3个月，随访一年症状基本消失。

［按］本证多由土虚木乘，肝脾不和，脾失健运所致。治疗以补脾柔肝，祛湿止泻为主。《医方考》说："泻责之脾，痛责之肝；肝则之实，脾则之虚，脾虚肝实，故令痛泻"。方中白术苦温，补脾燥湿。白芍酸寒，柔肝缓急止痛，与白术配伍，土中泻木，共奏补脾柔肝之功。陈皮辛苦而温，理气燥湿，醒脾和胃。防风燥湿以助止泻，具有升散之性，辛能散肝郁，香能舒脾气，为脾经引经药。《医方集解·和解之剂》："此足太阴、厥阴药也。白术苦燥湿，甘补脾，温和中；芍药寒泻肝火，酸敛逆气，缓中止痛；防风辛能散肝，香能舒脾，风能胜湿，为理脾引经要药。陈皮辛能利气，炒香尤能燥湿醒脾，使气行则痛止。数者皆以泻木而益土也。"柴胡桂枝干姜汤可太少两解，和解少阳，调和营卫。党参、山药健脾化湿，《本草纲目》中记载山药可"益肾气，健脾胃，止泄痢，化痰涎，润皮毛。"煅牡蛎味咸、归足少阴经，具有收敛固涩的作用，在《名医别录》中云："涩大小肠，止大小便，疗泄精。"方中巧用瓜蒌舒肝缓肝，以缓解患者口苦、胁痛等一系列肝郁证候，《重庆堂随笔》中亦提到："栝楼实，润燥开结，荡热涤痰，夫人知之；而不知其舒肝郁，润肝燥，平肝逆，缓肝急之功有独擅也，（魏）玉璜先生言之最详。"故诸药合用共奏疏肝理气、健脾和中之效。（张明香医案）

病案二：潘某某，女，62岁，2022年8月30日初诊，患者腹泻一年余，某医院诊断为"慢性溃疡性结肠炎"，服用西药后症状未得到缓解。现症见腹痛、腹泻，每日2~3次，口干口苦，常常感觉头疼、头晕，小便略黄，舌质红苔薄黄，脉弦细。

西医诊断：慢性溃疡性结肠炎。

中医诊断：泄泻。证型：肝郁脾虚证。

治法：疏肝理气，健脾和中。

方药：《伤寒论》四逆散合《景岳全书》痛泻要方加减。当归15g，白术15g，白芍10g，枳实15g，柴胡15g，半夏7g，黄芩10g，黄连5g，茯苓15g，延胡索15g，天麻15g，陈皮15g，土茯苓20g，鸡内金15g，香附10g，绵萆薢15g，桂枝15g，炙甘草15g，7剂。

2022年9月6日二诊，头晕、头痛、腹痛缓解，仍见口干口苦，大便不成形，小便黄，舌红苔黄腻，脉弦细。上方加紫苏子15g，党参20g，7剂，水煎服。

2022年9月15日三诊，口苦明显改善，腹泻见好，日一次，上方加仙鹤草15g，7剂，水煎服。

［按］本证多由外邪传经入里，气机为之郁遏，不得疏泄，阳气内郁所致，治疗以透邪解郁，疏肝理脾为主。方中取柴胡入肝胆经，升发阳气，疏肝解郁，透邪外出。白芍敛阴养血柔肝，与柴胡合用，以补养肝血，条达肝气，可使柴胡升散而无耗伤阴血之弊。方中枳实一药得以妙用，理气解郁，泄热破结，与白芍相配，能理气和血，使气血调和；枳实与柴胡配伍，一升一降，加强舒畅气机之功，并奏升清降浊之效。张教授在治疗UC中善用风药，风性善行，风药走窜力强，多有升发之性，升腾阳气，在此方中加用草薢祛风利湿，使得脾胃健运，湿邪得化。天麻平肝熄风，延胡索活血散瘀、理气止痛，土茯苓归肝、胃经，亦可健脾除湿，《本草纲目》："健脾胃，强筋骨，去风湿，利关节，止泄泻。"诸药合用，疏肝理气、健脾和中。（张明香医案）

［失治误治分析］溃疡性结肠炎临床辨证虽然以辨湿热和气血为主，初期以祛邪为要，收涩则会闭门留寇。故有表邪者先祛表邪，有积滞者先祛积滞，邪去则正安。但清湿热、调气血，疏肝理气，减轻心理压力应是辨证论治的重点。溃疡性结肠炎为排他诊断，四诊合参结合现代医学检查，方可避免误诊失治。

病案一：黄某，男，43岁，教师，1984年6月4日初诊。自述少腹疼痛，急迫胀满，大便澹热量少，日行2~3次，小便正常，神倦乏力，口渴，苔黄腻，脉弦。此辨为肠道湿热壅盛，气机阻滞，治以清热除湿、行气止痛。处方：芍药18g，黄芩15g，黄连10g，木香10g，槟榔15g，白头翁15g，秦皮15g，延胡索15g，生甘草3g。一日一剂，水煎服。

6月6日二诊：服药后大便次数增多，日行4~5次，诸证加重。发觉以上理法方药与预想之疗效相去甚远，又慎审细查才知患者虽腹痛胀满但时有缓解消减，虽口渴但所饮甚少或不欲饮，脉虽弦却有细小之感，舌边两侧可见齿印状。追问病史，自1981年4月起始患病，初服西药氯霉素、四环素及中药等皆有效，由于症减停药，未予巩固治疗，致移时又发，久之则服药无效；在三年时间的治疗中，求医甚多，每次皆因腹痛里急、大便澹热而诊断为肠道湿热或湿热痢，方中大多皆有芩、连、香、桂等苦寒辛燥损伤脾胃之品。大便检查白细胞5~9个/高倍，并有大小不等的脂肪细胞出现，未见红细胞、脓细胞和吞噬细胞。综以上情况辨为脾胃虚弱，运化失调，气机阻滞，予参苓白术散加味。方用党参18g，茯苓20g，白术20g，炙甘草10g，广砂仁12g（后煎），薏苡仁25g，山药18g，扁豆18g，莲子20g，桔梗15g，槟榔片15g，二剂，水煎服。6月9日三诊：自述服药后大便已转正常，腹痛里急已止，仅时感腹胀，以上方减山药，以泡参易党参，另加厚朴18g，陈皮15g。服四剂病告痊愈。

［按］本案属医者忽视本末，辨证失误，并长期投以苦寒辛燥之品，致脾胃虚弱，运化失调，病情日渐加重而成。脾虚则运化失调，湿郁化热故致大便诸热，脾虚运化无力，加之湿浊壅塞、气机阻滞，故致腹痛里急。此两症初看，虽似实证但实乃脾胃虚弱，湿阻气滞，虚中夹实之证，故以参苓白术散加味投之，方中党参、白术、茯苓、炙甘草、扁豆、薏苡仁、山药、莲子益气健脾除湿止泻，桔梗上行升脾胃之清气，以助止泻，陈皮、广砂仁、厚朴除湿化浊，行气止痛，槟榔片化滞结、消胀满助其力。使脾虚得补，湿浊得除，腹痛里急和大便澹热亦随脾胃健运、郁滞通畅而告愈。（网络病案）

病案二：王某，男，38岁，2002年5月13日初诊。因腹痛、腹泻黏液脓血便反复发作3年，曾在某医院诊断为"慢性细菌性痢疾"，用抗生素治疗效果不佳。来院后行肠镜检查、黏膜组织活检，确诊为"慢性溃疡性结肠炎"。现证：大便5~6次/d，为粘液脓血便，伴腹痛、里急后重，形体日渐消瘦，舌淡胖、边有瘀点，苔黄腻，脉滑。证属脾胃虚弱、兼夹湿热瘀血。治以温中益气，兼清热利湿化瘀。方用薏苡附子败酱汤加减，党参、白术、砂仁、茯苓、赤芍、红藤、炙甘草。7剂后，腹痛、腹泻减轻，大便3~4次/d，脓血便消失，但仍有黏液。继服上方15剂，大便恢复正常，腹痛消失。上方去红藤再服15剂，症状全消，复查结肠镜见肠黏膜溃疡病灶及炎症均消失，随访1年无复发。

［按］本患由于失治、误治导致泄泻日久，则正气损伤，脾肾两虚，且"久病必瘀"，故又多兼瘀血之证。本病最终为寒热、虚实、瘀血三者夹杂之本虚标实之证，以脾肾两虚为本，湿热、瘀血为标。薏苡附子败酱汤乃仲景为虚寒夹湿型慢性肠痈而设，组方精简严谨。方中薏苡仁入脾、大肠经，利湿健脾、消肿排脓为主药；配伍败酱草既可清热解毒，又兼活血祛瘀；佐以附子之辛热，既可温补脾肾，又可以辛散结。三药合用，共奏温肾健脾、清热利湿、活血祛瘀之功效，止切本病之病机。本方虽为治疗肠痈之古方，但可老方新用，临床再根据寒、热、虚、实、瘀之轻重辨证加减，可收到满意疗效，且临床未见不良反应。（网络病案）

（七）功能性便秘

功能性便秘（functional constipation，FC）属于功能性肠病的一种，主要表现为排便困难、排便次数减少或排便不尽感，且不符合便秘型肠易激综合征的诊断标准。

便秘是指由于大肠传导失常，导致大便秘结，排便周期延长；或周期不长，但粪质干结排出艰难；或粪质不硬，虽有便意，但便而不畅的病症。功能性便秘属于中医学"便秘""后不利""大便难""脾约""秘结"等范畴。

[诊断和鉴别诊断]

1.中医诊断

中医对便秘的诊断，首先明确排便周期和粪便的性质及伴随的症状，然后结合舌质、脉象，辨明证属虚实、寒热，方可遣方论治。

（1）辨排便周期：首先便秘多数排便周期延长，日数不定，且伴有腹胀、腹痛、排便艰难；或排便周期不延长，但大便干结，便下艰难；或排便周期不延长，大便也不干结，但排出无力或出而不畅。

（2）辨排便粪质：粪质干燥坚硬，便下困难，肛门灼热，属燥热内结；粪质干结，排出艰难，多为阴寒凝滞；粪质不甚干结，排出断续不畅多为气滞；粪质不干，欲便不出，便下无力，多为气虚。

（3）辨舌质舌苔：舌红少津，无苔或少苔，为阴津亏少；舌淡少苔，系气血不足；舌淡苔白滑，为阴寒内结；舌苔黄燥或垢腻，属肠胃积热。

2.中医鉴别诊断

积聚、便秘均可在腹部出现包块。但便秘者，常出现在左下腹，而积聚的包块在腹部各处均可出现；便秘多可扪及条索状物，积聚则形状不定；便秘之包块排便后消失，积聚之包块则与排便无关。

3.西医诊断

正常排便生理过程中的每一个环节出现障碍，均可引起便秘。根据排便病理生理功能，便秘可分为①排空迟缓型：系指从结肠近端至直肠的排空速度慢于正常人，是结肠动力学的改变的结果。多由结肠高幅度收缩排进减少，肠-肛间神经丛功能障碍，肠神经递质异常引起；②功能型：指粪便堆积在肠内，不能顺利排出的便秘。多为骨盆底肌肉群协调运动障碍，横纹肌和平滑肌运动不协调，中枢和骨盆神经障碍，或手术后所造成；③混合型：前两种因素混合存在所致。罗马Ⅳ标准则分为，正常传输型便秘（NTC）、慢传输型便秘（STC），排便障碍型便秘（defecatory disorder），病理生理学亚型的诊断需要相应技术和诊查设备。

功能性便秘的诊断参照罗马Ⅳ标准，需要排除肠道及全身器质性因素、药物及其他原因导致的便秘。诊断之前症状出现至少6个月，且近3个月症状符合以上诊断标准。FC的诊断需要进行以下5个循序渐进的步骤：①临床病史；②体格检查；③实验室检查；④结肠镜检查或其他检查；⑤特殊的检查用以评估便秘的病理生理机制（有必要且有条件时进行）。目前评估FC病理生理学的特殊检查有结肠传输试验、肛门直肠测压、球囊逼出试验、排粪造影、盆底肌电图等，借助这些检查可判断临床类型，对功能性便秘患者酌情选择上述检查。

4.西医鉴别诊断

由于引起便秘的病因复杂，占位性病变、炎症、痔等造成肛门结构异常，分泌、代谢性疾病，神经源性、脑血管性、脊髓性疾病，拟交感神经类及抗酸、铁制剂药物，均可引起便秘。鉴别诊断主要分清是否有大肠的占位性病变。因此，对近期内出现便秘或便秘伴随症状发生变化的患者，鉴别诊断尤为重要。对年龄＞50岁、有报警征象者，应进行必要的实验室、影像学和结肠镜检查，以明确便秘是否为器质性疾病所致、是否伴有结直肠形态学改变；报警征象包括便血、粪隐血试验阳性、大便变细、贫血、消瘦、明显腹痛、腹部包块、有结直肠息肉史和结直肠肿瘤家族史等。

（1）习惯性便秘：病史中一般有偏食不吃蔬菜或饮食过于精细的习惯或自幼未养成按时排便的习惯、厕所不方便或工作环境对排便不便、情绪紧张对习惯性便秘也有影响。体格检查X线造影或肠镜检查未发现器质性病变可诊断为习惯性便秘。

（2）肠易激综合征：肠易激综合征临床上有3种表现类型：①结肠痉挛主要引起慢性腹痛和便秘；②慢性间断性无痛性水泻；③便秘与腹泻交替伴有便秘的肠易激综合征的临床特征有：①慢性腹痛伴便秘或腹泻便秘交替出现；②患者在乙状结肠区常有间歇性腹绞痛在排气或排便后缓解；③体格检查可在左下腹扪及充满粪便和痉挛的乙状结肠，有轻压痛，肛门指检直肠壶腹部无粪块；④患者常伴烧心、腹胀、腰背酸痛软弱无力、头晕、心悸等症状。

（3）泻药性肠病：泻药性肠病是指患者由于便秘或直肠肛门病变造成排便困难，患者为了排便通畅开始应用泻药，长期应用造成排便对泻药的依赖性称为泻药性肠病。诊断要点：①患者有因便秘或排便困难长期频繁应用泻药史；②除外内分泌直肠肛门等器质性便秘可考虑为泻药性肠病如没有服药史不能诊断泻药性肠病。

（4）大肠癌：大肠癌包括结肠和直肠癌，有资料表明大肠癌1/3以上在直肠，2/3的癌肿在直肠和乙状结肠。主要临床特点①大肠癌的早期症状不明显，排便习惯的改变，如便秘或腹泻或两者交替，可能是大肠癌的早期表现；②便血，尤其排便后出血是大肠癌常见的症状；③可有腹部持续性的隐痛便秘与里急后重常同时存在；④浸润型大肠癌易发生肠梗阻；⑤腹部检查和肛门指检有时可触及肿物。

［病因病机］便秘的病位在大肠，系大肠传导失常，但常与脾胃、肺、肝肾等功能失调有关。便秘的病因是多方面的，外感寒热之邪，内伤饮食情志，阴阳气血不

足等皆可形成便秘，而且各种原因又常相兼为病，使发病之因复杂多变。肠燥津亏之人易被邪热所侵扰，气虚阳衰之体不耐寒凉饮食之伤，气机郁滞常易化燥而伤津，大肠传导无力，又是津凝、郁阻，因虚致实的前因等。概括说来，便秘的直接原因不外热、实、冷、虚四种，胃肠积热者发为热秘，气机郁滞者发为实秘，阴寒积滞者发为冷秘，气血阴阳不足者发为虚秘。而且，四种便秘的证候表现常有相兼或演变，如邪热蕴积与气机郁滞并存，阴寒积滞与阳气虚衰同在；气机郁滞，日久化热，而导致热结；热结日久，耗伤阴津，可导致阴虚等等。然而，便秘总以虚实为纲，热秘、冷秘、气秘属实，阴阳气血不足的虚秘属虚。实者病机在于邪滞胃肠，壅塞不通；虚者病机在于肠失温润，推动无力；虚实之间又常转化，可由实转虚，可因虚致实，可虚实夹杂。

便秘的病因虽是多方面的，但病机可归纳为以下几方面。

（1）肠胃积热：素体阳盛，或热病之后，余热留恋，或肺热肺燥，下移大肠，或过食醇酒厚味，或过食辛辣，或过服热药，均可致肠胃积热。耗伤津液，肠道干涩，粪质干燥，难于排出，即所谓"热秘"。《景岳全书·秘结》曰："阳结证，必因邪火有余，以致津液干燥。"

（2）气机郁滞：忧愁思虑，脾伤气结；或抑郁恼怒，肝郁气滞；或久坐少动，气机不利，均可导致腑气郁滞，通降失常，传导失职，糟粕内停，不得下行，或欲便不出，或出而不畅，或大便干结而成气秘。如《金匮翼·便秘》曰："气秘者，气内滞，而物不行也。"

（3）阴寒积滞：恣食生冷，凝滞胃肠；或外感寒邪，积聚肠胃；或过服寒凉，阴寒内结，均可导致阴寒内盛，凝滞胃肠，失于传导，糟粕不行而成冷秘。如《金匮翼·便秘》说："冷秘者，寒冷之气，横于肠胃，凝阴固结，阳气不行，津液不通。"

（4）气虚阳衰：饮食劳倦，脾胃受损；或素体虚弱，阳气不足；或年老体弱，气虚阳衰；或久病产后，正气未复；或过食生冷，损伤阳气；或苦寒攻伐，伤阳耗气，均可导致气虚阳衰，虚则大肠传导无力，阳虚则肠道失于温煦，阴寒内结，导致便下无力，大便艰涩。《景岳全书·秘结》曰："凡下焦阳虚，则阳气不行，阳气不行，则不能传送，而阴凝于下，此阳虚而阴结也。"

（5）阴亏血少：素体阴虚，津亏血少；或病后产后，阴血虚少；或失血夺汗，伤津亡血；或年高体弱，阴血亏虚；或辛香燥热，损耗阴血，均可导致阴亏血少，血虚则大肠不荣，阴亏则大肠干涩，导致大便干结，便下困难。如《医宗必读·大便不通》说："更有老年津液干枯，妇人产后亡血，乃发汗利小便，病后血气未复，皆能秘结。"

[辨证论治] 便秘的病位在大肠，系大肠传导失常，但常与脾胃、肺、肝、肾、魄门等功能失调有关。《重订严氏济生方·秘结论治》："夫五秘者，风秘、气秘、湿秘、寒秘、热秘是也。更有发汗利小便，及妇人新产亡血，走耗津液，往往皆令人秘结。"《万病回春·大便闭》："身热烦渴，大便不通者，是热闭也；久患者虚，大便不通者，是虚闭也；因汗出大便不通者，精液枯竭而闭也；风证大便不通者，是风闭也；老人大便不通者，是血气枯燥闭也；虚弱并产妇及失血，大便不通者，血虚而闭也；多食辛热之物，大便不通者，实热也。"临床分证虽较复杂，不外虚实两大类，实者由邪热、寒积、气滞引起邪滞胃肠，壅塞不通；虚者由阴阳气血不足，津亏肠燥造成肠失温润，推动无力。在治法上实者宜通泻，以祛邪为主，泻热、温散、通导为治本之法；虚者宜补以养正为先，滋阴养血、益气温阳为治本之法，辅以甘温润肠之药。无论证属虚实，均应注意审证求因，审因论治，不能只凭便干不通而一并通下，如《景岳全书·秘结》曰："阳结者邪有余，宜攻宜泻者也；阴结者正不足，宜补宜滋者也。知斯二者即知秘结之纲领矣。"

1.肠胃积热

[主症] 大便干结；大便臭秽和（或）口干口臭和（或）小便短赤。

[次症] 腹胀或腹痛；面红心烦或有身热。

[舌脉] 舌质红，苔黄燥；脉滑数。

[治则] 泻热导滞，润肠通便。

[方药]《伤寒论》麻子仁丸加减。大黄、枳实、厚朴、火麻仁、杏仁、芍药。

[方解] 方中麻子仁性味甘平，质润多脂，功能润肠通便，是为君药。杏仁上肃肺气，下润大肠；白芍养血敛阴，养阴和营，缓急止痛为臣。大黄、枳实、厚朴即小承气汤，以通腑泄热，轻下热结，除胃肠燥热为佐。蜂蜜甘缓，既助麻子仁润肠通便，又可缓和小承气汤攻下之力，以为佐使。

[加减] 若津液已伤，可加生地、玄参、麦冬以滋阴生津；若兼郁怒伤肝，易怒目赤者，加服更衣丸以清肝通便；若燥热不甚，或药后通而不爽者，可用青麟丸以通腑缓下，以免再秘；若热势较甚，痞满燥实坚者，可用大承气汤急下存阴。另外尚可辨证选用当归龙荟丸、黄龙汤、凉膈散等。

2.阴寒积滞

[主症] 大便艰涩；腹痛拘急、得温痛减，或腹满拒按。

［次症］手足不温；畏寒。

［舌脉］舌质淡暗，苔白腻；脉弦紧。

［治则］温里散寒，通便导滞。

［方药］《金匮要略今释》大黄附子汤。附子、大黄、细辛。

［方解］方中用辛热之附子，温阳散寒；细辛走窜发散，除寒散结；大黄得附子、细辛之辛温，寒性得到抑制，专行荡涤肠胃，泻除寒积之滞。大便得解，腑气通畅，则寒积去，阳气行，诸证自可消除。

［加减］泻下乏力，加枳实、厚朴、木香助泻下之力，加干姜、小茴香以增散寒之功。心腹绞痛，口噤暴厥属大寒积聚者，可用三物备急丸攻逐寒积。

3.气机郁滞

［主症］大便干结或不甚干结，排便不爽；腹胀或伴腹痛。

［次症］肠鸣矢气；情绪不畅时加重；胸胁痞满，嗳气频作。

［舌脉］舌质淡，苔薄白或薄腻，脉弦。

［治则］顺气导滞，降逆通便。

［方药］《世医得效方》六磨汤合《伤寒论》四逆散加减。柴胡、白芍、青皮、炒枳壳、沉香粉、木香、乌药、瓜蒌仁、大黄、槟榔、建曲、麦芽、甘草。

［方解］方中取柴胡入肝胆经，升发阳气，疏肝解郁，透邪外出；白芍敛阴养血柔肝，与柴胡合用，以补养肝血，条达肝气，可使柴胡升散而无耗伤阴血之弊。木香调气，乌药顺气，沉香降气，大黄、槟榔、破气行滞；青皮、白芍疏肝理气解郁；瓜蒌仁滑肠通便；建曲、麦芽消食和胃畅中；甘草调和众药。诸药配合，具有顺气导滞，降逆通便之功效。

［加减］加厚朴、香附以助理气之功；若气郁日久，郁而化火，可加黄芩、栀子、龙胆草清肝泻火；若气逆呕吐者，可加半夏、旋覆花、代赭石；若七情郁结，忧郁寡言者，加合欢皮疏肝解郁；若跌仆损伤，腹部术后，便秘不通，属气滞血瘀者，可加桃仁、红花、赤芍之类活血化瘀。

4.气虚便秘

［主症］大便不硬，虽有便意，但排便费力；用力努挣则汗出短气。

［次症］便后乏力；面白神疲，神疲懒言。

［舌脉］舌质淡苔白，脉弱。

［治则］益气润肠。

［方药］《金匮翼》黄芪汤加减。黄芪、生白术、陈皮、火麻仁、白蜜。

［方解］方中黄芪入脾、肺经，可补脾肺之气；陈皮理气，白术健脾益气；火麻仁入大肠经，与白蜜润肠通便，佐以陈皮理气通便。

［加减］气虚较甚，乏力出汗者，可加人参补益中气；气虚下陷脱肛者，用补中益气汤提升阳气；肺气不足者，可加用生脉散，补肺益气；日久肾气不足者，可用大补元煎；腹胀纳差者，可加砂仁、炒麦芽以和胃消导。

5.血虚便秘

［主症］大便干结；面色少华，头晕目眩。

［次症］心悸气短；口唇色淡。

［舌脉］舌质淡，苔白，脉细。

［治则］滋阴养血，润燥通便。

［方药］《沈氏尊生书》润肠丸加减。当归、生地、火麻仁、桃仁、枳壳。

［方解］方中当归、生地滋阴养血，滋阴润肠通便；火麻仁质润多脂，滋脾润燥；桃仁活血通络，枳壳引气下行。诸药共奏滋阴养血，润燥通便之功效。

［加减］加玄参、何首乌、枸杞子养血润肠；若血虚内热，可加知母、胡黄连等以清虚热；若阴血已复，大便仍干燥者，可用五仁丸润滑肠道。

6.阴虚便秘

［主症］大便干结如羊屎状；潮热盗汗和（或）手足心热和（或）两颧红赤。

［次症］口干少津；形体消瘦，头晕耳鸣，心烦少眠，腰膝酸软。

［舌脉］舌红少苔，脉细数。

［治则］滋阴通便。

［方药］《温病条辨》增液汤加减。玄参、麦冬、生地、火麻仁、当归、沙参、石斛。

［方解］方中玄参性咸寒润下，滋阴降火，润燥生津，重用为君药；生地滋阴壮水，润燥生津；麦冬甘寒体润，增滋阴润燥生津之功。三药伍用，"增水行舟"，大补阴液，其"妙在寓泻于补，以补药之体，作泻药之用，既可攻实，又可防虚"。当归补血润燥；火麻仁润肠通便；沙参、石斛增强滋阴降火，润燥生津之功。

［加减］可加芍药、玉竹助养阴之力；加柏子仁、栝蒌仁增润肠之效；胃阴不足，口干口渴者，可用益胃汤；肾阴不足，腰膝酸软者，可用六味地黄丸；阴亏燥结，热盛伤津者，可用增液承气汤增水行舟。

7.阳虚便秘

［主症］大便干或不干，排出困难，面色㿠白，小便清长。

［次症］腹中冷痛；腰膝酸冷、四肢不温或畏寒怕冷。

［舌脉］舌质淡，苔白；脉沉迟。

［治则］温润通便。

［方药］《景岳全书》济川煎加减。当归、牛膝、肉苁蓉、泽泻、升麻、枳壳、附子。

［方解］方中肉苁蓉味甘咸性温，功能温肾益精以培本，又能暖腰润肠通便以治标，为君药；牛膝温补肾阳壮腰膝，善引药下行，润肠通便，共为臣药；当归辛苦温润，养血润肠，助君药温肾益精、润肠通便之效；佐用泽泻甘淡泄浊，渗利小便而泄肾浊，"浊去精生"；附子增强补阳之功；妙用升麻以轻宣升阳，升清降浊，相反相成，以助通便之效；枳壳宽肠下气而助通便。以上共为佐药。诸药合用，既可温肾益精治其本，又能润肠通便以治标。

［加减］若老人虚冷便秘，可用半硫丸；若脾阳不足，阴寒冷积，可用温脾汤；若肾阳不足，尚可用肾气丸。还可辨证选用理中丸、四神丸、右归丸等。

［西医治疗］

1.一般治疗

（1）功能性便秘患者应保证摄入充足水分以及足够的膳食纤维。推荐成人每天1.5~2.0L的液体摄入。成人膳食纤维的推荐量是每天至少20~30g，指导患者"小剂量开始和缓慢增加"的策略。适量食用能润肠通便的食物，如芝麻、蜂蜜、甜杏仁等。

（2）适度运动可改善便秘，有规律的有氧运动可以帮助缓解便秘，有利于肠道气体排出，改善腹胀。可适当进行如揉腹、提肛运动、步行、慢跑、太极、八段锦等。尤其对久病卧床、运动量少的老年患者更有益。

（3）建立良好的排便习惯，结肠活动在晨醒和餐后时最为活跃，建议患者在晨起或餐后2h内尝试排便，排便时集中注意力，减少外界因素的干扰。

2.药物治疗

（1）容积性泻药：膨松药通过滞留粪便中的水分，增加粪便含水量和粪便体积，促进肠道蠕动，从而起通便作用；主要用于轻度FC患者，服药时应补充足够的液体。常用容积性药物包括欧车前亲水胶散剂、聚卡波非钙、非比麸等。

（2）渗透性泻药：渗透性泻剂产生的肠腔内渗透压梯度可促进水和电解质分泌，从而降低粪便的硬度、增加粪便体积，继而促进肠道蠕动。药物包括聚乙二醇、不被吸收的糖类（如乳果糖、拉克替醇、甘露醇）和盐类泻药（如硫酸镁、柠檬酸镁、磷酸钠和磷酸氢二钠）。乳果糖15~30mL/次，2次/d，能够改善轻度至中度FC患者的症状，不良反应包括剂量依赖的腹部绞痛和腹胀。过量应用盐类泻药可引起电解质紊乱，老年人和肾功能减退者应慎用。

（3）刺激性泻药：刺激性泻剂是一类通过刺激结肠黏膜中的感觉神经末梢，增强肠道蠕动和肠道分泌的泻剂。包括二苯基甲烷类（如比沙可啶、匹可硫酸钠、酚酞类）、蒽醌类（如鼠李皮、芦荟、番泻叶、大黄等）、蓖麻油等。短期按需服用比沙可啶安全有效。因在动物实验中发现酚酞可能有致癌作用，该药已被撤出市场。目前对长期使用蒽醌类泻剂能导致肠道结构性或者功能性的不良反应尚有争议。临床上应继续观察刺激性泻药的不良反应，尤其要注意长期应用刺激性泻剂可能引起的肠神经损害、结肠黑变病等问题。

（4）促动力药：作用于肠神经末梢，释放运动性神经递质、拮抗抑制性神经递质或直接作用于平滑肌，增加肠道动力，对慢传输型便秘有较好的效果。研究表明，高选择性5-羟色胺4受体激动剂普芦卡必利能缩短结肠传输时间，安全性和耐受性良好。

（5）氯离子通道激活剂：鲁比前列酮能激活2型氯离子通道，致大量液体进入肠腔，其常见的不良反应为恶心、腹泻。但鲁比前列酮在我国尚未被用于临床治疗。

（6）鸟苷酸环化酶C激动剂：利那洛肽作用机制为激活鸟苷酸环化酶C促进肠腔内液体分泌，加快肠传输。利那洛肽主要作用于消化道，口服生物利用度低，全身不良反应较小，常见不良反应为腹泻。

（7）回肠胆汁酸转运抑制剂：Elobixibat（依洛西巴特）是一类高选择性回肠胆汁酸转运抑制剂，常见不良反应为剂量依赖型腹部绞痛和腹泻。目前在北美进行elobixibat Ⅲ期临床试验来验证其对慢性便秘和IBS-C患者的疗效。

（8）灌肠药和栓剂：通过肛内给药，润滑并刺激肠壁，软化粪便，使其易于排出，适用于粪便干结、粪便嵌塞患者临时使用。便秘合并痔者可用复方角菜酸酯制剂。

（9）微生态制剂：多项荟萃分析显示益生菌能够改善FC患者的临床症状。

（10）A型肉毒素注射治疗：A型肉毒素注射可以在肌电图或超声引导下注射于耻骨直肠肌环处，分别在截石位3、6、9点注射。可以暂时阻断错误的条件反射，降低肛管压力。适用于肌张力较高，肌肉弹性好，不伴有直肠感觉功能减退者。常与生物反馈联合使用，可缩短疗程及提高远期疗效。

3.精神心理治疗：

可给予合并精神心理障碍、睡眠障碍的慢性便秘患者心理指导和认知治疗等，使患者充分认识到良好的心理状态和睡眠对缓解便秘症状的重要性；可予合并明显心理障碍的患者抗抑郁焦虑药物治疗；存在严重精神心理异常的患者应转至精神心理科接受专科治疗。注意避免选择多靶点作用的抗抑郁焦虑药物，注意个体敏感性和耐受性的差异。

4.非药物治疗

（1）生物反馈治疗 循证医学证实生物反馈是盆底肌功能障碍所致便秘的有效治疗方法，可用于短期和长期治疗不协调排便，但尚不推荐将其用于无排便障碍型便秘患者。生物反馈治疗能持续改善患者的便秘症状、心理状况和生活质量，且远期疗效稳定。

（2）骶神经刺激治疗 骶神经刺激（SNS）治疗功能性便秘的疗效尚有争议，欧洲共识认为，SNS治疗慢性便秘的证据尚不充分，仍需进一步研究证实。当慢传输型便秘和（或）功能性排便障碍患者（排除器质性梗阻）的便秘症状持续超过1年且其他治疗无效时，可考虑行SNS。此外还有报道结、直肠电刺激、体表电刺激等新方法。

［预后调理］功能性便秘患者常伴睡眠障碍、焦虑和/或抑郁情绪，建议早期了解患者心理状态，调整生活方式和经验治疗后仍不能缓解便秘症状时，应特别注意对精神心理、睡眠状态和社会支持情况的评估，利用焦虑他评量表（HAMA）、抑郁他评量表（HAMD）等分析判断心理异常与便秘的因果关系。此外，若便秘日久，可引起肛裂、痔疮，并影响脾胃的纳化功能，甚至浊气上逆，变证丛生。年老弱、产后病后体虚便秘，多为气血不足，阴寒凝聚，治疗宜缓缓图之，难求速效。总之，便秘积极治疗，并结合饮食、情志、运动等调护，多能在短期内康复。对于习惯性便秘，应保持心情舒畅，增加体力活动，注重饮食调节，并按时如厕。

［**典型病案**］

病案一：吴某，男，2022年8月23日来诊，主诉排便费力3年。该患3年前无明显诱因大便干，排便费力，欲求中药调理来诊。现症见：排便费力，3~4天需用开塞露辅助排便，久不排便自觉脐上胀满，便前脐周阵痛，便后痛消，眠佳，平素怕冷，腹部喜温喜按，口苦，因便秘困扰心中郁郁，腰膝酸软，小便清长，舌暗苔白，脉沉迟。排气正常，无恶心呕吐，无黑便，腹部未扪及包块，近日无明显体重减轻。既往无高血压病、糖尿病、冠心病等慢性疾病史，无传染病史，预防接种史不详，无外伤史，胆囊切除术后多年，无输血史，无药物过敏史。体查平温平脉搏，血压正常。神清语明，双侧瞳孔等大正圆，颈软，心肺无异常，腹平软，无压痛反跳痛及肌紧张，无胃肠型，生理反射存在，病理反射未引出。

西医诊断：功能性便秘。

中医诊断：便秘。证型：阳虚兼气机不利型便秘。

治法：温肾助阳，疏利气机，润肠通便。

方药：《景岳全书》济川煎合《伤寒论》小柴胡汤。党参15g，酒肉苁蓉30g，当归15g，牛膝20g，炙甘草15g，姜厚朴15g，生白术40g，炒苦杏仁10g，桃仁10g，郁李仁15g，乌药30g，北柴胡15g，法半夏10g，麸炒枳壳15g，升麻15g，大黄12g，黄芩15g，干姜3g，白芍7g，大枣10g，5付，水煎早晚饭后半小时温服。

2022年8月30日二诊，便秘改善不明显。上方加槐花、桃仁、黄芪、当归补气活血，润肠通便。2022年9月6日三诊，患者仍便秘，舌暗，苔白腻，根薄黄，舌下瘀筋，脉左濡，右寸关有力。上方加重黄芪、党参用量，增液生津，以润肠通便。2022年9月13日四诊，患者仍便秘，便头硬，舌暗，苔白腻，根薄黄，舌下瘀筋，脉濡，寸关有力。上方加玄参、生地黄、瓜蒌增液生津，以润肠通便；因患者少阳之邪已除大半，柴胡有升发之性，虽佐白芍仍恐久用劫阴之虞，故减轻柴胡、黄芩、大黄用量，以免久用苦寒伤胃；因患者怕冷症状减轻，故去干姜。2022年9月20日五诊，患者仍便秘，舌暗，苔白腻，根薄黄，舌下瘀筋，脉濡，右寸关有力。上方加薏苡仁、火麻仁、陈皮，增强健脾行气，润畅通便之力；因患者怕冷症状已除，故去乌药。2022年9月27日六诊，患者排便较前有所改善，舌暗，苔白腻，根薄黄，舌下瘀筋，脉濡，右寸关有力。上方将薏苡仁、火麻仁、陈皮、大枣换为柏子仁、太子参、炒莱菔子以增强润畅通便，行气除胀之力；因大黄泻下之力较强，恐伤患者正气，故去大黄。2022年10月25日七诊，患者又食欲较差，排便困难，舌暗，苔白腻，根薄黄，舌下瘀筋，脉濡，右寸关有力。2022年11月1日八诊，患者胃口转好，能自主排便，大便3、4日一行。舌暗，苔白腻，根薄黄，舌下瘀筋，脉濡，右寸关有力。上方去山楂，加柴胡以增强疏肝解郁之力。2022年11月8日九诊，患者大便2日一行，无须开塞露，舌暗，苔白腻，根薄黄，舌下瘀筋，脉濡，右寸关有力，上方去升麻加黄芪以增强补气、行气之力。

［按］初诊时，由于患者怕冷，腹部喜温喜按，小便清长，腰膝酸软，苔白脉迟提示肾阳不足，邪犯少阳；心中郁郁，口苦，提示枢机不利，气郁化火，故而初诊予济川煎合小柴胡汤温肾助阳，疏利气机，润肠通便。方中柴胡、黄芩和解清热，以除少阳之邪；大黄、枳实以内泻阳明热结，行气消痞。芍药柔肝缓急止痛，与大黄相配可治腹中实痛，与枳实相伍可以理气和血，以除心下满痛；半夏和胃降逆，以治呕逆不止；干姜少用代生姜，与大枣同为使药，调和脾胃。乌药，温肾散寒；肉苁蓉温肾

益精，炒苦杏仁，润燥滑肠；当归养血和血，辛润通便；牛膝补肾强腰，引药下行；枳壳、厚朴宽肠下气；党参健脾生津；乌药温肾散寒；柴胡疏肝行气；黄芩清郁热；大黄泻阳明热结，行气消痞；芍药养阴柔肝，缓急止痛，既可缓解便前腹痛，又可防柴胡劫阴之虞；半夏消痞散结，和胃降气；少加升麻以升清阳，使清升而浊降；大剂量生白术健脾行气，润肠通便；炙甘草补脾和胃，调和诸药。二诊在上方加槐花、桃仁、黄芪、当归补气活血，润肠通便。三诊于上方加重黄芪、党参用量，增强行气之力，以助便排出。四诊于前方加玄参、生地黄、瓜蒌，增液生津，以润肠通便；因患者少阳之邪已除大半，柴胡有升发之性，虽佐白芍仍恐久用劫阴之虞，故减轻柴胡、黄芩、大黄用量，以免久用苦寒伤胃；因患者怕冷症状减轻，故去干姜。五诊在上方加薏苡仁、火麻仁、陈皮，增强健脾行气，润畅通便之力；因患者怕冷症状已除，故去乌药。六诊在上方中将薏苡仁、火麻仁、陈皮、大枣换为柏子仁、太子参、炒莱菔子以增强润畅通便，行气除胀之力；因大黄泻下之力较强，恐伤患者正气，故去大黄。七诊因患者少阳之邪已除，故重新用济川煎去泽泻方，方中肉苁蓉温肾益精，炒苦杏仁润燥滑肠；当归养血和血，辛润通便；枳壳宽肠下气；少加升麻以升清阳，使清升而浊降；重用白术、白芍，增强健脾行气，柔肝敛阴之力；桃仁、郁李仁、苦杏仁，三仁同用，以润畅通便；神曲、山楂、麦芽，健脾开胃，行气消食；莱菔子、厚朴同用，除胀消满；炙甘草、瓜蒌增液生津。八诊：上方加柴胡以增强疏肝解郁之力；患者胃口转好，故去山楂。九诊：上方去升麻加黄芪以增强补气、行气之力。（张明香医案）

病案二：左某，女，44岁。就诊时自述大便干燥，数日1行，胸闷不思食，胃部时痛，口干不欲饮，饮后即胀，心悸气短，呕逆吐酸，小便不爽，病已经年，时愈时发，痛苦异常，舌质淡红，脉象滞涩。综合脉症辨证立法，系由气机不调，胃气不降，津液不行，肠失传导所致。即《金匮翼》所谓之"气内滞而物不行也"。以理气行滞兼利二便为法治之。

西医诊断：功能性便秘。

中医诊断：便秘。证型：气机郁滞型。

治法：理气行滞，兼利二便。

方药：《伤寒论》旋覆代赭石汤加减。半夏曲6g，代赭石（旋覆花6g同布包）12g，建神曲6g，晚蚕沙（炒皂角子10g同布包）10g，茯苓6g，干薤白6g，佛手花6g，茯神6g，全瓜蒌24g，玫瑰花6g，姜川朴2g，炒枳壳5g克，炒远志10g，冬瓜子12g，青皮炭5g，莱菔子6g，冬葵子12g，陈皮炭5g，川郁金10g，炙甘草梢3g。

二诊：服药2剂，胃疼止，大便隔日1行，胸胁苦满，呕逆吐酸仍旧，拟用前方加减之。处方半夏曲6g，茯苓6g，代赭石（旋覆花6克同布包）12g，建神曲6g，云茯神6g，冬瓜子12g，莱菔子6g，吴茱萸（黄连3克同炒）0.6g，冬葵子12g，姜川朴5g，炒枳壳5g，炒远志10g，砂蔻仁各3g，川郁金5g，苦桔梗5g，陈柿蒂6g，焦鸡内金10g，炙甘草梢3g。三诊：服药3剂，收效极大，症状基本消失，有时尚觉胸闷胃胀，心悸气短，拟改丸药常服。处方：以二诊汤药方3倍量，共研细面，炼蜜为丸，每丸重6克，每日早、晚各服1丸。

［按］本医案为气滞肠腑不通，胸闷心悸，肺气亦不宣，故以旋覆代赭石汤加瓜蒌、薤白理气，同时应用瓜蒌、皂角润之而愈。方中旋覆花苦辛咸温，性主降，善于下气消痰，降逆止噫。代赭石重坠降逆以止呃，下气消痰。半夏化痰和胃，消食宽中；建神曲健脾消食，理气化湿；蚕沙和胃化浊；生姜用量独重，和胃降逆增其止呕之力，并可宣散水气以助祛痰之功；炙甘草甘温益气，健脾养胃，以治中虚气弱之本，又能调和药性。诸药相合，标本兼治，共奏降逆化痰、益气和胃之功，使逆气得降，痰浊得消，中虚得复。佛手，玫瑰花，郁金，疏肝理气；厚朴，枳壳，莱菔子下气除满；陈皮、青皮宣通气机；薤白，瓜蒌宽胸散结；远志，茯神安神；冬瓜子，冬葵子利水润肠，通利二便。（施今墨病案）

［失治误治分析］便秘虽属大肠传导功能失常，但与脾肾功能密切相关。其辨证以虚实为纲，邪滞胃肠、壅塞不通属实；阴阳气血不足，使肠失温润、推动无力属虚。治疗便秘，热秘者宜清热润肠；气秘者宜顺气行滞；气血虚者益气血而润肠；冷秘者则宜温通开秘。然而，在临床绝非如此单纯，往往是虚实夹杂、寒热相兼不易分辨，须细审而斟酌处理。否则失误难免，历来救误医案或补泻兼施，或寒热通用、寓泻于补、治标治本，始克奏效。①饮食生冷，或过用苦寒药物，或年老体弱、脾肾阳气虚弱，温煦无权，阴寒内积而形成的冷秘，常因认识不足而误诊。如病案一冷秘误为热秘，屡服苦寒之大黄攻下，雪上加霜，重伤脾阳。高师用理中汤加减，温运中州，补肾壮腰，便秘减，诸症悉除。②阳虚受邪，阴气固结，阳气不运，肠道传送无力而排便困难。治当辨其寒热虚实，标本缓急。③病后、产后及年老体弱之人，气血亏虚，或过用汗、利、燥热之剂，损伤津液；气虚则大肠传导无力，阴血、津液亏虚则肠道干涩，均可造成虚秘。然人多忽之致误。④热结旁流是阳明腑实、下利清水，乃燥屎坚结于里，胃肠欲排不能，逼迫津液从燥屎旁流下所致。若误从虚辨，祸不旋踵。⑤气虚、血虚同属虚证，均可引起便秘，临床虽有兼夹，但症状侧重不同，治当有别。故须仔细分辨，不可混淆。

病案一：秦某，女，55岁。自诉产后6年来常感腰酸背痛，胃脘部怕冷，喜热饮食。白带量多、质稀色白。月经周期提前，经量多。近2个月大便干燥、便秘，每7~10日在某医院屡服大黄等苦寒攻利之品，药后则腹泻，停药则大便复结。腹胀不为泻解。察见患者形瘦，面色萎黄，舌淡红，苔薄白，脉细数。辨为脾阳虚损，寒凝气滞，兼肾阳不足。治宜温中健脾，理气行滞，佐以补肾壮腰。以理中汤加减，服7剂后，大便秘结好转，腹胀、腰背酸痛减轻。再守上方去厚朴、枳实等出入，连投20余剂，排便通畅，日行1次，诸症悉除，病情平稳。

　　[按]热秘即古称之阳结，胃肠结热为主要病机。症见大便干结、小便短赤、口干口臭、面红心烦、舌红苔黄燥、脉滑两者寒热分明，较易辨识。本例患者病由产后，且胃脘部怕冷，喜热饮食，白带量多、质稀色白，舌淡红、苔薄白，脉细。脉症合参，当属冷秘。然前医只因见大便干结，不辨其余，便误为热结，屡投大黄等苦寒之剂下之，图一时之快，重伤脾胃之阳，故停药则大便复结，腹胀不为泻解。治以理中汤加减，方中干姜温运中焦，以散寒邪为君；人参补气健脾，协助干姜以振奋脾阳为臣；佐以白术健脾燥湿，以促进脾阳健运；使以炙甘草调和诸药，而兼补脾和中，以蜜和丸，取其甘缓之气调补脾胃。温中健脾，以复误伤之脾阳，兼补虚寒之肾阳。辨证精当，方药简洁，标本兼顾，一方到底而获良效。诸药合用，使中焦重振，脾胃健运，升清降浊机能得以恢复，则吐泻腹痛可愈。

　　冷秘治法方药有多种：如济川煎、半硫丸、桂附八味丸等，但总以温润通便为其大法。冷秘即是阴结，其病机核心是肾阳虚弱，因此温补肾阳必不可少，本案在温中健脾，理气行滞的基础上，佐以补肾壮腰，取得奇效即是明证。（王发渭病案）

病案二：魏某，男，23岁，体质素弱。始因腹痛便秘而发热，被诊为瘀热内滞，误以桃核承气汤下之，便未通而病情反重，出现发狂奔走，言语错乱。延余诊视，脉沉迟无力，舌红津枯但不渴，微喜热饮而不多，气息喘促而短，有欲脱之势。据此诊为阴证误下，逼阳暴脱之证。遂以大剂回阳饮（四逆汤加肉桂）与服。附片30g，干姜50g，肉桂（研末，泡水兑服）13g，甘草1g。服后，当天夜晚则鼻孔流血，大便亦下黑血。次日复诊则见脉微神衰，嗜卧懒言，神志已转清。其所以鼻衄及下黑血者，非服温热药所致，实由桃核承气汤误下后，致血脱成瘀，今得上方温运气血，既已离败坏之血，不能再行为经，遂上行而下注。嘱照原方再服一剂。服后，衄血便血均未再出，口微燥，此系阳气已回，营阴尚虚，继以四逆汤加人参，连进四剂而愈。方中加人参者，取其益气生津，养阴以配阳也。

　　[按]体质素弱而出现腹痛、发热、便秘，不能除外阴结冷秘，更不可贸然使用

苦寒通下，却疑为"瘀热内滞"，误投桃核承气汤，致使大便未通，反现发狂奔走、言语错乱之象。因为其脉沉迟无力，舌质虽红，但津液少，且口不渴，微喜热饮量不多；气息喘促而短，有欲脱之势，此非"瘀热内滞"。据此诊为"阴证误下、逼阳暴脱之证"，用大剂回阳饮2剂即获效，继以四逆加人参汤四剂而愈。

虚寒之体，再进寒凉，必致阴寒内结，逼阳外越，如发狂奔走、言语错乱等，外假热而内真寒之象。《伤寒论》云："太阳病不解，热结膀胱，其人如狂，血自下，下者愈。其外不解者，尚未可攻，当先解其外，外解已，但少腹急结者，乃可攻之，宜桃核承气汤。"观仲景之言，桃核承气汤是太阳病蓄血轻证主治方，其功能是活血化瘀，通下瘀热。既云通瘀热，药必寒凉。然而，前医见腹痛便秘发热，未予详辨，即误为"瘀热内滞"而投桃核承气汤下之。岂料大便未通，人已发狂。幸而能及时辨之，虽见舌红津枯但不渴，微喜热饮而不多，脉沉迟无力，故知为阴结寒下、逼阳暴脱之证，投以大剂回阳饮救之。方中以大辛大热之生附子为君，入心、脾、肾经，温壮元阳；肉桂，破散阴寒，回阳救逆，生用则能迅达内外以温阳逐寒。臣以辛热之干姜，入心、脾、肺经，温中散寒，助阳通脉。附子与干姜同用，一温先天以生后天，一温后天以养先天，相须为用，相得益彰，温里回阳之力大增，是回阳救逆的常用组合。炙甘草之用有三：一则益气补中，使全方温补结合，以治虚寒之本；二则甘缓姜、附峻烈之性，使其破阴回阳而无暴散之虞；三则调和药性，并使药力作用持久，是为佐药而兼使药之用。力挽险证，才获成功。

（吴佩衡医案）

（八）腹泻

腹泻（diarrhea）指排便次数增多，3次/d以上或粪总量>200g/d，粪质稀薄，或带有黏液、脓血、未消化的食物。临床常有急性和慢性之分，急性腹泻病程多在2周以内，慢性腹泻病程超过4周，或间歇期在2~4周内复发性腹泻。因此，需要综合评价粪便总量和粪质改变情况来作出是否腹泻的判断。

中医学所称的泄泻是以大便次数增多，粪质稀薄，甚至泻出如水样为临床特征的一种脾胃肠病证。泄与泻在病情上有一定区别，大便溏薄势缓者为泄；粪大出而势直无阻，大便清稀如水而直下，若漏泄之状者为泻，然近代多并称为泄泻。

[诊断和鉴别诊断]

1.中医诊断

泄者，泄露之意，形容大便稀溏，时作时止，病势较缓；泻者，倾泻之意，形容大便如水注而直下，病势较急。临床难于截然分开，故合而论之。《黄帝内经》根据便质分类为飧泻、洞泻、溏泻、水泻、濡泻等名称。《难经》则从脏腑病位分类，分为胃泻、大肠泻、小肠泻等。在《伤寒杂病论》中属于"下利""泄利""久痢"范畴。按六经传变理论"实者则阳明，虚者太阴。"后世医家则有脾虚腹泻、肾虚腹泻、肝脾不和腹泻、食积腹泻等名称。根据"四诊"合参，明确病因、病位、病机、病理，予以辨证论治。

2.中医鉴别诊断

泄泻与痢疾不同，二者均多发于夏秋季节，皆由外感时邪、内伤饮食而发病，病位在胃肠，症状都有大便次数增多。但泄泻以大便清稀，或泻下如水，甚则滑脱不禁为特征，或完谷不化，泻而不爽，而无黏液脓血便，亦无里急后重感。痢疾古称滞下，以时时欲便，便出不爽而量少，甚则滞涩难下，里急后重感明显，黏液脓血便为特征。泄泻与痢疾在一定条件下可以相互转化，或先泻后痢，或先痢而后转泻。一般认为先泻后痢为由浅入深，病情加重；先痢后泻为由深出浅，病情减轻。即所谓"先滞后利者易治，先利后滞者难治"。张仲景《伤寒杂病论》中，将二者混称为"利"或"下利"，有时为了区分，将腹泻完谷不化者称为"下利清谷"，将痢疾称为"下利脓血""热利下重"等。

3.西医诊断

（1）诊断要点：腹泻的临床表现很复杂，需要根据患者病史、症状、体征、病程、季节、流行病学、实验室及影像学检查，综合判断才能作出确切诊断。首先应明确是急性腹泻或慢性腹泻的发作期；是感染性腹泻还是非感染性腹泻；区分腹泻的性质是分泌性、渗透性、渗出性、胃肠动力改变性。

正常人有9~10L/24h液体进入空肠，在外源性肾上腺素能神经、神经多肽激素等调节下，小肠可吸收80%~90%液体，仅有1.5L排至结肠再吸收，最后仅有100mL水分排出。胃肠动力增加，消化液分泌增加和吸收减少，均可引起腹泻。肠腔内的葡萄糖、半乳糖或氨基酸，可通过与Na^+耦联增强小肠的吸收。任何减少Na^+和K^+的吸收或增加Cl^-、水分泌过程，均可出现腹泻。

脂肪泻是消化不良造成的腹泻，由于胆汁和消化酶分泌不足，对脂肪不能分解吸收。水样泻是摄入不被吸收、难吸收的食物引起渗透性腹泻；肠道蠕动能力增加，使食物快速通过肠道，或神经内分泌肿瘤产生高浓度促分泌素，促进肠道分泌。渗出性腹泻常有肠黏膜细胞损伤，肠绒毛萎缩、隐窝细胞增生，使肠黏膜细胞的双糖酶和多肽水解酶活性下降，Na^+耦联的葡萄糖、氨基酸转运机制及氧化钠的吸收转运减弱或缺如。而增生的隐窝细胞分泌Cl^-、水电解质的吸收减少，分泌增加。严重的肠道炎症可发生免疫介导的血管损害，形成溃疡，使脓血、蛋白质从毛细血管和淋巴管中渗出，淋巴细胞和巨噬细胞释放的多种炎性介质和前列腺素刺激肠黏膜增加分泌。

急性腹泻多为感染性腹泻，由病毒（诺如、轮状、柯萨奇等）、细菌（沙门氏菌属、空肠弯曲菌、志贺氏菌等）引起的肠道感染；应激性生活事件，腐败食物的毒素作用；食物过敏、各种泻药、放疗术后、盆腔炎症、急性缺血性肠病均可急性腹泻。

慢性腹泻非感染性因素引起。吸收不良性腹泻是手术改变胃肠道解剖结构，消化酶缺乏，微胶粒形成障碍，造成营养物质吸收不良；黏膜吸收障碍性腹泻是由于肠黏膜刷状缘营养转运酶缺乏，切除部分肠管减少了吸收面积，一些疾病破坏了肠黏膜；由于淋巴管引流堵塞，营养转输至血循环障碍引起的腹泻；由于移植物抗宿主病、短肠综合征等引起的无载脂蛋白B血症性腹泻。

（2）辅助检查：粪便常规见外观为水样、糊状、烂便；镜检红细胞、白细胞、脓细胞、脂滴、虫卵、肠球/杆菌比值；潜血检查。血肝肾功能及必要的免疫学检测。结肠镜检查有无肠道肿瘤、息肉、炎症性肠病、溃疡、出血、炎症、结核等肠道器质性病变。腹部B超、CT、MRI检查排除肝脏、胆囊、胰腺及腹腔其他脏器病变。小肠吸收功能试验，检查空肠和回肠的吸收功能。其他检查：甲状腺功能检查，微生物检查，除外感染、其他脏器疾病及内分泌疾病引起的腹泻。

4.西医鉴别诊断

（1）肠道肿瘤：患者临床可见贫血、消瘦，可伴随黏液血便，或可触及腹部肿块。行X线钡剂灌肠检查或结肠镜检查可发现肿物，以便进一步确定诊断。

（2）炎症性肠病：患者表现为腹痛、腹泻、大便可为糊状黏液脓血便。粪便镜检可见红、白细胞，血沉增快。

（3）腹泻型肠易激综合征：二者均表现为大便性状改变，持续性或复发性软便、水样便，属于功能性肠病范畴。腹泻型肠易激综合征伴有腹痛、腹部不适，功能性腹泻则不伴有腹痛。

（4）肠结核：肠结核患者多有消耗性热、盗汗、营养障碍等，且结核菌素试验及抗结核抗体测定及混合淋巴细胞培养+干扰素测定（T-Spot）阳性可提示肠结核，故可与功能性腹泻鉴别。

（5）阿米巴肠病：阿米巴肠病患者粪便可检查出阿米巴病原体。

（6）慢性菌痢：慢性菌痢患者一般有不洁饮食史、接触史，患者多表现为发热、腹痛、腹泻、里急后重、黏液脓血便，粪便培养志贺菌属阳性。

（7）肝炎、肝硬化、肝癌引起的腹泻：患者多表现为脂肪性腹泻，可行肝功能检查、肝炎病毒特异性标志物检查、腹部B超、上腹部CT等检查明确诊断，部分晚期患者还可出现腹水。

（8）慢性胰腺炎、胰腺癌引起的腹泻：患者由于胰腺分泌功能受到影响，表现为消化不良性腹泻甚至脂肪泻，可进一步行腹部超声、上腹部增强CT等检查明确诊断。

（9）胆囊切除术后：患者有明确胆囊切除病史，腹泻为脂肪泻。

（10）糖尿病腹泻：目前认为糖尿病腹泻的发生可能与胃肠道植物神经病变有关，患者间歇性腹泻，以夜间及清晨多见，且患者糖尿病病史较长，口服降糖药症状可缓解。

（11）甲状腺功能亢进：患者有明确甲状腺功能亢进病史，甲状腺功能检查提示甲亢。大便一般呈糊状，含较多未消化食物，经抗甲状腺治疗后腹泻明显好转。

（12）药物或药物间相互作用引发的慢性腹泻：患者有明确用药史，多为抗菌素，粪便可为水样或带有黏液、血性水样便或可见假膜，常伴有腹痛、恶心、呕吐、腹胀，严重者可有寒战、高热、休克、昏迷，甚至导致死亡。

［病因病机］泄泻主要病因为感受外邪、饮食所伤、情志失调、病后体虚、禀赋不足等。病位在肠，脾为其主病之脏，与肝、肾密切相关。以脾虚湿盛，升降失职为泄泻的主要病机，脾胃运化功能失调，肠道分清泌浊、传导功能失司。迁延日久，泄泻由实转虚，脾病及肾，虚实之间相互转化、夹杂。《伤寒论》的六经传变理论认为"实者阳明，虚者太阴"。《景岳全书·泄泻》则云："泄泻之本，无不由于脾胃。"

外感暑、湿、热、寒之邪，其中湿邪致泄泻者为最。暑湿、寒湿、湿热为患，"无湿不成泻，"水湿是导致泄泻的重要原因。《杂病源流犀烛·泄泻源流》："湿胜则殃泻，乃独由于湿耳。"《医学心悟·泄泻》："湿多成五泄，泄之属湿，明矣。"

饮食不节，过食肥甘，宿食内停，呆胃滞脾；误食不洁，伤脾害胃，致使脾胃传导失职。《景岳全书·泄泻》云："若饮食失节，起居不时，以致脾胃受伤，则水反为湿，谷反为滞，精华之气不能输化，乃致合污下降而泻痢作矣。"

忧思伤脾。《景岳全书·泄泻》认为："凡遇怒气便作泄泻者，必先以怒时挟食，致伤脾胃，故但有所犯，即随触而发，此肝脾二脏之病也。盖以肝木克土，脾气受伤然。"怒则伤肝，肝气不疏，木乘克脾，导致脾胃运化失常，升降失司，水湿清浊不分，混杂相挟而下，而成泄泻。胆气升发，促进脾水谷精微运化吸收，司升降，分清浊。《素问·六节藏象论》云："胆者，少阳春生之气，春气升则万化安。故胆气春升，则余脏从之；胆气不升，则飧泄肠癖，不一而起矣。"

素体虚弱，或劳倦内伤，或久病缠绵，导致胃不能受纳腐熟水谷，脾不能运化清气精微，聚水成湿，积谷为滞，湿滞内生，清浊不分，混杂而下成泄泻。

肾阳虚衰发久泻，如《景岳全书·泄泻》所说："肾为胃关，开窍于二阴，所以二便之开闭，皆肾脏所主，今肾中阳气不足，则命门火衰，而阴寒独盛，故于子丑五更之后，当阳气未复，阴气盛极之时，即令洞泄不止也。"肾阳不足，水湿为患；脾失温煦，运化失职，脾受湿困，水谷不化，清浊不分，混杂而下成泄。

［辨证论治］以去除病因、缓解及消除泄泻症状为治疗目标，以祛邪扶正为基本治则，以运脾化湿为基本治法。

1.寒湿困脾证

［主症］大便清稀或如水样，腹痛肠鸣。

［次症］食欲不振，脘腹闷胀，胃寒。

［舌脉］舌苔薄白或白腻，脉濡缓。

［治则］芳香化湿，解表散寒。

［方药］《太平惠民和剂局方》藿香正气散。藿香、苍术、茯苓、半夏、陈皮、厚朴、大腹皮、紫苏、白芷、桔梗、木香。

［方解］方中藿香芳香化温，和中止呕，并能发散风寒；紫苏、白芷辛香发散，助藿香外散风寒，兼可芳香化浊；厚朴、陈皮、半夏行气燥湿，和中消滞；白术、茯苓健脾去湿；大腹皮行气利温；桔梗宣肺利膈；生姜、大枣、甘草调和脾胃，且和药性。诸药合用，共成解表化湿、理气和中之功。

［加减］恶寒重者，加荆芥、防风；发热、头痛者，加金银花、连翘、薄荷。

2.肠道湿热证

［主症］腹痛即泻，泻下急迫，粪色黄褐臭秽。

［次症］肛门灼热，腹痛，烦热口渴，小便短黄。

［舌脉］舌苔黄腻；脉濡数或滑数。

［治则］清热燥湿，分利止泻。

［方药］《伤寒论》葛根芩连汤。葛根、黄芩、黄连、甘草。

［方解］方中葛根解肌退热，升脾胃清阳而止泻，重用为君。黄芩、黄连清热燥湿，善清胃肠湿热而止利，共为臣药。甘草甘缓和中，调和诸药，为使药。四药合

用，外疏内清，表里同治，可使表解里和，身热下利得愈。

［加减］肛门灼热重者，加金银花、地榆、槐花；嗳腐吞酸、大便酸臭者，加神曲、山楂、麦芽。

3.食滞胃肠证

［主症］泻下大便臭如败卵，或伴不消化食物，腹胀疼痛，泻后痛减。

［次症］脘腹痞满，嗳腐吞酸，纳呆。

［舌脉］舌苔厚腻，脉滑。

［治则］消食导滞，和中止泻。

［方药］《丹溪心法》保和丸。神曲、山楂、莱菔子、半夏、陈皮、茯苓、连翘。

［方解］方中山楂善消肉食油腻之积；神曲能消酒食陈腐之积；莱菔子消面食痰浊之滞；陈皮、半夏、茯苓理气和胃，燥湿化痰，连翘散结清热，共成消食和胃，和中止泻之功。

［加减］脘腹胀满重者，加大黄、枳实；兼呕吐者，加砂仁、紫苏叶。

4.脾气亏虚证

［主症］大便时溏时泻，稍进油腻则便次增多。

［次症］食后腹胀，纳呆，神疲乏力。

［舌脉］舌质淡，苔薄白；脉细弱。

［治则］健脾益气，化湿止泻。

［方药］《太平惠民和剂局方》参苓白术散。人参、白术、茯苓、甘草、砂仁、陈皮、桔梗、白扁豆、山药、莲子肉、薏苡仁。

［方解］方中人参、白术、茯苓、甘草补气健脾，山药、扁豆、莲肉补脾渗湿；砂仁醒脾，桔梗升清，宣肺利气，用以载药上行。诸药合用，共成健脾益气，和胃渗湿之功。

［加减］泻势严重者，加赤石脂、诃子、陈皮炭、石榴皮炭；肛门下坠者，加黄芪、党参；畏寒重者，加炮姜。

5.肾阳亏虚证

［主症］晨起泄泻，大便清稀或完谷不化。

［次症］脐腹冷痛，喜暖喜按，形寒肢冷，腰膝酸软。

［舌脉］舌淡胖，苔白；脉沉细。

［治则］温肾健脾，固涩止泻。

［方药］《证治准绳》四神丸。补骨脂、吴茱萸、肉豆蔻、五味子、大枣、生姜。

［方解］方中补骨脂温肾暖脾为君；吴茱萸温中散寒，肉豆蔻温脾暖胃，涩肠止泻为臣，二者相配，脾肾兼治，使命门火足则脾阳得以健运，温阳涩肠之力相得益彰，五味子酸敛固涩，合生姜温胃散寒，大枣补脾养胃，共为佐使。诸药合用，共成温肾健脾，固涩止泻之功。

［加减］中气下陷、久泻不止者，加黄芪、党参、诃子、赤石脂；小腹冷痛者，加炮附片、肉桂；面色黧黑、舌质瘀斑者，加蒲黄、五灵脂。

6.肝气乘脾证

［主症］泄泻伴肠鸣，腹痛、泻后痛缓。

［次症］每因情志不畅而发，胸胁胀闷，食欲不振，神疲乏力。

［舌脉］苔薄白；脉弦。

［治则］抑肝扶脾。

［方药］《丹溪心法》痛泻要方。白芍、白术、陈皮、防风。

［方解］方中白术苦甘而温，补脾燥湿以治土虚，为君药。白芍味酸微寒，性平无毒，安脾活血，可泻肝火，柔肝缓急止痛，与白术相配，于土中泻木，为臣药。陈皮辛苦而温，理气燥湿，醒脾和胃，为佐药。配伍少量防风，具升散之性，与术、芍相伍，辛能散肝郁，香能舒脾气，且有燥湿以助止泻之功，又为脾经引经之药，故兼具佐使之用。四药相合，可以补脾胜湿而止泻，柔肝理气而止痛，使脾健肝柔，痛泻自止。

［加减］情志抑郁者，加合欢花、郁金、玫瑰花；性情急躁者，加牡丹皮、炒栀子、黄芩；伴失眠者，加酸枣仁、远志、煅龙骨、珍珠母。

［西医治疗］急性腹泻治疗，补液、补充水电解质纠正脱水、使用止泻药物、按病因应用喹诺酮类抗生素或利福昔明。

慢性腹泻多为非感染性腹泻，首先查明病因、分清腹泻性质，进行针对性治疗；支持性治疗，可补充能量、维生素、氨基酸、脂肪乳，补充液体纠正水电解质平衡，应用肠道黏膜保护剂，补充消化酶和应用止泻剂。

［预后调理］平时要养成良好的卫生习惯，不饮生水，忌食腐馊变质饮食，少食生冷瓜果；居处冷暖适宜；并可结合食疗健脾益胃。一些急性泄泻患者可暂时禁食，以利于病情的恢复；对重度泄泻者，应注意防止津液亏损，及时补充体液。一般情况下可给予流质或半流质饮食。

[**典型病案**]

病案一：陈某，男，50岁，于2021年2月2日就诊，主诉：食入即泻，水样便13年。该患13年前行胰腺囊肿切除术，术后食入即泻，稀水样便，每日腹泻多达20余次，严重影响生活，虽自服胰酶肠溶胶囊，改善不甚明显。现症见：饮食入口即泻，稀水样便，大便色黄，乏力头晕，形体消瘦，面色晦暗，手足冰冷，腰膝酸冷，纳可，排便影响睡眠，非常苦恼。无腹痛，无恶心呕吐，无呕血黑便，无发热。舌淡暗，舌体胖大，舌边齿痕，苔白，脉沉细。

西医诊断：功能性腹泻。

中医诊断：泄泻。证型：脾肾阳虚证。

治法：温肾健脾，固涩止泻。

方药：《太平惠民和剂局方》参苓白术散合《太平惠民和剂局方》真人养脏汤加减。党参20g，茯苓20g，炒白术20g，白扁豆15g，陈皮15g，山药20g，炙甘草15g，莲子10g，砂仁15g，薏苡仁20g，苍术15g，诃子15g，石榴皮20g，肉豆蔻15g，补骨脂10g，木香7g，滑石25g，焦山楂15g；3剂，水煎服，早晚饭后温服。

2月5日复诊，上方加黄芪30g，升麻6g，柴胡6g，乌梅9g，3剂，水煎服。2月8日复诊，大便次数明显减少，每日排便5~6次，黄色软便。炒白术加量至40g，山药加量至30g，焦山楂加量至20g，去黄芪，升麻，柴胡，乌梅，3剂，水煎服。

[按]腹部后壁深处有胰腺，是一个狭长的腺体，横置于腹后壁1~2腰椎体平面，质地柔软，呈灰红色。胰管位于胰实质内，与胰的长轴一致，从胰尾经胰体走向胰头，沿途接受许多小叶间导管，于十二指肠降部的壁内与胆总管汇合成肝胰壶腹，开口于十二指肠大乳头，副胰管开口于十二指肠小乳头。胰腺为混合性分泌腺体，主要有外分泌和内分泌两大功能。胰腺的外分泌腺由腺泡和腺管组成，腺泡分泌含有多种消化酶的胰液，由腺管排入肠道，内含碱性的碳酸氢盐和各种消化酶，其功能是中和胃酸，消化糖、蛋白质和脂肪；胰腺的内分泌腺由大小不同成细胞团的胰岛所组成，分泌胰岛素、胰高血糖素，其次是生长激素释放抑制激素、肠血管活性肽、胃泌素等。该患因胰腺囊肿切除，影响了胰腺的分泌功能，故而腹泻。在中医学看来，胰腺功能多属于脾胃所主，与肾及小肠、大肠关系密切。《素问·阴阳应象大论》："清气在下，则生飧泄。"脾失健运，清阳不能升，久陷于下，水谷精微与浊阴糟粕滞于肠间，一同排出体外，发为泄泻。患者食入即泻、水样便，头晕乏力，为脾失健运，脾不升清之故；乏力、形体消瘦、面色晦暗、手足冰冷、腰膝酸冷，皆为肾阳不足，温煦失职，气化无权的表现。舌脉提示脾失健运，肾阳亏虚，水湿内停。四诊合

参，患者为泄泻脾肾阳虚证，治以温肾健脾，固涩止泻。久泻，不能专责于脾，亦有命门火衰之故。脾胃为后天之本，患者脾胃升清降浊功能失常，运化失司，气血不足，脏腑失于濡养。久病及肾，肾阳亏虚，温煦、推动、气化功能受损，气化失常，水湿内停，又加重腹泻症状。故而患者虽然补充胰蛋白酶、胰脂肪酶、胰淀粉酶等辅助消化的药物，但脾肾的脏腑功能未得到改善，肾阳亏虚之证亦未纠正，故腹泻仍不见收效。辨证为脾肾阳虚泄泻，治疗以温肾健脾，固涩止泻为法，效果显著。方用参苓白术散合真人养脏汤加减。党参补气，健脾养胃；白术、茯苓、苍术燥湿健脾；山药、薏苡仁、扁豆健脾化湿；砂仁芳香化湿，和胃降逆；补骨脂辛苦大温，能补相火以通君火，火旺乃能生土。肉豆蔻辛温能行气消食，暖胃固肠，五味咸能补肾，酸能涩精；陈皮辛香走窜，温通苦燥，入脾胃经，有行气、除胀、燥湿之功，与木香同用，健脾行气，起到补而不滞的效果；莲子、诃子、石榴皮，涩肠止泻；滑石利小便以实大便；焦山楂健脾消食，长于止泻；炙甘草既能补虚，又能调和诸药，共凑温肾健脾，涩肠止泻之功。二诊时患者排便次数有所减少，效不更方，在原方基础上加黄芪，健脾益气；配升麻、柴胡，有升阳举陷之功；加乌梅，增强涩肠止泻之效。患者症状明显改善，每日排便次数减少至5~6次，排黄色软便；三诊，便已成形，减少升提固涩之品，加大健脾扶正药物白术、山药的剂量，益肾气，健脾胃，止泻痢，加大焦山楂剂量，消食导滞，与补药相伍，补而不滞。患者病情有所好转后，即被送至养老院，故而未再复诊。（张明香医案）

病案二：王某某，女，53岁。1973年3月初诊。慢性腹泻6年，晨起必大便，迟则难控制，每于餐后半小时内即泄泻，大便化验有不消化物，无红、白细胞，便培养阴性，腹内觉凉，手足心热如火燎，腹泻之前血压偏高，近几年血压已不高，有轻度水肿，四肢无力，面色㿠白。舌淡苔薄白；脉沉弱，左关脉弦细。

西医诊断：功能性腹泻。

中医诊断：泄泻。证型：肝强脾弱证。

治法：温中缓肝。

方药：《伤寒论》吴茱萸汤加减。党参15g，生白术15g，炮姜5g，炙甘草10g，吴茱萸7.5g，广木香1g，泽泻10g，小麦15g，大枣3枚。五剂。

二诊：药后，饮食增加，饭后泄泻已控制，大便转软，尚不成形。腹凉、手心热皆减轻。脉舌如前。原方加鸡内金10g，冬虫夏草10g。继服五剂后，大便趋于成形，饮食增加一倍，面色转好，精神亦振。原方加五倍量，共研为细末，炼蜜为丸，每丸重15g，每早晚各服一丸，温开水送下，以资巩固。

[按] 此案虽有晨泻，似四神丸之证，然无肾阳虚衰之象。腹泻多年，完谷不化，腹内觉凉，脾胃虚寒矣。手足心热如火燎，左关弦细，肝阴不足，肝强脾弱之证也。故用理中、缓肝、和胃之品取效。（蒲辅周病案）

[失治误治分析] 腹泻不是一种独立的疾病，常是多种疾病共有的一个症状，但见腹泻一症不可妄断，以免失治误治，贻误病情。慢性腹泻病因病机很复杂，无论是中医学的辨证，还是现代医学的辨病，都需要仔细分析和认真检查，细微差别都可能导致误诊失治。慢性腹泻的辨证当以辨寒热虚实为要，结合现代医学检查结果，确立临床分型，予以立方论治。结合患者病史、症状、体征、病程等方面表现，以及籍贯和职业、性别、年龄等因素的分析，有助于明确腹泻的病因。总之，若腹泻伴有发热、腹痛、呕吐等常提示急性感染；伴大便带血、贫血、消瘦等则需警惕肠癌；伴腹胀、食欲差等常需警惕肝癌；伴水样便则需警惕霍乱弧菌感染。

病案一：沈某，男，67岁。2016年1月19日初诊。大便不畅，解不尽感半年余。患者之前曾多次因本病求诊，一直以寒热错杂、久泄久痢辨治，用乌梅丸，疗效不显。患者大便黏腻，便意重，日行3~4次，下腹重坠感明显，偶有大便溏泄，眠可，伴口干、口苦，晨起明显，未诉腹胀、反酸、烧心，无咽痛，饮食可，舌暗红胖大、苔白腻，脉洪滑。辨证：脾胃虚弱，湿热郁结。治法：清热化湿，分利止泻。予白头翁汤、葛根芩连汤加减，处方：白头翁15g，秦皮10g，黄连6g，黄柏6g，葛根10g，党参10g，炙甘草10g，白术15g，干姜10g。7剂。日1剂，水煎至400mL，分早晚2次服用。

2016年1月26日复诊：患者里急后重感较前缓解，急迫欲便感无，改葛根芩连汤7剂加强后期调理。后患者未再就诊。

[按] 因本病曾多次求诊，一直以寒热错杂、久泄久痢辨治，用乌梅丸，但大便黏腻、里急后重感不见缓解。结合患者小腹重坠且舌质暗红，考虑患者不适症状与湿热郁结、酿生热毒有关，予白头翁汤联合葛根芩连汤清热解毒、凉血止痢。白头翁、秦皮凉血，破血分之热；黄连、黄柏苦燥，清热解毒，除下焦之湿；葛根甘、辛而凉，清而主升，能解表退热，又能升发脾胃清阳之气而治下利；患者舌体胖大、苔白腻不排除脾虚湿困，所以加党参、白术健脾化湿；干姜温中散寒化湿又能制约大量清热药防止其过于寒凉克胃；甘草健脾和中，调和诸药。（代二庆病案）

病案二：谷某，女，40岁。1962年9月6日初诊：3年来，泄泻，每日4~6次，大便稀溏兼有少量黏液脓血，里急后重。某医院始诊为痢疾，住院3个多月治疗无效。后又至某医院查肠镜及下消化道造影，确诊为溃疡性结肠炎，结肠息肉。改请中医以芍药汤、桃花汤、四神丸等加减治疗1年多，仍无明显效果。又以乌梅丸加减治之，20余剂仍无效果。李老诊后，云："除便痢脓血，里急后重外，尚见口疮，胃脘压痛，脉沉细。此乃寒积不化所致。治宜温中导滞。"处方：附子3g，木香9g，香附9g，乌药9g，党参8g，白术8g，大黄3g，干姜3g。1周1剂。次日患者来诊，云无明显效果。李老云：无妨，下周再用药可也。1周后来诊，云：大便转为1日2次，脓血便消失。李老云：可也，一周1剂，不可多服，此乃候气之来复意。共服4剂，愈。

[按]患者症见大便一日数次，里急后重，大便稀溏，胃脘压痛，脉沉细。乃是脾阳虚衰，失于温运，肠中寒积不化之故。少量黏液脓血便，口疮，提示患者积滞未尽，郁而化火。此案属典型的虚中夹实、寒多热少证，应用理中大黄汤加减。全方以温补为主，意在用重剂温脾阳，健脾气，以治病之本，少量佐用苦寒之大黄，一可泄热，二可通用，泻下寒积，以治病之标。《素问·五常政大论》原文："帝曰：其久病者，有气从不康，病去而瘠，奈何？岐伯曰：昭乎哉圣人之问也！化不可代，时不可违。夫经络以通，血气以从，复其不足，与从齐同，养之和之，静以待时，谨守其气，无使倾移，其形乃彰，生气以长，命曰圣王。故《大要》曰：无代化，无违时，必养必和，待其来复。"文中明确指出，天地对万物的化生，人力是不可替代的，不要以人力来代替天地的气化。久病不复者，要善于调养，静心等待，等待正气的恢复。候气来复，在慢性病的治疗中确实有指导意义。临床具体运用常见两种情况，一为小剂缓调，二为停药以候。李老嘱患者一周1剂，候气来复之意。全方重点突出，标本兼顾，寒热并用，攻补兼施，用量比例恰到好处，实乃治疗夹杂证之典范也。（李翰卿病案）

（九）脂肪性肝病

脂肪性肝病（fatty liver disease，FLD）是遗传-环境-代谢应激相关性疾病，常分为非酒精性肝病（non-alcoholic fatty liver disease，NAFLD）和酒精性肝病（alcoholic liver disease，ALD）两大类。脂肪肝是一种代谢性肝脏疾病，NAFLD是遗传-环境-代谢应激相关性疾病；ALD是长期过度饮酒而使肝细胞反复发生脂肪变性、坏死和再生，形成的慢性肝病。

中医学文献中没有酒精性肝病的病名记载，但医家对其早有较深入的研究，《诸病源候论·黄疸诸候》认为："凡诸疸病，皆由饮食过度，醉酒劳伤，脾胃有瘀热所致，其病身面皆发黄，但立名不同而。"《证因脉治·内伤黄疸》中说："酒疸之因，其人以酒为事，或饥时浩饮，大醉当风入水，兼以膏粱积热，互相蒸酿，则酒疸之证成矣"。酒精性脂肪肝、酒精性肝炎可按"伤酒""胁痛""湿阻""酒疸"等论治，而酒精性肝硬化则属"酒疸""酒癖""酒臌"等病证。现代中医学将非酒精性肝病归属于"肝癖"范畴。

[诊断和鉴别诊断]

1.中医诊断

"肝癖"是以胁胀或痛，右胁下肿块为主要表现的积聚类疾病。《诸病源候论·癖病诸候》曰："癖者，谓癖侧在于两胁之间，有时而痛是也。"根据症状、体征、舌诊、脉象、血生化及影像学等现代医学检查，可以明确诊断。肝癖的辨证要素，症状反映了证候的寒热、虚实、痰湿、血瘀。胁痛因情志而诱发，以胁胀为主，走窜不定的多属气滞；胁痛是固定不移的刺痛，入夜尤甚，多属血瘀；绵绵隐痛多属阴虚；剧痛不止，与饮食有关，口苦咽干，苔黄多属湿热内蕴；两胁闷胀为主，头身困重多属痰湿；劳倦疼痛加重，精神倦怠，体力不足多属虚证。病程短者多属实证；病程长者多虚或虚实夹杂，常伴血瘀证。畏寒怕冷，喜热食者多属寒证；烦热口渴，喜冷食者多属热证；肢体困倦、纳呆者多属湿证。常表现为肝郁脾虚、脾虚痰湿、痰瘀互结、湿热内蕴、肝肾亏虚、脾肾阳虚等证型。

"伤酒""酒癖"是长期酗酒造成的肝脾乃致肾的损害。发病初期，饮酒太过，伤及脾胃，累及肝脾，运化失职，气机升降失常，致使病理产物气滞、痰浊、血瘀开始形成。临床辨证多为肝气郁结，痰湿内阻。中期，由于失治误治，湿热邪毒滞留中焦，蕴而不化，聚而成痰，气滞、痰浊、血瘀互蕴相结，形成痞块。临床辨证多为肝郁血瘀兼有湿热。晚期，纵酒不止，肝脾伤及日久及肾，痰湿蕴结，肝损则气滞，肾伤则水湿内停，邪盛正衰，形成腹大、酒臌。临床辨证多为肝肾阴虚，肝脾血瘀，脾虚水停。

2.中医鉴别诊断

（1）早期与胸痛相鉴别：胸痛中有肝郁气滞证，与胁痛中的肝气郁结证病机基本相同，但胁痛以一侧或两侧胁肋部胀痛或窜痛为主，伴有口苦、目眩等症。胸痛是以胸部胀痛为主，可涉及胁肋部，伴有胸闷不舒，心悸少寐。

（2）中期与胁痛相鉴别：只见胁肋部胀痛，善太息，无痞块或积块。

（3）晚期与萎黄相鉴别：萎黄为气血不足导致身、面、皮肤呈萎黄不华的病症，多见于大失血或重病之后。其特征是双目不黄，往往伴有眩晕、气短、心悸等症，与黄疸病症的目黄、身黄、小便黄不同，临床证易于鉴别。

3.西医诊断

（1）非酒精性肝病：NAFLD是指除外酒精和其他明确的损肝因素所致的，以弥漫性肝细胞大泡性脂肪变为主要特征的临床病理综合征，包括单纯性脂肪肝以及由其演变的脂肪性肝炎和肝硬化，并与失代偿期肝硬化、肝功能衰竭、原发性肝癌的发生密切相关。

NAFLD是遗传–环境–代谢应激相关性疾病，与胰岛素抵抗及其相关的代谢综合征和遗传易感性密切相关。营养过剩、肥胖、2型糖尿病和高脂血症等单独或共同成为NAFLD的易患因素。

实验室及其他检查：①血清学检查：血清转氨酶和γ-谷氨酰转肽酶水平可有轻至中度增高（小于5倍正常值上限），通常以丙氨酸氨基转移酶（ALT）增高为主。②影像学检查：影像学检查用于反映肝脏脂肪浸润的分布类型，粗略判断弥漫性脂肪肝的程度，提示是否存在显性肝硬化，但其不能区分单纯性脂肪肝与脂肪性肝炎，且难以检出<33%的肝细胞脂肪变。B超可提示肝区近场回声弥漫性增强（强于肾脏和脾脏），远场回声逐渐衰减，肝内管道结构显示不清，肝脏轻至中度肿大，边缘角圆钝。CT平扫示弥漫性肝脏密度降低，肝脏与脾脏的CT值之比小于或等于1。③病理学检查：肝穿刺活组织检查符合脂肪性肝病的病理学诊断标准。依据病变肝组织是否伴有炎症反应和纤维化，NAFLD可分为：单纯性脂肪肝、脂肪性肝炎、脂肪性肝炎相关性肝硬化。

脂肪组织是由脂肪细胞构成的一种特殊类型的结缔组织。现在认识到脂肪组织不是被动贮存脂肪的惰性组织，而是体内最大的能量贮存库，也可能是体内最大的分泌器官。脂肪细胞通过内分泌、旁分泌和自分泌的方式，可分泌数十余种多肽类及细胞活性的因子（瘦素、TNF-α、内皮素、血管紧张素原、TGF-β、IL-6、IL-8等），以及表达某些分泌蛋白相应的受体，在脂肪组织局部形成了复杂的旁分泌或自分泌调控网络，参与机体的免疫反应、血管调节、能量代谢、脂肪细胞分化和生成的调控。

肝脏是脂肪代谢的重要场所，在脂肪的消化、吸收、分解、合成及运输等过程中均起着重要作用。一方面它从血液中摄取游离脂肪酸（FFA）合成甘油三酯，另一方面又以极低密度脂蛋白的形式将甘油三酯转运出肝脏。任何原因引起肝细胞脂肪合成能力增加和（或）转运入血能力下降，均可导致脂质物质（主要是甘油三酯）在肝细胞内贮积。

肝细胞内脂质物质特别是甘油三酯沉积是形成NAFLD的一个先决条件。导致脂质沉积的代谢异常机制并没有完全明确，可能与以下几个环节有关：①FFA输送入肝脏增多，主要来自高脂饮食、高脂血症以及脂肪组织动员增加；②肝细胞合成FFA增加或由碳水化合物转化成甘油三酯增多；③FFA在肝细胞线粒体内氧化和利用减少，而转化为甘油三酯增多；④极低密度脂蛋白合成不足或分泌减少，导致甘油三酯运出肝细胞减少。上述因素造成肝脏脂质代谢的合成、降解和分泌失衡导致脂质在肝细胞内异常沉积。

目前提出以氧应激和脂质过氧化为轴心的"二次打击"学说被认为是统一发病机制学说。初次打击主要是胰岛素抵抗，它通过促使外周脂解增加和高胰岛素血症引起良性的肝细胞内脂质沉积；第二次打击主要是氧应激和脂质过氧化，是疾病进展的关键。氧应激状态引起脂肪酸氧化障碍，导致肝细胞脂肪沉积。脂质过氧化可直接损害细胞膜并致细胞死亡，由肝细胞释放的丙二醛和4-羟化壬烯是两个强毒力的脂质过氧化产物，它们与库普弗细胞（Kupffer）以及肝细胞释放的细胞因子一起介导致肝内炎症细胞浸润、肝细胞坏死、肝星状细胞活化以及肝纤维化形成。

（2）酒精性肝病：ALD是由于长期大量饮酒所致的肝脏疾病。长期过度饮酒可使肝细胞反复发生脂肪变性、坏死和再生，最终导致肝纤维化和肝硬化，而且部分酒精性肝硬化患者可演变为肝细胞癌。

乙醇对肝损害可能涉及多种机制：①乙醇的中间代谢产物乙醛对肝细胞有直接的毒性作用，它可以破坏细胞膜，减少谷胱甘肽含量使肝细胞变性坏死，而且作为新抗原诱导细胞及体液免疫反应，导致肝细胞受免疫反应的攻击；②乙醇代谢的耗氧过程导致小叶中央区缺氧；③乙醇在代谢途径中产生活性氧对肝组织的损害；④长期大量饮酒的患者血液乙醇浓度过高，使肝内血管收缩、血流减少、血流动力学紊乱、氧供减少，导致肝脏微循环障碍和低氧血症，乙醇代谢耗氧增加，进一步加重低氧血症，使肝功能恶化。

可以影响酒精性肝病自然病程的几种因素：①遗传易感性：种族差异、家族史、基因倾向等影响酒精性肝病的发生。研究表明，许多与乙醇代谢相关的酶类具有遗传多态性；②性别：女性对乙醇所致的肝损伤比男性敏感，且预后较差；③机体营养状态：乙醇干扰肠道吸收和营养贮存，长期饮酒者多有蛋白质、维生素和矿物质缺乏，这可造成肝细胞耐受乙醇毒性的阈值下降，易出现肝损伤；④肝炎病毒感染：乙肝或丙肝病毒感染可加速酒精性肝病的进展，而乙醇又可促进乙肝或丙肝病毒在体内复制，因此，当酒精性肝病合并乙肝或丙肝病毒感染时肝损伤严重且进展迅速。

ALD患者的临床表现，因饮酒量和饮酒时间长短、个体对乙醇的敏感性等有明显差异。通常无特异症状，可有乏力、食欲不振、恶心、呕吐、右上腹不适、黄疸等。随着病情进展可有神经精神症状及蜘蛛痣、肝掌、肝脾肿大、腹水等体征，严重可并发肝功能衰竭。

实验室及其他检查：①生化检查：血清天冬氨酸氨基转移酶（AST）、丙氨酸氨基转移酶（ALT）、谷氨酰转移酶（GGT）等指标升高，AST/ALT＞2有助于诊断，血清总胆红素、凝血酶原时间和平均红细胞容积（MCV）等也可有不同程度的改变，联合检测有助于诊断酒精性肝病。②影像学检查：B超声检查可见肝实质脂肪浸润的改变，多伴有肝脏体积增大。CT提示弥漫性肝脏密度降低，肝/脾CT比值≤1.0但大于0.7者为轻度；肝/脾CT比值＜0.7但大于0.5者为中度；肝/脾CT比值≤0.5者为重度。发展至酒精性肝硬化时各项检查与其他原因引起的肝硬化相似。③瞬时弹性成像检查：可以分析肝脏脂肪含量的构成比，同时可以检测肝脏纤维化程度，检测指标与组织病理学改变有良好的相关性。④组织病理学检查：酒精性肝病病理学改变主要为大泡性或以大泡性为主伴小泡性的混合性肝细胞脂肪变性。依据病变肝组织是否伴有炎症反应和纤维化，可分为单纯性脂肪肝、酒精性肝炎、肝纤维化和肝硬化。乙醇性透明小体（Mallory）是酒精性肝炎特征性组织学改变。

酒精性肝病临床诊断标准：①有长期饮酒史，一般超过5年，折合酒精量男性平均≥40g/d，女性平均≥20g/d；或2周内有大量饮酒史，折合酒精量平均≥80g/d。但应注意性别、遗传易感性等因素的影响。酒精量换算公式为：饮酒量（mL）×酒精含量（%）×0.8；②符合酒精性肝病的临床表现、实验室及其他检查者；③排除非酒精性脂肪性肝病、病毒性肝炎、药物和中毒性肝损伤、自身免疫性肝病等其他肝病及其他原因引起的肝硬化。

酒精性肝病临床分型：①轻症酒精性肝病：肝脏生物化学、影像学和组织病理学检查基本正常或轻微异常。②酒精性脂肪肝：影像学诊断符合脂肪肝标准，血清ALT、AST可轻微异常。③酒精性肝炎：血清ALT、AST或GGT升高，可有血清总胆红素轻度增高。重症酒精性肝炎是指酒精性肝炎中，合并肝昏迷、肺炎、急性肾功能衰竭、上消化道出血，可伴有内毒素血症。④酒精性肝纤维化：症状及影像学无特殊。未做病理时，应结合饮酒史、血清纤维化标志（透明质酸、Ⅲ型胶原、Ⅳ型胶原、层粘连蛋白）、GGT、AST/ALT、胆固醇、载脂蛋白-A1、总胆红素、α2巨球蛋白、铁蛋白、稳态模式胰岛素抵抗等改变，这些指标非十分敏感，应联合检测。⑤酒精性肝硬化：有肝硬化的临床表现和血清生物化学指标的改变。

4.西医鉴别诊断

NAFLD和AFLD的主要区别在于是否大量饮酒。脂肪性肝病应与病毒性肝炎、药物性肝损害、自身免疫性肝病、肝豆状核变性、糖原贮积病、全胃肠外营养等可导致脂肪肝的特定疾病，及其他原因引起的肝硬化进行鉴别。此外，还应注意脂肪性肝病可以合并病毒性肝炎，尤其是丙型病毒性肝炎。酒精性肝病与慢性病毒性肝炎关系密切，慢性乙型、丙型肝炎患者对酒精敏感度增高，容易发生酒精性肝病；反之，酒精性肝病患者对病毒性肝炎易感性也增加。在国内HbsAg携带者达人群的9%及丙肝感染者达人群的3%以上的情况下，可能并存慢性病毒性肝炎和酒精性肝病。

［病因病机］肝癖是由于饮食不节，肥食厚味，过逸少劳，素体肥胖，情志所伤，久病体虚等因素所致。病位在肝，主要与脾肾相关。脾虚是本病基本病机，贯穿疾病的始终。痰、湿、郁、瘀是重要的病理因素。因饮食不节，肥食厚味，致脾气虚弱，运化失职，分清泌浊失常，湿浊内生，湿聚成痰，脾虚痰湿中阻；情志所伤，素体虚弱，则肝脾不调，肝失条达，致肝郁脾虚湿阻；久病体虚，湿郁化热，羁留不解，脾虚湿热内蕴，痰阻血瘀，则气虚痰瘀互结；或肝肾阴虚，水不涵木，肝失疏泄，脾虚湿阻，最终导致痰湿、痰瘀阻滞于肝而发病。

酒癖，《黄帝内经》云："以酒为浆"可以致病。《诸病源候论》："酒精有毒，有复大热，饮之过多，故毒热气渗溢经络，浸溢脏腑，而生诸病也。"《本草求真》曰："酒，其味有甘有辛，有苦有淡，而性皆热，若恣饮不节，则损烁精，发怒助欲，湿热生病，殆不堪言。"饮酒过量则为湿热有毒之邪，属于湿热毒邪范畴。本病的病机分三个阶段：①早期：过量饮酒之时，酒毒湿热之邪，蕴结中焦，伤及脾胃，受纳运化失职，湿浊内生，蕴而化热，湿热蕴结，或停于脘腹，或阻于胁下，而出现胃病，胁痛等伤酒之证。此时伤及肝、胃；②中期：过量饮酒日久，致痰湿蕴结，阻于中焦，气机不畅，血行亦不畅，渐则气滞血瘀，气、血、痰互结，阻于腹中，结成积块，停于胁下则为痞块，此时肝脾俱伤；③晚期：纵酒不止，气、血、痰日久不化，肝脾不调，久则及肾，此时肝、脾、肾俱损，而成本虚标实之证。肝伤则气滞血瘀，脾伤则痰湿蕴结，肾伤则水湿内停，气、血、水凝聚腹中而成酒癖。关于正虚，有几种情况：一是肾阳不足无以温煦脾土，而成脾肾阳虚；另一种是肾阴亏损，肝木失于滋荣，而成肝肾阴虚之证；再一种是脾、胃、肝、肾俱伤而以气阴两虚为著。在整个发病过程中，若湿浊内阻，郁而发黄，则为黄疸，即"酒疸"。

［辨证论治］肝癖的证候群多为肝郁、脾虚、痰湿、血瘀、湿热、阴虚和阳虚，需要在单一证候的基础上，辨别相兼的证候，以利于辨证论治。病理表现多为本虚标实、虚实夹杂；以脾虚为本，痰湿、肝郁、血瘀等邪实为标。

伤酒或酒癖：①早期：多属伤酒阶段。症见脘腹胀满或胀痛，纳谷不馨，嗳气酸臭，吞酸气急或胁下积块，质地柔软等。此期属实属热，以气滞、血瘀、湿阻为主，病位多为肝胃。辨证分型可分为肝胃郁热与肝郁痰阻2个证型。早期酒精性脂肪肝，属肝气郁结、痰湿内阻，应疏肝理气、化痰祛湿。②中期：多属酒癖阶段。症见胁下积块增大，质地中等，胁胀而痛，饮食减少，面色萎黄，形体逐渐消瘦等。酒湿浊毒，蕴而不化，聚而为痰，酒湿痰浊又可进一步阻滞气血运行，气、血、痰与湿热酒毒相互搏结，结为癥块，停于胁下，而为酒癖。辨证分型可分为肝胆湿热、食滞痰阻与气滞血瘀3个证型。中期酒精性脂肪肝炎，属气、血、痰浊搏结，肝胆湿热者应清热利湿，气滞痰阻则导滞宣腑、理气化痰，气滞血阻又需理气活血、通络清积。③晚期：晚期多属酒臌阶段。症见腹大胀满，如囊裹水，胁下积块，按之坚硬，青筋暴怒，甚则脐心突起，面色萎黄或黧黑，四肢明显消瘦等。盖因纵酒不止，肝脾损伤日久，气血耗损，病及于肾，肝伤气滞血瘀，脾伤痰湿蕴结，肾伤水湿内停，气、血、水凝聚腹中，形成腹大膨隆之症。此期属正虚邪恋，本虚标实。辨证分型可分为肝脾血瘀、脾肾阳虚、肝肾阴虚3个证型。晚期酒精性肝硬化病及肝肾，气滞血瘀，水湿内停，故益气活血、扶正固本、逐水利湿，并提出理气活血应贯穿始终，攻补兼施，照顾兼症。

1.肝胃郁热

［主症］脘腹胀满，口渴发热。

［次症］噫气酸臭，吞酸气急。

［舌脉］舌苔黄腻；脉弦数。

［治则］清热利湿。

［方药］《伤寒论》茵陈蒿汤加味。茵陈、栀子、茯苓、大黄、车前草、厚朴。

［方解］方中重用茵陈为君药，本品苦泄下降，善能清热利湿，为治黄疸要药。臣以栀子清热降火，通利三焦，助茵陈引湿热从小便而去。泽泻加强利尿之功，佐以大黄泻热逐瘀，通利大便，导瘀热从大便而下，厚朴行气，气行则水行，协助祛湿。

［加减］若纳差、腹胀满加用神曲、鸡内金以健脾和胃，消食调中；若口黏涎多、痰湿偏重者则可酌加藿香、苍术以健脾豁痰祛湿；呕吐痰涎、嗳气呃逆者加半夏、陈皮，以燥湿化痰，降逆止呕；热盛心烦者，属痰火扰心，加黄连、龙胆以奏清热利湿除烦之功。

2.肝郁痰阻

［主症］情志不畅，胁肋不适或隐痛，心烦喜呕，痰多。

［次症］周身困重，脘腹胀闷，纳少口苦。

［舌脉］舌苔腻；脉弦。

［治则］清肝利胆、化痰祛湿。

［方药］《三因极一病证方论》温胆汤合《医学统旨》柴胡疏肝散。竹茹、枳

实、法半夏、陈皮、茯苓、甘草、柴胡、黄芩、白芍、川芎、香附。

[方解] 柴胡、陈皮、香附 疏肝理气，半夏辛温，燥湿化痰，和胃止呕，竹茹，取其甘而微寒，清热化痰，除烦止呕。半夏与竹茹相伍，一温一凉，化痰和胃，止呕除烦之功备；陈皮辛苦温，理气行滞，燥湿化痰；茯苓，健脾渗湿，以杜生痰之源；川芎行血，黄芩清上焦热，白芍柔肝缓急。

[加减] 若脾虚、大便溏稀者，加山药，炒白扁豆健脾化湿止泻；口苦咽干者加麦冬、重用竹茹清热生津；心悸者加全瓜蒌、薤白、桂枝以温阳散结，行气宽中；烦躁明显者加合欢皮、百合宁心除烦，酌加炒栀子引三焦之火下行；眩晕者加生石决明、天麻平肝熄风、滋阴潜阳；多梦易惊醒者多属阴虚火旺、心脾两虚者，加煅磁石、龙骨、牡蛎、珍珠母平肝潜阳、收敛固涩。

3.肝胆湿热

[主症] 胁肋胀痛，灼热，腹胀厌食，口苦，尿黄。

[次症] 纳呆呕恶，厌油腻，尿黄，身目发黄。

[舌脉] 舌红苔黄腻；脉弦数。

[治则] 清肝利胆，清利湿热。

[方药]《医宗金鉴》龙胆泻肝汤加减。龙胆草、柴胡、泽泻、栀子、通草、生地、黄芩、当归、车前子、茵陈、赤芍。

[方解] 方中龙胆草大苦大寒，既泻肝胆实火，又利下焦湿热，泻火除湿；黄芩、栀子苦寒泻火，清热燥湿；泽泻、木通、车前子清利湿热，使湿热之邪从小便排出；肝经有热，本易耗伤阴血，且方中苦燥渗利之品居多，恐再耗其阴，故用当归、生地黄养血益阴以顾肝体，使苦燥清利不伤阴；柴胡疏达肝气以顾肝用，并引诸药入肝经；柴胡与归芍相伍，以补肝体调肝用；茵陈利湿，甘草益气和中，调和诸药。

[加减] 胁痛甚加川楝子、延胡索行气止痛；腹胀加枳壳、陈皮、佛手疏肝解郁，散结化痞；呕逆加法半夏、陈皮、竹茹、藿香降逆消痞；腹泻加白术、茯苓渗湿止泻；湿重于热者加蔻仁、草果、藿香、茵陈、滑石、薏苡仁补脾祛湿。

4.食滞痰阻

[主症] 腹胀或痛，便秘，纳呆。

[次症] 呕吐痰涎宿食，胸脘痞闷，咳嗽吐痰。

[舌脉] 舌苔腻；脉弦滑。

[治则] 消食化痰、理气导滞。

[方药]《丹溪心法》保和丸合《太平惠民和剂局方》二陈汤。神曲、山楂、连

翘、茯苓、法半夏、陈皮、莱菔子、甘草。

［方解］方中山楂消油腻肉积；神曲消酒食陈腐之积；莱菔子消面食痰浊之积；陈皮、半夏行气导滞，和胃止呕；茯苓健脾渗湿；连翘散结清热。诸药合用，有消食导滞，燥湿和胃之功，甘草调和诸药。

［加减］若腹胀明显，加枳实、厚朴理气除满；若腹痛，加延胡索、白芍活血柔肝止痛；若食积化热，加黄芩清热燥湿；若失眠明显，加远志、炒酸枣仁宁心安神；若流清涕，加苍耳子解表通窍。

5.气滞血瘀

［主症］胃脘刺痛拒按，胸胁胀闷，情志不舒。

［次症］嗳气频作，不思饮食，善喜叹息，心烦易怒，气怒怔忡。

［舌脉］舌紫暗；脉细弦涩。

［治则］行气活血。

［方药］《医林改错》血府逐瘀汤加减。桃仁、红花、生地黄、当归、赤芍、川芎、川牛膝、柴胡、桔梗、枳壳、延胡索、青皮、竹茹、丝瓜络、牡蛎、鳖甲、甘草。

［方解］桃仁破血行滞而润燥，红花活血祛瘀以止痛，共为君药。赤芍、川芎助君药活血祛瘀；牛膝活血通经，祛瘀止痛，引血下行，共为臣药。生地黄、当归养血益阴，清热活血；桔梗、枳壳，一升一降，宽胸行气；柴胡疏肝解郁，升达清阳，与桔梗、枳壳同用，尤善理气行滞，使气行则血行，以上均为佐药。桔梗并能载药上行，兼有使药之用；甘草调和诸药，亦为使药。合而用之，使血活瘀化气行。

［加减］纳差、乏力者加党参、白术补脾益气；大便燥结者加熟大黄、火麻仁通腑润肠；腹胀严重者加木香、槟榔加强行气之效；血瘀明显者加穿山甲、鳖甲、地龙增加活血之功；心烦意乱者加牡丹皮、栀子清心除烦；夜眠多梦者加炒酸枣仁、柏子仁、夜交藤安神定志。

6.肝脾血瘀

［主症］脘腹坚满，面色晦暗。

［次症］青筋怒张，胁腹刺痛拒按，可见红点赤缕，唇色紫褐，或见大便色黑。

［舌脉］舌紫暗或有瘀斑；脉细涩。

［治则］活血祛瘀，行气利水。

［方药］《医林改错》膈下逐瘀汤合《丹溪心法》四苓汤。桃仁、红花、当归、白芍、川芎、牡丹皮、延胡索、香附、甘草、枳壳、茯苓、猪苓、泽泻、白术。

　　[方解]方中当归、川芎、赤芍养血活血,与逐瘀药同用,可使瘀血祛而不伤阴血,尤其川芎不仅养血活血,更能行血中之气,增强逐瘀之力;丹皮清热凉血,活血化瘀;桃仁、红花破血逐瘀,以消积块;灵脂破血逐瘀,以消积块;配香附、枳壳、延胡索行气止痛;尤其川芎不仅养血活血,更能行血中之气,增强逐瘀之力;茯苓、猪苓、泽泻、白术,健脾利水渗湿;甘草调和诸药。全方以逐瘀活血和行气药物居多,使气帅血行,更好发挥其活血逐瘀,破癥消结之力。

　　[加减]头晕者加菊花、天麻平肝清阳;发热者加生地黄滋阴清热;胁痛、腹胀者加川楝子、木香行气止痛;腰膝酸软者加杜仲补益肝肾;黄疸者加茵陈、虎杖退黄利胆;呕吐者加竹茹、黄连清解胃热;瘀血严重者加用红花、三七增加活血之力;脾虚不运者加用白术,茯苓;便秘腹胀者加用大黄泻火通瘀。

　　7.脾肾阳虚

　　[主症]形寒肢冷,面色㿠白,腰膝酸软,腹中冷痛。

　　[次症]久泻久痢,或五更泄泻,完谷不化,或全身水肿,小便不利。

　　[舌脉]舌淡胖,苔白滑;脉沉细无力。

　　[治则]温补脾肾,化气行水。

　　[方药]《证治准绳·类方》实脾饮合《伤寒论》真武汤加减。木香、木瓜、白术、厚朴、茯苓、制附片、炙甘草、草果、大腹皮、干姜、茵陈、白芍、冬瓜皮、益母草、泽兰。

　　[方解]方中附子辛甘性热,温肾助阳、化气行水,兼暖脾土;干姜协助附子温养脾肾,扶阳抑阴;白术健脾燥湿;猪苓、泽泻利水渗湿,化浊降脂;木香、草果下气导滞,化湿利水;甘草、大枣益脾温中;白芍柔肝缓急以止腹痛,且可防附子燥热伤阴。诸药共奏健脾温肾、通阳利水之功。

　　[加减]偏脾阳虚者重用木香、草果、木瓜;偏肾阳虚者,可重用附子。

　　8.肝肾阴虚

　　[主症]头晕目眩,腰膝酸软,失眠多梦,耳鸣。

　　[次症]五心烦热,目干咽干,潮热盗汗,胁肋隐痛。

　　[舌脉]舌质红少苔或有裂纹;脉沉细。

　　[治则]滋补肝肾,清热利水。

　　[方药]《续名医类案》一贯煎合《医宗己任编》滋水清肝饮合《伤寒论》猪苓汤化裁。枸杞子、麦冬、生地、当归、沙参、当归、赤芍、柴胡、栀子、酸枣仁、山药、山茱萸、泽泻、牡丹皮、猪苓、阿胶、滑石、茯苓、牡蛎。

［方解］方中柴胡疏肝解郁、升举阳气；生地、当归、赤芍，活血凉血滋阴；阿胶、沙参、麦冬加强滋阴之功；栀子、泽泻、滑石清三焦热邪；酸枣仁、牡蛎养心安神，敛汗生津；山茱萸、白术、山药、枸杞子健脾滋阴，固肾补虚；茯苓健脾祛湿，猪苓渗湿利水；牡丹皮清肝凉血、活血化瘀；诸药合用共奏滋补肝肾、清热利水之效。

［加减］伴烦躁者，多虚热重，加地骨皮清虚热；腹胀者加大腹皮、枳壳、冬瓜皮行气消胀。

［西医治疗］

1.非酒精肝病治疗

去除病因和诱因，控制原发基础疾病是治疗的重要措施。

（1）减肥：所有体重超重、内脏性肥胖以及短期内体重增长迅速的NAFLD患者，都需通过改变生活方式控制体重、减少腰围。基础治疗6个月体重下降每月<0.45kg，或体重指数（BMI）>27合并血脂、血糖、血压等两项以上指标异常者，可考虑加用西布曲明或奥利司他等减肥药物，每周体重下降不宜超过1.2kg（儿童每周不超过0.5kg）；BMI>40或BMI>35合并睡眠呼吸暂停综合征等肥胖相关疾病者，可考虑近端胃旁路手术减肥。

（2）避免加重肝脏损害：防止体重急剧下降、滥用药物及其他可诱发肝病恶化因素。

（3）基础治疗：制定合理的能量摄入以及饮食结构调整、中等量有氧运动、纠正不良生活方式和行为。

（4）胰岛素增敏剂：合并2型糖尿病、糖耐量异常、空腹血糖增高以及内脏性肥胖者，可考虑应用二甲双胍和噻唑烷二酮类药物，以期改善胰岛素抵抗和控制血糖。

（5）降血脂药：血脂紊乱经基础治疗和（或）应用减肥降糖药物3~6个月以上，仍呈混合性高脂血症或高脂血症合并2个以上危险因素者，需考虑加用贝特类、他汀类或普罗布考等降血脂药物。

（6）护肝药物治疗：NAFLD伴肝功能异常、代谢综合征、经基础治疗3~6个月仍无效，以及肝活体组织检查证实为脂肪性肝炎和病程呈慢性进展者，可采用针对肝病的药物辅助治疗，以抗氧化、抗炎、抗纤维化。可依药物性能以及疾病活动度和病期合理选用多烯磷脂酰胆碱、维生素E、水飞蓟素以及熊去氧胆酸等相关药物，但不宜联用多种药物。

（7）肝移植：主要用于非酒精性脂肪性肝炎相关终末期肝病和部分隐源性肝硬

化肝功能失代偿患者的治疗，肝移植前应筛查代谢情况，BMI>40kg/m² 为肝移植的禁忌证。

2.酒精肝病治疗：

（1）戒酒：戒酒是治疗酒精性肝病的最主要措施，其疗效与饮酒的严重程度相关，对轻症酒精性肝病患者，戒酒后其临床和病理改变可在数周至数月内恢复正常。对已发展为肝纤维化和肝硬化患者，戒酒可明显延长其生存期。戒酒过程中应注意戒断综合征（包括酒精依赖者，神经精神症状的出现与戒酒有关，多呈急性发作过程，常有四肢抖动及出汗等症状，严重者有戒酒性抽搐或癫痫样痉挛发作）的发生。

（2）营养支持：ALD患者需良好的营养支持，在戒酒的基础上应提供高蛋白、低脂饮食，并注意补充B族维生素、维生素C、维生素K及叶酸等。

（3）药物治疗：糖皮质类固醇可改善重症酒精性肝炎患者的生存率。美他多辛可加速酒精从血清中清除，有助于改善酒精中毒症状和行为异常。多烯磷脂酰胆碱对酒精性肝病患者有防止组织学恶化的趋势。甘草酸制剂、水飞蓟素类和多烯磷脂酰胆碱等药物有不同程度的抗氧化、抗炎、保护肝细胞膜及细胞器等作用，临床应用可改善肝脏生化学指标。但不宜同时应用多种抗炎保肝药物，以免加重肝脏负荷。

（4）酒精性肝病患者肝脏常伴有肝纤维化的病理改变，重视抗肝纤维化治疗，对改善疾病预后有好处。

（5）积极处理酒精性肝硬化的并发症（如门静脉高压、食管胃底静脉曲张、自发性细菌性腹膜炎、肝性脑病和肝细胞肝癌等）。

（6）肝移植：重度酒精性肝病患者，尤其是终末期肝硬化患者可考虑肝移植，要求患者肝移植前戒酒3个月，并且无其他器官严重的酒精性损害。

［预后调理］NAFLD的预后主要取决于肝活检组织学损伤的程度，单纯性脂肪肝者预后良好，而有脂肪性肝炎或肝纤维化者常预后不良，即使进展缓慢，最终可并发肝硬化。一旦发展为肝硬化则其预后与病毒性肝硬化、酒精性肝硬化相似。

酒精性脂肪肝一般预后良好，戒酒后可完全恢复。酒精性肝炎如能及时戒酒和治疗多数可恢复，发展为失代偿期肝硬化及肝功能衰竭预后差。

［典型病案］

病案一：童某，男，54岁。2021年11月28日初诊。反复肝区胀满不适1年余，加重半月，于当地医院体检时发现脂肪肝，未重视诊治，后症状反复发作。半月前，患者无明显诱因肝区胀满不适再发并加重，伴时有口干苦，欲温饮，无肝区疼痛，无嗳气、反酸、恶心、呕吐、厌油、腹胀及腹痛等不适，纳可，眠安，小便黄，大便1

次/d，色黄成形。舌淡暗红，苔薄黄，舌体胖大，边有齿痕，舌下脉络怒张，脉弦滑缓。辅助检查：腹部彩超见肝大，脂肪肝；肝纤维化瞬时弹性测定，控制衰减指数（CAP）：314.0dB/m，肝硬度测定值（E）：5.3kPa。

西医诊断：代谢相关脂肪性肝病

中医诊断：肝癖。证型：气滞血瘀，湿重热轻证。

治法：疏肝理气，活血化瘀，辅以清热除湿。

方药：《医学统旨》柴胡疏肝散合《时方歌括》丹参饮加减。柴胡、香附、焦山楂、生山楂、胆南星、甘草各6g，枳壳、白芍、木香、法半夏、丹参、郁金、姜黄、栝楼、地龙各9g，陈皮、金钱草、龟甲、乌梅各12g，茯神、白术各15g，南沙参、茵陈、鳖甲、牡蛎各18g，砂仁、檀香各3g，苍术5g。颗粒剂，20剂，冲服，2袋/d，每次150mL，早晚饭后温服。

2021年12月30日二诊。患者较前症状好转，偶有肝区胀满不适，口不干、稍苦，纳眠可，小便偏黄，大便同前。舌质稍暗，苔薄黄，舌体胖大，边有齿痕，舌下脉络怒张。脉滑涩。辨证为：肝气郁滞，肝脾血瘀，湿热蕴结证；以疏肝理气，清热除湿，活血化瘀为治法。方选逍遥散合甘露消毒丹化裁，方药：柴胡、防风、刺蒺藜、土鳖虫、桃仁、水红花子、青皮、三棱、莪术、当归各6g，黄芩、丹参、郁金、知母、白芍各9g，陈皮、黄精、龟甲各12g，连翘、茯神、白术、石菖蒲、香橼、鸡内金、浙贝母、夏枯草、牡蛎各15g，南沙参、茵陈、鳖甲各18g，仙鹤草30g。20剂，服药方法同前。2022年2月10日三诊。患者未再诉肝区不适，无口干苦，其余无特殊不适，纳眠可，二便调。舌稍红，舌体不大，苔薄黄，脉细涩。辅助检查：血脂：甘油三酯：2.3mmol/L，其余项目正常；糖化血红蛋白：7.3%；血常规、肝功正常；腹部彩超：脂肪肝；Fibroscan：CAP：254.0dB/m，E：4.3kPa。舌下脉络迂曲。辨证为肝阴不足，湿瘀热夹杂证；治以滋阴潜阳，健脾益气，佐以活血化瘀，清热利湿。方选一贯煎合秦艽鳖甲汤加减。处方如下：柴胡、当归、栀子、羌活、独活各6g，半夏、西洋参、生地黄、丹参、姜黄、桔梗、枳壳、焦山楂、生山楂各9g，黄芩、秦艽、枸杞子、白芍、麦冬、蝉蜕、黄精各12g，茯神、白术、天冬、僵蚕、佛手各15g，茵陈、薏苡仁、败酱草各18g，熟大黄3g，砂仁、檀香各5g。

［按］患者因"反复肝区胀满不适1年余，加重半月"就诊，结合病史、症状及辅助检查，代谢相关脂肪性肝病诊断明确。初诊时症见：肝区胀满不适，伴时有口干苦，欲温饮，纳可，眠安，小便黄，大便1次/d，色黄成形。舌淡暗红，苔薄黄，舌体胖大，边有齿痕，舌下脉络怒张。脉弦滑缓。辨证为气滞血瘀、湿重热轻证。患者平

素饮食不节，久居重庆山城湿盛之地，患病证型多为湿热蕴结，加之情志失调等诸多因素合而伤人，导致肝体受损，肝脏功能失调。肝气失于疏泄，气滞不行故见肝区胀满不适；湿邪外侵，郁遏中焦气分，脾阳不振，故见口干欲温饮；久之郁而化热故见口苦、小便黄；气为血之帅，气滞不行则瘀血内生，故见舌下脉络怒张。舌淡暗红，苔薄黄，舌体胖大，边有齿痕，脉弦滑缓，均为气滞血瘀、湿重热轻之征象。以疏肝理气，活血化瘀，辅以清热除湿为治法。方选柴胡疏肝散合丹参饮加减，方中柴胡配伍香附、枳壳、木香、檀香加强疏肝理气的同时，亦可清泻郁火。陈皮、砂仁温中行气，搭配法半夏燥湿化痰，栝楼利气宽胸化痰，胆南星清火化痰，茯神、白术、苍术健脾除湿，标本兼顾。山楂、丹参、郁金、姜黄活血化瘀；再辅以金钱草、茵陈清热利湿，地龙清热利尿，通利经络。清代医家王旭高"治肝三十法"中记载肝气久郁胀甚，疏之更甚者，法当柔肝。刘师深以为然，故加用白芍、乌梅、南沙参等药滋养肝阴，辅以龟甲、鳖甲、牡蛎滋阴潜阳，预防肝气疏泄太过，炙甘草调和诸药。

二诊时患者较前症状好转，偶有肝区胀满不适，口不干、稍苦，纳眠可，小便偏黄，大便同前。舌质稍暗，苔薄黄，舌体胖大，边有齿痕，舌下脉络怒张。脉滑涩。辨证为：肝气郁滞，肝脾血瘀，湿热蕴结证。以疏肝理气，清热除湿，活血化瘀为治法。方选逍遥散合甘露消毒丹化裁，方中以柴胡既与香橼疏肝理气，又与白芍养肝柔肝，再配以青皮、三棱、莪术、水红花子、土鳖虫行气破血逐瘀；"一味丹参散，功同四物汤"，予丹参合桃仁、郁金、当归养血祛瘀，共奏"化瘀生新"之功。患者口稍苦，小便仍偏黄，观其舌脉见苔薄黄，脉滑涩，辨为湿热蕴结证，故加用黄芩、茵陈清热除湿，连翘、夏枯草轻宣郁热。脾虚则湿盛，故加用茯神、炒白术健脾除湿，仙鹤草健脾祛瘀，鸡内金运脾开胃，陈皮燥湿化痰，浙贝母清热化痰，石菖蒲开窍化湿。其中防风、蒺藜又可谓点睛之笔，两者合用其意一在"又去湿之仙药也，风能胜湿尔"，即祛风除湿，避免湿热煿结；其二在既防风可升清阳，达"湿为阴邪，非温不解"之意，刺蒺藜又能防阳气升发太过。最后仍辅以知母、龟甲、牡蛎、鳖甲、南沙参、黄精滋阴潜阳。

三诊时患者已未再诉肝区不适，无口干苦，其余无特殊不适，纳眠可，二便调。舌稍红，舌体不大，苔薄黄，脉细。辅助检查：甘油三酯：2.3mmol/L，其余项目正常；糖化血红蛋白：7.3%；血常规、肝功正常；腹部彩超：脂肪肝；CAP：254.0dB/m，E：4.3kPa。舌下脉络迂曲。辨证为肝阴不足，湿瘀热夹杂证。治以滋阴潜阳，健脾益气，佐以活血化瘀，清热利湿。方选一贯煎合秦艽鳖甲汤加减，予当归、生地、白芍、麦冬、天冬、枸杞子、黄精、西洋参滋养肺肝肾三阴。仍配柴胡、桔梗、枳壳、砂仁、檀香、佛手及升降散调畅气机,预防养阴药物滋腻碍脾。同时加用茯神、白术健脾益气渗湿,半夏燥湿化痰,黄芩、茵陈、薏苡仁清热利湿,羌活、独活、秦艽祛除一身之风湿,栀子清泻三焦,败酱草逐瘀清热。其余继续延用丹参、山楂活血化瘀。

经治疗,患者当前复查相关指标提示血脂及糖化血红蛋白稍升高,肝纤维化瞬时弹性测定脂肪肝值由最初的重度变为轻度,腹部彩超提示脂肪肝,肝大已消失,症状较前明显好转,疗效确切。嘱患者当前中药颗粒剂20剂继服,以此巩固。(贺虹病案)

病案二:尤某,男,35岁。因右胁部隐痛1年余,近3天加重,于2020年11月7日就诊。既往体健,体形偏胖,平素有饮酒、熬夜、嗜食肥甘厚味等不良生活习惯。右胁部时有隐痛伴有压迫感,右侧卧加重,口干,入睡困难,睡后易醒,晨起乏力。纳差,小便可,大便日一次。舌质淡紫、苔白厚腻,脉弦滑数。辅助检查:CAP300dB/m,E3.7kPa;总胆固醇5.98 mmol/L,甘油三酯2.33mmol/L;ALP64U/L,ASP30U/L。肝胆胰脾彩超示:轻度脂肪肝。

西医诊断:非酒精性脂肪肝。

中医诊断:肝癖病。证型:肝郁脾虚,痰湿阻滞证。

治法:疏肝补脾,化痰祛湿。

方药:《金匮要略》半夏厚朴汤化裁。陈皮15g、茯苓15g、厚朴10g、苍术10g、太子参10g、广藿香10g、佩兰10g、柴胡15g、泽泻20g、车前子10g、泽兰20g、荷叶30g、净山楂30g、醋延胡索10g、天花粉10g、合欢皮15g、茯神15g、丹参9g。7剂,水煎服,日1剂,早晚温服。并嘱患者严格控制饮食,少食油腻,适量运动。

2020年11月14日二诊:一周以来严格遵守医嘱,注意饮食,加强锻炼并且调整作息,按时服药。此次就诊精神明显改善,口干症状减轻,睡眠质量稍有改善,胁肋部不适感仍然存在,就诊前一晚因右侧卧位睡眠致右胁肋部隐痛加重,纳食稍改善,舌质淡紫、苔白腻,脉弦数。前方延胡索用量改为20g,继服7剂,嘱坚持锻炼,控制饮食。2020年11月21日三诊:一周以来,按医嘱服药锻炼,精神状态改善,口干症状已经消失,胁肋部不适感稍减轻,纳眠可,舌质淡红、舌苔白,脉数。前方去天花粉、合欢皮、茯神、丹参,继服14剂,嘱坚持锻炼,控制饮食。2020年12月6日四诊:精神可,胁肋部压迫感基本消失,无口干口苦,纳可,睡眠可,大便日1次。舌质淡红、舌苔薄白,脉濡。辅助检查:复查肝纤维化扫描示,CAP:226dB/m,E:3.6kPa;总胆固醇:4.02mmol/L,甘油三酯:1.30mmol/L;ALP 35U/L,ASP20U/L。前方延胡索减量为6g，续服14d，嘱患者低脂饮食，坚持锻炼，规律作息。

[按] 原方苍术为君药，辛香苦温，居中焦燥湿运脾，湿去则脾运，脾运则湿化；厚朴芳香苦燥为臣，长于行气，与苍术配伍，既能行气除湿滞以助苍术燥湿，又能燥湿以助脾气运化；佐以陈皮理气和胃，燥湿醒脾助苍术和厚朴之力，甘草为使调和诸药，又能健脾和中。平胃散具有燥湿运脾、行气和胃之效。主治湿滞脾胃证。是治疗脾胃湿滞、不思饮食的基础方，整方君臣佐使明确，次序俨然，临床上使用较多，效果明确。在平胃散的基础上针对肝癖病特点，去甘草而加半夏、广藿香、佩兰，燥湿与化湿同用，进一步加大祛湿力度；加太子参、茯苓，补气健脾，同时太子参具有滋阴的功效能够防止苦燥损伤胃阴；车前子、泽兰入下焦，利水渗湿，将湿浊从小便排出；柴胡既能与陈皮相配疏肝行气以解肝郁之功，更能引药入肝经，使药效最大化；泽泻、山楂、荷叶具有化浊降脂的功效。青年男性，形体偏胖，平素嗜食肥甘厚味，又因工作繁忙，极少运动，日久则生湿浊，湿浊阻滞肝经，肝经气血瘀滞，因肝居胁下，肝经分布于两胁，肝经受阻，不通则痛，故出现胁肋部不适；湿浊困脾，则脾胃气化不利加之熬夜则损伤气阴，出现纳差、口干、气虚乏力等证。病属早期，肝功能轻度异常，及时治疗预后较好。因舌质偏紫，为血瘀征象，故在原方基础上加丹参活血化瘀，为祛湿扫除阻碍开通道；睡眠障碍故加合欢皮、茯神宁心健脾、解郁安神，而加天花粉配合太子参滋阴补气，缓解口干之症。复诊时其余症状明显减轻，但胁部不适改善不明显，故加大延胡索用量，以达活血行气止痛之功，服药3周已无口干、睡眠障碍等症且舌质由紫转为淡红，中病即止，去天花粉、合欢皮、茯神、丹参；续服一周后症状进一步减轻，肝功能、血脂水平和CAP等指标有明显改善，嘱患者再用2周，以巩固疗效。

[失治误治分析] 肝癖很长的病程多无明显症状，形成证候群的阴阳、虚实、血瘀、湿热，常是多证候相兼，需要临证仔细辨别，以免误诊失治。

病案一：楚某，男，47岁，1980年5月3日来诊。患肝硬化7年，五度住院，病久药杂。每因"硬化"，即用龟甲、鳖甲咸寒软坚；转氨酶增高，即加五味子、太子参所谓降酶；尿黄，就用茵陈、板蓝根利胆退黄；贫血乏力，投参、芪、归、地滋补养血。然腹胀便溏，两足水肿不愈。所进饮食，强调"三高一低"，鸡蛋、牛奶、糖、水果无所不有。2日前，因饮食不慎，食管静脉出血，经抢救血止。刻诊见其面色晦黄，身体羸瘦，腹胀肢肿，四末不温，便溏不止，气息难续，舌白滑无苔，六脉俱沉。此五脏真气衰惫，思及东垣教诲："真气又名元气，非胃气不能滋之"，予以理中汤合参苓白术散。党参12g，炒白术12g，炙甘草6g，干姜8g，茯苓12g，白扁豆

12g，陈皮9g，炒山药15g，莲子肉10g，炒薏苡仁15g，砂仁（后下）5g，大枣（擘）6枚。服药5剂，便泻减少。服药20剂，胀减泻止，胃气大开，生机已存。加薯蓣丸调治2个月，出院调养。

［按］如拘泥于西医"肝硬化"之病名，不加辨证，直接根据某些现代药理研究结果，选用对症药物，滥用补益之剂，以致正气损伤，治疗无效。本例患肝硬化7年，泥于西医诊断投中药，难得一效，经至腹胀肢肿，四末不温，便溏不止，气息难续。邵师以理中汤合参苓白术散之意给药，5剂见效，20剂，胀减泻止。

本案揭示了目前中西医结合方面的一个误区。医者拘泥于西医肝硬化之病名，不加辨证，直接根据某些现代药理研究结果，选用对症药物，滥用补益之剂，每因"硬化"，即用龟甲、鳖甲咸寒软坚；转氨酶高，即用五味子、太子参所谓降酶；尿黄，就用茵陈、板蓝根利胆退黄；贫血乏力，辄投参、芪、归、地滋补养血。所进饮食，强调"三高一低"，鸡蛋、水果、糖无所不有。所有这些，以西医病理加上中药现代药理进行治疗，表面上看是中西医结合，用中药治病，实际未加辨证，脱离中医临床的灵魂和精华辨证论治，致正气损伤，久治无效。这对于现代中西医临床具有很大启示。（邵桂珍病案）

病案二：谢某，女，32岁，1975年诊治。腹大胀满，下肢水肿，胸脘胀满，四肢困重，纳谷不馨，精神困倦，大便秘结，小便短少，血色素5.5g；肝功能：麝香草酚浊度10U，锌浊度20U。血清总蛋白65g/L，血清白蛋白25g/L，球蛋白40g/L，尿蛋白（++）。诊断为肝炎肝硬化腹水、肝肾综合征。给予能量合剂等治疗外，肌内注射呋塞米，小便量仍少，腹大依然。会诊见面色萎黄，舌苔薄黄而腻，脉沉弦而数，诊为中气不足，湿困脾胃，清不升，浊不降，气滞、水湿、血瘀互结。投以健脾温中化湿，"实脾饮"加党参、黄芪、猪苓、泽泻。5剂，小便不行，腹大如故。鼓胀虚中夹实，补虚泻实，理在自然。细思其舌脉有湿热之象，且能食便秘，胃气尚存。经云："中满者，泻之于内""下之则胀已"。此乃湿浊弥漫三焦，脾胃受困，中阳难以伸展，化湿祛浊实为关键。根据"急则治标"的原则，暂可一攻，遂取十枣汤意，取甘遂、大戟各4.5g，研末，以红枣10枚煎汤吞服。约1小时，腹痛，大小便俱下，泻出大量酱色液体，腹胀顿减。复以健脾温中化湿之剂调理，月余而安。至今九载未曾复发，且能参加一般劳动。

［按］鼓胀多属于本虚标实、虚实夹杂之证。脘腹胀满，下肢水肿，四肢困重，大便秘结，小便短少，精神困倦，纳谷不馨，证属虚实夹杂。面色萎黄，脉沉弦而数，舌苔薄黄而腻，似为湿困脾胃，中气亏虚，清浊升降失常。然用温中健脾，行气

利水之实脾饮加味却毫无效果。根据舌、脉之象，且能食便秘，断其湿浊弥漫三焦，脾胃受困。湿浊不去，中焦不运，故仿十枣汤之意，减去消胸胁伏饮痰癖的芫花，攻逐水饮，得二便俱下，复以温中化湿之剂调理而安。

本例鼓胀属于本虚标实、虚实夹杂之证。腹大如鼓，小便不行，下肢浮肿，胸脘胀满，四肢困重，大便秘结属邪实之标；纳谷不香，精神困倦为正虚之本。而首诊采用补虚泻实之所以无效，主要是标实与本虚二者主次缓急判断有误。细思其舌脉有湿热之象，且能食便秘，胃气尚存，相比之下标实更为突出。根据"急则治标"的原则，应先去其标实。故用十枣汤，药后大小便俱下，腹胀顿减。再以健脾温中化湿之剂调理月余而安。可见标本缓急辨证不清就会导致误诊误治。（赵国仁病案）

（十）慢性病毒性肝炎

病毒性肝炎（virus hepatitis）是由多种肝炎病毒引起的以肝脏病变为主的一种传染病。慢性病毒性肝炎（chronic virus hepatitis）是由乙型肝炎病毒、丙型肝炎病毒引起，病程持续半年以上的肝炎。

中医学将慢性病毒性肝炎归属于"胁痛"。胁，指侧胸部，从腋以下至第十二肋骨部的统称。胁痛是临床上比较多见的一种以自觉一侧或两侧胁肋部疼痛为主要表现的病证。

［诊断和鉴别诊断］

1.中医诊断

以一侧或两侧胁肋部疼痛为主要表现者，可以诊断为胁痛。胁痛的性质可以表现为刺痛、胀痛、灼痛、隐痛、钝痛等不同特点。部分患者可伴见嗳气、呃逆、胸闷、腹胀、急躁易怒、口苦纳呆、厌食恶心等症。常有饮食不节、情志内伤、感受外湿、跌仆闪挫或劳欲久病等病史。

2.中医鉴别诊断

（1）胸痛：胸痛中有肝郁气滞证，与胁痛中的肝气郁结证病机基本相同。但胁痛以一侧或两侧胁肋部胀痛或窜痛为主，伴有口苦、目眩等症；而胸痛是以胸部胀痛为主，可涉及胁肋部，伴有胸闷不舒、心悸少寐。

（2）胃脘痛：胁痛与胃脘痛皆有肝郁的病机。胃脘痛病位在胃脘，兼有嗳气频作、吞酸嘈杂等胃失和降的症状。胁痛病位在胁肋部，伴有口苦、目眩等少阳经的症状。

（3）相关疾病：胁痛还应与黄疸、鼓胀等相鉴别。黄疸、鼓胀等在病程中或早或晚均伴有一侧或两侧胁肋部疼痛。其鉴别要点：黄疸以身目发黄为主症；鼓胀为气、血、水互结，腹大如鼓。

3.西医诊断

①有传染流行病学史；②病原学诊断：乙肝为乙肝三系，丙肝为丙肝抗体作为初筛，最终依靠丙肝RNA确诊，③实验室检查：出现肝功能损伤表现，如肝酶升高，而严重可出现黄疸、凝血功能障碍；④影像学表现，可能会有肝纤维化的影像学表现，出现肝脾肿大或硬化、结节等；综合分析诊断。

4.西医鉴别诊断

（1）酒精性肝炎：患者有明确饮酒史。其临床表现和慢性病毒性肝炎无显著区别。肝功能检查 AST 增高比 ALT 更明显，AST/ALT >2。谷氨酰转肽酶（γ-GT）可增高到正常值2倍以上，血总胆红素亦可轻度增高。部分患者合并酒精性肝炎及其他慢性病毒性肝炎，酒精性和病毒性并存者的肝病病程比单纯病毒性者进展更快，门静脉高压和肝硬化出现得更早。

（2）自身免疫性肝炎：其病因尚不明确。但可除外其它损害肝脏的各种因素，如病毒、酒精、药物、遗传性和代谢性肝损伤。血清中丙种球蛋白和IgG增高，自身免疫性抗体阳性，免疫抑制剂治疗有一定疗效。

（3）原发性胆汁性肝硬化：原发性胆汁性肝硬化（PBC）现称原发性胆汁性胆管炎，病因亦不明确，是一种由于肝内小胆管慢性进行性非化脓性炎症，目前认为系自身免疫性疾病。在黄疸出现之前2年左右即可有皮肤瘙痒、血清碱性磷酸酶（ALP）、γ-GT即可升高。90％以上的患者抗线粒体抗体（AMA）阳性，无症状的早期 PBC 患者 AMA 阳性率即可高达 88.10％，故 AMA 的检测对 PBC 的诊断很有价值。

［病因病机］胁痛主要责之于肝胆。因为肝位居于胁下，其经脉循行两胁，胆附于肝，与肝呈表里关系，其脉亦循于两胁。肝为刚脏，主疏泄，性喜条达；主藏血，体阴而用阳。若情志不舒，饮食不节，久病耗伤，劳倦过度，或外感湿热等病因，累及于肝胆，导致气滞、血瘀、湿热蕴结，肝胆疏泄不利，或肝阴不足，络脉失养，即可引起胁痛。

肝气郁结：若情志不舒，或抑郁，或暴怒气逆，均可导致肝脉不畅，肝气郁结，气机阻滞，不通则痛，发为胁痛。《金匮翼·胁痛统论》说："肝郁胁痛者，悲哀恼怒，郁伤肝气。"肝气郁结胁痛，日久有化火、伤阴、血瘀之变。故《杂病源流犀烛·肝病源流》又说："气郁，由大怒气逆，或谋虑不决，皆令肝火动甚，以致肤胁肋痛。"

肝阴不足：素体肾虚，或久病耗伤，或劳欲过度，均可使精血亏损，导致水不涵木，肝阴不足，络脉失养，不荣则痛，而成胁痛。正如《金匮翼·胁痛统论》所说："肝虚者，肝阴虚也，阴虚则脉细急，肝之脉贯膈布胁肋，阴虚血燥则经脉失养而痛。"

瘀血阻络：气行则血行，气滞则血瘀。肝郁气滞可以及血，久则引起血行不畅而瘀血停留，或跌仆闪挫，恶血不化，均可致瘀血阻滞胁络，不通则痛，而成胁痛。故《临证指南医案·胁痛》曰："久病在络，气血皆窒。"《类证治裁·胁痛》谓："血瘀者，跌仆闪挫，恶血停留，按之痛甚。"

蕴结外感：湿热之邪，侵袭肝胆，或嗜食肥甘醇酒辛辣，损伤脾胃，脾失健运，生湿蕴热，内外之湿热，均可蕴结于肝胆，导致肝胆疏泄不利，气机阻滞，不通则痛，而成胁痛。《素问·刺热论》说："肝热病者，……胁满痛。"《证治汇补·胁痛》也曾谓：胁痛"至于湿热郁火，劳役房色而病者，间亦有之。"

总之，胁痛主要责之于肝胆，且与脾、胃、肾相关。病机转化较为复杂，既可由实转虚，又可由虚转实，而成虚实并见之证；既可气滞及血，又可血瘀阻气，以致气血同病。胁痛的基本病机为气滞、血瘀、湿热蕴结致肝胆疏泄不利，不通则痛，或肝阴不足，络脉失养，不荣则痛。

［辨证论治］胁痛的辨证论治，应该①辨外感、内伤：外感胁痛是由湿热外邪侵袭肝胆，肝胆失于疏泄条达而致，伴有寒、热表证，且起病急骤，同时可出现恶心呕吐，目睛发黄，苔黄腻等肝胆湿热症状；内伤胁痛则由肝郁气滞，瘀血内阻，或肝阴不足所引起，不伴恶寒、发热等表证，且起病缓慢，病程较长。②辨在气在血：一般说来，气滞以胀痛为主，且游走不定，时轻时重，症状的轻重每与情绪变化有关；血瘀以刺痛为主，且痛处固定不移，疼痛持续不已，局部拒按，入夜尤甚，或胁下有积块。③辨虚实：实证由肝郁气滞，瘀血阻络，外感湿热之邪所致，起病急，病程短，疼痛剧烈而拒按，脉实有力；虚证由肝阴不足，络脉失养所引起，常因劳累而诱发，起病缓，病程长，疼痛隐隐，悠悠不休而喜按，脉虚无力。

1.肝气郁结型

［主症］胁肋胀痛，走窜不定，甚则连及胸肩背，且情志不舒则痛增。

［次症］胸闷，善太息，得嗳气则舒，饮食减少，脘腹胀满。

［舌脉］舌苔薄白，脉弦。

［治则］疏肝理气。

［方药］《证治准绳》柴胡疏肝散。柴胡、香附、枳壳、陈皮、白芍、川芎、甘草。

［方解］方中柴胡疏肝解郁，香附味辛微苦，入肝、三焦经，理气解郁，调经止痛，助柴胡解郁之效；枳壳、陈皮理气除胀，川芎活血行气通络，白芍、甘草缓急止痛，全方共奏疏肝理气止痛之功。

　　［加减］若气滞及血，胁痛重者，酌加郁金、川楝子、延胡索、青皮以增强理气活血止痛之功；若兼见心烦急躁，口干口苦，尿黄便干，舌红苔黄，脉弦数等气郁化火之象，酌加栀子、黄芩、龙胆草等清肝之品；若伴胁痛，肠鸣，腹泻者，为肝气横逆，脾失健运之证，酌加白术、茯苓、泽泻、薏苡仁以健脾止泻；若伴有恶心呕吐，是为肝胃不和，胃失和降，酌加半夏、陈皮、藿香、生姜等以和胃降逆止呕。

　　2.瘀血阻络型

　　［主症］胁肋刺痛，痛处固定而拒按，疼痛持续不已，入夜尤甚。

　　［次症］或胁下有积块，或面色晦暗。

　　［舌脉］舌质紫暗，脉沉弦。

　　［治则］活血化瘀，理气通络。

　　［方药］《医林改错》血府逐瘀汤。桃仁、红花、当归、生地黄、川芎、赤芍、桔梗、枳壳、牛膝、甘草。

　　［方解］方中桃仁、红花活血化瘀而养血，为君药；臣以当归、生地黄、川芎、赤芍养血活血，祛瘀泻热；牛膝通利血脉，引瘀血下行，君臣相伍，祛瘀而不伤阴血；柴胡疏肝，解郁，升发清阳；桔梗开宣肺气，引药上行，枳壳行气宽中，与桔梗合用使气机升降自如，可达气行则血行之效；甘草调和诸药，奏气血同治，祛瘀生新，调达气机之功。

　　［加减］若瘀血严重，有明显外伤史者，应以逐瘀为主，方选复元活血汤。方以大黄、桃仁、红花、穿山甲活血祛瘀，散结止痛，当归养血祛瘀，柴胡疏肝理气，天花粉消肿化痰，甘草缓急止痛，调和诸药。还可加三七粉另服，以助祛瘀生新之效。

　　3.湿热蕴结型

　　［主症］胁肋胀痛，触痛明显而拒按，或引及肩背，咽干口苦。

　　［次症］脘闷纳呆，恶心呕吐，厌食油腻，腹胀尿少，或有黄疸。

　　［舌脉］舌苔黄腻，脉弦滑。

　　［治则］清热利湿，理气通络。

　　［方药］《医宗金鉴》龙胆泻肝汤加减。龙胆草、栀子、黄芩、柴胡、木通、泽泻、车前子、生地黄、当归、郁金、半夏、青皮、川楝子。

　　［方解］方中用龙胆草、栀子、黄芩清肝泻火，柴胡疏肝理气，木通、泽泻、车

前子清热利湿，生地、当归养血清热益肝。可酌加郁金、半夏、青皮、川楝子以疏肝和胃，理气止痛。

［加减］若便秘，腹胀满者为热重于湿，肠中津液耗伤，可加大黄、芒硝以泄热通便存阴。若白睛发黄，尿黄，发热口渴者，可加茵陈、黄柏、金钱草以清热除湿，利胆退黄。久延不愈者，可加三棱、莪术、丹参、当归尾等活血化瘀。对于湿热蕴结的胁痛，祛邪务必要早，除邪务尽，以防湿热胶固，酿成热毒，导致治疗的困难。

4.肝阴不足型

［主症］胁肋隐痛，绵绵不已，遇劳加重。

［次症］口干咽燥，两目干涩，心中烦热，头晕目眩。

［舌脉］舌红少苔，脉弦细数。

［治则］养阴柔肝，佐以理气通络。

［方药］《续名医类案》一贯煎。生地黄、枸杞、沙参、麦冬、川楝子。

［方解］本方为柔肝的著名方剂。组方原则为宗叶氏"肝为刚脏，非柔润不能调和"之意，在滋阴补血以养肝的基础上少佐疏调气机，通络止痛之品，宜于肝阴不足，络脉不荣的胁肋作痛。方中生地黄、枸杞子滋养肝肾，沙参、麦冬、当归滋阴养血柔肝，川楝子疏肝理气止痛。

［加减］两目干涩，视物昏花，可加决明子、女贞子；头晕目眩甚者，可加钩藤、天麻、菊花；若心中烦热，口苦甚者，可加栀子、丹参。肝阴不足所致胁痛，除久病体虚，失血等原因外，尚有因使用香燥理气之品太过所致者。气滞作胀作痛，病者苦于疼痛胀急，但求一时之快，医者不察病起于虚实，急于获效，以致香燥理气太过而伤肝阴，应引以为戒。

［西医治疗］慢性病毒性肝炎的治疗，首选针对乙型肝炎病毒和丙型肝炎病毒的抗病毒，常用核苷类似物（恩替卡韦、替诺福韦、丙通沙）治疗。其次，应用适当的药物护肝治疗。再则，对有并发症的对症治疗。

［预后调理］胁痛的转归，每在气血脏腑虚实之间，肝气郁结证日久不愈则可因气滞而导致血淤，瘀血阻络亦可阻碍肝气达畅，形成气血同病；气滞、血瘀之实证，日久化火，灼伤肝阴，或湿热熏蒸肝胆，阴血内耗，均可由实证转为肝阴不足之虚证，肝阴不足，致脉络失养，久则脉络淤阻，形成虚中夹实之证。胁痛不论外感内伤，若治疗将息得法，预后一般良好。若失治误治，将息失宜，亦有转成积聚癥瘕者。

胁痛预后应节情欲、远忧愁、戒嗔怒以防情志抑郁，胁痛再发；饮食应避免膏粱厚味，辛辣炙煿，切莫饮酒无度；日常应起居有时，劳逸结合，以防因劳加重病情。

[典型病案]

病案一：陈某，男，42岁。1997年9月患病毒性肝炎，乙型，无黄疸型。反复发作2年多，一直服用中西药物治疗和休息。曾服垂盆草冲剂，五味子粉，龙胆泻肝汤，茵陈蒿汤等。近半年来，ALP波动于66~118U/L之间。于1999年8月3日就诊。刻诊：倦怠乏力，头晕目眩，肝区隐痛，胸胁满闷，小腹坠胀，大便略溏，舌质暗红，苔白腻，脉细弱。此乃肝气虚弱，疏泄功能减弱，肝失条达，脾失健运而致。

西医诊断：慢性迁延性肝炎。

中医诊断：胁痛。证型：肝血不足证。

治法：养血滋阴。

方药：《千金要方·卷十一》补肝汤加味。甘草3g，桂枝3g，山茱萸3g，细辛6g，桃仁6g，柏子仁6g，茯苓6g，防风6g，大枣24枚，黄芪40g，白术12g，7剂，每日1剂，水煎服。复诊，自觉上述症状均有好转，效不更方，继服20剂，再诊，肝功能检查ALT 32U/L，AST 28U/L，胸胁亦和，精神舒畅，舌质红，苔薄白，脉弦，继以原方进服30剂，以巩固治疗。随访1年，自觉症状消失，肝功能定期复查未见异常。

[按]慢性病毒性肝炎大多久服疏肝泻肝及苦寒之品，因病程冗长，情志内伤，以致攻伐无度，耗损肝气，加之病情进展，逐渐形成周身倦怠，精神萎靡，气短食少，便行稀溏，舌质暗，脉细弱等肝气虚证。《素问·脏气法时论》"肝苦急，急食甘，以缓之，……肝欲散，急食辛，以散之，用辛补之，酸泻之"乃治肝大法。取补肝汤之桂枝、山茱萸、细辛之辛以补肝为君药，甘草、柏子仁、大枣之甘缓肝为臣药，佐以桃仁散肝经之血结，防风搜肝经之风气，以达"风行血自通"之目的，再以茯苓伐肾邪、以冀水安而能生木为使，妙在重用黄芪、白术，补气实脾，更符合本病的特点。全方共奏补肝气，畅肝用，散肝瘀，兼以扶脾之效，故而效如桴鼓之应。

（史文丽、孙永强病案）

病案二：王某，男，51岁。患者患慢性肝病10余年，ALP反复异常增高，HBsAg阳性。平时四肢无力，纳谷不香，脘腹胀闷，右胁隐痛，大便时而不实，时而干结，口唇干燥。前医用柴胡疏肝散治疗，症状改善不明显。周老师初诊时发现患者面色少华，舌质偏红，有裂纹，舌苔薄腻，脉弦细。肝功能检查，ALP74U/L。

西医诊断：慢性病毒性肝炎。

中医诊断：胁痛。证型：脾虚气滞，湿浊中阻。

治法：益气，健脾，和胃

方药：《古今名医方论》香砂六君子汤加味。党参15g，白术9g，茯苓12g，青皮、陈皮各9g，半夏9g，广木香9g，白芍18g，女贞子12g，旱墨莲15g，熟地9g（砂仁拌），谷麦芽各12g，服14剂。复诊：患者乏力胁痛、纳呆等症状好转，大便每日一行，口唇较前滋润，舌质偏红转淡红，但仍有裂纹，守方续服一月，肝阴亏虚症状明显改善，复查肝功：SGPT：36μ/L。

［按］患者长期患慢性肝病，除有脾虚、肝郁，湿阻之症外，常兼肝阴亏虚，用柴胡等一派理气刚燥之品，易耗伤阴液，使肝阴更虚。在用香砂六君子汤加味基础上，用女贞子、墨旱莲、熟地、白芍滋补肝阴，其中熟地用砂仁拌后可免滋腻之弊，处方用药每每顾及"胃气"，所谓"化湿不伤阴，滋阴不助湿"是也。（周文哉病案）

［失治误治分析］胁痛（慢性病毒性肝炎）的病因是湿热外邪侵袭肝胆，导致气滞、血瘀、湿热蕴结，肝胆疏泄不利，络脉失养，证型常因病程、病期而异。而攻治法是中医治疗疫毒肝病的常用之法，临床中应用不当，常导致变证。

病案一：孙某，男性，30岁，于1999年10月5日因患重度病毒性乙型肝炎来我院肝科住院治疗。于此期间用前列腺素E针，甘利欣针静脉滴注治疗，配合清热攻下法中药。方用《伤寒论》茵陈蒿汤加减，绵茵陈蒿40g，焦山栀、生大黄（后入）、郁金、厚朴各10g，垂盆草、丹参、六月雪、广金钱草、虎杖、赤芍、白花蛇舌草各30g，半枝莲、田基黄、平地木各20g，石榴皮、石楠叶各15g。治疗55天后，肝功能化验渐至恢复正常。但大便日行10余次，呈水样便，伴腹部隐痛，纳食不香，肢冷畏寒，步态不稳，舌质淡红，苔白腻，脉象濡缓。前医改用庆大霉素针口服少效，继而又用双歧杆菌，多酶片口服再不显效，故转来诊治。此时大便化验结果，白细胞阴性，红细胞阴性，有不消化食物残渣。

西医诊断：重度慢性病毒性肝炎。

中医诊断：胁痛。证型：脾胃虚寒证。

治法：温中散寒，健脾止泻。

方药：《伤寒论》干姜附子汤。淡附片（先煎）、炒扁豆各30g，干姜9g，党参、白术各15g，茯苓12g，煨诃子、补骨脂各10g，丹参15g，红枣20g，每日1剂，水煎服。

［按］仔细分析病机，此乃针对外感疫毒，久用苦寒之品，伤伐脾胃，以致脾胃虚寒致泻，宜温中散寒，健脾止泻，服1剂后大便减少至1日4~5次，服2剂后大便减少

至1日2~3次，服3剂后大便基本成形，畏寒消失，胃纳转佳，继服5剂，以资巩固，随后多次肝功能检查正常，病情稳定。

肝主疏泄，体阴而用阳。本案以投苦寒攻下过久以致肝阳受伐，脾虚失运，寒湿内生，升降失常，而下利不止。《金匮要略》云："见肝之病，知肝传脾，当先实脾"。《伤寒论》有言："自利不渴者，属太阴，以其藏有寒故也，当温之，宜服四逆辈"。方中附子、干姜辛热温脾，党参、茯苓、炒扁豆、红枣甘温健脾，煨诃子、补骨脂温肾暖脾，佐以丹参柔肝养血。因药中病机，故投之获效。（钱海清病案）

病案二：童某，男性，26岁，于1999年8月患急性病毒性肝炎收入院治疗，应用静滴茵栀黄针、强力宁针输入；配合中药攻下法治疗，方用《伤寒论》茵陈蒿汤加减，绵茵陈蒿30g、焦山栀10g、生大黄（后入）10g、广金钱草30g、虎杖30g、薏苡仁30g、垂盆草30g、白花蛇舌草30g、苍术12g、田基黄20g、郁金10g、半枝莲20g、石楠叶15g。经25天治疗，肝功能化验渐致恢复正常；然患者自觉心下痞满，肠鸣腹胀；前医又改用葛根芩连汤加诺氟沙星胶丸治疗，肠鸣更甚，痞满不舒，大便色黄如水液，故邀余诊治。刻诊，腹胀更甚，肠鸣漉漉可闻，心下痞满，腹部闷胀难忍，舌质偏淡，苔微黄腻，脉象濡数。此时B超检查，肝、胆、脾、胃未见明显病变，肠腔内气体反射增多。

西医诊断：慢性病毒性肝炎。

中医诊断：腹胀。证型：脾胃不和证。

治法：调和肝脾，消痞散结。

方药：《伤寒论》半夏泻心汤加减。仙半夏、炒黄芩、干姜各10g、党参15g、生甘草、淡附片各5g、川黄连3g、薏苡仁30g、炒白术9g、茯苓12g。服1剂后腹胀痞满减轻，服2剂后上述症状均有好转，继续服药5剂，消失而愈。肝功能再次化验正常。

[按] 治疗肝病用清热解毒，攻下法治之者诸多。然攻下过度，易伤脾胃，健运失职，正虚于内，或外之邪热乘机内陷，以致脾胃升降失常，寒热互结，虚实错杂，阻于中焦，则心下痞满。正如《伤寒论》曰："但满而不痛者，此为痞，柴胡不中与之，宜半夏泻心汤"。故1剂见效，2剂好转，继服痊愈。方中党参、白术、茯苓、薏苡仁等健脾益气，干姜、附子、半夏温中和胃（附子配半夏临床使用观察多例无不良反应），黄芩、川黄连清热和中，药证相合，收获显著。应注意病毒性慢性肝炎并非都是温热致病，一味用攻下法治疗，导致变证者诸多，应中病即止。临证采取辨证论治，每每取得疗效。只要辨证确切，无须用温热药之弊。（钱海清病案）

（十一）肝硬化

肝硬化（cirrhosis of liver）是一种常见的慢性、进行性、弥漫性肝病，是由一种或几种病因长期或反复作用引起。病理组织有广泛肝细胞变性坏死、肝细胞结节性再生、结缔组织增生及纤维化，最后导致肝小叶结构破坏、血管改建和假小叶形成，肝脏变形、变硬而发展为肝硬化。临床上常有多系统受累，以肝功能损害和门静脉高压为主要表现，早期可无症状或症状轻微，晚期常出现消化道出血、肝性脑病、继发感染等严重并发症。

中医学无肝硬化的诊断概念，因其常以胁部胀痛、黄疸、胁下结块、腹水、双下肢浮肿等为主要临床表现，将其归入"积聚""鼓胀""黄疸""胁痛"等病证范畴。在肝功能代偿期多为肝硬化初期阶段，主要表现为肝失调达、气滞血瘀，症见胁下瘤积（肝脾肿大）、面黛舌暗等，以"肝积"多见。失代偿期的特点主要表现为腹部胀大、双下肢浮肿等，多虚实夹杂、虚瘀交错，以"积证""鼓胀""积聚"多见。现代中医学归类于积聚类疾病，统称"肝积"。

[诊断和鉴别诊断]

1.中医诊断

根据四诊合参的原则，依肝积出现的证候要素，进行临床辨证。肋胁痛者的性质，灼痛属热证；刺痛，位置固定，属血瘀；隐痛属虚证；胀痛、窜痛属气滞；痞胀、闷胀属脾虚湿盛。血瘀证的症状则见，面色黧黑或晦暗，头、项、胸有赤丝红缕，舌质暗红；腹大坚满，按之不陷而硬。有口臭提示肝胃有郁热；腹胀伴恶心、呕吐，小便赤涩，多为湿热内蕴；面色萎黄或苍白，舌质淡而舌体有齿痕，舌苔白滑属脾虚或脾肾阳虚；舌质红少苔，属阴虚证。脉象则提示，脉弦多肝郁；脉沉细属阴虚或阳虚；脉沉取无力，抬手即起，属气滞；脉缺乏弹性，举之无力，按之空虚，属虚证；脉涩则为血瘀。临床上常分为肝气郁结证、水湿内阻证、湿热蕴结证、瘀血阻络证、肝肾阴虚证、脾肾阳虚证等证型。

2.中医鉴别诊断

临床诊疗中，患者少有单一证候，多为相兼夹杂证。因此，通过四诊合参对肝积证型的判别有重要意义。

（1）积聚与痞满鉴别：痞满是指脘腹部痞塞胀满，系自觉症状，而无块状物可扪及。积聚则是腹内结块，或痛或胀，不仅有自觉症状，而且有结块可扪及。

（2）肝积的病因鉴别：形成肝积的病因虽然不同，早期为肝病传脾，久则肝病及肾，各证候常为共见，在肝气郁结，水湿内停，湿热蕴结，瘀血内阻，肝肾阴虚，脾肾阳虚间逐渐演变。虫积感染，多为肝郁气滞，血瘀；疫毒侵袭，久留体内多为肝郁脾虚兼湿瘀气结，血瘀贯穿疾病的始终；饮酒内伤多为湿热、气滞、血瘀互结，湿热贯穿疾病的各个阶段；素体虚弱，先天不足，则以脾胃与肝肾气虚、气滞、阴虚、血瘀，贯穿疾病发展的各个不同阶段；饮食不节，脾胃虚弱，湿热相蒸，滋生痰浊，形成肝积。

（3）积证虚实主次鉴别：聚证多实证。积证初起，正气未虚，以邪实为主；中期，积块较硬，正气渐伤，邪实正虚；后期，日久瘀结不去，则以正虚为主。

（4）积证分期鉴别：积证治疗原则宜分初、中、末三个阶段。积证初期属邪实，应予消散；中期邪实正虚，予消补兼施；后期以正虚为主，应予养正除积。在证治分类上，积聚早期治疗重点是疏肝活血、行气化瘀，以促进肝脏康复；晚期肝积治疗，重点是调补肝肾、散瘀利水、清除湿毒。

3.西医诊断

在组织病理学上，肝脏仅有纤维组织增生，而无假小叶结节形成，不能称为肝硬化。肝硬化起病隐匿，病程发展缓慢，可潜伏数年至数十年以上，也有部分患者早期可无症状或症状轻微，呈亚临床经过，当出现腹水及并发症被发现时，已是晚期的失代偿期肝硬化。

（1）引起肝硬化的病因：产生肝硬化的病因很多，在我国以病毒性肝炎为主，欧美国家以慢性酒精中毒多见。①病毒性肝炎：主要为乙型、丙型和丁型肝炎病毒感染，常经过慢性肝炎阶段逐渐发生。急性或亚急性肝坏死如有大量肝细胞死亡和肝纤维化可以直接演变为肝硬化，各型病毒重叠感染或与酒精性肝病重叠可加速发展至肝硬化。②代谢性疾病：慢性酒精中毒近年来我国有上升趋势。长期大量饮酒（摄入酒精平均80g/d达10年以上）由酒精性脂肪肝、酒精性肝炎、酒精性肝纤维化而发展为肝硬化。非酒精性脂肪性肝炎（NASH）约20%可发展为肝硬化；70%不明原因的肝硬化可能由NASH引起。③自身免疫性肝病：由于肝脏持续性免疫损伤，自身免疫性肝炎、原发性硬化性胆管炎或原发性胆汁性发展成肝硬化。④肝静脉回流受阻：慢性充血性心力衰竭、缩窄性心包炎、肝静脉阻塞综合征、肝小静脉闭塞症等因素，引起肝脏长期淤血缺氧，引起肝细胞损害、纤维组织增生形成肝纤维化、肝硬化。⑤遗传代谢性疾病：先天性酶缺陷疾病，致使某些物质不能被正常代谢而沉积在肝脏，如肝豆状核变性（铜沉积）、血色病（铁沉积）、α1-抗胰蛋白酶缺乏症等。⑥胆汁淤积：长时间肝内胆汁淤积，损伤肝细胞，慢性炎症刺激纤维组织增生，可引起继发性胆汁淤积性肝硬化。⑦工业毒物或药物：长期接触毒物和药物可致肝纤维化和肝硬化。⑧

血吸虫病：虫卵沉积于汇管区，引起纤维组织增生，导致窦前性门静脉高压，由于再生结节不明显，故严格讲应称之为血吸虫性肝纤维化。⑨隐源性肝硬化：病因不明约占5%~10%。

（2）肝硬化的发病机制：①各种因素导致肝细胞损伤，发生变性坏死，进而肝细胞再生和纤维结缔组织增生，肝纤维化形成，最终发展为肝硬化。早期的肝纤维化是可逆的，到后期假小叶形成时是不可逆的。②肝纤维化病理改变过程：肝细胞的广泛变性、坏死，肝小叶的纤维支架塌陷；残存的肝细胞形成不规则结节状的肝细胞团（再生结节）；各种细胞因子促进肝纤维化的产生，自汇管区-汇管区或汇管区-肝小叶中心静脉延伸扩展，形成纤维间隔；④增生的纤维组织使汇管区-汇管区或汇管区-肝小叶中心静脉之间纤维间隔互相连接，包绕再生结节或将残留肝小叶重新分隔、改建成为假小叶。③肝纤维化是肝硬化演变发展过程的一个重要阶段。肝星状细胞（HSC）是形成肝纤维化的主要细胞。肝脏损伤时HSC被激活，在多种细胞因子，转化生长因子β（TGF-β）、血小板衍生生长因子（PDGF）等的参与下，HSC合成细胞外基质（ECM）增加，其中胶原含量明显增加，各型胶原可沉积在Disse间隙、肝窦内皮细胞下基底膜形成，内皮细胞上窗口的数量减少或消失，称为肝窦毛细血管化，影响肝细胞和肝血窦的能量交换，也促进肝细胞损害和门静脉高压的发生。

门静脉高压症形成是一个多因素参与的复杂的病理生理过程。肝血流动力学变化是肝纤维化持续性进展的结果，肝内静脉和门静脉系统血管床明显减少，肝窦压升高，启动了门静脉高压症形成过程。①肝纤维化及再生结节对肝窦及肝静脉的压迫，导致门静脉阻力升高是门静脉高压的始动原因。门静脉压随门静脉血流量和门静脉阻力增高而升高。②内脏血管扩张，形成低外周阻力的高动力循环状态，形成心输出量增加、内脏充血，进而导致门静脉血流量增加，是维持和加重门静脉高压的主要因素。③肝硬化时多种血管活性因子失调，对维持高动力循环状态、增高门静脉压力，起到放大作用的重要因素。

（3）肝硬化的临床分期：①肝硬化代偿期：可有轻度的乏力、食欲减退、腹胀等。脾可肿大。肝功能可以正常或轻度酶学异常。可有门静脉高压症，如脾功能亢进及轻度食管胃底静脉曲张，但无食管胃底静脉曲张破裂出血、无腹水和肝性脑病。常在体检或腹部手术中被偶然发现，属于Child-Pugh A级。②肝硬化失代偿期：临床表现明显，常有多种并发症。主要是肝功能减退和门静脉高压所致的两大类临床表现，明显乏力，体重下降随病情进展而逐渐明显。少数有不规则低热。食欲不振，可有恶心、呕吐。患者可有肝病面容，皮肤黝黑而无光泽，皮肤及巩膜黄染，可见肝掌及蜘蛛痣。当腹水量大时，腹胀成为患者最难忍受的症状。可以出现水肿，尿量减少，甚至胸水。可有腹泻、腹痛，当明显腹痛时注意合并肝癌、自发性腹膜炎、胆道感染、消化性溃疡等，属于Child-Pugh B、C级。

（4）肝硬化的临床分类：根据肝脏炎症活动情况将肝硬化分为静止性和活动性肝硬化两类。在肝硬化代偿期中，静止性肝硬化多见，而在失代偿期中活动性肝硬化多见。①静止性肝硬化：ALT正常，无明显黄疸，肝质地硬，脾大，伴有门静脉高压征、血清白蛋白可降低。②活动性肝硬化：慢性肝炎的临床表现依然存在，特别是ALT升高，黄疸、白蛋白降低、肝质地变硬，脾进行性增大，并伴有门静脉高压症。

根据肝脏组织病理和临床表现（是否有肝衰竭），分为：①代偿性肝硬化：指早期肝硬化，属Child-Pugh A级，主要特征是可有门静脉高压症，但无腹水、肝性脑病、上消化道大出血等并发症。②失代偿性肝硬化：指中晚期肝硬化，属Child-Pugh B、C级，有明显肝功能异常及失代偿征象，出现腹水、肝性脑病或门静脉高压引起的食管、胃底静脉明显曲张或破裂出血等并发症、慢性肝功能衰竭等。

（5）实验室检查：肝硬化的临床诊断除依靠症状、体征外，更需要实验室和影像学检查，以明确病因、确定诊断、判断肝功能、预测转归。

①常规检查：①血常规：肝硬化初期多正常，后期可有轻重不等的贫血。脾功亢进时白细胞、红细胞、血小板均可降低，网织红细胞增加。合并细菌感染时白细胞可升高，但须与自身原来白细胞水平相比较。②尿常规：一般正常，黄疸时尿中可有胆红素，并有尿胆原增加。③便常规：消化道出血时出现肉眼可见的黑便，门静脉高压性胃病引起的胃黏膜病变可有少量慢性出血，便潜血试验阳性。

②肝功能检验：代偿期肝功大多正常或仅有轻微血清酶学异常，失代偿化期或活动性肝硬化普遍异常，肝脏的储备功能减退。肝细胞坏死明显时天冬氨酸转氨酶（AST）高于丙氨酸转氨酶（ALT）。γ-谷氨酰转肽酶（GGT）和碱性磷酸酶（ALP）可轻至中度升高。胆碱酯酶下降明显，若极度降低，表示预后不良。失代偿化期肝硬化血清白蛋白下降、球蛋白升高，A/G倒置，血清蛋白电泳以γ-球蛋白增加为主。活动性肝硬化时，半数以上可出现胆红素升高，结合胆红素和非结合胆红素均升高，以结合胆红素升高为主。凝血酶原时间：不同程度延长，且注射维生素K不能完全纠正。凝血酶原活动度低于40%，则预后不良。

③其他检查：①脂肪代谢：活动性肝硬化时，总胆固醇特别是胆固醇酯下降；②血糖可升高或降低。③甲胎蛋白：明显升高提示合并原发性肝细胞癌（HCC），但注意肝细胞严重坏死时AFP亦可升高，但往往伴有转氨酶明显升高，且随转氨酶下降而

下降。④血清肝纤维化的血清学指标：Ⅲ型前胶原肽（PⅢP）、Ⅳ型胶原（ⅣC）、透明质酸（HA）、层粘连蛋白（LN）等可升高，其程度与肝纤维化分期存在一定相关性。⑤血清电解质检测：临床常见低钠血症和低钾血症，酒精性肝硬化低钙血症发生较多。⑥血清免疫学检查：自身免疫性肝病相应的自身抗体；检测乙、丙、丁型肝炎病毒血清标记物阳性。

（6）影像学检查：应用腹部超声检查：约1/3的肝硬化超声无异常发现。B超见肝脏缩小、肝脏表面凹凸不平或呈锯齿状、波浪状，轻者肝表面亦欠光滑、肝边缘变钝、肝实质回声不均、增强，呈结节状。门静脉及脾门静脉内径增宽。肝静脉变细、扭曲、粗细不均。脾横径＞4cm或脾面积＞25cm²（计算法：脾长径×厚径×0.8）；还能检查到腹水、肝内实质性占位病灶。肝脏瞬时弹性成像检查：Fibro Scan是一种非侵入性肝脏纤维化程度检查，通过测量肝脏组织硬度值，判断肝纤维化和肝硬化分级。Cutoff值在10.3~17.3kPa。X线检查食管-胃底静脉曲张，吞钡检查食管黏膜有虫蚀样或蚯蚓状充盈缺损，纵行黏膜皱襞增宽，胃底静脉曲张时钡餐可见菊花瓣样充盈缺损。CT和MRI检查显示肝脏形态改变。肝脏缩小，表面不光滑，肝裂增宽，尾状叶和左外侧段增大，脾大于6个肋单元是肝硬化的特征性表现。结合造影剂增强，对＜1cm的肝内实质性占位病灶有较高的识别价值。

（7）内镜检查：可以确定有无食管胃底静脉曲张，是诊断门静脉高压的最可靠指标。按食管静脉曲张形态及红色斑纹征，判定曲张静脉部位及轻、中、重3级程度以及出血危险性。

（8）腹水检查：对肝硬化进行腹水常规、生化、细胞学及需氧和厌氧菌培养检查。合并自发性细菌性腹膜炎（SBP）时，腹水呈渗出液或中间型，腹水白细胞及中性粒细胞增高、细菌培养可阳性。血清-腹水白蛋白梯度（SAAG）值优于传统上区别漏出液或渗出液的方法，对判定腹水原因及性质其准确率可达97%。SAAG＞11g/L提示患有肝硬化腹水、心功能衰竭、肾病综合征。SAAG＜11g/L，提示腹膜炎、恶性肿瘤、结核、胰腺炎。为了解SAAG，建议腹水生化检查项目中要包括白蛋白定量。注意血性腹水有可能是肝细胞癌。

（9）肝穿刺活组织检查：对代偿期的肝硬化早期诊断尤具价值。①活动性肝硬化：肝硬化伴明显炎症，包括纤维间隔内炎症，假小叶周围碎屑坏死及再生结节内炎症病变。②静止性肝硬化：假小叶周围边界清楚，间隔内炎症细胞少，结节内炎症轻。

（10）门静脉压力测定：经颈静脉插管测定肝静脉楔入压与游离压，两者之差为肝静脉压力梯度（HVPG），反映门静脉压力。正常多＜5mmHg，＞10mmHg则为门静脉高压症，＞12mmHg有可能出血。

4.西医鉴别诊断

（1）病因鉴别：由于导致肝硬化的病因很复杂，需要抗病毒、免疫、驱铜离子、改善心功能、清除寄生虫等针对性治疗，才能改善病理组织学变化和肝功能，因而确定病因非常重要。

（2）肝脾肿大的鉴别：对于可引起肝脾肿大的血液病、代谢性等疾病，需要进行血生化常规检查，必要时需要做骨髓穿刺或肝活体病理检查。

（3）腹水的鉴别诊断：引起腹水的病因有多种，如各类型肝硬化、结核性腹膜炎、缩窄性心包炎、右心衰竭、慢性肾小球肾炎、腹膜间皮瘤等。腹水常分类为门静脉高压症的漏出液和腹腔感染的渗出液，但要注意漏出液自发性细菌性腹膜炎感染也可成为渗出液。因此，需要将病史、症状、体征、实验室及影像学等检查，进行综合分析判断。必要时做腹腔镜或组织病理学检查。

（4）肝硬化的并发症鉴别：对于上消化道出血、肝性脑病、自发性细菌性腹膜炎、肝肾综合征等并发症，需要与相关疾病进行鉴别诊断。

［病因病机］肝积的病因复杂，多种因素均可导致肝脏逐步形成肝硬化。病位早期在肝，涉及脾（胃），晚期涉及肺、肾、三焦。早期肝病传脾，久病则肝病及肾。病机为气虚血瘀痰浊内停，关键在于气虚血瘀，肝脾肾功能受损，气血水代谢失常。湿热疫毒之邪是导致肝硬化的主要致病因素。湿热疫毒长期伏于血分，深浸胶固，往往迁延不愈。湿为阴邪，易耗伤阳气，热为阳邪，易耗气伤津，导致气阴两虚之病机改变。脾主气，主统血，脾胃为后天之本，气血生化之源；肝主藏血，主疏泄条达；气为血之帅，血为气之母；气行则血行，气滞则血瘀。然气为血之帅，气虚则血行无力；津血同源，阴虚津耗则血液黏滞；加之湿热内蕴，脉络不畅，则血瘀内停。久则瘀血内结，新血不生，气失所养而愈虚，津失之濡而愈亏，终致形成肝硬化。因此，现代中医学多将肝积的病机概括为肝脾失调，疏泄失职，气阴两虚，湿热内蕴，血瘀阻络。

［辨证论治］肝积是以肝脏损害、功能障碍为主，乃至表现为多器官衰竭的重病，临床用药宜缓不宜峻，宜轻不宜重；组方宜简不宜杂。肝积本虚标实，治疗时宜固本为主，治标为辅。有严重并发症时（呕血、尿闭、昏迷等）则需中西医结合治疗，方可延长患者生命，提高生存质量。

肝积的辨证必须辨其虚实之主次。聚证多实证。积证初起，正气未虚，以邪实为主;中期,积块较硬,正气渐伤,邪实正虚;后期,日久瘀结不去,则以正虚为主。辨识病因、病位、病性、病势,针对疫毒、湿热、寒湿、痰浊、虫积等因素均可促成气滞、血瘀,因而,辨证论治需要选择相应的单一证候立方,再根据兼证进行组方化裁。积证治疗原则宜分初、中、末三个阶段。积证初期属邪实,应予消散;中期邪实正虚,予消补兼施;后期以正虚为主,应予养正除积。在证治分类上,积聚早期治疗重点是疏肝活血、行气化瘀,以促进肝脏康复;晚期肝积治疗,重点是调补肝肾、散瘀利水、清除湿毒。

1.肝硬化早期

(1)气滞血瘀证:

[主症]右胁痛或胁下不舒。

[次症]脘腹胀满,喜叹息,或见蜘蛛痣、肝掌。

[舌脉]舌质红有瘀点,舌苔黄腻;脉弦。

[治则]疏肝解郁、行气活血。

[方药]《医学统旨》柴胡疏肝散柴胡、黄芪、党参、川芎、香附、当归、白芍、白术、枳壳、鸡骨草、水蛭、丹参、甘草。

[方解]方中柴胡调肝气,散郁结;香附专入肝经,既疏肝解郁,又理气止痛;枳壳、陈皮理气宽中除胀;川芎活血行气通络,白芍、甘草养血柔肝,缓急止痛,枳壳行气,黄芪、党参健脾,鸡骨草、丹参、水蛭活血化瘀。

[加减]肝脾肿大而硬者加鳖甲、牡蛎、三棱、莪术等;肝炎后肝硬化者加白花蛇舌草,贯众,土茯苓;乏力明显者加黄芪,党参;纳差者加鸡内金,焦三仙。

(2)肝胆湿热证:

[主症]胁痛,重度乏力。

[次症]身重,皮肤、巩膜发黄,发热,肝掌,蜘蛛痣,便稀,尿黄。

[舌脉]舌质暗红,有瘀点,舌苔黄腻,脉濡数。

[治则]清热利湿、疏肝利胆。

[方药]《伤寒论》茵陈蒿汤加减。茵陈、炒栀子、酒大黄、当归、猪苓、水蛭、柴胡、丹参、大枣。

[方解]方中茵陈清热利湿退黄,为治疗湿热黄疸要药;栀子清利三焦,使湿热之邪从小便而出;大黄泄热通便,使湿热之邪随大便而下;栀子、大黄利湿泄热,当归活血补血,柴胡、丹参疏肝理气活血。

[加减]胁痛腹胀者加木香、川楝子;肝脏肿大者加水红花子;大便溏软、口渴

不欲饮者，去大黄加苍术；小便赤涩者加车前子。

（3）肝脾两虚证：

［主症］胁痛、脘腹痞满，食欲不振，神疲消瘦。

［次症］肝掌、蜘蛛痣，大便稀。

［舌脉］舌质胖色淡，舌苔厚腻；脉濡细。

［治则］以疏肝健脾、养血活血。

［方药］《太平惠民和剂局方》逍遥散加味。制柴胡、当归、白术、大枣、山茱萸、枸杞子、红参、猪苓、鸡骨草、茯苓、白芍、丹参、水蛭、炙甘草。

［方解］方中柴胡疏肝解郁，使肝气得以条达；白芍酸苦微寒，养血敛阴，柔肝缓急；当归辛甘苦温，养血和血，为血中之气药；归、芍与柴胡同用，补肝体而助肝阳；白术、茯苓、炙甘草健脾益气，实土以抑木，脾旺营血生化有源，配柴胡，疏肝升阳而复脾运，使脾健而不为木乘，配猪苓加强利水渗湿之力；红参、丹参、水蛭活血补血，血行而不滞；山茱萸、枸杞子、鸡骨草补肝益肾，滋水涵木；大枣补中益气，调和营卫。

［加减］若湿热重浊加大黄、栀子、黄芩、龙胆草；阴虚内热加熟地黄、鳖甲；阳虚怕冷加附子、肉桂、桂枝；偏肝郁者加郁金、香附、党参，改白芍为赤芍；兼水鼓者加泽泻、车前子、海金沙加强利水之功。

（4）肝肾阴虚证：

［主症］胁部持续疼痛，或隐痛，低热。

［次症］肝掌、蜘蛛痣，皮下瘀斑、瘀点。

［舌脉］舌质红有瘀点，舌苔黄；脉弦细数。

［治则］滋水涵木、活血化瘀。

［方药］《医学统旨》一贯煎加味。生地黄、北沙参、枸杞子、麦冬、当归、山茱萸、白芍、鸡骨草、制鳖甲、川楝子、制柴胡、水蛭、三七粉。

［方解］方中重用生地黄为君，配枸杞子滋阴养血补肝肾，滋水涵木。又辅以沙参、麦冬滋阴润肺，有清金制木之意。当归活血养血以调肝，借其辛散之性，使诸药补而不滞。在大剂滋阴养血之品中，少入一味川楝子，性寒不燥，疏肝理气，顺其肝的条达之性，平其横逆，又能引诸药直达肝经。柴胡、白芍疏肝养血，柔肝缓急；山茱萸、鸡骨草补肝益肾，滋水涵木；制鳖甲、水蛭、三七粉软坚散结，破血除瘀。

［加减］腹胀者，加枳壳、香附行气消胀；腹水严重者，加猪苓、桂枝、大黄利

水渗湿；阴伤者，重用北沙参、枸杞子、麦冬滋阴养肝；瘀血严重者，加赤芍、泽兰活血化瘀。

2.肝硬化晚期

（1）脾肾亏虚、水湿内停证：

［主症］腹大如鼓，有波动感，神疲乏力。

［次症］消瘦低热、肝掌、蜘蛛痣、巩膜皮肤黄染。

［舌脉］舌质淡红，舌苔黄厚腻；脉沉细。

［治则］健脾补肾、活血利水。

［方药］《张氏医通》济生肾气丸加减。熟地黄、山药、泽泻、牛膝、泽兰、车前子、山茱萸、牡丹皮、附子、桂枝。

［方解］方中熟地黄为君，滋补肾阴，益精填髓；臣以山茱萸、山药补肝益脾，增强地黄补肾填精之功，以附子、桂枝温肾助阳，鼓舞肾气，取其"阴中求阳"之义；佐泽泻、牡丹皮降相火而制虚阳浮动，并防止地黄过于滋腻，且泽泻有渗湿化浊、通调水道之功；佐牛膝、泽兰、车前子等加强利水消肿之功；且有补肝肾、化瘀浊、通经络之效。

［加减］黄疸者加茵陈；纳少者加焦神曲、鸡内金；胀痛严重者加没药、姜黄。

（2）肝肾阴虚、水湿内停证：

［主症］腹大如鼓，腰膝酸软，目睛干涩。

［次症］肝掌，蜘蛛痣，面色晦暗，牙龈出血，五心烦热，口燥咽干。

［舌脉］舌质红绛少津，舌苔少或花刺；脉弦细数。

［治则］填精补肾、疏肝消胀。

［方药］《医学统旨》一贯煎加味。生地黄、楮实子、猪苓、当归、枸杞子、北沙参、麦冬、川楝子。

［方解］方中重用生地黄，滋阴养血，补益肝肾；北沙参、麦冬、当归、枸杞子益阴养血而柔肝，辅助生地黄以补肝体，育阴而涵阳；楮实子、猪苓补养肝肾、滋阴利水；川楝子疏肝泄热，性虽苦寒，但与大量甘寒滋阴养血药配伍，则使无苦燥伤阴之弊。

［加减］腰酸明显者加山茱萸、龟胶；伴烦躁者加地骨皮、栀子；腹胀者加大腹皮、枳壳、冬瓜皮；伴黄疸者加茵陈、虎杖；目干、眼眵多加用菊花、决明子。

（3）肝肾精虚、湿浊蒙心证：

［主症］心悸眩晕，胸闷痞满，小便短少。

［次症］厌食、恶心呕吐，下肢水肿，形寒肢冷，阳痿早泄，肝掌，蜘蛛痣。

［舌脉］舌质胖，舌苔白滑；脉沉细而滑。

［治则］补益肝肾，祛湿降浊。

［方药］《金匮要略》金匮肾气丸加味。山茱萸、山药、茯苓、泽泻、熟地黄、法半夏、牡丹皮、附子、肉桂、黄连、枳实、陈皮、大黄、炙甘草。

［方解］方中山药、牡丹皮，养阴中之真水；山茱萸、肉桂、附子，以化阴中之真气；茯苓、泽泻以利阴中之滞，能使气化于精；熟地黄补血滋阴，益精填髓；炙甘草益气复脉；半夏化痰降逆，陈皮、枳实理气宽中，大黄通下泄浊，黄连清热燥湿，泻火解毒。

［加减］心悸明显者加红参、黄芪、肉桂；阳痿早泄者加五味子、菟丝子、鹿角胶、龟甲胶；血瘀者加莪术、赤芍；失眠不寐者加远志，酸枣仁。

（4）脾肾精亏、湿浊内闭证：

［主症］腹大如鼓，形体羸瘦。

［次症］肢软腰冷，阳痿早泄，头晕目眩，耳聋耳鸣，神疲纳差，黄疸，口渴不欲饮，肝掌、蜘蛛痣，面容枯槁。

［舌脉］舌体胖大，舌苔白滑；脉细数弱。

［治则］益肾补脾，温阳行水。

［方药］《三因极一病证方论》附子理中汤合《伤寒论》五苓散加减。附子、党参、猪苓、白术、大腹皮、泽泻、茯苓、厚朴、干姜、薏苡仁、甘草。

［方解］方中熟附子、干姜回阳救逆、补益肾阳、温里散寒、温经止痛；党参补中益气、健脾益肺；茯苓、泽泻、猪苓淡渗利湿、利尿、通淋泄浊；白术利尿消肿、燥湿健脾；大腹皮行气宽中、行水消肿；厚朴燥湿消痰、行气消积、降逆平喘；而薏苡仁利湿健脾、舒筋除痹、清热排脓；甘草益气补脾、祛痰止咳、调和诸药。

［加减］泄下清冷者加补骨脂、肉豆蔻；气虚下陷者加黄芪，重用党参；消化不良者加山楂、鸡内金、炒麦芽；黄疸明显者加赤芍、茵陈；心烦失眠者加五味子、大枣；呕吐清涎冷沫者，加吴茱萸、生姜。

（5）肝肾亏虚、肝不藏血证：

［主症］神疲乏力，少气懒言，头晕目眩，腹胀大如鼓。

［次症］面色潮红，肌肤甲错，胁下症块（脾肿大），青筋暴露，呕血、便血。

［舌脉］舌质紫暗或有瘀点；脉沉细或涩。

［治则］补肾养肝、活血止血。

　　［方药］《明医指掌》养血汤加减。西洋参、白术、当归、生地黄、枸杞子、女贞子、柴胡、泽泻、茜草、三七粉、阿胶珠。

　　［方解］方中柴胡为引经药入肝经；生地清热凉血，养阴生津；西洋参、白术、当归、枸杞子、女贞子滋补肝肾，益气养血；茜草、三七粉、阿胶珠止血补血。

　　［加减］头晕、腰酸、耳鸣等肾虚明显者加桑寄生、续断；面色萎黄、乏力等气虚明显者加生黄芪；气滞明显者加川楝子；心烦、眠差者加五味子、夜交藤；口干舌燥、盗汗、大便秘结者加墨旱莲、麦冬。

　　［西医治疗］肝硬化无特效治疗，关键在于早期诊断，针对病因给予相应处理，预防和阻止肝硬化的发生和进一步发展为失代偿期。晚期应积极防治并发症，至终末期则只能进行肝移植。

　　1. 支持性治疗

　　代偿期宜适当减少活动、杜绝饮酒、避免劳累、保证休息；失代偿期尤其出现并发症时应卧床休息。饮食应以高蛋白、高热量、高维生素而易消化的食物为原则。对已有明显门体静脉分流的患者须避免一次过量摄入高蛋白质的食物，以免诱发肝性脑病。禁酒，忌用对肝有损害的药物，盐和水的摄入视病情调整，有食道静脉曲张者应避免进食粗糙、坚硬食物，不可过饱。对于病情重、进食少、营养差的患者，可经静脉补充营养保证热量的供给，视全身情况而输注白蛋白或血浆。根据肝功能的改变情况，本着少而精的原则，有针对性地选择治疗药物，进行护肝和对症治疗。

　　2. 抗病毒治疗

　　针对病因进行抗病毒治疗。乙肝肝硬化只要HBV DNA高于最低检测线（阳性）即应选用核苷（酸）类似物抗病毒治疗。对于失代偿期肝硬化，不拘泥于HBV DNA水平，即使是阴性，只要HBsAg阳性就应进行抗病毒治疗。对于血清HCV RNA高于最低检测限（阳性）的丙肝肝硬化代偿期或失代偿期无明显并发症，Child-Pugh A级或B级的患者，应选用丙通沙或加用利巴韦林治疗。抗病毒治疗可延缓病情发展、减少癌变机率、提高生活质量，延长生存期。

　　3. 抗肝纤维化治疗

　　除失代偿期肝硬化或Child-Pugh C级以外的患者，抗纤维化治疗可能有一定的有益作用。使用药物主要为含有丹参及冬虫夏草或其他具有活血化瘀作用的中药复方制剂。

　　4. 并发症的治疗

　　肝硬化失代偿期可出现不同程度的腹水症、上消化道出血、肝-肾综合征、水及电解质紊乱、合并感染、肝性脑病等并发症，需要在治疗中进行预防、及时发现和及时处理。

肝硬化失代偿期，可出现诸多并发症，①上消化道出血：主要由食管、胃底静脉曲张破裂，引起呕血和/或便血，其次是门静脉高压性胃病（PHG）、门静脉高压性肠病（PHE）和消化性溃疡引起的出血；②顽固性腹水，合并自发性细菌性腹膜炎；③补充不足、不当使用利尿剂，诱发电解质紊乱和酸碱平衡失衡；④合并感染，多见于肺部、泌尿道感染；⑤肝肾综合征是一种功能性肾功能衰竭，临床可分为Ⅰ、Ⅱ两型；⑥肝性脑病可分为，由于肝功能衰竭引起的内源性肝性脑病、存在门-体分流，食入大量蛋白质后引起血氨增高的外源性肝性脑病；⑦肝肺综合征（HPS）由于肺血管扩张，出现肝内动静脉和门-肺静脉分流，发生低氧血症-肺泡-动脉氧梯度增加的三联征；⑧门静脉血栓形成，若是血栓缓慢形成，可无明显的临床症状，而门静脉急性血栓形成，形成完全性血管阻塞，临床上出现血便、休克，脾脏迅速增大和腹水迅速增加等危急征象；⑨发生原发性肝癌。

5.肝移植

对于肝硬化失代偿期、肝功能衰竭的患者，肝移植是唯一有效的治疗方法。

[预后调理] 由于发生肝硬化的病因复杂，影响预后的因素颇多。

1.预后与病因的关系

预后与病因：肝功能代偿程度及并发症有关。酒精性肝硬化、胆汁性肝硬化、肝淤血等引起的，及时解除病因病变可以趋于稳定，较病毒性肝炎肝硬化及隐源性肝硬化预后好。

2.预后与肝功能的关系

Child-Pugh分级与预后密切相关，A级预后较好，C级预后差，一旦发生失代偿症状，在有效抗病毒药物问世之前，5年病死率为20%，死因常为并发症。

3.预后与治疗方法的关系

肝移植是改善肝硬化患者的长期预后的唯一有效方法，护肝和对症治疗对于肝硬化失代偿期，只是减少肝脏损害、延长生命的被动方法。

[典型病案]

病案一：罗某某，男，58岁，2016年9月17日因左胁下积块1年。既往有慢性乙型肝炎病史8年余，因检查肝功能正常，未定期复查及治疗。半年前发现左胁下积块，时有疼痛，逐渐增大，外地医院检查为肝硬化、脾大，建议切脾治疗，但患者拒绝。现症见左胁下积块，质韧疼痛，面色少华，倦怠乏力，纳差腹胀，小便偏黄，大便溏，舌淡暗，苔薄白腻，脉沉细。

西医诊断：乙型肝炎肝硬化，脾肿大。

中医诊断：积聚。证型：脾胃气虚，瘀久成积。

治法：益气健脾，活血散结。

方药：《内外伤辨惑论》补中益气汤合《医林改错》补阳还五汤加减。太子参30g，黄芪30g，赤芍30g，当归15g，川芎10g，白术15g，桃仁10g，红花10g，白芍15g，陈皮15g，仙鹤草20g，茜草15g，炙鳖甲30g（先煎），炒麦芽30g，鸡内金15g，炙甘草5g。15剂，水煎服，日1剂。

2016年10月3日二诊。服药后左胁痛稍减轻，精神状态好转，饮食增加，仍乏力、腹胀，小便偏黄，大便溏，舌淡暗，苔薄白腻，脉沉细。初诊方继服15剂，水煎服，日1剂。 2016年10月18日三诊。服药后左胁痛持续减轻，但左胁下积块仍存在，精神状态好转，饮食增加，乏力、腹胀好转，小便偏黄，大便软，舌淡暗，苔薄白，脉沉细。二诊方去陈皮，加枳壳15g、柴胡15g，15剂，水煎服，日1剂。2016年11月3日四诊。服药后左胁下积块回缩，精神可，饮食可，稍乏力，腹胀好转，小便稍黄，大便可，舌淡稍暗，苔薄白，脉弦细。三诊方中去桃仁、红花，加红景天20g、绞股蓝20g，持续加减服用2个月余后，左侧胁下积块明显缩小，无明显触痛，余亦未见不适。嘱患者注意休息，健康饮食，定期复查，继续以前方加减巩固。

［按］积聚是由于体虚复感外邪情志饮食所伤，以及他病日久不愈等原因引起的，以正气亏虚，脏腑失和，气滞、血瘀、痰浊蕴结腹内为基本病机，以腹内积块，或胀或痛为主要临床特征的一类病证。患者感受湿热疫毒，蕴于中焦，日久则脾胃虚弱，气血生化乏源，推动血液无力，血液运行不畅，则出现左胁下积块、质韧疼痛、面色少华、倦怠乏力、纳差腹胀、小便偏黄、大便溏等症，证属脾胃气虚，瘀久成积，故方选补中益气汤合补阳还五汤加减益气健脾，活血散结。所以肝硬化伴脾大表现为脾胃虚弱症状时，当从脾胃入手，诚如《金匮要略》云："标本兼治，攻补兼施，缓缓图治，疗效可观。"（张永杰病案）

病案二：方某某，女，53岁。2017年6月11日因右胁不适1年余，肝硬化半个月余初诊。既往慢性乙型肝炎病史20年余，未定期检查及治疗，1年前无诱因出现右胁不适，当时未予以重视，半个月前在外院检查提示肝功能异常、肝硬化，欲求中医治疗，遂前来就诊。现症见右胁下积块，时有不适，触之质韧稍疼痛，形体偏胖，面色晦暗，身体倦怠、乏力，纳呆、腹胀，口中黏腻，睡眠尚可，小便可，大便黏滞，舌质淡胖偏暗，苔白腻，脉弦滑。

西医诊断：乙型肝炎肝硬化。

中医诊断：肝积。证型：脾胃虚弱，痰湿瘀积。

治则：健脾祛湿，活血散结。

方药：《太平惠民和剂局方》平胃散合《医宗金鉴》柴芍六君子汤加减。厚朴15g，党参30g，苍术20g，陈皮15g，法半夏15g，木香10g，茯苓30g，白术20g，白芍15g，柴胡15g，黄芪30g，砂仁10g（后下），茜草10g，丹参20g，炙鳖甲30g，赤芍15g，生姜15g，大枣10g。10剂，水煎服，日1剂。

2017年6月21日二诊。服药后右胁不适感减轻，身体倦怠感好转，右胁下积块同前，仍面色晦暗、乏力、纳呆、腹胀、口中黏腻、大便黏滞，小便可，舌质淡胖、偏暗，苔白腻，脉弦滑。初诊方中加鸡内金15g、炒麦芽30g，15剂，水煎服，日1剂。2017年7月6日三诊，服药后无明显右胁不适感，且右胁下积块略有缩小，面色好转，食欲转佳，倦怠乏力、腹胀、口中黏腻均较前好转，小便可、大便软，舌质淡胖、偏暗，苔薄白腻，脉弦滑。用二诊方继服20剂，水煎服，日1剂。2017年7月26日四诊。服药后右胁下积块较前缩小，面色转佳，饮食可，无倦怠感，口中和，稍乏力腹胀，二便可，舌质淡红偏暗，苔薄白，脉弦滑。在三诊方中去木香、白芍、砂仁、生姜，加柴胡15g、炒谷芽30g，上方加减调治6个月余，右胁下积块明显缩小，精神佳，面色有华，余未见不适。嘱患者注意休息，适量运动，健康饮食，定期复查。

［按］肝积乃因多种原因导致肝络瘀滞不通，肝体失却柔润，疏泄失职，以右胁痛或胁下肿块，腹胀纳少及肝瘀证候为主要表现的积聚类疾病。患者既往有慢性乙型肝炎病史20余年，现发展为肝硬化代偿期，以右胁下积块为主症，伴有右胁不适、面色晦暗、身体倦怠、乏力、纳呆、腹胀、口中黏腻、大便黏滞等症，属于中医"肝积"范畴。究其病机，乃感受湿热疫毒之邪，蕴于中焦，湿阻脾胃，日久脾胃虚弱，痰湿内生，气机升降失常，肝气不疏，络脉不畅，痰湿瘀结，日久成积。故选用平胃散合柴芍六君子汤加减，以健脾祛湿和胃，加入炙鳖甲、赤芍、茜草、丹参以活血散结。积证的形成非朝夕，故其治疗亦需过程，在具体施用攻补方法时，应当充分注意这一点。

［失治误治分析］肝积的病因复杂，病程进展中证型多变，中晚期常出现多脏器传变，病理产物与病因互为因果关系，极易造成误诊失治。

病案一：陈某，男，73岁，1983年4月诊。患者肝硬化腹水二年余，多地求医服药而病情无明显好转。来诊时症见：腹大如鼗，脉络怒张，面色晦暗，颈部有血痣，双手鱼际呈紫红色，右胁有肿块，坚硬如石，推之不移，纳食不佳，小便短少，大便秘结，五日一解，粪如羊矢。苔厚中微黄，质暗红，两边有瘀斑，按脉弦滑。诊断为气血不通，瘀阻肝脾，水邪内停。投大承气汤加三棱、莪术、防己、大腹皮、泽泻、车前子攻下逐水。七剂后，患者腹围缩小，纳食渐增，小便量多，大便日一次。自诉腹胀减轻，惟气短乏力，以前方加炙甲片、桃仁、地鳖虫以活血化瘀。四剂后，家属云大便呈水注样，一日数十次，如酱色，小便量少，身疲乏力，卧床不起，邀余往诊。见其面色无华，眼目无神，语言低微，舌红无苔，按脉细小如丝。此操之过急，攻伐太过，气阴大伤，造成败局。急用西洋参、五味子、麦冬、石斛、黄芪煎浓汁频服，另用西药葡萄糖/盐水补液止泻。终因攻伐太过，正气衰败，维持一月而殁。

［按］肝硬化腹水，属中医"鼓胀""症积"等范畴。由气、血、水等郁积腹内，日久形成鼓胀。本病病情复杂，大都本虚标实，正不敌邪，临床上若不攻补兼施，一味追求攻下逐水，易犯虚虚之弊。回想此案，初诊被一派"大便秘结，五日一解，苔厚中微黄"的假象所迷惑，未虑及正气，投以攻下逐水，以求速效。二诊时，一见小便增多，大便通下，腹围缩小，认为药矢中的，而忽视了气短乏力，正气被劫的本质，又添活血化瘀、耗气伤阴之品。进四剂后则出现肝、脾、肾三脏俱衰的不可挽回的败局。"治病求本"乃中医之精髓。（李笔怡病案）

病案二：魏某，男，58岁，1978年4月入院。患者五年前在某院诊断为肝硬化、脾功能亢进而行脾切除术，经过顺利。近两月来腹大胁痛伴低热逐渐加剧而入院。检查神清，皮肤巩膜无黄染，左侧颈部及右臂各见一蜘蛛痣，腹部膨隆，肝未触及，腹水征（＋），心肺均（－），胸透无异常。肝功能黄疸指数6U，胆红素0.5mg%，射浊7U，射絮（＋＋），硫酸锌浊度14U，谷-丙转氨酶250U。西医诊断为肝硬化腹水，脾切除术后，经护肝及支持疗法等调治月余无效，反见恶化趋势，乃邀中医会诊。证见患者面色晦暗，形体消瘦，腹如抱瓮，胀满纳呆，食后尤甚，头晕目眩，口干心烦，午后低热（37.5℃~38.5℃），夜寐欠佳，大便次频量少，小便短赤，舌红边有紫斑，脉弦细而涩。辨证属阴虚鼓胀，选用一贯煎合桃红四物汤加减：北沙参、北枸杞、生地黄各15g，鳖甲、丹参各30g，当归、桃仁、红花、赤芍、牡丹皮、川楝子、延胡索各30g。服一剂后，翌晨鼻衄，约两小时后相继大量吐血。西医诊断为食道破裂出血，遂停中药，立即采取相应的抢救措施，历时五昼夜，抢救无效，终死于肝性昏迷。

［按］治鼓胀有"阳虚易治，阴虚难调"之说。古籍论阴虚鼓胀者不多。明·赵献可《医贯》对本证略有论及，主张以麦味地黄汤大剂投治，该案医者体验该方大有滋腻黏滞之嫌，而一贯煎加减较前方略胜一筹。本例取法该方，似无差误，何致出血？揆其因莫非方中伍用活血化瘀之品所致？盖阴虚生内热，热盛可伤络脉，本易出

血，今投活血化瘀之剂，更易耗血动血，迫血妄行。故阴虚鼓胀虽有症积及脉舌瘀血见证，仍宜慎用或少用活血化瘀之剂。（杜勉之病案）

（十二）肝硬化腹水症

在任何病理状态下腹腔内液体量超过200mL时，即为腹水症（ascties）。肝硬化是引起腹水的最主要原因，是肝硬化从代偿期发展为失代偿期的自然病程进展的重要标志，也是失代偿期肝硬化患者常见且严重的并发症之一，预后较差。

中医学中无"肝硬化腹水"的病名和诊断，根据临床表现提出肝硬化腹水为鼓胀（水鼓）之概念。鼓胀病名最早见于《灵枢·水胀》记载："腹胀，身皆大，大与肤胀等也，色苍黄，肤筋起，此其候也。"

［诊断和鉴别诊断］

1.中医诊断

鼓胀多因素有情志内伤，酒食不节，虫毒感染或癥瘕积聚等病史；疾病初起自觉脘腹胀闷，餐后加重，常伴有纳呆食少，小便短少，身目发黄，掌心殷红、胸颈部红丝血痣，可见鼻衄或齿衄、皮肤紫斑等出血性症状；渐而腹部胀急如鼓，甚而腹壁脉络显露，脐孔突出。

2.中医鉴别诊断

（1）鼓胀与水肿：鼓胀病位主要在肝、脾、肾，气滞、水停、血瘀互结于腹中导致腹胀如鼓，肢肿不甚明显，或仅晚期伴肢体浮肿，兼见面色晦暗色青，皮肤可见出血点，胁下胀痛或刺痛，腹部筋络暴露。水肿病位主要在肺、脾、肾，水湿泛浮于肌肤，其水肿多先现于眼睑，继而漫至头面及四肢，或浮肿先现于双下肢而后延及全身，水肿较甚时或可伴见腹部肿胀，兼见面色㿠白，腰膝酸软等。

（2）气鼓、水鼓、血鼓："气鼓"症见腹部膨隆，叩之如空鼓，嗳气或矢气后得舒，多属肝气郁滞、气机不畅；"水鼓"症见腹部胀满，或如蛙腹状，按之如囊裹水，常伴双下肢水肿，多属肾阳不振、水湿内停；"血鼓"症见腹胀坚满，腹壁青筋显露，胁下脘腹刺痛，皮肤可见血痣、瘀斑、蟹爪纹等，多属肝郁脾虚，水停血瘀。临床上气、水、血常兼而为患，当辨其侧重。

3.西医诊断

（1）病史：明确的肝硬化病史，或引起肝硬化的病因（慢性乙型或丙型病毒性肝炎、酒精性肝病、非酒精性与酒精性脂肪肝、下腔静脉阻塞综合征、毒物或药物性肝损伤、胆汁淤积、代谢性及自身免疫性疾病等）。

（2）临床表现：

①症状：可见乏力、食欲不振，腹胀腹满，胁肋胀痛，大便溏薄，性功能减退，月经不调。少量腹水可无明显症状，或仅于餐后自觉腹胀感；中、大量腹水可见明显腹胀腹满，食后尤甚，可伴小便不利及下肢水肿。

②体征：少量腹水于体格检查中常不能被发现或仅见腹部微隆；中等量腹水可见腹部饱满，腹水量>1000mL时腹部移动性浊音阳性；大量腹水可见全腹隆起或形如蛙腹，见液波震颤，甚可并发脐疝。可伴肝病面容、肝掌、蜘蛛痣、腹壁静脉曲张、脾肿大、下肢凹陷性水肿等。

（3）辅助检查：①实验室检查：血常规检查提示贫血，当有脾功能亢进时血小板、白细胞水平可有明显降低；肝功能检测转氨酶、胆红素水平可见升高，白蛋白、前白蛋白、白/球比例可见降低，凝血酶原时间延长、INR升高。②腹水检查：对初发腹水，腹水治疗效果不佳或怀疑自发性细菌性腹膜炎时原则上应行腹腔穿刺。计算血清腹水白蛋白梯度（SAAG）区分门静脉高压性与非门静脉高压性腹水，怀疑感染时需进行腹水细菌培养及药物敏感试验。③影像学检查：超声检查可见肝硬化征象，同时可检出至少100mL的腹水；CT和MRI可测定腹水存在部位与液体量，同时检测肝脏大小、外形，脾脏肿大和门静脉高压征象，以及判断有无占位性病变。

（4）腹水的分级分型：

①腹水的分级：临床上根据腹水量可分为，① 1级（少量）腹水：患者一般无明显腹胀症状，查体移动性浊音阴性，仅通过超声检查才可发现腹水，超声显示腹水位于各间隙，深度<3cm；② 2级（中量）腹水：患者常有中度腹胀和对称性腹部隆起，查体移动性浊音阴性/阳性，超声显示腹水淹没肠管，未跨过中腹，深度3~10cm。③3级（大量）腹水：患者有明显腹胀或腹部膨隆，或形成脐疝，查体移动性浊音阳性，超声显示腹水散布全部腹腔，深度>10cm。

②腹水的分型：根据腹水量、利尿药药物治疗的应答反应程度、肾功能及伴随其他全身疾病的情况，分为普通型肝硬化腹水和顽固（难治）型肝硬化腹水。

（5）发病机制：肝硬化形成腹水机制复杂，是多种因素联合作用的结果。门静脉高压是腹水形成的始动因素，门静脉高压引起的内脏动脉高动力循环，是腹水形成的扩大因素。肝硬化可导致肝内血管形态改变，阻塞门静脉血回流，门静脉系统血管内压增高引发毛细血管静脉端水压增高，从而产生过多的肝淋巴液，超出胸导管的引流能力，血浆中的液体漏入腹腔，形成腹水。门静脉高压引起的脾脏及全身循环异常可进一步致使肾素–血管紧张素–醛固酮系统（RAAAS）及心房肽、前列腺素、血管活性肽等血管活性物质的活性增强，产生水钠潴留效应。此外，肝脏合成白蛋白的功能减弱，低白蛋白血症可引起血浆胶体渗透压降低，使血浆中的液体漏出而成腹水。

4.西医鉴别诊断

腹水症的鉴别诊断，除理清病因外，主要对腹水的性质进行鉴别。①实验室检查腹水细胞数、蛋白含量，判断漏出液与渗出液。②判断门静脉高压性腹水与非门静脉高压性腹水，SAAG≥11g/L为门静脉高压性腹水；SAAG<11g/L多为非门静脉高压性腹水。

［病因病机］《素问·阴阳应象大论》认为："浊气在上"，《诸病源候论·水蛊候》载："水毒气结于内，令腹渐大，动摇有声"，认为该病与感受"水毒"有关。关于该病的致病因素，《丹溪心法·鼓胀》记载："七情内伤，六淫外侵，饮食不节，房劳致虚……清浊相混，隧道壅塞，郁而为热，热留为湿，湿热相生，遂成胀满"。各家针对本病续有阐述，名称多有不同，盖言之，形成本病的病因包括酒食不节、情志失调、虫毒感染以及久病续发，本病的病理性质总属本虚标实，病理变化总属肝、脾、肾受损，病理因素不外气滞、水湿、血瘀，虽各有侧重却相互为因，错杂同病。

鼓胀初起于肝郁脾虚，肝失疏泄而肝气横逆犯脾，脾失健运而土壅木郁，二者导致中焦湿浊内阻；湿邪郁而化热则湿热中阻，湿从寒化则脾阳不振，进而气机壅遏，浊瘀内生。脾肝肾同源，脾与肾各为后天之本与先天之本而相互滋养，故病在肝脾之日久必累及于肾，致命门火衰，肾火虚衰则脾阳无以温煦，湿邪不得以化，肾气不足又可累及其司开阖之功，气化不利以致阳虚水泛；若阴损及阳，或实邪郁而化热耗津伤阴，则肝肾之阴精亏虚，水液输布停滞。可见鼓胀早期以实为主，后期以虚为主，总体乃属本虚标实之证，病情错综复杂且易于反复。

［辨证论治］鼓胀多属本虚标实，临证应辨其主次，标实当辨其气滞、水停、血瘀之偏盛，本虚当辨其阳虚与阴虚。鼓胀总属虚实错杂，标实为主者当根据气、水、血病理因素的偏盛，治疗原则采用行气、利水、活血或酌情暂行攻逐之法，配合疏肝健脾；本虚为主者当根据阴虚、阳虚的不同，选用滋养肝肾、温补脾肾之法，配合化湿活血，总体当攻补兼施。鼓胀的治疗当把祛邪扶正贯穿始终，应有统观整体以疏肝理气、调护脾胃为主，辅以活血养肝、化浊利水，在此统观整体的基础之上根据气、水、血、虫的偏重及各脏腑的强弱进行阶段性治疗。鼓胀初起乃肝失疏泄，肝气横逆犯至脾胃，应以疏肝健脾和胃为主；病势发展，则由气及血，乃气滞血瘀，上焦失于畅达，中焦失于疏利，此阶段为病情转归之枢纽，当理气活血通络，实脾柔肝，亦当注重情志与饮食调养；若病势发展至危重阶段，此乃肝脾之病累及于肾，三焦决渎开

合不利，藏血、统血功能失调，应以行血止血兼利水为主，理气健脾为辅，应注重施用平顺、分消、淡渗之品，如需暂用攻逐之法，应谨慎使用，不可过量。为避免气机逆乱，应保持清阳出上窍、浊阴出下窍的关键，故鼓胀的治疗应注重调气解郁，使气机得复，气机得复则升清降浊如常亦可恢复脾胃之功。《沈氏尊声》有云："鼓胀病根在脾"，《四圣心源》记载："脾升则肾肝亦升，故水木不郁"，鼓动升清、柔肝健脾、理气醒脾，调理气机、培补脾胃，乃治疗鼓胀的重中之重。

1.气虚血瘀证

［主症］腹大，略有撑胀感，神疲懒言，不思饮食，头颈胸臂或有紫斑，或见赤缕红痣。

［次症］食后自觉腹部胀满，面色晦暗，小便不利。

［舌脉］舌质暗淡，脉细无力。

［治则］健脾益气，活血化瘀。

［方药］《太平惠民和剂局方》四君子汤合《伤寒论》桃核承气汤或《医林改错》补阳还五汤加减。人参、白术、茯苓、甘草；桃仁、大黄、桂枝、芒硝、黄芪；当归、赤芍、川芎、桃仁、红花、地龙。

［方解］四君子汤为治疗气虚之总方，方中以人参之健脾益气为主，辅以白术甘苦微温之性燥湿健脾，共同培补中焦；佐以茯苓甘淡之气渗湿健脾，又兼泄热以防参、术滋而生热。桃核承气汤属逐瘀泄热之方剂，方中桃核破血通结；大黄通腑泄热兼入血分化瘀，辅以温通血脉之桂枝，既助桃仁活血化瘀，又引芒硝入血分清热逐瘀；炙甘草急中寓缓、调和诸药。四君子汤培土扶中，补而不烈，增强后天之本以增益人体生气之源，桃核承气汤通理因瘀热互结导致的气血运行受阻，二者相合加减，使中焦之气健运，气滞血瘀热结得以化，脏腑功能恢复如常。气虚较甚，因虚致瘀者，当用补阳还五汤加减，方中重用黄芪补益元气；配伍养血活血之当归，赤芍、川芎、桃仁、红花与当归相配行调血之功，共奏活血祛瘀之效；佐以力专善走之地龙，通经活络，周行药力。

［加减］畏寒肢冷，舌淡白、脉沉细者，加黄芪、附子、肉桂、泽泻等补齐温阳、利水消肿；头晕目眩、舌光无苔、脉细数者，加生地黄、北沙参、枸杞、石斛等养阴益气。

2.气滞水停证

［主症］腹胀按之不坚，胁下胀满或胀痛，纳呆食少，食后胀甚，得嗳气、矢气稍减。

［次症］下肢水肿，小便短少。

［舌脉］舌苔白腻，脉弦。

［治则］疏肝理气、行水消满。

［方药］《景岳全书》柴胡疏肝散合《丹溪心法》胃苓汤加减。柴胡、枳壳、陈皮、川芎、香附、芍药、苍术、厚朴、白术、肉桂、猪苓、泽泻。

［方解］柴胡疏肝散立方遵"木郁达之"之旨，方中柴胡善疏肝解郁；香附、郁金、青皮疏肝理气，川芎活血行气，共助柴胡解肝经郁滞，兼行气活血止痛之功；佐以芍药养血柔肝，甘草调和诸药。胃苓汤方中包含燥湿运脾之平胃散，利水渗湿之五苓散，方中苍术具有祛风散寒、培土燥湿之功，素有"诸湿肿非此不能除"之说；厚朴既可下气机壅塞所致痞满，又可燥湿祛痰，专除气滞湿阻之证，为消积之要药；茯苓与猪苓共用，利水渗湿又兼滋阴清热，燥湿而不易化燥伤阴；陈皮顺气化痰、培土利湿；泽泻可淡渗利小便，使邪热从小便去。柴胡疏肝散与胃苓汤相合，理气与祛湿疏肝达木、理气活血与健脾利湿兼顾，气行则湿尽化，湿祛则气自畅。

［加减］胸闷脘痞，嗳气矢气为快者，加佛手、沉香、木香等行气导滞；脘腹胀满，尿少，舌苔腻者，加砂仁、车前子、大腹皮、泽泻等运脾化湿；神疲乏力、便溏者，加附子、干姜、党参、黄芪等温阳健脾、益气祛湿；如胁下刺痛，皮肤见瘀斑，舌紫者，加丹参、延胡索、莪术等理气行瘀。

3.湿热蕴结证

［主症］腹大坚满，脘腹胀急，口苦烦热，渴不欲饮，大便秘结或便溏。

［次症］面目皮肤发黄，小便赤涩。

［舌脉］舌红，苔黄腻或兼灰黑。

［治则］清热利湿，逐水消满。

［方药］《兰室秘藏》中满分消丸合《伤寒论》茵陈蒿汤加减。厚朴、枳实、黄芩、黄连、法半夏、陈皮、茯苓、猪苓、泽泻、砂仁、白术、茵陈、栀子、大黄。

［方解］方中满分消丸中以黄连、黄芩为君药，泻火燥湿、清热解毒，以清热燥湿、健脾利水之白术、茯苓、泽泻为臣药，佐以厚朴、枳实、陈皮以行气、燥湿、健脾；炙甘草调和诸药，诸药合用，共奏清热利湿、行气利水之功。茵陈蒿汤方中茵陈疏肝利胆、清热利湿，配伍栀子清三焦湿热，佐以大黄导热下行。中满分消丸攻补兼施功能健脾利湿、清热消胀，与茵陈蒿汤相合使湿热之邪有出路，大黄、猪苓、泽泻、车前子、滑石分利二便，使蕴结之湿热消解。由于"鼓胀"病机为病理产物久聚，常炼液为痰，气机壅滞，则加法半夏、陈皮力专行气祛痰，加砂仁宽中畅气。

［加减］小便赤涩不利者，加滑石、通草等清热行窍利水；下肢水肿明显者，加车前草、赤小豆等利尿除湿；鼻衄齿衄者，加大蓟、小蓟、白茅根等凉血止血；腹胀便秘者，加大黄、桃仁等攻下逐瘀；热重于湿，皮肤发黄者，加龙胆草、茵陈等清热利湿退黄；腹大胀满，形体充实者，可酌情试用舟车丸以攻逐水饮。

4.脾肾阳虚水停证

［主症］腹大胀闷，形如蛙腹，朝宽暮急，面色㿠白或苍黄，畏寒肢冷，便溏。

［次症］脘痞纳呆，下肢浮肿，小便不利。

［舌脉］舌胖大暗红或暗紫，苔淡白，脉沉细无力。

［治则］温肾补脾、行气利水。

［方药］《太平惠民和剂局方》附子理中丸合《伤寒论》五苓散加减。制附片、干姜、白术、人参、桂枝、茯苓、猪苓、泽泻、白术、炙甘草。

［方解］附子理中丸方中附子温阳祛寒，配伍炮姜温中健运，白术燥湿健脾，人参补气培中，炙甘草缓急和中。五苓散方中泽泻甘淡渗湿、利水消肿，配伍茯苓、猪苓、泽泻、车前子健脾利湿、通利小便，加强利水渗湿之功，白术补气健脾，兼以燥湿利水，肉桂温阳化气，使水湿得以温化气化。附子理中丸益肾阳、温脾阳，补气健中，与行气利水之五苓散相合，使脾肾之阳得助，温阳化气则凝聚之水湿得行。

［加减］便溏者，加山药、扁豆、砂仁化湿健脾；腹中冷痛者，加乌药、小茴香、荔枝核散寒止痛；食少纳呆，便溏者，加黄芪、炒薏苡仁、炒扁豆等补气健脾；面色㿠白，腰膝酸软，畏寒者，加肉桂、杜仲、仙茅等温肾助阳。

5.肝肾阴虚证

［主症］腹大胀满，或见青筋暴露，烦躁失眠，面色晦滞，口干唇紫。

［次症］时或鼻衄、齿衄，小便短少。

［舌脉］舌质红绛少津，苔少或光剥；脉弦细数。

［治则］滋养肝肾、利水化浊。

［方药］《续名医类案》一贯煎合《伤寒论》猪苓汤加减。北沙参、麦冬、当归身、生地黄、枸杞子、川楝子；茯苓、猪苓、泽泻、阿胶、滑石。

［方解］方中生地黄味甘微苦性寒，滋补肝肾之阴，内寓滋水涵木，重用为君药；当归、枸杞子滋阴，补血养肝，滋益肾精；北沙参、麦冬益肺胃之阴，生津、益气、养阴，内寓清金平木、抑木扶土之义，助君药滋水以涵木；佐以川楝子，伍用当归，疏肝理气清热，使补中有疏，共奏滋养肝肾之效，以复肝气之条达。猪苓汤中猪

苓、茯苓、泽泻甘淡渗湿以利水；滑石甘寒以通窍利水，导热下行；阿胶甘平育阴润燥，滋养真阴，诸药相合利水而不伤阴、滋阴而不聚湿，共成清热利水育阴之剂。

[加减]鼻衄、齿衄属阴虚内热较重者，加女贞子、旱莲草、仙鹤草清虚热凉血；口干烦热者，加知母、天花粉、芦根、石斛等养阴生津；午后潮热者，加地骨皮、鳖甲、青蒿、白薇、银柴胡等滋阴清虚热；鼻衄者加栀子、藕节炭等凉血止血；颧红者加龟板、牡蛎等滋阴潜阳。

[西医治疗]肝硬化腹水的治疗原则，可分为：①一线治疗：病因治疗；限盐饮食（4~6g/d），应用利尿药；注意避免肾毒性药物。②二线治疗：合理应用缩血管活性药物和其他利尿药物；释放腹水，补充白蛋白；经颈静脉肝内门体分流术；停用非甾体抗炎药及扩血管活性药物。③三线治疗：腹水 α–引流泵或腹腔静脉Demver分流；肝移植。

[预后调理]本病的疗效及预后与生活调摄关系密切，《杂病源流犀烛·肿胀源流》有云："先令却盐味，厚衣裳，断妄想，禁愤怒。"宜进清淡、营养丰富且易消化之食物，禁食生冷不洁、辛辣油腻及粗硬食物，宜低盐饮食，下肢浮肿者应忌盐。本病患者应怡情养性，调畅情志，避免辛劳。此外，应注意冷暖适宜，避免正虚邪侵。

[**典型病案**]

病案一：李某，女，68岁，于1年前无诱因出现右胁疼痛，伴恶心，食少纳呆，乏力，倦怠，腹胀，大便干燥，形体渐瘦，近1个月来腹胀加重，尿少（24h尿量少于800mL），面色晦暗，腹部膨隆、青筋显露，舌暗红有瘀斑，苔白，脉细。乙肝标志物HBsAg、抗HBe、抗HBc阳性。ALT 218U/L，AST 206U/L，TBIL 86mmol/L，ALP 224U/L，GGT 503U/L。彩超显示肝脏明显缩小，内部回声粗糙不均，表面不光滑，门静脉增宽，脾大。

西医诊断：肝硬化。

中医诊断：鼓胀。证型：气虚血瘀（水停）证。

治法：扶正消瘀、行气利水。

方药：《证治准绳》五皮饮加减。柴胡15g，郁金20g，水红花子30g，莪术15g，炮穿山甲10g（先煎），熟大黄15g，楮实子20g，路路通20g，茜草20g，大腹皮20g，茯苓皮20g，姜皮20g，藕节20g，防己20g。7剂，日1剂，水煎分3次口服。

二诊时仍有腹胀，右胁疼痛，尿量稍有增加，便溏，仍短气懒言、食少纳呆，舌暗红，苔白，脉沉细。患者水湿已有去路，然正气未复以致瘀血难消，治宜着重益气活血。处方：上方加黄芪50g，当归20g，桃仁20g。10剂，日1剂，水煎分3次口服。三诊：尿量增加，腹胀减轻，食量增加，自觉右胁隐隐作痛，舌质暗红，苔白，脉细。患者水湿渐去，气机仍未通畅以致血瘀未通，治宜仍注重益气活血。处方：上方去茜草、姜皮、茯苓皮，加元郁20g。10剂，日1剂，水煎分3次口服。四诊：尿量正常，胁痛及腹胀减轻，体力及食欲明显恢复，舌暗红，苔白，脉细。治疗原则仍旧。处方：上方去防己、路路通。加五灵脂20g。10剂，日1剂，水煎分3次口服。五诊：胁痛及腹胀基本缓解，腹部平软但仍见血管显露，饮食正常，仍便溏，舌暗红，苔白，脉沉细。此气机复畅，湿滞已去大半然仍余瘀血。治宜益气养血，化瘀消滞。处方：柴胡15g，丹参30g，郁金20g，木香20g，焦山楂30g，泽兰20g，泽泻20g，蓼实20g，文术15g，炮山甲10g（先煎），当归20g，黄芪50g，陈皮20g，藕节20g。10剂，日1剂，水煎分3次口服。该患者以上方药加减，经3个月疗效病情控制稳定，半年后随访已如常。

[按]患者患有乙型肝炎，邪气伏于肝而隐袭，即"伏于募原"使正气暗耗，日久则后天之脾气不足，脾气不升影响肝之疏泄则浊瘀内生，故治以疏肝健脾而扶正、软坚散结而通络。遣方以五皮饮加减，利水化浊以逐邪，以达到水道血脉皆通利，邪有出路。方中柴胡配伍郁金疏肝气，肝之疏泄功能正常是机体气、水、血正常运行的基础；大腹皮消肺水、生姜皮消脾水、茯苓皮消肾水；水红花子味咸，微寒，《本经逢原》记载其："治消渴去热，及瘰疬癖痞腹胀，皆取其散热消积之功，……下水气，面浮肿，痈疡之用"，与善走下行而泄下焦膀胱湿热之防己相配伍以利水除湿；楮实子、莪术、茜草、炮山甲化瘀消癥；路路通与大黄活络通经，与诸利水活血消结之药共用，则使络通而积散。二诊可见患者水湿已有去路，然正气未复以致瘀血难消，故予黄芪重用行益气之功能，增当归、桃仁调气活血。三诊可见患者水湿渐去，胁下隐痛为气机仍未通畅以致血瘀未尽，故去茜草、姜皮、茯苓皮，加行气滞、化肝瘀之延胡索治。四诊可见患者诸症缓解，故去防己、路路通缓其通络之效，加活血化瘀、消积解毒之五灵脂。至五诊时患者已气机复畅，湿滞去大半然仍余瘀血，效不更方，在前方基础上加减以益气养血，化瘀消滞。（王文彦病案）

病案二：关某，男，45岁。胁痛3年，腹胀满如鼓3月。一周前无明显诱因自觉倦怠腹胀，食少且进食后腹胀明显加重，小便黄，大便秘结。诊时见腹部绷急如蛙腹，无明显脉络显露，肠鸣辘辘，形寒肢冷，便溏尿少，断气难续；察其身目可见黄染，面色晦暗，舌红苔黄，脉弦细。乙肝标志物HBsAg、HBeAg、抗HBc均阳性，HBV-DNA 5.2×107。肝功能检查：ALT 182U/L，AST 226U/L，TBIL 42mmol/L，DBIL

28mmol/L，A 30g/L，G 38g/L。彩超显示肝硬化，脾大，腹水。

西医诊断：乙型肝炎后肝硬化，失代偿期。

中医诊断：鼓胀。证型：气滞湿阻型。

治法：行气、化湿、活血。

方药：《太平惠民和剂局方》逍遥散合《金匮要略》栀子大黄汤加减。药物：当归15g、茯苓20g、柴胡15g、白术15g、白芍20g、栀子15g、制大黄10g，枳实15g，豆豉15，桃仁15g，土鳖虫10g，桂枝20g，炙甘草15g。10剂，日1剂，水煎分2次，早、晚饭后口服。同时给予白蛋白10g/d，静脉滴注；嘱低盐饮食，忌口生、冷、硬、辣食物，禁房事，减少活动，卧床休息。

二诊时自觉腹部胀满感明显减轻，体力增强，食欲恢复，舌淡红，苔白，脉弦。处方：前方去栀子、豆豉、柴胡，加陈皮15g，泽兰15g。10剂，日1剂，水煎分2次，早、晚饭后口服。医嘱：同上，可适当进行室内活动。三诊：患者自觉已无明显不适。

[按]该病可视为中医之肝积，又名肥气，《济生方》有云："肥气之状，在左胁下，大如覆杯，肥大而似有头足，是为肝积。"类似本病之脾肿大。其病机为木郁不能疏土，中焦气机阻滞则内生有形实邪，脾气不升则脾阳被困，脾主生血之功能失司则气血生化无源，以致肝木失于荣养，则气滞血瘀进一步加重，故当用长于疏肝健脾养血之逍遥散，合清肝利胆、理气泄热之栀子大黄汤，佐以桂枝、桃仁、土鳖虫通经脉、活血络，炙甘草调和诸药。二诊见郁热已解而水湿未尽，故去清热之栀子、豆豉及柴胡以避免劫肝阴，加醒脾活血之陈皮、泽兰，药证相合。此外，对于肝硬化腹水患者，饮食、生活起居与情志方面的调摄，对于该病的治疗亦相当重要。（王文彦病案）

[失治误治分析]肝硬化腹水多病情危重，预后欠佳，故治疗时应做到准确把握病机，通常达变。为避免误诊失治，应注意①气滞湿阻证多为腹水形成早期，若此时抓住时机及时治疗，多可逆转病症；湿热蕴结证为水湿与邪热互结，常易发生变证，或合并感染；脾肾阳虚证为由标实转为本虚的关键阶段；肝肾阴虚证为鼓胀之重症，较其他证型更易诱发肝性脑病。应抓住时机，针对每一阶段特点妥善施治。②腹胀殊甚，但正气尚未过度耗伤，尿少，便秘，脉实有力者，可行"中满者，泻之于内"的治疗方法，酌情应用逐水之法，但要遵循"衰其大半而止"的原则，并需严密观察病情变化，一旦发现有严重呕吐、腹痛、泄泻者，应立即停药并作相应对症治疗。正虚体弱、发热、黄疸，或有消化道溃疡、出血或全身其他部位见出血倾向者，不可使

用。"鼓胀"病情复杂，多属本虚标实之证，既有气、血、水之邪郁积日久之实，又有肝、脾、肾之虚，若不攻补兼施，操之过急，或急于求攻、或失于大补、或失于膳食等，则可能贻误病机，造成不良预后。

病案：陈某，男，28岁，职员。自述患慢性乙型肝炎多年，两年前确诊为肝硬化，脾功能亢进，症见胁痛，口苦，腹胀，纳呆，小便不利，大便不畅，舌红，苔黄腻，脉弦滑。实验室检查：HBsAg阳性，A/G 0.95∶1。影像学检查提示：肝硬化腹水，脾肿大，食管静脉曲张。中医辨证为肝郁气滞，湿热内蕴。经治疗症状已有所好转，然患者自觉体虚而求补心切，自寻红参煎服3日，3日后突觉腹胀难忍，躁烦不宁，小便赤，大便色黑，呕出鲜血600mL。

［按］肝硬化腹水患者多有肝郁气滞，湿热内蕴，日久必有肝阴与脾阴亏耗，故鼓胀虽为本虚标实之证，但忌不经配伍而独投以大补之品，以防助其阳而更伤其阴，甚者恐灼其脉络而暴血。（王哲身病案）

（十三）胆石症

胆石症（cholelithiasis）是指胆道系统的任何部位发生结石的疾病。可分为胆囊结石、肝内胆管结石和肝外胆管结石。肝内胆管结石常无症状，胆囊结石和肝外胆管结石，可引起以右上腹或上腹部疼痛为主的临床症状。

中医学认为胆石症是指湿热浊毒与胆汁互结成石，阻塞胆道而引起的疾病。古代经典医学文献中没有明确记载"肝胆管结石"的病名，根据临床表现，现代中医学将其归纳为"胁痛""黄疸"等病证的范畴。

［诊断和鉴别诊断］

1.中医诊断

胆石症的病因多与情志失调、饮食不节、寒温不适等因素有关。病机为肝胆失疏，通降不利，清浊不分，湿热内蕴，气血淤滞，蕴久成石。主要临床表现为右胁下阵发性腹痛，大多餐后发生，尤其是进油腻食物或腹部受震动时易诱发；还可能出现发热、寒战、黄疸等全身症状。消化道反应性症状如腹胀、嗳气、厌油腻食物、口苦、泛酸等也较为常见。

胆石症患者的舌脉象表现为舌质红、苔黄腻，脉弦滑或弦涩。舌红、苔黄腻反映湿热内蕴；脉弦滑或弦涩说明肝胆气滞，气血运行不畅。舌脉象中医辨证分析的重点在于病因病机、病理变化以及临床表现。

2.中医鉴别诊断

（1）与胁痛鉴别：胁痛是指胸胁部或上腹部的疼痛，多由肝胆疾病引起，如肝胆湿热、肝郁气滞、肝胆瘀血等。胁痛常伴有口苦、口干、恶心、呕吐、黄疸等症状，疼痛多发生于进食油腻食物后，或情绪激动时，可向右肩背部放射。胆石症是胁痛的常见病因之一，但胁痛并不一定是胆石症。

（2）与胃痛鉴别：胃痛是指上腹部的疼痛，多由胃肠疾病引起，如胃痞、胃溃疡等。胃痛常伴有反酸、嗳气、恶心、呕吐、食欲减退等症状，疼痛多与饮食有关，如饥饿痛、餐后痛、进食冷热食物后痛等，疼痛可缓解于进食或服用碱性药物。胆石症的疼痛部位不固定，有时会误认为是胃痛，尤其是在疼痛蔓延时。另外，胆石症导致胆汁排泄不畅，引起胃的幽门松弛，使胆汁从十二指肠逆流入胃，造成胃的损伤，引发胃炎或胃溃疡，从而可导致胃痛。胆石症合并其他胃部疾病，如幽门螺杆菌感染、胃炎、胃癌等，也会出现胃痛的症状，但不是由胆石症直接引起。

（3）与腹痛鉴别：腹痛是指腹部的疼痛，多由脾胃、肝胆、肾膀胱等脏腑疾病引起，如脾虚、脾湿、肝郁、肝火、肾虚等。腹痛常伴有腹胀、腹泻、便秘、小便不利等症状，疼痛多与饮食、情志、气候等因素有关，如进食不当、情绪波动、寒邪侵袭等。

3.西医诊断

胆道系统结石的发病是多因素的，或是几种原因的综合参与，构成复杂的、序列的与因果相关的病理过程。胆结石的形成需要有结石的核心，胆道感染的脱落细胞、寄生虫卵、细菌集落等均可成为胆结石形成的核心；胆汁代谢障碍引起成分的改变，是胆结石形成的重要条件。正常胆汁中的胆固醇、胆汁酸、磷脂组成混合胶粒，胆固醇和磷脂按比例存在，胆汁酸不足或胆固醇和磷脂组成比例失调，可造成胆固醇析出；胆色素结石中检出重金属、黏液蛋白质、磷酸盐（钙、镁）、碳酸盐、硫酸盐、脂酸钙皂等。游离胆红素析出、溶解钙盐沉淀是胆色素结石形成的开始；胆流动力学改变为胆结石形成的重要因素，胆流动力学取决于肝细胞的胆汁分泌，受胆囊、胆总管末端括约肌和十二指肠运动，以及胃肠激素和神经因素所调控。胆道上皮细胞分泌黏液增加，出现硫酸化糖蛋白及氨基葡聚糖，这些黏液中的有机基质黏多糖，成为胆结石的间质，对结晶或颗粒吸附凝结形成结石。胆汁黏度及胆道畸形，增加了胆结石成石的概率。

胆石症的临床症状、体征，因胆石的不同部位及合并感染而不同，引起的临床症状有很大的差异。胆石症多在体检中发现。肝内胆管结石多无明显症状。胆囊结石嵌顿、或合并胆道感染，则出现右上腹剧烈疼痛伴阵发性加剧，并向右侧背部或肩部放射的特征性症状。肝外胆管结石合并胆道感染，常形成梗阻性黄疸。B型超声、CT、

MRI、MRCP、内镜逆行胰胆管造影（ERCP）等影像学检查，对胆石症诊断具有决定性意义。通过病史和体格检查，结合实验室检查血常规和血液生化检测（血清淀粉酶、氨基转移酶、碱性磷酸酶、胆红素）等指标，可以明确胆石症诊断。

4.西医鉴别诊断

胆石症是一个广义的诊断，根据结石所在的部位可分为胆囊结石、肝内胆管结石和肝外胆管结石。结石种类包括胆固醇结石、胆色素结石、混合结石及其他以碳酸钙和脂肪酸为主形成的结石。

（1）胆石部位的鉴别：

①胆囊结石：通常表现为右上腹疼痛，特别是在进食高脂肪食物后。疼痛可能伴有恶心和呕吐。有时可以无症状，偶然在影像学检查中发现。腹部超声检查对于胆囊结石具有高敏感性和特异性。胆红素、碱性磷酸酶（ALP）、γ-谷氨酰转移酶（GGT）和转氨酶水平在胆囊结石不伴有胆管梗阻时可能正常。

②肝外胆管结石：可有典型的胆绞痛发作，常伴有黄疸，结石位于肝总管侧触不到胆囊，结石位于胆总管以下时可触及胀大的胆囊。合并感染时有右上腹或剑突下压痛，伴有肌紧张者较少。胆道造影、BUS可见到胆管扩张和结石影像，必要时可行CT、ERCP检查。

③肝内胆管结石：肝内胆管结石多发生于左外叶和右尾背支胆管，结石排出可成为继发性肝外胆管结石，由此而引起临床症状和体征，取决于结石的部位范围、炎症轻重和梗阻程度。

胆石症慢性期症状多不典型，仅表现为肝区和胸背部的持续性胀痛，消化不良；肝区可有叩击痛，有时可触及代偿性肥大的肝脏部分。合并感染时临床表现同胆管炎。BUS、CT、PTC以及ERCP等可确定诊断。

（2）病毒性肝炎：各类型肝炎临床上以食欲减退、恶心、乏力、腹部不适、肝区痛为主要表现，出现右季肋部的隐痛胀痛，但很少有发作性绞痛；在肝功能受到较重损害时也可出现黄疸，通过检测肝功能、乙丙肝炎抗原-抗体检测，对血总胆红素的构成比的分析，结合影像学的改变，不难作出明确的诊断。

（3）上消化道溃疡：常表现为上腹疼痛，疼痛可随着饥饿或夜间加重，还可能出现消化不良、嗳气、呕吐等消化系统症状。明确反酸、胃痛与饮食的关系，制酸药物试验性治疗的效果，应用胃镜检查，可以明确发生溃疡的部位、程度、性质及治疗方案制定。与胆石症的区别在于溃疡患者通常不会有黄疸等胆道感染的表现。

（4）Vater壶腹周围肿瘤：胆总管与胰管汇合的壶腹周围肿瘤，早期无明显症状，常在出现进行性无痛性黄疸伴有皮肤瘙痒时才引起重视，大部分已为肿瘤的中晚期。查体可有胆囊肿大；通过肝功能酶学分析，肿瘤抗原检测，尤其是影像学检查有确定占位性病变诊断的决定性意义。

[病因病机]胆石症的形成包括内因和外因。内因主要包括先天禀赋不足和素体脾虚。外因主要包括饮食不节、蛔虫上扰、情志不调和外感六淫等四个方面。先天禀赋不足是指生理缺陷，如肝胆管发育不良或先天性胆道畸形，导致胆汁淤积、流通不畅，为胆石形成提供条件。素体脾虚指脾胃功能不健全，影响水谷的消化和运化，导致胆汁不充、流速缓慢，易于淤积。同时，脾胃不运，使水谷精微与糟粕混杂，湿浊内生，郁久化热，湿热相搏，熏蒸胆液，胆液浓稠则易形成结石。饮食不节包括长期摄入肥甘油腻、油炸食品、辛辣刺激食物以及过度饮酒等，这些习惯会损伤脾胃功能，影响运化功能，从而导致湿热蕴结，为结石形成创造条件。蛔虫上扰是指感染蛔虫后，蛔虫进入胆腑并带入虫卵，残骸阻塞内部，导致胆汁淤积，最终形成结石。情绪波动过大或长期的精神压力，可以引起人体脏腑气血功能紊乱，导致肝胆气机郁滞。情绪异常如暴怒、忧愁、思虑过度等，可导致湿热阻遏，郁久化热，从而使胆汁黏稠，流通不畅，促进结石的生成和增长。外感六淫即风、寒、暑、湿、燥、火等自然界常见的气候变化，当这些气候异常变化时，可侵犯人体导致疾病。特别是在湿热环境或长期处于湿地、过度出汗等情况下，易感受外界暑湿或湿热邪气。如果患者脾胃虚弱，消化功能不佳，内生湿浊，内外湿邪相搏，易形成结石。

[辨证论治]中医学针对胆石症的治疗，根据辨证论治的原则，针对不同的病因病机和临床表现，采取相应的治疗方法。因为患者的先天禀赋、脏腑功能、病程以及结石位置和大小都有所不同，临床表现也有多种类型。在实际临床中，往往呈现多种交错的证型，同时出现肝阴不足和湿浊内蕴的特征，肝胆瘀热，脾虚下陷的症状，因而需要根据患者的不同证型，相应的辨证用药是关键的。

1.肝郁气滞证

[主症]胁肋胀痛，情志抑郁或烦躁易怒。

[次症]嗳气，善太息，脘痞纳差。

[舌脉]舌苔薄白或微黄；脉弦涩。

[治则]疏肝理气，利胆排石。

[方药]《证治准绳》柴胡疏肝汤。柴胡、陈皮、川芎、香附、白芍、枳壳、炙甘草。

[方解]本方为四逆散加陈皮、香附、川芎，而将枳实易枳壳而成柴胡疏肝汤，

除具有疏肝健脾之功外，更有行气活血之效。以柴胡疏肝理气，帮助肝气冲破阻滞，向上升发为主。《药品化义》："柴胡，性轻清，主升散，味微苦，主疏肝。"香附微苦辛平，能行气止痛，配合柴胡疏肝解郁；川芎味辛气温，入肝胆经疏肝理气，行气止痛；陈皮理气行滞和胃；枳壳行气止痛，疏肝理脾；白芍养肝阴而畅达肝气，与甘草共奏疏肝解郁，行气止痛之功；诸药合用具有补血的作用，共奏疏肝理气、排石止痛之良效。

[加减] 肝郁气滞者，用郁金、延胡索、川楝子疏肝解郁，理气止痛；肝火扰心者，加牡丹皮、栀子、黄连；胸胁苦满疼痛、叹息、郁结较重者，加川楝子。加金钱草、海金沙化石排石。

2.肝胃不和证

[主症] 胁肋胀满，胃脘痞痛。

[次症] 恶心，呕吐，呃逆，嗳气频繁。

[舌脉] 舌苔薄白或黄；脉弦紧。

[治则] 疏肝和胃。

[方药] 《证治准绳》柴胡疏肝汤合《丹溪心法》保和丸。柴胡、山楂、神曲、半夏、茯苓、陈皮、连翘、莱菔子、白芍、枳壳、香附、川芎、炙甘草。

[方解] 方中柴胡疏肝汤中柴胡疏肝理气，帮助肝气冲破阻滞，向上升发为主。配香附疏肝解郁，郁金、延胡索、川楝子理气止痛，赤白芍养肝阴而畅达肝气。和甘草搭配，还可缓和症状、止痛，并具有补血的作用。保和丸中山楂消除饮食积滞，尤善消化肉食油腻。神曲消食健脾，善化酒食陈腐积滞。莱菔子下气消食，擅消谷面积滞。食积阻气机，胃失和降，用半夏、陈皮行气化滞，和胃止呕。食积生湿化热，茯苓渗湿健脾，和中止泻。连翘清热散结，共为佐药。合用可消食和胃，清热祛湿。柴胡疏肝汤配合保和丸，可以同时调理肝胃，疏导胃气，缓解肝胃不和。

[加减] 脘腹胀甚者，加枳实、厚朴、槟榔；纳食减少者，加鸡内金。

3.肝郁脾虚（气虚、阳虚）证

[主症] 胁肋隐痛，气短乏力。

[次症] 纳少腹胀，便溏肛坠或畏寒肢凉，脘冷喜热饮。

[舌脉] 脉濡细，舌淡胖，舌边齿痕，苔白厚。

[治则] 调和肝脾、补益中气、温运脾阳。

[方药] 《伤寒论》小柴胡汤合《脾胃论》补中益气汤或《伤寒论》理中汤。柴胡、黄芪、甘草、人参、升麻、当归身、橘皮、白术、黄芩、半夏、生姜、大枣。

[方解] 小柴胡汤中柴胡是少阳主药，主要作用是升阳达表。方中黄芩养阴退热，半夏能健脾和胃，散逆气而止呕。人参、甘草益气扶正，防止邪气再次侵入内脏。生姜助半夏和胃，大枣助参、草益气，姜、枣合用，又可调和营卫。诸药合用，共同发挥和解少阳之功。小柴胡汤具有疏肝解郁的作用，补中益气汤或理中汤可以调和肝脾，补益中气，温运脾阳，改善肝郁脾虚的症状。

补中益气汤以黄芪为主补中益气，升阳固表。配伍人参、炙甘草、白术，补气健脾。当归养血养和，协同人参、黄芪补气养血。陈皮调理气机，使诸药补而不滞，共为佐药。少量的升麻、柴胡升提下陷之中气，协助君药，共为佐使。炙甘草调和诸药。补气健脾，使后天生化有源。升提中气，恢复中焦升降的功能。

理中汤中干姜温运中焦，散寒邪，恢复脾阳。人参补气健脾，协助干姜振奋脾胃。白术健脾燥湿。炙甘草调和诸药，同时补脾和中。

[加减] 右胁胀痛者，加郁金、川楝子、青皮；急躁易怒者，加香附、钩藤；腹胀明显者，加厚朴、枳实。

4.肝阴不足证

[主症] 胁肋钝痛，目涩耳鸣，五心烦热。

[次症] 皮肤干燥，唇裂脱皮，便结尿黄。

[舌脉] 舌红或舌干瘦，苔少；脉细涩。

[治则] 滋阴养血、柔肝解郁。

[方药]《续名医类案》一贯煎合《伤寒论》四逆散。生地黄、沙参、麦冬、白芍、枸杞子、川楝子、当归、枳实、柴胡、甘草。

[方解] 一贯煎中重用生地黄滋阴养血、补益肝肾，滋水涵木。方中当归、枸杞子养血滋阴，柔肝舒郁。北沙参、麦冬滋养肺胃，养阴生津，滋养肝肾。少量川楝子作为佐药，疏肝泄热，理气止痛，恢复条达之性。尽管川楝子性苦寒，但与大量甘寒滋阴养血的药物配伍使用，不会带来苦燥伤阴的不良影响。

四逆散中主药柴胡条达肝气，解肝郁，透发热邪，为主药。芍药养血敛阴，柔肝缓急，为臣药。芍药与柴胡相配合，既补肝体，又利肝用，使柴胡升散而无伤阴血之弊。枳实行气消痞，理气开郁，为佐药，与柴胡相配合，升提清阳，调和肝脾，加强疏畅气机，升清降浊之功。甘草调和诸药，为使药。与芍药共同使用，又能缓急止痛。整个方剂四药的配伍严谨，柴胡与芍药相配合治疗肝郁，枳实与甘草相配合治疗脾滞，实现肝脾的并调，是疏肝理脾的基础方剂。

[加减] 咽干、口燥、舌红少津者加天花粉、玄参；阴虚火旺者加知母、黄柏；

低热者加青蒿、地骨皮。

5.肝郁血瘀证、心脉阻滞证

［主症］胁肋刺痛，胸闷憋气或伴心悸。

［次症］易怒、烦躁、情绪低落，月经异常。

［舌脉］舌紫暗；脉弦，结代或脉率不齐。

［治则］疏肝祛瘀、宽胸散结。

［方药］《医林改错》血府逐瘀汤合《证治准绳》柴胡疏肝汤。桃仁、红花、当归、牛膝、川芎、桔梗、生地、柴胡、枳壳、甘草、白芍、赤芍、瓜蒌、薤白、白酒。

［方解］血府逐瘀汤由桃红四物汤与四逆散加桔梗和牛膝组成。桃红四物汤负责活血化瘀并养血；四逆散疏理肝气，使气机畅通则血液循环正常；加入桔梗引导药物上行至胸腔（血府）；牛膝引导瘀血下行并通利血脉。方中的桃仁能破血行滞，润燥，红花能活血化瘀，止痛，两者共同作为君药使用。赤芍和川芎则作为臣药，协助君药活血化瘀。牛膝擅长祛瘀通脉，引导瘀血下行，也是臣药之一。当归既能养血又能活血，祛瘀生新；生地黄具有凉血清热、养阴生津的作用，与当归共同养血润燥，使祛瘀不伤正；枳壳能舒畅胸中气滞；桔梗宣肺利气，与枳壳配伍，一升一降，开胸行气，促进气血循环；柴胡疏肝理气，作为佐药使用。活血化瘀而不损伤正气，疏肝理气而不消耗气血，能够达到运行气血、除瘀止痛的功效。

［加减］瘀血较重者，加三棱、莪术、虻虫活血破瘀；疼痛明显者，加乳香、没药、丹参活血止痛。

6.肝胆湿（实）热证

［主症］胁腹疼痛拒按，放射肩背。

［次症］口苦咽干，面红耳赤，多伴黄疸，皮肤瘙痒，便秘尿黄。

［舌脉］脉弦数，舌红，苔黄厚腻。

［治则］清肝利胆、通腑泄热。

［方药］《伤寒论》茵陈蒿汤合《伤寒论》大柴胡汤或《伤寒论》大承气汤。柴胡、黄芩、枳实、白芍、半夏、生姜、茵陈、生大黄、炙甘草、栀子、厚朴、枳实、芒硝。

［方解］茵陈蒿汤中茵陈疏肝利胆、清热利湿退黄，既能通过发汗将湿热排出体外，又能利尿使湿热通过小便排出，是治疗黄疸的关键药物。方中栀子清湿热、利三焦，引导湿热通过小便排出；大黄降泄郁热，配合茵陈和栀子通利大便，使湿热之

邪通过大便排出。三种药联用，既能利湿又能泄热，使两便通利，从而消除湿热和瘀热，湿热得以行，瘀热得以排除。

大柴胡汤中柴胡功能疏泄肝胆邪热，与黄芩相配和解表里、清热利湿，与芍药合用柔肝舒肝止痛。半夏和生姜化湿和中、降逆止呕。大黄和枳实泻腑清热、利胆消炎。此方剂的作用在于通过和解少阳，内泻热结，通畅腑气，消除郁结湿热，祛除邪气，使正气得以恢复。

大承气汤中大黄苦寒泄热、祛瘀通便，荡涤肠胃中的邪热积滞。芒硝作为臣药，其咸寒泄热、软坚润燥、通便的特性可以增强泻下热结的效果。积滞内阻导致腑气不行，故加厚朴苦温下气，枳实苦辛破结，导滞消痞。这两味药行气散结，消除痞满，同时也协助大黄和芒硝推荡积滞，加速排除热结。

［加减］热毒炽盛，黄疸鲜明者加龙胆草、栀子；腹胀甚，大便秘结者，大黄用至20~30g；小便赤涩不利者加淡竹叶。

［西医治疗］西医的治疗方法主要包括保守治疗和手术治疗。保守治疗包括药物治疗、饮食控制和生活方式改变，以促进结石的溶解和排出。药物治疗可使用非甾体抗炎药治疗胆绞痛，此外，也可对症给予解痉药，症状严重时还可使用阿片类药物。手术治疗则分为内镜取石和开腹手术，旨在直接移除结石或胆囊。胆囊切除术为症状性胆囊结石的首选治疗方式。

静止型胆囊结石大多数患者无症状，仅在体检、手术时发现，静止型胆囊结石原则上不需要内、外科治疗。胆石症最大的潜在危害是癌变，应每半年或一年B超、CT复查。肝内胆管结石对于有症状的肝内胆管结石，目前手术治疗是最有效、最彻底的方法。而对于无症状的静止型肝内胆管结石是否需要治疗意见尚未统一，中华医学会胆道外科学组主张对于静止型结石也采取积极的手术治疗。

肝外胆管结石急性发作期首先抗菌和解痉止痛仍是常规的治疗方法，近年来由于ERCP手术的逐渐推广应用，以及该手术临床疗效显著，ERCP已经是胆总管结石的理想和首选治疗方法。缓解期应控制饮食，避免油腻、富含胆固醇的食物。

［预后调理］饮食调整：应遵循低脂、低胆固醇的饮食原则，限制高脂肪、高胆固醇、高盐和高糖的食物摄入。同时，增加膳食纤维摄入可帮助减少胆固醇的合成，有助于预防胆石的形成。建议多食用水果、蔬菜、全谷物和富含健康脂肪的食物，如鱼类和坚果。

生活方式改变：应避免长时间的空腹或暴饮暴食，定期进行体育锻炼，适量增加身体活动。合理调节情绪、避免精神紧张和压力。

[典型病案]

病案一：李某，男，50岁。自诉于2011年3月5日上午突然上腹部剧烈疼痛，向右肩放射，发热（T39.7℃），巩膜黄染，住某医院治疗，诊断为胆囊炎、胆石症。治疗数10天，症状缓解后，准备手术取石，奈何患者恐惧开刀，不愿手术，自动出院，来本院门诊中药治疗。就诊时症状：右胁下阵发性绞痛，尿赤便秘，脉弦滑，苔黄腻。查体：右上腹部有压痛，胆囊增大，肝区有叩击痛。

西医诊断：胆囊结石症。

中医诊断：胁痛（胆石症）。证型：肝胆湿热证。

治法：清肝利胆、通腑泄热。

方药：《伤寒论》茵陈蒿汤合《医方集解》龙胆泻肝汤加减。柴胡10g，龙胆草10g，栀子10g，黄芩10g，生地黄10g，当归10g，泽泻10g，车前子10g，木通10g，木香10g，枳壳10g，大黄6g，茵陈蒿20g。5剂，水煎服，每日2次。

二诊：服上方后，右上腹绞痛已减轻，呕吐已止，唯二便不调，其他诸证同前。依前方再服5剂。三诊：服上方后，舌苔已退，胃纳尚香，小便正常。原方去大黄、茵陈蒿，再服5剂。四诊诸证减而未除。在5月5日下午患者上腹部突然发生剧烈疼痛，有下坠感觉，此为排石之征兆，嘱其用朴硝24g开水冲服。嘱通便时注意排石，结果排出黄豆大结石一块，腹痛即止，逐渐痊愈。

[按]本病例胆石症，患者右胁下呈阵发性绞痛，又伴黄疸，水药不得入口，反呕恶出，针对病因进行辨证分析，寻找其湿热内蕴、气血瘀阻之因，即投以清利湿热、行气化瘀、利胆排石之品，用龙胆泻肝汤加木香、枳壳等。投药之后，取效甚快，此非临证有年，慎思明辨，不能得其情，倘盲目投药，必致变证百出，贻患非浅。本病治疗正如前人所说："非辨证无以明，非审因莫能治"。（朱世楷病案）

病案二：张某，女，50岁。患者于当地医院经手术取出胆石数枚，术后两年并无发作。1天前，患者无明显诱因下出现上腹部剧痛，向右肩放射，恶心呕吐，烦躁痞满，胀闷不舒，嗳气频繁，巩膜黄染，小便黄赤，大便燥结，舌红，苔薄黄，脉弦。

西医诊断：胆囊结石症。

中医诊断：腹痛（胆石症）。证型：胆郁气滞证

治法：疏肝理气，利胆排石。

方药：越鞠丸加减。木香10g，枳壳10g，川芎10g，神曲10g，香附10g，栀子10g，生大黄10g，黄芩10g，茵陈20g。3剂，水煎服，每日2次。二诊：服上方3剂后，诸证略减，大便已通，小便仍黄。上方去大黄，加连翘、赤小豆，3剂。三诊：药后腹

痛减，呕吐、胀闷诸症略有好转，尿黄转清。原方再进5剂，以排除胆石。四诊：服完。

上药后，患者大便排出黄豆大胆石3粒，随诸证痊愈。随访12年，健康如常，并无发作，能参加劳动。

［按］本案患者上腹部剧烈疼痛，向右肩放射，胀闷不舒，嗳气频繁等症。从病位和疼痛的性质上判断，符合肝气郁结、气滞血瘀之候。"气有余便是火"，气郁日久，化火上炎，影响脾胃，肝胆不舒，胃失和降，故出现恶心呕吐，胃脘胀满，便结尿黄之象。舌红、苔薄黄属热，脉弦为肝郁之征。此病乃始于肝气郁结，渐至化火为患。从病因而论，气滞为本，热盛为标。投越鞠丸以疏肝解郁，配以大黄、茵陈清热利湿，清泻肝火之热，取木香、枳壳增加理气止痛、排石之功。药虽平平，然治数方于一炉，投药之后取效甚快，诚如巧工搭架，不可谓之不精也。（朱世楷病案）

［失治误治分析］胆石症根据结石所在的部位可分为胆囊结石、肝内胆管结石和肝外胆管（胆总管）结石。要准确判断结石位置和解剖毗邻解剖关系，需要进行影像学检查。较小的胆结石不会影响胆囊的浓缩排胆功能和胆管的胆汁排泄，通常没有明显的症状。由于胆囊管的正常内径为0.2~0.4cm，并有螺旋瓣褶皱，所以直径大于0.5cm的结石不容易通过；肝内胆管小结石常较固定，不引起临床症状；胆总管结石，无论是原发性还是继发性，只要没有阻塞胆汁通路，通常不会出现症状，即使有轻微症状也常被误诊为胃病。胆囊和/或胆总管结石的潜在危险是结石嵌顿于胆囊颈部或Oddi括约肌，就会引起剧烈的胆绞痛，还可能出现黄疸，并发急性梗阻性化脓性（胆囊）胆管炎，甚至危及生命。

胆石症成因复杂，必须综合辨证才能实施治疗，以客观指标评估治疗效果。单纯地对号入座、守型定方、长期使用以苦寒攻下的特定药物是不可取的，可能会损伤脾胃并加重病情。在使用中药排石治疗前，应进行影像检查，明确胆结石的位置、大小、数量、性质，制定妥善的治疗方案；治疗期间注意观察胆结石的动态变化，直径超过1.0cm的大结石则不宜强行排石，盲目采用中药通里攻下方法排石，则可能事倍功半，甚至导致脾胃虚寒和胃肠疾病的并发症。不能认为临床症状消失就是治愈，生活上的自我调节和饮食控制，防止胆石症的复发。

病案一：马某，女，49岁。右上腹胀痛，阵阵发作，势如刀割，放射右肩，口苦心烦，恶心呕吐，厌油厌食，食后饱胀，溲黄便稀，脉弦，舌红、苔薄黄。他院诊为胆囊泥沙型结石合并胆囊炎。证属肝失疏泄，胆气郁滞，酿汁成石。

西医诊断：胆囊结石症。

中医诊断：胁痛（胆石症）。证型：肝郁血瘀证。

治法：疏肝理气，利胆排石。

方药：柴胡疏肝散加减。金钱草30g，鲜生地黄、铁马鞭各15g，柴胡、赤芍、全当归、川楝子、龙胆草、栀子、木通、炒枳实各10g。服4剂，痛势大减，药虽奏功，根仍未除，当穷其根，治宗前法。药用金钱草30g，茯苓12g，栀子、柴胡、白芍、法半夏、川楝子、炒竹茹各10g，枳实、陈皮各6g。上方服5剂后，诸证基本消失，查其舌脉平和，停药观察。胆囊造影复查未见结石阴影，嘱其停药，以观后效，如有复发，上方续服。追访10年诸症未发。

[按] 本例曾于当地医院误以肝炎论治，病情加重，反复发作，后经某医院胆囊造影诊断为胆囊泥沙型结石合并胆囊炎，拒绝手术，次年7月来诊。《灵枢·胀论》云："胆胀者，胁下胀痛，口中苦、善太息。"胆者，中精之腑，以通为顺，附于肝，互为表里，赖肝之疏泄，保其中清不浊，通降下行。若肝失疏泄，胆气郁滞，失其通降，形成结石，病发大痛，此乃不通则痛矣，故认为本病治疗之关键在于疏肝理气，不在于排石，肝得疏泄之权，胆汁方能外泄，积胆之石，方可随之而去，病乃除。本例处方用药，重在疏肝理气，以柴胡、川楝子、枳实疏肝理气；取龙胆草、栀子、金钱草、马鞭草以泻肝利胆，佐以当归、赤芍导通塞道，前后服药12剂即告痊愈。（言庚孚病案）

病案二：郭某，女，40岁。患者自述患"胃炎"5个月余，平时右上腹不适，纳差，饮食稍多则呕吐。常服胃复康、香砂养胃丸等药物治疗，仍然时轻时重。10天前在外出途中饮食寒凉，随感右上腹疼痛，经某县医院做腹部B超检查，诊为胆囊炎并胆囊结石，经用"胆石通""利胆片"等药治疗，疼痛仍作。刻诊：右胁下疼痛拒按，食后痛甚，遇寒痛增，得暖则稍舒，脘闷纳差，畏寒，手足逆冷，大便5日未行，舌质暗淡有瘀斑，舌苔薄白而干，脉弦紧。

西医诊断：胆囊结石症。

中医诊断：胁痛（胆石症）。证型：胆郁气滞证。

治法：疏肝理气，通腑化瘀。

方药：大黄附子汤合桃核承气汤加减。制附子15g（先煎），大黄12g，桃仁12g，枳实15g，厚朴15g，细辛6g，芒硝9g，桂枝12g，干姜15g，白术15g，鸡内金20g，酒白芍12g。每日1剂，水煎400mL，去滓纳芒硝，分2次温服。鸡内金文火焙干，粉碎为细粉，沸水调服。嘱其忌油腻生冷食物，避免受凉及劳累。

二诊：服药2剂，泻下黏稠粪便，日2次，疼痛明显减轻，上方减芒硝，大黄减至9g，继续服用。三诊：服药3剂，大便溏薄，日2次，疼痛未作，畏寒、手足逆冷亦渐好转。证属寒实结滞，标实已除，脾肾阳虚未复，转予温补脾肾，以治本为主。方选附子理中汤加减。处方：制附子9g（先煎），党参25g，白术12g，干姜15g，茯苓20g，三棱12g，莪术12g，当归15g，酒白芍12g，砂仁12g（后下），鸡内金15g，炙甘草6g。每日1剂，煎服法同前。继服10剂，诸证悉除，随访半年无复发。

[按] 本案患胆结石5个多月，脾肾阳虚之体，于寒冬外出途中感寒，复为冷食所伤，以致寒实瘀血互结，胆腑不通，而引发疼痛。曾用"胆石通（茵陈、金钱草、大黄、柴胡等）""利胆片（穿心莲、溪黄草、苦木等）"等药治疗，以清热为主，并不对证，故疼痛仍作。宗《金匮要略·腹满寒疝宿食病脉证治》："胁下偏寒，发热，其脉弦紧，此寒也，以温药下之，宜大黄附子汤"之旨，治以温下化瘀为主。方用大黄附子汤而重用附子、大黄，温散寒凝，苦辛通降，合成温下之剂；细辛辛温宣通，散寒止痛，助附子温里散寒；大黄与附子、细辛相配，其寒性被制而泻下之功犹存，为去性取用之法；合桃核承气汤意在取其逐瘀通腑，且芒硝软坚长于化石；桂枝与芒硝、大黄同用，相反相成，温通而不助热；附子与干姜、白术相伍，以温补脾肾之阳，干姜又能防附子之毒害；鸡内金与芒硝合用，则化石消积之力倍增；白芍酒制行经，治中寒胁痛。诸药合用，治石于常法之外，共奏温下逐瘀之功，使邪有出路，而诸恙自平。（韦绪性病案）

（十四）胆囊炎

胆囊炎（cholecystitis）是一种临床常见病，根据发病急缓可分为急性胆囊炎和慢性胆囊炎。急性胆囊炎是由于胆囊管梗阻、化学性刺激和细菌感染等引起的胆囊急性炎症性病变，常以右侧胁肋部疼痛为主要临床表现。慢性胆囊炎多由急性胆囊炎反复迁延不愈而来。

胆囊炎可归属于中医"胁痛"范畴。慢性胆囊炎可因胆囊结石、高脂饮食等诱发，呈慢性起病过程，常以右上腹胀满或隐痛，伴见恶心、腹胀为主要临床表现，可对应中医"胆胀""胁痛""黄疸""疸胀"等病名。

[诊断和鉴别诊断]

1.中医诊断

《黄帝内经》对胆囊炎、胆石症早已有了清楚地论述。《灵枢·本输》云："胆者，中精之府。"《针灸甲乙经》也称："胆者，清静之府。""腑"是"传化物而不藏"，但胆囊另归属于"奇恒之腑"的范畴，具有"亦藏""亦泻"的特点，功能"以通降下行为顺"。《灵枢·邪气脏腑病形》中论述："胆病者，……呕宿汁……

其寒热者。"《灵枢·胀论》："胆胀者，胁下胀痛，口中苦，善太息，""肝胀者，胁下满而引少腹。"《灵枢·五邪》："邪在肝，则两胁中痛。"《素问·藏气法时论》："肝病者，两胁下痛引少腹。"《灵枢·论疾诊尺》说："寒热身痛，面色微黄。"由于肝气不疏，而气血瘀滞，影响胆腑通顺和中清，胆汁滞留，久经肝火煎熬可形成结石；饮食不节，过食油腻，使脾胃运化失司，郁而化热，热与脾湿相结合，湿热相搏，阻滞中焦；或外邪虫积，导致湿热蕴结中焦，病在肝胆，涉及脾肾。依据病因病机、临床症状、舌诊和脉象及现代医学检查，可确立临床诊断和中医证治分型，予以辨证论治。常见证型，急性胆囊炎为胆腑郁热证、热毒炽盛证；慢性胆囊炎为肝胆气滞证、肝胆湿热证、胆热脾寒证、气滞血瘀证、肝郁脾虚证、肝阴不足证、脾胃气虚证。

2.中医鉴别诊断

（1）胁痛的鉴别：①以右侧胁肋部疼痛为主要表现者，可以诊断为"胁痛"。需与悬饮相鉴别。悬饮亦可见胁肋部疼痛，但其表现为饮留邪下，胸胁胀满，持续不已，伴见咳嗽、咳痰。呼吸时疼痛加重，常喜向病侧睡卧，患侧肋间饱满，叩呈浊音，或兼见发热，一般不难鉴别。②以右上腹胀满或隐痛，伴见恶心、腹胀者，可以诊断为"胆胀"。需与鼓胀相鉴别。鼓胀主要为肝、脾、肾三脏受损，气、血、水互结于腹中，以腹部胀大为主，后期可伴面色晦暗，肢体浮肿。二者不难鉴别。

（2）类证鉴别：①与胰瘅（急性胰腺炎）鉴别：胰瘅多因酗酒或暴食，或情志刺激，或继发于胆石、蛔厥等病之后，湿热邪毒塞积于胰所致。以急起上腹剧痛，伴恶心呕吐，发热，口干，大便秘结。尿血淀粉酶增高为主要表现的内脏瘅热病类疾病。其中"尿、血淀粉酶增高"为主要鉴别点。②与胃冲痛（胃穿孔）鉴别：胃冲痛，即西医之胃穿孔。为突发胃脘腹疼痛，腹痛拒按，嗳腐吞酸，嘈杂不舒，呕吐或矢气后痛减，大便不爽。腹痛发生多与饮食有关，部位为胃脘部。③与石淋（尿路结石）鉴别：石淋为尿有砂石，小便则茎里痛，尿不能卒出，痛引少腹，膀胱里急，多因下焦积热，湿热下注化火灼阴煎熬尿液结为砂石，淤积水道。其疼痛多在排尿时，痛引少腹或腰部。

3.西医诊断

（1）急性胆囊炎的诊断标准：①症状：以右上腹急性疼痛为主，常伴发热、恶心、呕吐等症。②体征：查体可见右上腹压痛，可伴有反跳痛、肌紧张，莫菲氏征阳性。③实验室检查：白细胞计数及中性粒细胞计数增高，白细胞总数10.0×10^9~15.0×10^9/L，甚至超过20.0×10^9/L以上，中性粒细胞出现核左移时，要注意化脓性胆管（囊）炎或穿孔。④血生化检查见ALT、AST、ALP、总胆红素及直接胆红素增高。⑤超声检查：胆囊壁体积增大（胆囊横径≥4cm），胆管扩张，胆囊壁水肿，胆囊壁增厚≥3mm或毛糙。⑥CT、MRI检查：见胆囊或胆管肿大、扩张、壁增厚、息肉、结石等影像改变。

（2）慢性胆囊炎的诊断标准：①症状：以反复右上腹胀痛或不适为最常见症状，可伴有腹胀、嗳气、厌油腻等消化不良症状。②体征：查体可见右上腹部有轻度压痛及叩击痛，但大多数患者可无任何阳性体征。③超声检查：胆囊体积常缩小或正常，也可见胆囊体积略有增大，胆囊壁增厚≥3mm或毛糙。④CT、MRI检查：见胆囊壁增厚或粗糙、息肉、胆囊或胆管内结石等影像改变。

4.西医鉴别诊断

根据典型的临床表现，结合实验室及影像学检查，急、慢性胆囊炎诊断一般无困难，但应注意与其他相关疾病的鉴别诊断。急性胆囊炎需要与腹部急性、慢性胃肠、胰腺、胆道及右侧输尿管和右侧肺炎及胸膜炎等疾病鉴别。

（1）消化性溃疡病穿孔：临床出现急腹症、泛发性腹膜炎表现，X线下见膈下游离气体，胃镜检查可见穿孔部位。

（2）胃肠炎：急性胃肠炎有肠绞痛、呕吐、水样腹泻；慢性胃肠炎以肠绞痛后腹泻黏液或脓血便为主，结合血、便常规及胃镜检查可确诊。

（3）胰腺炎：持续性剧烈腹痛或隐痛，可向左肩背部放散；血淀粉酶和脂肪酶增高正常值3倍以上，C反应蛋白增高；结合影像学检查，可以确诊急性胰腺炎、慢性胰腺炎。

（4）肝脓肿：持续性右上腹剧痛，血象增高，血培养可能阳性，超声可见肝区增强（化脓前期）或低回声（脓肿形成）病灶，CT成像可见肝脏局部高或低密度病灶。

（5）肝炎：无论是急性病毒性肝炎、慢性病毒性肝炎、脂肪性肝炎引起的腹痛均为隐痛或胀痛，结合影像学和血生化学检查，与急、慢性胆囊炎鉴别诊断一般无困难。

（6）胆道蛔虫病：阵发性右上腹季肋下剧烈腹痛，便蛔虫卵阳性，超声或CT等影像学检查可明确诊断。

（7）高位阑尾炎：转移性腹痛定位于右侧中上腹部，CT成像连续断层扫描，可发现病变的阑尾。

（8）结肠肝曲癌：慢性腹胀、腹痛，或伴有不规律腹泻、黑便，右上腹包块，结合结肠镜检查可确诊。

（9）右侧输尿管结石：输尿管结石在剧烈的腰部疼痛过程中，向会阴部放射痛，右肾区叩痛阳性，影像学可见结石显影。

（10）右侧肺炎及胸膜炎：影像学检查可见右侧肺部下叶或右侧胸膜，有大片炎症性改变，结合血液检查不难诊断。

［病因病机］情志不遂、饮食失节、多食油腻厚味、感受外邪、虫石阻滞及劳伤过度是胆囊炎发病的主要病因及诱因。外感湿热毒邪，湿热由表入里，内蕴中焦，肝胆疏泄失职，气机不通；或热毒炽盛，蕴结胆腑，使血败肉腐、蕴而成脓，发为胁痛；或因湿热内蕴，肝胆疏泄失职，胆汁郁积，排泄受阻，煎熬成石，胆腑气机不通，不通则痛，发为胁痛或胆胀；外感寒邪，邪入少阳，寒邪凝滞，肝胆疏泄失职，胆腑郁滞，肝胆之气郁结，气郁而致血瘀，瘀而化火；或蛔虫上扰，枢机不利，胆腑通降受阻，发为胆胀；暴怒伤肝，抑郁不舒，情志所伤致肝气郁结，胆失通降，胆液郁滞发为胆胀；嗜食肥甘厚味，或嗜酒无度，损伤脾胃致中焦运化失职，升降失常，土壅木郁，湿浊内生，湿热蕴结，肝胆疏泄不畅，胆腑不通发为胆胀；久病体虚，劳欲过度，使得阴血亏虚，胆络失养，脉络拘急，胆失通降，不荣则痛，发为胆胀；湿热熏蒸，胆汁逆溢肌肤而目黄身黄；胆汁淤积加重，导致气滞瘀阻不散，内蕴湿热不清，则反复发作；气血积滞，积热不散，热盛肉腐蕴成脓。甚者，热毒化火则寒战、高热；火毒炽盛，毒入营血，则神昏谵语，皮肤瘀斑；更甚者，出现"亡阴""亡阳"之厥证。

［辨证论治］胆囊炎的基本病机是胆失通降，不通则痛；胆络失养，不荣则痛。情志不遂、饮食失节、感受外邪、虫石阻滞，均致肝胆疏泄失职，腑气不通，发病多为实证。久病体虚，劳欲过度，使得阴血亏虚，胆络失养，脉络拘急，胆失通降，发为虚证。病位在肝胆，累及脾胃；病理因素是湿、热、气滞、血瘀、气虚、阴伤。肝胆气郁、湿热多见，但由于素体脾阳不足，或苦寒之剂用之太过，可形成阳气不振的寒凝瘀滞或寒热夹杂证，亦应注意识别。因而，辨证要点应注意，①辨缓急：不同临床类型胆道感染的表现有很大的差异。急性发作性胆道感染起病急骤，症状和体征明显，严重者或有穿孔者可迅速进入休克。治疗上需要清热利湿、通里攻下、宣泄湿热、消除炎症、改善症状以利结石下行。而慢性型病情稳定，一般无明显症状和体征，应用疏肝、理气、开郁，滋养肝血，其病自可向愈。②辨寒热：胆道感染多为肝胆之气郁结，而致血瘀，瘀而化火，湿浊内生，湿热蕴结或素体脾阳不足。

治疗原则当以，①清热解毒为先：主要病机为湿热内蕴，气机不畅，胆腑疏泄失常，易导致脾病；脾运不力，易生内湿，三焦不利，湿犯于胆，即可郁而化热，又可与胃热结合。故应以清热利湿为先，合清热解毒、清热泻火、清热利湿或清热凉血，以达治疗目的。②通里攻下为用：胆为"中清之府"，胆汁通降下行为顺。胆汁淤积，胆腑不通而出现腹痛。通腑可泻热，缓急止痛；通泻胃腑胆亦泻，助胆气通降，胆气下行则诸症自消。所以，"六腑以通为用"。③理气开郁为本：由于肝气郁结、气滞，木郁土壅，脾胃失于升降，则气机不行，壅阻于中是本病的起源，所以，用疏肝理气之法以解肝胆气血郁闭，是治疗本病的基本方法。疏肝理气，伸其郁，导其滞，使中焦气机畅通，上下无碍，则病证可解。④滋养肝血为上：因热毒炽盛而致耗气伤阴，或久病易出现脾胃失调，肝阴不足，肝失所养，变柔为刚，气横所指，胃当其冲。只有滋养肝血，使肝体柔和，胆气通降，肝气才能复其条达，脾胃也随之恢复升降之机。故在病情缓和之际，用养肝柔肝之妙法，解肝经之亏虚，可收全功。综上，通腑、利胆、理气、解郁、行瘀、排石是治疗胆道感染的基本原则。根据病程临床上将胆囊炎分为急性胆囊炎和慢性胆囊炎两个证型。中医学依据"四诊"指征，进行辨证分型。

1.急性胆囊炎

（1）胆腑郁热证：

［主症］上腹持续灼痛或绞痛；胁痛阵发性加剧，甚则痛引肩背。

［次症］晨起口苦，时有恶心，饭后呕吐，身目黄染，持续低热，小便短赤，大便秘结。

［舌脉］舌质红，苔黄或厚腻；脉滑数。

［治则］清热利湿，行气利胆。

［方药］《伤寒论》大柴胡汤。柴胡、黄芩、芍药、半夏、生姜、枳实、大枣、大黄。

［方解］本方以和解少阳的小柴胡汤与轻下阳明热结的小承气汤合方加减而成。方中重用柴胡为君，疏解少阳之邪。臣以黄芩清泄少阳郁热，与柴胡相伍，和解清热，以解少阳之邪。轻用大黄、枳实泻热通腑，行气破结，内泻阳明热结，亦为臣药。芍药缓急止痛，与大黄相配可治腹中实痛，合枳实能调和气血，以除心下满痛；半夏和胃降逆，辛开散结；配伍大量生姜，既增止呕之功，又解半夏之毒，共为佐药。大枣和中益气，与生姜相配，调脾胃、和营卫，并调和诸药，为佐使药。诸药合用，既不悖少阳禁下原则，又可和解少阳、内泻热结，使少阳与阳明之邪得以分解。

［加减］身目黄染者，加茵陈、栀子；心烦失眠者，加合欢皮、炒酸枣仁；恶心

呕吐者，加姜竹茹；壮热者，可加石膏、蒲公英、虎杖。

（2）热毒炽盛证：

［主症］持续高热，右胁疼痛剧烈，拒按。

［次症］身目发黄，黄色鲜明，大便秘结，小便短赤，烦躁不安。

［舌脉］舌质红绛，舌苔黄燥；脉弦数。

［治则］清热解毒，通腑泻火。

［方药］《伤寒论》茵陈蒿汤合《外台秘要》黄连解毒汤。茵陈、栀子、大黄、黄连、黄柏、黄芩。

［方解］茵陈蒿汤方中重用茵陈蒿为君药，以其苦寒降泄，长于清利脾胃肝胆湿热，为治黄疸要药。栀子泻热降火，清利三焦湿热，合茵陈可使湿热从小便而去，为臣药。大黄泻热逐瘀，通利大便，伍茵陈则令湿热瘀滞由大便而去，为佐药。诸药相合，使二便通利，湿热瘀滞前后分消，则腹满自减，黄疸渐消。黄连解毒汤方中以黄连为君，既入上焦以清泻心火，盖因心为君火之脏，泻火必先清心，心火宁，则诸经之火自降；又入中焦，泻中焦之火。臣以黄芩清上焦之火，黄柏泻下焦之火。栀子清泻三焦之火，导热下行，用为佐使。诸药相伍，苦寒直折，共奏泻火解毒之效。

［加减］小便黄赤者，加滑石、车前草；大便干结者，加火麻仁、芒硝；身目黄染重者，加金钱草。

2.慢性胆囊炎

（1）肝胆气滞证：

［主症］右胁胀痛，心烦易怒。

［次症］厌油腻，时有恶心，餐后呕吐，脘腹满闷，嗳气。

［舌脉］舌质淡红，舌苔薄白或腻；脉弦。

［治则］疏肝利胆，理气解郁。

［方药］《景岳全书》柴胡疏肝散。陈皮、柴胡、川芎、香附、枳壳、芍药、甘草。

［方解］方中柴胡苦辛而入肝胆，功擅条达肝气而疏郁结，为君药。香附味辛入肝，长于疏肝行气止痛；川芎味辛气温，入肝胆经，能行气活血、开郁止痛。二药共助柴胡疏肝解郁，行气止痛之效，同为臣药。陈皮理气行滞而和胃，醋炒以入肝行气；枳壳行气止痛以疏理肝脾；芍药养血柔肝，缓急止痛，与柴胡相伍，养肝之体，利肝之用，且防诸辛香之品耗伤气血，俱为佐药。甘草调和药性，与白芍相合，则增缓急止痛之功，为佐使药。诸药共奏疏肝解郁，行气止痛之功。本方以四逆散易枳实

为枳壳，加川芎、香附、陈皮而成，其疏肝理气作用较强。

[加减] 疼痛明显者，加延胡索、郁金、木香；腹部胀满者，加厚朴、草豆蔻；口苦心烦，加黄芩、栀子；恶心呕吐者，加代赭石、炒莱菔子；伴胆石者，加鸡内金、金钱草、海金沙。

（2）肝胆湿热证：

[主症] 胁肋胀痛，晨起口苦，口干欲饮。

[次症] 身目发黄，身重困倦，脘腹胀满，咽喉干涩；小便短黄，大便不爽或秘结。

[舌脉] 舌质红，苔黄或厚腻，脉弦滑数。

[治则] 清热利湿，利胆通腑。

[方药]《医方集解》龙胆泻肝汤或《伤寒论》大柴胡汤。龙胆草、黄芩、山栀子、泽泻、木通、车前子、当归、生地黄、柴胡、甘草。

[方解] 龙胆泻肝汤方中龙胆草大苦大寒，既能泻肝胆实火，又能利肝胆湿热，泻火除湿，两擅其功，故为君药。黄芩、栀子苦寒泻火，燥湿清热，增君药泻火除湿之力，用以为臣。泽泻、木通、车前子渗湿泄热，导肝经湿热从水道而去。肝乃藏血之脏，若为实火所伤，阴血亦随之消灼，且方中诸药以苦燥渗利伤阴之品居多，故用当归、生地黄养血滋阴，使邪去而阴血不伤。肝性喜疏泄条达而恶抑郁，火邪内郁，肝胆之气不疏，且骤用大剂苦寒降泄之品，既恐肝胆之气被抑，又虑折伤肝胆升发之机，遂用柴胡疏畅肝胆之气，与生地黄、当归相伍以适肝体阴用阳之性，并能引药归于肝胆之经，以上皆为佐药。甘草调和诸药，护胃安中，为佐使之用。火降热清，湿浊得利，循经所发诸症皆可相应而愈。

[加减] 伴胆石者，加鸡内金、金钱草、海金沙；小便黄赤者，加滑石、通草；大便干结者，加大黄、芒硝、牡丹皮。

（3）胆热脾寒证：

[主症] 胁肋胀痛，恶寒喜暖。

[次症] 口干不欲饮，晨起口苦，恶心欲呕，腹部胀满，大便溏泄，肢体疼痛，遇寒加重。

[舌脉] 舌质淡红，苔薄白腻，脉弦滑。

[治则] 疏利肝胆，温脾通阳。

[方药]《伤寒论》柴胡桂枝干姜汤。柴胡、桂枝、干姜、栝楼根、黄芩、牡蛎、炙甘草。

　　[方解] 本方是小柴胡汤增减而成。"胆为清净之腑，无出无入，其经在半表半里，不可汗吐下，法宜和解。"方中柴胡苦平，入肝胆经，透泄少阳之邪，并能疏泄气机之郁滞，使少阳之邪得以疏散，为君药。黄芩苦寒，清泄少阳之热，为臣药。柴胡、黄芩相配伍，一散一清，方中柴胡、黄芩和解枢机，桂枝、干姜温阳化饮，天花粉生津止渴，牡蛎软坚散结，甘草调和诸药。该方为少阳太阴相兼、寒热互见之方，具有和解少阳，温化水饮之功。

　　[加减] 腹痛较甚者，加川楝子、延胡索；久泄，完谷不化者，加补骨脂、赤石脂；恶心呕吐甚者，加姜半夏、姜竹茹。

　　（4）气滞血瘀证：

　　[主症] 右胁胀痛或刺痛，胸部满闷，喜善太息。

　　[次症] 晨起口苦，咽喉干涩，右胁疼痛夜间加重，大便不爽或秘结。

　　[舌脉] 舌质紫暗，苔厚腻；脉弦或弦涩。

　　[治则] 理气活血，利胆止痛。

　　[方药]《医林改错》血府逐瘀汤。桃仁、红花、当归、生地黄、牛膝、川芎、桔梗、赤芍、枳壳、甘草、柴胡。

　　[方解] 方取桃红四物汤与四逆散之主要配伍，加下行之牛膝和上行之桔梗而成。方中桃仁破血行滞而润燥，红花活血祛瘀以止痛，共为君药。赤芍、川芎助君药活血祛瘀；牛膝入血分，性善下行，能祛瘀血，通血脉，并引瘀血下行，使血不郁于胸中，瘀热不上扰，共为臣药。生地黄甘寒，清热凉血，滋阴养血；合当归养血，使祛瘀不伤正；合赤芍清热凉血，以清瘀热。三者养血益阴，清热活血，共为佐药。桔梗、枳壳，一升一降，宽胸行气，桔梗并能载药上行；柴胡疏肝解郁，升达清阳，与桔梗、枳壳同用，尤善理气行滞，使气行则血行，亦为佐药。甘草调和诸药，为使药。合而用之，使血活瘀化气行，则诸证可愈。

　　[加减] 胁痛明显者，加郁金、延胡索、川楝子；口苦者，加龙胆草、黄芩；脘腹胀甚者，加厚朴、木香。

　　（5）肝郁脾虚证：

　　[主症] 右胁胀痛，腹痛欲泻。

　　[次症] 体倦乏力，腹部胀满，大便溏薄，喜善太息，情志不舒加重，纳食减少。

　　[舌脉] 舌质淡胖，苔白；脉弦或弦细。

　　[治则] 疏肝健脾，柔肝利胆。

[方药]《太平惠民和剂局方》逍遥散。柴胡、当归、白芍、炒白术、茯苓、炙甘草、薄荷、煨姜。

[方解]方中以柴胡疏肝解郁，使肝郁得以条达，为君药。当归甘辛苦温，养血和血，且其味辛散，乃血中气药；白芍酸苦微寒，养血敛阴，柔肝缓急；归、芍与柴胡同用，补肝体而助肝用，使血和则肝和，血充则肝柔，共为臣药。木郁则土衰，肝病易传脾，故以白术、茯苓、甘草健脾益气，非但实土以御木乘，且使营血生化有源，共为佐药。用法中加薄荷少许，疏散郁遏之气，透达肝经郁热；烧生姜降逆和中，且能辛散达郁，亦为佐药。柴胡引药入肝，甘草调和药性，二者兼使药之用。全方深合《素问·脏气法时论》"肝苦急，急食甘以缓之……脾欲缓，急食甘以缓之……肝欲散，急食辛以散之"之旨，可使肝郁得疏，血虚得养，脾弱得复，气血兼顾，肝脾同调，立法周全，组方严谨，故为调肝养血健脾之名方。

[加减]右胁胀痛者，加郁金、川楝子、青皮；急躁易怒者，加香附、钩藤；腹胀明显者，加郁金、石菖蒲。

（6）肝阴不足证：

[主症]右胁部隐痛；两目干涩。

[次症]头晕目眩，心烦易怒，肢体困倦，纳食减少，失眠多梦。

[舌脉]舌质红，苔少；脉弦细。

[治则]养阴柔肝，清热利胆。

[方药]《续名医类案》一贯煎。北沙参、麦冬、当归、生地黄、枸杞子、川楝子。

[方解]方中重用生地黄滋养肝阴，涵养肝木为君药。臣以枸杞子滋养肝肾；当归补血养肝，且补中有行；沙参、麦冬滋养肺胃之阴，养肺阴以清金制木，养胃阴以培土荣木。少佐一味辛凉之川楝子疏肝泄热，理气止痛，顺其条达之性。综观全方，在大队滋阴药中，少佐疏肝理气之品，使行气而无伤阴之弊，滋阴亦无滞气之害。诸药合用，则肝阴得补，肝气得舒，则诸症自愈。

[加减]心烦失眠者，加柏子仁、夜交藤、炒酸枣仁；急躁易怒者，加栀子、青皮、珍珠母；右胁胀痛者，加佛手、香橼；头目眩晕者，加钩藤、菊花、白蒺藜。

（7）脾胃气虚证：

[主症]右胁隐痛，体倦乏力。

[次症]胃脘胀闷，纳食减少，肢体困倦。

[舌脉]舌质淡白，苔薄白；脉缓无力。

〔治则〕理气和中，健脾和胃。

〔方药〕《古今名医方论》香砂六君子汤。党参、白术、茯苓、木香、砂仁、炙甘草。

〔方解〕方由四君子汤加木香、半夏、陈皮、砂仁而成。方中以党参为君，甘温益气，健补脾胃。脾胃气虚，运化失常，故以白术为臣，既助人参补益脾胃之气，更以其苦温之性，健脾燥湿，助脾化运。脾主湿，脾胃既虚，运化无力，则湿浊易于停滞，故佐以补利皆优之茯苓，配白术健运脾气；又以其甘淡之性，渗利湿浊，且使参、术补而不滞；陈皮、木香芳香醒脾，理气止痛；半夏化痰湿，砂仁健脾和胃，理气散寒，甘草调和诸药。全方扶脾治本，理气止痛，兼化痰湿，和胃散寒，标本兼顾。

〔加减〕脘腹胀甚者，加枳实、厚朴、槟榔；纳食减少者，加神曲、鸡内金。

〔西医治疗〕

1.急性胆囊炎治疗

（1）禁食、静脉输液。

（2）止痛：可应用阿托品，无效时给予杜冷丁。

（3）抗感染治疗：注意应用氨苄青霉素、头孢哌酮等在胆汁中药物浓度高的抗生素。有条件者应做十二指肠引流并培养，根据药敏试验选择用药。

（4）注意水、电解质紊乱、酸碱失衡的纠正，注意保护肾脏功能。

（5）手术治疗指征：①经内科治疗24~48h无效；②怀疑有胆囊坏疽者，或发生胆囊穿孔的先兆，或已穿孔者；③伴有胆囊、胆囊管或胆总管结石者；④伴有化脓性胆管炎时必须急诊手术；⑤发病超过72h，因胆囊周围发生严重水肿、充血，给手术切除带来困难。一般待炎症消退后方可进行手术。

2.慢性胆囊炎治疗

主要是抗菌消炎利胆治疗。对年老体弱不能耐受手术者可采用非手术治疗，包括限制脂类饮食，服用消炎利胆药、熊去氧胆酸等，对有些患者有效，但难根治。慢性胆囊炎，如反复发作胆绞痛、胆囊无功能、有急性发作，尤其是伴有结石者，应手术治疗。

〔预后调理〕一般急性胆囊炎的疗程多为2周，慢性胆囊炎疗程多为1月。除了经过规范治疗外，胆囊炎患者平时预防调摄较为重要，主要包括情志和饮食两个方面。

胆囊炎患者应注意劳逸结合，寒温适宜，限烟限酒，心情舒畅。已患有急慢性胆囊炎的患者，应积极治疗，按时服药，预防复发。注意起居有常，防止过劳，避免过度紧张，适当运动，忌恼怒忧思，保持心情舒畅。

胆囊炎患者应以低脂肪、低胆固醇、适量蛋白和高维生素饮食为宜。急性发作期应禁食或无脂饮食，充分休息，以缓解疼痛。慢性期或缓解期的患者以低脂肪、低胆固醇饮食为主。适量摄入蛋白质和碳水化合物，丰富维生素，避免进食辛辣刺激性食物，要注意卫生，防止肠道寄生虫和细菌感染，注意营养的均衡，规律饮食。

［典型案例］

病案一：任某，男，43岁。初诊日期：2009年4月3日就诊主诉，两胁胀痛1年余。自述1年前因工作压力大，情志抑郁出现两胁胀闷，近日两胁胀闷不舒，连及脘痞。既往胆囊炎病史。查：舌淡苔薄白，脉沉弦。

西医诊断：胆囊炎。

中医诊断：胁痛。证型：肝郁脾虚血瘀证。

治法：疏肝解郁，健脾祛瘀。

方药：《素问病机气宜保命集》金铃子散加减。党参20g，厚朴10g，丹参20g，云苓15g，焦术15g，枳壳10g，川楝子15g，延胡索10g，鸡内金10g，桃仁10g，红花15，甘草10g，上诸药服7剂，每日1剂，水煎分3次口服。

2009年4月10日二诊。左胁下胀闷，饮食二便如常，查：舌淡边有齿痕，苔薄白，脉沉弦。方药：金钱草20g，海金沙20g，茯苓15g，焦术15g，党参15g，厚朴10g，郁金15g，木香5g，枳壳10g，杜仲15g，延胡索10g，甘草10g。上诸药服7剂，每日1剂，水煎分3次口服。药后偶有胁肋胀痛。

［按］本例患者由于情志不遂，肝失疏泄，气机阻滞，肝气郁结，横逆犯脾，导致肝郁脾虚，运化失职，日久化瘀。肝藏血而主疏泄，性喜条达，其经脉布胁肋，肝郁气滞，疏泄失常，血行不畅则胁肋胀痛。肝气犯胃，则脾胃失和，胃脘痞闷。当疏肝解郁，行气止痛，化瘀通络治之。肝气条达，脾气健运，脾胃调和则运化有常，气血运行通畅，濡养肝络，胁痛自除。方中川楝子苦寒，行气疏肝。延胡索味辛苦，性温，善行气活血，增强川楝子止痛之功。两药合用，既可疏肝泻热，又能行气止痛，使肝气条达，气血通畅。配伍党参、茯苓、焦术健脾益气。丹参、桃仁、红花活血化瘀，胁痛自止。二诊治以健脾利湿，行气止痛。全方以四君子汤为重点，佐以金钱草、海金沙，清热利湿止痛，郁金与木香相配行气解郁，通络止痛。邪正兼顾，以扶正为主。（李德新医案）

病案二：董某，女，40岁，初诊日期：2012年3月18日来诊，主诉右胁疼痛反复发作1年余，加重半个月。一年前无明显原因出现右胁疼痛，自服消炎利胆片能使疼痛缓解，近日因过食油腻食品出现右胁疼痛剧烈，于外院查超声示：胆囊多发结石，轻度脂肪肝。患者平素烦躁易怒。现症：右胁灼痛，口干、口苦，纳少厌油，大便干结，小便黄，舌红，苔黄，脉弦。

西医诊断：胆石症。

中医诊断：胁痛。证型：肝胆湿热证。

治法：清热祛湿，利胆溶石。

方药：柴胡10g，当归10g，白芍10g，金钱草10g，鸡内金10g，野菊花10g，鱼腥草10g，生甘草6g，莱菔子10g。上诸药6剂，水煎服。配胆舒胶囊4盒。嘱患者忌鸡蛋油腻食物，畅情志。

2012年4月2日二诊，服药后右胁灼痛明显缓解，口干口苦消失，纳可，大便可排，3天前因食用鸡肉后出现有些隐痛，脘腹胀满，查：舌质红，苔薄黄，脉弦。方药：前方加砂仁10g，白豆蔻10g，神曲10g，炒麦芽10g，减莱菔子10g。上诸药9剂，水煎服。服药后诸症明显缓解。

[按]患者以右胁疼痛剧烈，口干、口苦，纳少厌油，大便干结，小便黄，舌红，苔黄，脉弦为主要临床表现。患者因饮食不节，导致湿热蕴结，阻滞胁络，故发为胁肋灼痛；湿热熏蒸，则出现口干口苦之症状；湿热壅于脾胃则出现纳少厌油；证属湿热内蕴肝胆，治疗上当以清肝胆湿热，利胆溶石为主。方中柴胡疏肝，和解少阳；金钱草、鸡内金利胆排石、溶石；野菊花、鱼腥草清利肝胆；莱菔子通腑气以行大便；当归、白芍、生甘草合用养血、柔肝止痛。上药合用，清利肝胆之湿热，利胆溶石，则诸症可除。二诊病情好转，胁痛缓解，口干口苦消失，大便可，但因误食鸡肉等油腻之品出现胁部隐痛，脘腹胀满。患者服药后肝胆湿热得清，故口干口苦之症状消失，胁痛缓解，但由于过食肥甘厚味而损伤脾胃，以致脾失健运，湿浊内生，而出现脘腹胀满，胁部隐痛，故方中加砂仁、白豆蔻、神曲、炒麦芽以醒脾和胃，消食化积；大便可，腑气已通，故减莱菔子。（周学文医案）

[失治误治分析]临床上治疗胆囊炎失治误治的主要原因多为辨证不准，以致"虚虚实实"。急性胆囊炎以"热""毒"为主要病理因素，病性属实，"不通则痛"，中医治疗上以清热利湿，行气利胆，通腑泻火为主，但通的方法有多种，正如高士宗所说"通之之法，各有不同"，临床需仔细辨证。慢性胆囊炎当首辨虚实。属实的病理因素有"湿""热"，实证以祛邪为主，如清热利湿，疏肝利胆，行气活血等；属虚的病理因素有"脾虚""阴虚""血虚"，虚证以扶正为主，如健脾益气，

养阴柔肝等，可配合中医特色疗法（如针灸、耳穴、药物贴敷及穴位埋线等）以提高疗效。慢性胆囊炎临床上每每可见虚实夹杂之证，不可一味攻邪以致正气更伤。久病不愈，气血已亏，治疗应扶正祛邪，攻补兼施；亦可先扶正，待正气来复，再行下一步治疗。

病案一：徐某，男，37岁，已婚。于1964年6月25日，因反复发作性右肋下及胃脘痛4月余入院。患者4个月来反复发作右肋下及胃脘剧痛，牵连右侧肩背，每因暴怒或伤食而发，且伴恶心呕吐、呃逆、便秘诸症，经某医院胆囊造影检查，诊为"慢性胆囊炎""胆石症"，因拒绝手术治疗而入院。症见右肋下及胃脘剧烈疼痛，上窜肩背，拒按，坐卧不宁，口苦口干，不思饮食，恶心欲呕，小便短黄，大便秘结不通，初步辨证为肝胆气滞，气滞血阻，兼湿热蕴结之证，故先后拟用疏肝行气、活血祛瘀、攻下破结、清利解毒诸法，药用柴胡疏肝散、大柴胡汤、大承气汤、茵陈蒿汤，以及三棱、莪术、芦荟、金钱草之类。约服十余剂，疼痛反增且持续不止，痛时满床翻滚，汗出呃逆，不得已注射杜冷丁，每天多至400~500mg，也仅能缓解一时。查：右上腹胆囊区压痛（＋），可触及2mm×3mm大小的肿块。舌苔黄腻，脉弦滑数。X线检查：胆区第12肋骨下缘有密度增加的3个块状及点状阴影。经秦老进一步辨证，痛在右肋下及胃脘部，肋乃肝之分野，脘乃胃之所域，发病部位明属肝胃两经；脉弦有力，痛时汗出呃逆上攻肩背，又是肝气冲逆犯胃之象；由于肝胃气逆，湿热不能下降，故小便短黄，大便不通，再因便秘而使气更有升无降。另外，久痛入络，血行不利，亦应顾及。

西医诊断：慢性胆囊炎、胆囊结石。

中医诊断：胆胀。证型：肝气犯胃兼瘀血阻络。

治法：疏肝理气，和络润下。

方药：白芍15g，青皮9g，制香附9g，广郁金6g，炒枳实9g，桃仁9g，姜黄6g，沉香（分冲）0.9g。水煎服。

两剂后，疼痛大减，能安卧。4剂后，痛止，呃逆除，大便通，食欲增，脉亦转缓。仍用前方加减8剂，症状基本消失，精神佳，食欲旺。8月5日X线复查：胆囊区之结石阴影消失。休养1周后，于8月11日痊愈出院。两个月后，患者来院探视，知出院后情况良好，肋腹痛一直未发，已经参加工作。

［按］胆结石就其疼痛部位来说，病在肝胆二经无疑，因肝居肋下，胆附于中，互为表里。正如《灵枢·胀论》说："肝胀者，胁下满而痛引少腹……"，"胆胀者，胁下痛胀，口中苦，善太息"。因肝胆属木，侮其所胜，能犯胃土，盗其母气，

则累肾水，所以在临床上往往合并脾、胃、肾诸经的症状。如本案乃系肝胆之气横逆犯胃，故兼恶心呕吐、不思食、大便不通等症。在治疗方面，依据"不通则痛"的理由，采用了"通"的法则。然而，通的方法有多种，正如高士宗所说："通之之法，各有不同，调气以和血，调血以和气，通也；下逆者使之上行；中结者使之旁达，示通也；虚者助之使通；寒者温之使通，无非通之之法。"所以，想取得疗效，关键在于通法运用恰当。在本病治疗初期，就是辨证不确，通法不当，见到了肋脘绞痛、呕恶便秘，就以重剂的大柴胡汤、大承气汤，荡涤以通之，并拘于西医诊断胆结石，亦以大队的三棱、莪术、芦荟、金钱草……攻瘀破结以通之，结果适得其反。后来通过仔细辨证，抓住了肝气冲逆犯胃、气血瘀滞的病机，改拟调理肝胃气滞佐以和血通络之法。药用白芍缓肝止痛；青皮、香附疏肝行气为主，佐以枳实降气火之上逆；郁金为气中血药，配合桃仁、姜黄可通络祛瘀；再入沉香为使以促其下降。方小精练，药品轻灵，起到了调气以和血的功效。（秦伯未医案）

病案二：陈某，女，48岁，公司职员。就诊时主诉间断性右胁肋隐痛6年余，加重2天。6年余前患者因与他人争吵后出现右胁肋疼痛不适，恶心呕吐伴发热，就诊于某医院，行超声检查示"胆囊炎伴胆囊多发结石"。患者拒绝手术切除胆囊，要求住院保守治疗，经胃肠减压、抗感染、补液等治疗，症状缓解出院。此后，患者每因情绪波动或饮食过饱，右胁肋间断隐痛，曾自服多种抗生素，亦寻求中药，予"清热利湿""疏肝理气""利胆排石""活血止痛"等中医治疗，症状时轻时重，反复不定。2天前患者因琐事情志抑郁，右胁胀满疼痛，攻窜不定，怒则痛甚，脘闷纳呆，恶心欲吐，神倦懒言，头晕失眠，大便稀溏来诊。查：面色少华萎黄，右上腹轻压痛，无反跳痛及肌紧张，舌质淡红，苔白腻，脉弦细。

西医诊断：慢性胆囊炎、胆囊结石。

中医诊断：胆胀。证型：肝郁脾虚兼阴血不足。

治法：疏肝健脾，柔肝利胆，滋阴补血。

方药：《太平惠民和剂局方》逍遥散合《续名医类案》一贯煎加减。柴胡10g，当归10g，芍药10g，生地黄30g，白术10g，茯苓10g，北沙参10g，麦冬10g，酸枣仁10g，枸杞子15g，川楝子5g，生姜5g，薄荷5g，炙甘草5g。

上方服用12剂，右胁肋隐痛明显缓解，食欲增加，大便成形，余症好转。再以原方加减，服用8剂，诸症痊愈。

［按］本案患者因素体胆囊结石未能手术根治，每遇情志不遂或饮食失节，则肝气郁结，肝胆疏泄失职，气机不通而发病，日久不愈，后天失养，终致脾胃受损，阴

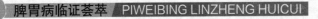

血亏虚。肝郁气滞故见右胁胀满疼痛，攻窜不定，怒则痛甚；肝郁脾虚，胃失和降故见脘闷纳呆，恶心欲吐，大便稀溏；脾胃亏虚，后天失养故见神倦懒言；阴血不足，不能上承于头面，故见头晕失眠，面色少华；舌脉亦为正气不足之象。患者久病不愈，气血已亏，治疗应扶正祛邪，攻补兼施，疏肝健脾利胆的同时，兼顾滋阴补血。该患者之前多次服用中药汤剂，效果不佳，原因就在前期未能辨明虚实，一味攻伐，犯了"虚虚实实"之忌。处方当以逍遥散合一贯煎加减，方中柴胡疏肝解郁；当归、芍药补肝体而助肝用，使血和则肝和，血充则肝柔；生地黄滋养肝阴；白术、茯苓健脾益气；沙参、麦冬滋养肺胃；枸杞子滋养肝肾；酸枣仁宁心安神；川楝子疏肝理气止痛；生姜降逆和中；薄荷散郁透热；甘草调和药性。诸药合用，诸证自愈。

参考文献

［1］李东垣.脾胃论［M］.北京：科学出版社，2021.

［2］唐旭东，张生声，温艳东.常见脾胃病中医临床实践指南［M］.北京：科学技术文献出版社，2019.

［3］李合国，尹国有.脾胃病中医辨治思路与误治解析［M］.北京：中国医药科技出版社，2022.

［4］贾海忠.《脾胃论》临证解读［M］.北京：人民卫生出版社，2022.

［5］薛淦，凌江红，从军，等.脾胃病经方临证集要［M］.北京：科学出版社，2022.

［6］王道坤.新脾胃论［M］.2版.北京：科学出版社，2022.

［7］施旭光.脾胃病名方［M］.北京：中国医药科技出版社，2022.

［8］刘铁军，杨永刚.脾胃病临证诊疗与禁忌［M］.北京：世界图书出版公司，2019.

［9］高嘉骏，林平.《黄帝内经》"脾胃为本"理论内涵概论［J］.福建中医药，2019，50（06）：36-38，45.

［10］陈敏，石荣.《黄帝内经》传化之腑藏泻理论内涵探析［J］.福建中医药，2022，53（08）：40-41，47.

［11］张锡纯.医学衷中参西录［M］.太原：山西科学技术出版社，2009：39-71.

［12］田元祥，李松，郭利亚.内科名家医案精选导读［M］.北京：人民军医出版社，2007.

［13］李家邦.中医学［M］.8版.北京：人民卫生出版社，2013：1-26.

［14］孙广仁，郑洪新.中医基础理论［M］.3版.北京：中国中医药出版社，2012：1-17.

［15］王伯祥.中医肝胆病学［M］.北京：中国医药科技出版社，1993.

［16］李燕中.灵枢真意集成［M］.沈阳：辽宁科学技术出版社，2014.

［17］宋白杨.诸病源候论［M］.北京：中国医药科技出版社，2015.

［18］雷顺群.《内径》多学科研究［M］.南京：江苏科学技术出版社，1990.

［19］苏占清.中西医结合是中医发展的现实和必然选择［J］.中国中西医结合杂志，2015，35（1）：9-12.

［20］曾红钢，王丽霞，王艳秋.试论中西医结合临床思维方法及特点［J］.中国医院管理，2000，20（9）：10-11.

［21］孙雪瑞.中西医结合的几点思考［J］.中国中西医结合肾病杂志，2008，9（11）：1014-1015.

［22］赵雯，韩庆杰，胡志希.浅谈中西医结合的思路方法［J］.辽宁中医杂志，2015，42（3）：

554-556.

[23] 杨光福. 中西医结合临床研究基本思路及方法思考 [J]. 时珍国医国药, 2009, 20 (5): 1293-1295.

[24] 吴素贵. 重视中西医结合临床研究方法的探索 [J]. 中国中西医结合杂志, 2010, 30 (10): 1016.

[25] 严灿, 邓中炎, 吴伟康, 等. 从心理应激理论研究中医肝主疏泄脏象本质 [J]. 中医杂志, 2001, 42 (1): 8-10.

[26] 唐罗华. 关于"中西医结合"若干问题的思考 [J]. 中国中西医结合杂志, 2012, 35 (3): 272-276.

[27] 姜如娇, 吴英杰, 孙杰. 中西医结合人才培养模式的思考 [J]. 医学教育探索, 2015, 36 (2A): 95-97.

[28] 刘玥, 齐新, 陆小左, 等. 现代医学体系里中医思维方法的体现 [J]. 中华中医药杂志, 2013, 28 (11): 3306-3308.

[29] 岳广欣, 陈家旭, 王竹风. 肝主疏泄的生理学基础探讨 [J]. 北京中医药大学学报, 2005, 28 (2): 1-4.

[30] 陈慧娟, 童瑶. 中医肝脏理论的现代研究概况 [J]. 上海中医药杂志, 1999, (8): 47-48.

[31] 谢华. 黄帝内经 [M]. 北京: 中国古籍出版社, 2000.

[32] 周阿高. 中医学 [M]. 2版. 上海: 上海科学技术出版社, 2012.

[33] 陈先民. 应用气血津液辨证治疗角膜炎120例 [J]. 山东中医杂志, 1999, 18 (7): 295-296.

[34] 邹克扬, 贾敏. 温病卫气营血辨证源流初探 [J]. 贵阳中医学院学报, 1993, 15 (2): 1.

[35] 黄政德. 张景岳对卫气营血学说的贡献 [J]. 湖南中医学院学报, 1998, 18 (1): 20-21.

[36] 魏国军. 浅析温病卫气营血与三焦辨证 [J]. 兰州医学院学报, 2002, 28 (2): 9-14.

[37] 周永学. 三焦辨证的临证意义探析 [J]. 中医药学刊, 2002, 20 (1): 76, 84.

[38] 杨奕望. 吴鞠通温病学术观察的由来与特色 [J]. 上海中医药杂志, 1999, (5): 8-9.

[39] 陶景之. 六经辨证源流之探索 [J]. 新中医, 1994, (1): 11-12.

[40] 刘传鼎. 试论六经辨证关系 [J]. 陕西中医学报, 2002, 25 (1): 17-18.

[41] 黄英志. 叶天士医学全书 [M]. 北京: 中国中医药出版社, 1999: 1027.

[42] 陈日新, 陈明仁. 中医学观点 [M]. 北京: 人民卫生出版社, 2009: 4.

[43] 罗韵. 肝肾同源理论源流简述 [J]. 中医文献杂志, 2012 (1): 16-19.

[44] 尤在泾. 金匮要略心典 [M]. 上海: 上海人民出版社, 1975: 19.

[45] 付云伟, 梁宇. 祖国传统医学临床应用 [J]. 西安: 医学医药杂志, 2005 (2): 13-14.

［46］高学敏.中医学［M］.北京：中国中医药出版社，2002.

［47］张玉芳.中医论治脾胃病［J］.安徽：医学医用杂志，2001（1）：23-24.

［48］Kaltenbach T, Crockett S, Gerson LB. Are lifestyle measures effective in patients with gastroesophageal reflux disease? An evidence-based approach［J］. Arch Intern Med, 2006, 166: 965 - 971.

［49］Nilsson M, Johnsen R, Ye W, et al. Obesity and estrogen as risk factors for gastroeso-phageal reflux symptoms［J］. JAMA, 2003, 290（1）: 66-72.

［50］夏丽琼，张靖，朱金水.中国人群肥胖与胃食管反流病相关性的meta分析［J］.武警医学，2014，25（10）：977-980.

［51］Rokkas T, Ladas SD, Triantafyllou K, et al. The association between CagA status and the development of esophagitis after the eradication of Helicobacter pylori［J］. Am J Med, 2001, 110: 703 - 707.

［52］张亚秋，姜树民.基于"一气周流"理论浅谈姜树民教授治疗胃食管反流病经验［J］.辽宁中医药大学学报，2016，18（3）：195-197.

［53］连学雷，邵明义，魏明.魏明诊治反流性食管炎经验浅析［J］.中医药临床杂志，2015，27（1）：49-50.

［54］庞鹏宇，王沁易.曾升海教授从肝论治胃食管反流病经验［J］.陕西中医，2016.37（3）：334-335.

［55］李丽霞，弭艳旭.降逆和胃方治疗肝胃郁热证胃食管反流病临床观察［J］.四川中医，2016，34（1）：129-130.

［56］周水英，陆维宏，程胜平.健脾泻肺法治疗非糜烂性胃食管反流病的临床观察［J］.中华中医药学刊，2012，30（4）：842-844.

［57］王世雄.温热经纬［M］.北京：人民卫生出版社.1963：46.

［58］林三仁.实用临床消化病学［M］.北京：科学技术文献出版社，2007.

［59］祖国秀，黄海量，韩涛.慢性胃炎中医诊疗共识变化分析［J］.山东中医药大学学报，2021，45（06）：757-761.

［60］吴勉华，王新月.中医内科学［M］.北京：中国中医药出版社，2012：178.

［61］张声生，唐旭东，黄穗平，等.慢性胃炎中医诊疗专家共识意见（2017）［J］.中华中医药杂志，2017，32（07）：3060-3064.

［62］路军章，吴红兵.刘渡舟运用成方治疗胃病的经验［J］.中国医药学报，2000（04）：50-51.

［63］张保伟.刘渡舟教授应用平胃散的经验［J］.河南中医药学刊，2002（01）：12-13.

［64］申子龙，张正媚，赵文景. 以刘渡舟"古今接轨论"经方时方合用经验二则［J］. 环球中医药，2022，15（03）：494-496.

［65］张保伟. 刘渡舟应用柴平汤的经验［J］. 江西中医药，2001（06）：6-7.

［66］周仲瑛. 中医内科学［M］. 2版. 北京：中国中医药出版社，2007：186-192.

［67］陈旻湖，杨云生，唐承薇. 消化病学［M］. 北京：人民卫生出版社，2021：157-167.

［68］杨关林，吕晓东，张兰等. 李玉奇临证经验集［M］. 北京：人民卫生出版社，2013.

［69］张声生，王垂杰，李玉锋，等. 消化性溃疡中医诊疗专家共识意见（2017）［J］. 中华中医药杂志，2017，32（9）：4089-4093.

［70］蔡永敏. 胃痛误诊误治原因分析［J］. 河南中医，2003，23（3）：41-42.

［71］Matsueda K, Hongo M, Tack J, et al. A placebo-controlled trial of acotiamide for meal-related symptoms of functional dyspepsia［J］. Gut，2012，61（6）：821-828.

［72］Miwa, Hiroto, Nagahara, et al. Efficacy of the 5-HT1A Agonist Tandospirone Citrate in Improving Symptoms of Patients With Functional Dyspepsia: A Randomized Controlled Trial.［J］. American Journal of Gastroenterology，2009.

［73］张声生，赵鲁卿. 功能性消化不良中医诊疗专家共识意见（2017）［J］. 中华中医药杂志，2017（6）：4.

［74］李军祥. 功能性消化不良中西医结合诊疗共识意见（2017年）［J］. 中国中西医结合消化杂志，2017，25（12）：6.

［75］宋青超，周正华. 周正华治疗功能性消化不良验案2则［J］. 湖南中医杂志，2017，07（v. 33；No. 221）：123-124.

［76］中华消化杂志编委会. 消化性溃疡病诊断与治疗规范（2013，深圳）［J］. 全科医学临床与教育，2014，12（3）：243-246.

［77］周仲瑛. 中医内科学［M］. 2版. 北京：中国中医药出版社，2007：186-192.

［78］陈灏珠，林果为，王吉耀. 实用内科学［M］. 14版. 北京：人民卫生出版社，2013：1918.

［79］陈旻湖，杨云生，唐承薇. 消化病学［M］. 北京：人民卫生出版社，2021：157-167.

［80］杨关林，吕晓东，张兰等. 李玉奇临证经验集［M］. 北京：人民卫生出版社，2013.

［81］蔡永敏. 胃痛误诊误治原因分析［J］. 河南中医，2003，23（3）：41-42.

［82］赵宇栋，单兆伟，李秀源，等. 单兆伟教授论治功能性消化不良经验浅析［J］. 浙江中医药大学学报，2018，42（8）：3.

［83］刘沈林. 难治性消化病辨治与验案［M］. 北京：科学技术文献出版社，2011.

［84］韩庆，李建武，冷炎. 冷炎教授运用经方治疗功能性消化不良验案举隅［J］. 实用中西医结合

临床, 2017, 17 (7): 3.

[85] 侯晓夏, 史佳佳, 王健. 王健运用和法治疗功能性消化不良医案3则 [J]. 新中医, 2019, (10): 3.

[86] 中华医学会消化病学分会胃肠功能性疾病协作组, 中华中医药学会脾胃病分会. 西医合理使用中成药治疗功能性消化不良临床指南 [J]. 中华消化杂志, 2020, 40 (2): 4.

[87] United European Gastroenterology (UEG) and European Society for Neurogastroenterology and Motility (ESNM) consensus on functional dyspepsia [J]. UEG Journal, 2021, 9 (3).

[88] Oh J H, Kwon J G, Jung H K, et al. Clinical Practice Guidelines for the Treatment of Functional Dyspepsia in Korea [J]. Korean Journal of Medicine, 2021, 96 (2): 116-138.

[89] Black C J, Paine P A, Agrawal A, et al. British Society of Gastroenterology guidelines on the management of functional dyspepsia [J]. Gut, 2022, 9, 71 (9): 1697-1723.

[90] 王华宁, 韩壮. 功能性消化不良云南中成药应用专家共识 [J]. 中国中医药信息杂志, 2023, 30 (1): 5.

[91] 张声生. 中成药治疗功能性消化不良临床应用指南 (2021年) [J]. 中国中西医结合杂志, 2022 (001): 042.

[92] 朱权, 王曾铎, 任旭, 等. 消化内科主治医生452问 [M]. 北京: 中国协和医科大学出版社, 2010.

[93] 陈旻湖. 消化病临床诊断与治疗方案 [J]. 北京: 科学技术文献出版社, 2010.

[94] 邹益友. 消化病学住院医师手册 [J]. 北京: 科学技术文献出版社, 2009.

[95] 王承党. 消化科医师门诊决策 [M]. 北京: 科学技术文献出版社, 2010.

[96] 祖国秀, 黄海量, 韩涛. 慢性胃炎中医诊疗共识变化分析 [J]. 山东中医药大学学报, 2021, 45 (06): 757-761.

[97] 吴勉华, 王新月. 中医内科学 [M]. 北京: 中国中医药出版社, 2012: 178.

[98] 张声生, 唐旭东, 黄穗平, 等. 慢性胃炎中医诊疗专家共识意见 (2017) [J]. 中华中医药杂志, 2017, 32 (07): 3060-3064.

[99] 路军章, 吴红兵. 刘渡舟运用成方治疗胃病的经验 [J]. 中国医药学报, 2000 (04): 50-51.

[100] 张保伟. 刘渡舟教授应用平胃散的经验 [J]. 河南中医药学刊, 2002 (01): 12-13.

[101] 申子龙, 张正媚, 赵文景. 以刘渡舟 "古今接轨论" 经方时方合用经验二则 [J]. 环球中医药, 2022, 15 (03): 494-496.

[102] 张保伟. 刘渡舟应用柴平汤的经验 [J]. 江西中医药, 2001 (06): 6-7.

[103] 闫军堂, 刘晓倩, 马小娜, 等. 刘渡舟教授治疗胃痛十二法 [J]. 吉林中医药, 2013, 33

（06）：559-562.

[104] 沈洪，唐志鹏，唐旭东，等.消化系统常见病溃疡性结肠炎中医诊疗指南（基层医生版）[J].中华中医药杂志，2019，34（9）：4155-4160.

[105] 中国中西医结合学会.溃疡性结肠炎中西医结合诊疗专家共识[J].中国中西医结合杂志，2023，43（1）：5-11.

[106] 吴开春，梁洁，冉志华，等.炎症性肠病诊断与治疗的共识意见（2018年·北京）[J].中国实用内科杂志，2018，38（9）：796-813.

[107] 张声生，沈洪，郑凯，等.溃疡性结肠炎中医诊疗专家共识意见（2017）[J].中华中医药杂志，2017，32（8）：3585-3589.

[108] 张锡纯.医学衷参西录[M].西安：陕西科学技术出版社，2009：39-71，483-484.

[109] 田元祥，李松，郭利亚.内科名家医案精选导读[M].北京：人民军医出版社，2007.

[110] 刘正江（周正光整理）.误治挽救录[M].北京：中国科学技术出版社，2021.

[111] 魏玮，尹璐，刘力，等.消化系统常见病功能性腹泻中医诊疗指南（基层医生版）[J].中华中医药杂志，2020，35（3）：1360-1364.

[112] 张声生，王垂杰，李玉锋，等.泄泻中医诊疗专家共识意见（2017）[J].中医杂志，2017，58（14）：1256-1260.

[113] 马超英，耿耘等.中医内科医案（历代名家验案类编）[M].2008.1

[114] 周仲瑛.中医内科学[M].北京：中国中医药出版社，2007：258-260.

[115] 李兰娟，任红.传染病学[M].9版.北京：人民卫生出版社，2018：25.

[116] 傅希贤.慢性病毒性肝炎的诊断与鉴别诊断[J].中国实用内科杂志，2002，22（7）：386-388.

[117] 史文丽，孙永强.孙思邈《千金方》治肝病医案4则[J].世界中医药，2012，7（2）：132-133.

[118] 钱海清.肝病攻治致变验案2则[J].中医药学报，2000，6：16.

[119] 李志国.胁痛的中医治疗[J].中医中药，2015，15（25）：136.

[120] 李小雨，徐铭苑，陈义，等.基于"肝为气之制"理论治疗代谢相关脂肪性肝病[J].中医药临床志，2023，35（04）：709-713.

[121] 欧阳子琛，李舒，李永顺，等.胡敬宝主任自拟化湿消脂方治疗非酒精性脂肪肝经验[J].内蒙古中医药，2022，41（12）：74-76.

[122] 张声生，赵文霞.胆囊炎中医诊疗专家共识意见（2017）[J].中国中西医结合消化杂志，2017，25（04）：241-246.

［123］张文武.急诊内科手册［M］.3版.北京：人民卫生出版社，2021：554.

［124］石岩，吴勉华.中医内科学［M］.5版.北京：中国中医药出版社，2021.

［125］陈灏珠，林果为，王吉耀.实用内科学［M］.15版.北京：人民卫生出版社，2021.